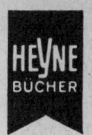

HEYNE
BÜCHER

Vom gleichen Autor erschienen außerdem
als Heyne-Taschenbücher

MICHAEL BURK

TRÄUME
HABEN IHREN PREIS

Roman

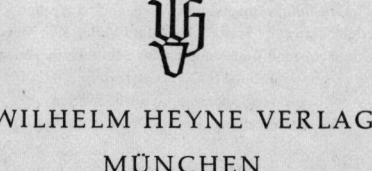

WILHELM HEYNE VERLAG

MÜNCHEN

HEYNE-BUCH Nr. 5516
im Wilhelm Heyne Verlag, München

Genehmigte, ungekürzte Taschenbuchausgabe
Copyright © 1976 by Franz Schneekluth Verlag KG, München
Lizenzausgabe mit Genehmigung des Schneekluth Verlages
Printed in Germany 1979
Umschlaggestaltung: Gabrielle Bastian
Gesamtherstellung: Presse-Druck Augsburg

ISBN 3-453-00927-4

Zu diesem Roman ist eines besonders zu sagen:
Sein Hintergrund ist die schillernde Welt der
großen internationalen Geschäfte
und der Menschen, die diese Geschäfte
beleben und sie mit ausgefallenen
Ideen der Umwelt nahebringen.
Um diese Welt so anschaulich
wie nur irgend möglich zu schildern,
nahm der Autor Verbindung mit
ihren Führungskräften auf.
Sie haben ihm Einblick in ihre
Arbeit und ihre Gedanken gewährt.
Der Autor bittet deshalb um Verständnis,
daß die in diesem Roman verwendeten
Slogans und ihre Ideen
urheberrechtlich und wettbewerbsrechtlich
geschützt sind.

Michael Burk, 1976

Wir werden sozusagen zweimal geboren –
einmal zum Dasein, das andere Mal zum Leben.

Jean-Jacques Rousseau, Emile

Nicht soll dich das Glück zu Hochmut verleiten,
noch das Unglück dich zu deinem Sklaven machen.
Nein, wie das Gold im Feuer,
bleibe, der du bist,
und rette dir dein eigenes Selbst.

Euripides, Fragmente

Erstes Buch

DAS SPIEL

Wenn das Glück den Menschen wohltun will,
so blickt es sie mit drohenden Augen an.

William Shakespeare, König Johann

1

Als sie den Mann entdeckte, blieb sie ganz ruhig. Es war für sie ein Auftrag wie jeder andere. Sie trat unauffällig ein paar Schritte zurück. Der hohe Samtvorhang verbarg sie ein wenig.

Die drei großen Lüster aus geschliffenem Kristall tauchten den Saal in fahles Licht. Die Gesichter der Menschen, die sich um die neun Tische drängten, wirkten blaß. Auch das Gesicht des Mannes, den sie beobachtete. Er stand drüben an Tisch sieben.

Greta Wendt hätte ihre Zeit jetzt lieber mit etwas anderem verbracht. Mit Spazierengehen zum Beispiel, draußen in der betörenden Luft des südlichen Frühlings. Oder mit Flirten. Sie war jung und unabhängig. Und sie war begierig auf den Frühling und flirtete für ihr Leben gern. Ein Flirt mußte nicht unbedingt zu mehr führen. Ihr genügte oft schon, ihre Wirkung auf bestimmte Männer zu erproben. Auf Männer, die das gewisse Etwas hatten. Zum Beispiel auf den Mann an Tisch sieben.

Er war kein sogenannter schöner Mann. Aber er wirkte trotz seiner Hagerkeit kraftvoll, und seine Augen versprachen Geist und Witz. Mit diesem Mann zu flirten, stellte sie sich ausgesprochen amüsant vor.

Sie verwarf den Gedanken. Der Mann war für sie nur Objekt. Nachdem sie ihn ausfindig gemacht hatte, mußte sie ihn beschatten und ihren Klienten benachrichtigen. Als Mann hatte er sie nicht zu interessieren. Sie wußte nicht, wer er war, was er tat, noch weshalb sie auf ihn angesetzt war. Er war für sie ein Mann ohne Leben. Sie kannte nur seinen Namen: Robert Wayne Jansen.

Anscheinend ist er Amerikaner, dachte sie, obwohl er sehr europäisch aussieht. Etwa Mitte Vierzig, offenes Hemd, sportliches Jackett mit herzförmigen Lederflicken an den Ellenbogen, nachlässig rasiert, kurzgeschnittenes ungekämmtes Haar, verinnerlichter Blick und das Auftreten eines Grandseigneurs. Trotz aller Vorbehalte fühlte sie sich zu ihm hingezogen.

Der Mann, der Robert Wayne Jansen hieß, verließ Tisch sieben. Über den breiten, abgetretenen, grünlichbraunen Läufer ging er zum Kassenschalter, vor dem ein paar Menschen standen. Greta Wendt hatte ihn jetzt genau vor sich.

Ohne den Blick von ihm zu lassen, entnahm sie ihrer Umhängetasche unauffällig zwei Fotos. Eine Aufnahme, die ihn in voller Größe zeigte. Und dann sein Porträt. Sie hatte die Fotos auswendig gelernt, wie sie es im Branchenjargon nannten, und war sich absolut sicher, daß der Mann der Gesuchte war. Dennoch nahm sie einen letzten Vergleich vor. Sicherheitskontrolle, so verlangte es die Anweisung.

Sie sah auf die Fotos und dann zu dem Mann. Selten hatte man sie mit einem derart dürftigen Handwerkszeug ausgerüstet. Schnappschüsse, offenbar von einem Laien aufgenommen und gut zehn oder noch mehr Jahre alt.

Im allgemeinen bildete sie sich auf ihre Erfolge nichts ein. In diesem Fall hatte es aber schon eines ungewöhnlich gut geschulten Auges bedurft, den Mann nach diesen Fotos zu identifizieren. Die Tatsache, daß es ihr gelungen war, brachte ihr vielleicht eine Sonderprämie ein, direkt vom Klienten.

Der Mann stand jetzt am Kassenschalter, einer langen dunkelbraunen Theke mit einer etwa dreißig Zentimeter hohen Blende aus durchsichtigem Glas. Die Blende hatte eine Öffnung. Dahinter saß auf einem hohen Stuhl ein grauhaariger Mann, einem väterlichen Beamten gleich. Neben sich hatte er eine unförmige dunkelgrüne Rechenmaschine, die in dieser altmodischen Umgebung wie ein Fremdkörper wirkte.

Robert Jansen stellte sich zu den Wartenden. Als er an der Reihe war, zog er aus der Innentasche seines Jacketts achtlos einen Packen Geldscheine und schob ihn dem Grauhaarigen hin. Der zählte die Scheine mit flinken Fingern, bündelte sie und legte sie beiseite.

Dann hob er kurz den Blick und sagte bestätigend: »Achtzehntausendeinhundertvierzig Schweizer Franken.« Er sprach Italienisch.

Jansen brummte ein undeutliches »Si, si!« Seine Stimme klang rauh.

Der Grauhaarige sah ihn abwartend an.

Jansen verstand und sagte: »In Tausendern.«

Daraufhin schob der Grauhaarige ihm achtzehn handtellergroße rechteckige kardinalrote Chips aus Kunststoff hin und warf ihm einen fragenden Blick zu: »Und der Rest in Zwanzigern?«

»Zwei Fünfziger, zwei Zwanziger.«

»Prego, Signore!« Zwei ebenfalls rechteckige, aber etwas kleinere olivgrüne Chips und zwei runde hellblaue lagen augenblicklich neben den anderen.

Jansen stopfte sich die Chips in alle Taschen, in die Innen- und

Außentaschen des Jacketts und in die Taschen der Hose, den letzten Tausender steckte er sich sogar in die Brusttasche. Greta Wendt, die nur ein paar Schritte von ihm entfernt stand, mußte lächeln.

Jansen nahm sie nicht wahr. Er war zu sehr mit sich selbst beschäftigt. Nachdem er alle Chips verstaut hatte, zündete er sich eine Zigarette an und ging zurück zu Tisch sieben.

Die Croupiers am Kopfende des Tisches waren vom Publikum durch ein hüfthohes Gitter aus blinkendem Messing getrennt, das zum Tisch hin offen war. Dorthin, in den Rücken des spielenden Croupiers, des Drehers, stellte sich Robert Jansen. Hier hatte er die Roulettescheibe genau im Auge.

Er wartete ein paar Spiele ab, dann ging er an das Fußende des Tisches und setzte den Tausender, den er in der Brusttasche hatte, auf Schwarz.

Die Scheibe drehte sich langsam im ständigen Gleichmaß. Noch hatte der Croupier sie nicht in Schwung gebracht, noch hatte er die Kugel nicht eingeworfen. »Faites vos jeux!« forderte er das Publikum am Tisch auf. Machen Sie Ihre Spiele!

Bewegung kam in die Menschen. Chips wurden auf Felder gelegt, geschoben, geworfen, runde hellblaue, resedagrüne und sehr viele zitronengelbe, die den Mindesteinsatz von zehn Franken darstellten, und wurden von den Rechen der Croupiers auf die genaue Position gebracht. Stimmen schwirrten durcheinander, die Stimmen der Spieler, die ein Spiel ansagten, etwa »Douze premier!«, erstes Dutzend, und die Stimmen der Croupiers, die ein Spiel bestätigten, und dazwischen ein paarmal das verhaltene »Faites vos jeux!«

Die Felder waren jetzt alle dicht mit Chips besetzt, manche sogar überhäuft. Auf dem schwarzen Rhombus aber lag allein Robert Jansens kardinalroter Tausender.

Wie auf ein geheimnisvolles Zeichen hin setzte der Croupier die Scheibe plötzlich in Schwung, wartete zwei Umdrehungen ab und warf dann mit einer gekonnten Bewegung aus der hohlen Hand die Kugel ein.

Als habe es für ihn dieses Anstoßes bedurft, drängte sich Jansen, die Zigarette im Mundwinkel, an den Tisch heran und leerte den Inhalt seiner Taschen hastig auf das Feld mit dem schwarzen Rhombus. Das goldene Feuerzeug, das er mit den Chips aus der Hosentasche gezogen hatte und das jetzt zwischen den Chips auf dem Tisch lag, nahm er wieder an sich. Es war ein Geschenk der einzigen Frau, die er jemals geliebt hatte. Es war sein Talisman.

Für einen Augenblick war der spielende Croupier verblüfft, doch dann kam, wie gewöhnlich, seine stereotype Anweisung: »Rien ne va plus!« Nichts geht mehr!

Jansens Chips türmten sich zu einem stattlichen ungeordneten Haufen. Das Roulette drehte sich, verlor allmählich an Geschwindigkeit, die Kugel klickerte über die einzelnen Fächer hinweg und blieb schließlich in dem Fach mit der Null liegen.

»Zero!« verkündete der Croupier mit ruhiger Stimme, und die Rechen sammelten alle Chips ein, bis auf vier, die auf ›Zero‹ lagen.

Robert Jansen hatte innerhalb von ein paar Sekunden 18140 Schweizer Franken verspielt.

2

Ungerührt wandte er sich vom Tisch ab und drückte seine Zigarette in der runden Messingschale neben dem Eingang aus.

Er trat hinaus auf den Gang. Wie alle Räume im Casino, die zu ebener Erde lagen, war auch der Gang zwei Stockwerke hoch. Ein tief hängender gläserner Lüster – ähnlich denen in der ›Salle A Comune‹, im allgemeinen Saal, wo Jansen gespielt hatte – spendete warmes Licht.

Jansen ging gemächlich den Gang entlang, vorbei an dem überlebensgroßen Gemälde, das einen mürrisch dreinblickenden, vierschrötigen Mann aus dem alten Rom zeigte, der den Oberkörper entblößt hatte und sich auf eine riesige Keule stützte. Jansen beachtete es nicht. Er blieb an der Snackbar stehen.

Als suche er etwas, griff er in die Hosentaschen und in die Außentaschen des Jacketts, besann sich aber offenbar anders und ging weiter.

Durch die halbhohe Gittertür aus Messing, die den Trakt der Spielsäle von der Eingangshalle trennte und die ihm der uniformierte Aufseher, der ihn kurz freundlich grüßte, bereitwillig aufhielt, durch die geräumige Halle, die überwiegend aus beigerosafarbenem Marmor war, und die elf breiten Stufen hinauf, die zum Ausgang des Casino Municipale führten.

In Erwartung eines Trinkgeldes hielt der uniformierte Türsteher ihm die schwere messingbeschlagene Glastür zuvorkommend auf. Doch Jansen sah an ihm vorbei.

In einer langen Reihe standen die Taxis unmittelbar neben dem Casino. Er winkte das erste heran und stieg ein. Greta Wendt nahm das nächste.

Die Fahrt führte die Kurve der Via Antonio Bezzola hinunter, dann das kurze Stück über die kleine Piazza, die scharfe, mäßig ansteigende Biegung der Viale Marco di Campione hinauf, am hohen Rundbogen vorbei, der den Ortseingang markierte und wie aus überdimensionalen Kinderbausteinen zusammengesetzt zu sein schien, und schließlich die enge Straße entlang, an der die Gartenmauern und die Hauswände der feudalen Villen direkt bis an den Straßenrand reichten.

Sie dachte an zu Hause, an Frankfurt. Dort war es um diese Jahreszeit kühl, und die Ufer des Mains zeigten noch die stumpfen Farben eines verregneten Winters. Hier aber blühte und sproß es schon. Sie kurbelte das Fenster herunter und sog mit dem Fahrtwind den Duft des Frühlings ein.

Hinter Bissone bog Jansens Taxi nach rechts ab, zum Damm, der über den See führte.

»Fahren Sie hinter Ihrem Kollegen her«, bedeutete Greta Wendt ihrem Fahrer, »aber nicht zu dicht, damit er nicht merkt, daß wir ihm folgen.«

»Das wird schwer sein, Signora«, antwortete der Fahrer über die Schulter hinweg, »es ist jetzt kurz nach fünf. Die Büros schließen. Da ist viel Verkehr.«

»Sie können alles in Rechnung stellen.«

»Hm. Und wenn der Wagen anhält?«

»Dann halten wir auch. Aber in gebührendem Abstand.« Sie ärgerte sich über die Schwerfälligkeit des Fahrers. Ein paar Augenblicke danach aber hatte sie keinen Grund mehr, sich zu ärgern.

Denn der Fahrer hatte von selbst einen kurzen Dialog mit der Feststellung eröffnet. »Er wird nach Lugano fahren.«

»Woher wollen Sie das wissen?«

»Weil ich den Fahrgast kenne.«

»Sie kennen den Fahrgast?«

»Das heißt, nicht sehr gut. Ich weiß nicht, wie er heißt. Aber er ist bei uns bekannt. Er ist fast jeden Tag im Casino. Und er wohnt anscheinend in Lugano. Ich habe ihn in den letzten Tagen ein paarmal gefahren.«

»Er wohnt in Lugano? Und wo dort?«

»In einer kleinen Pension. Nicht berühmt. Eher dürftig. In Loreto oben. Via Clemente Maraini. Pension Moderna.«

»Gut!« lobte sie ihn. »Wissen Sie noch mehr über ihn?«

»Nein, Signora, das ist alles.«

»Das ist schon sehr viel.« Sie wußte jetzt, daß Robert Jansen nicht besonders gut wohnte, daß er auf sein Äußeres nicht allzuviel Wert zu legen schien, daß er mit den zulässigen Höchstsummen spielte und daß er einen Verlust von mehr als 18 000 Schweizer Franken anscheinend achselzuckend hinnahm.

Nach und nach nahm der Mensch Robert Jansen für sie Gestalt an.

3

Sie fuhren durch den kilometerlangen, beleuchteten Tunnel unter dem San Salvatore, kamen danach an den Ölkesseln vorbei, die wie riesige halbierte Fußbälle in der grünen, hügeligen Landschaft lagen, und bogen an der Südausfahrt nach Lugano ab.

»Wir fahren nicht nach Loreto«, sagte der Fahrer nach einer Weile zu Greta Wendt und fuhr in sicherem Abstand hinter dem anderen Wagen her.

»Also nicht zu seiner Pension?«

»Es scheint so.«

Sie kamen die steile Viale Giuseppe Cattori hinunter, und auf einmal bot sich Greta Wendt der verwirrend schöne Anblick der Luganer Bucht: die gepflegte, parkartige Uferpromenade mit ihren rosaweiß blühenden Magnolien- und Kamelienbüschen, den leuchtendgelben Mimosenbäumen, den Palmen und Kakteen. Der dunkle See, auf dem schon die ersten weißen Segelboote kreuzten. Die Berge, die ihn säumen mit ihren steilen Hängen voller Wälder wie dunkelgrüner Samt. Und in der Ferne der Schnee auf den Kuppen der Dreitausender.

Der Fahrer glaubte, sie beruhigen zu müssen: »Keine Angst, er entkommt uns nicht!«

Ein paar hundert Meter weiter war er allerdings anderer Meinung: »Verdammt, sie biegen ab!«

»Was bedeutet das?«

»Wir müssen weiterfahren.«

»Aber warum denn?« Sie war aufgebracht.

»Soll ich etwa direkt an seinem Auspuff parken?«

»Mein Gott, dann eben in einer Nebenstraße!«

»Es gibt keine Nebenstraße. Hier beginnen die Zone pedonali. Die Fußgängerzonen.«

»Zu dumm!« entfuhr es ihr. »Und jetzt?«

»Ich lasse Sie hier raus, und Sie gehen das Stück zu Fuß zurück.« Er hielt und las umständlich die Taxiuhr ab.

Ohne seine Forderung abzuwarten, drückte sie ihm wortlos fünfzig Franken in die Hand und war Sekunden danach schon ausgestiegen. Mit zügigen Schritten ging sie die Uferstraße zurück zur Piazza Rezzonico und sah, wie der Mann, der Robert Wayne Jansen hieß, den kleinen Durchgang zur Piazza della Riforma nahm und an der Polizeistation vorbei in die enge Via dei Pesci einbog.

Robert Jansen ging nicht schnell. In der Via dei Pesci blieb er sogar stehen und zündete sich eine Zigarette an. Es schien, als überlege er kurz, ob er weitergehen solle, doch dann setzte er seinen Weg entschlossen fort.

Die Via Pessina ist das Herz der Luganer Altstadt. Eine kleine, schmale Einkaufsstraße, die unmerklich ansteigt. Die Obergeschosse der Häuser sind zum Teil weit vorgebaut, so daß sich die Bewohner aus den einander gegenüberliegenden Fenstern die Hände reichen könnten.

Kurz bevor die Straße einen leichten Knick macht, liegt linkerhand, einen Schritt zurück, das Ristorante da Bianchi. Ein winziges gläsernes Vordach über dem Eingang. Auf dem Glas der schmalen Tür in alter Schrift das Wort ›Cenàcolo‹, Speisesaal. Fenster mit Stores. Vor der Tür, auf der Straße, ein schmaler, roter Teppich.

Auf dem Teppich blieb Jansen stehen, machte einen Schritt auf die Fenster zu und warf einen Blick hinein, als ob er jemanden suche. Dann ging er weiter.

Auf der Höhe der ›Macelleria, Salumeria und Charcuterie D. Gabbani‹ blieb er erneut stehen, drehte sich um, wie um sich zu vergewissern, daß ihm niemand folgte. Greta Wendt war nur ein paar Schritte hinter ihm. Sie drehte sich schnell dem Schaufenster des Süßwarenladens zu. Jansen sah zu den armdicken Salamis hoch, die nebeneinander als Ausstellungsstücke unter den Bögen der Kolonnaden hingen. Ihr Anblick schien ihn zu erfreuen.

Gegenüber von Gabbani, am Campo dei Fiori, am Blumenladen, und an der Bottega del Formaggio, am Laden mit dem reichhaltigen Angebot an Käse, vorbei und die Straße hinauf – beinahe hätte Greta

14

Wendt den Mann aus den Augen verloren. Sie sah gerade noch, wie er im Tor eines der alten Patrizierhäuser verschwand.

Sie wartete eine Weile. Dann ging auch sie zum Tor. Es war ein wunderschönes Tor aus altem Holz, mit kunstvollen Schnitzereien und einem kugelförmigen Knauf aus Schmiedeeisen. Sie drehte den Knauf. Das Tor gab nach. Sie stand in einem großen, mit Glas überdachten Treppenhaus, das einem prunkvollen Innenhof glich. Ein kleiner Säulengang, eine breite Freitreppe aus rotem Marmor, die sich auf halber Höhe nach beiden Seiten teilte, die Türen und Fenster mit bunten Barockrahmen ummalt.

Stille war um sie. Niemand war zu sehen. Nichts deutete auf Leben hin. Wenn sie nicht mit ihren eigenen Augen gesehen hätte, daß Jansen vor ein paar Augenblicken hier hinein verschwunden war, sie hätte geglaubt, das Haus sei unbewohnt.

Sie ging wieder auf die Straße hinaus. Neben dem Tor war eine prunkvolle Messingtafel angebracht, die sie zuvor übersehen hatte. Auf der Tafel standen drei Namen: L. Combi – Avvocato. Marcello Marus – Medico. Anascanasi – Finanziato. Ein Rechtsanwalt, ein Arzt und ein Finanzier also. Welchen von den dreien Jansen wohl aufgesucht hatte? Sie wollte sich auf keine Vermutung einlassen. Es konnte jeder sein.

Sie ging hinüber auf die andere Straßenseite, stellte sich in das Halbdunkel der Kolonnaden und wartete ab, was geschehen würde.

Sie malte sich aus, wohin der Abend wohl führen könnte, wenn sie hier nicht im Auftrag eines Klienten, sondern einfach als junges Mädchen auf den Mann Robert Wayne Jansen warten würde. Und plötzlich war das alte Gefühl wieder da, der Haß auf ihren Beruf. Sie haßte ihn manchmal wirklich abgrundtief. Aber oft liebte sie ihn auch, sehr sogar.

4

Das Büro bestand aus zwei Räumen, einem kleinen und einem etwas größeren. Beide waren luxuriös eingerichtet. Die Fußböden mit flauschigem, dickem, cremefarbenem Velours bespannt. Für die Akten drei wertvolle Renaissanceschränke. Als Schreibtische zwei Bauerntische aus massiver Eiche. Die Sitzgruppen teure Polstermöbel in der Farbe des Teppichs.

Zwischen beiden Räumen war eine Verbindungstür aus altem Arvenholz, die von einem aufgelassenen Gutshof aus dem Berner Oberland stammte. Sie war gewöhnlich geschlossen.

Im kleineren der beiden Räume arbeitete Gwendolyn Furrer, die Sekretärin. Eine attraktive junge Dame von 28 Jahren. Sie kam aus Genf, war stets nach der neuesten Mode gekleidet, und die Männer, die sie kannten, waren durchweg von ihr angetan. Doch sie war sehr wählerisch, und sie ganz an sich zu binden, hatte noch kein Mann erreicht. In ihrem Büro und vor ihrem Chef gab sie sich sogar betont kühl. Sie war keine blindwütige Arbeiterin, aber schnell und gewissenhaft. Daß sie hier seit zwei Jahren den Bürodienst versah, war Zufall. Sie hätte ohne weiteres auch Empfangsdame eines großen Privathauses oder Direktrice eines internationalen Modesalons sein können.

Es summte. Sie betätigte den Türöffner, dessen Knopf unter der Tischplatte angebracht war.

Es dauerte eine Weile, dann stand vor ihr Robert Jansen.

»Guten Tag, Signora Furrer. Ihr Boß ist doch da? Jedenfalls ist er nicht bei ›Bianchi‹.«

»Guten Tag, Mister Jansen.« Wie jedesmal, wenn Jansen vor ihr stand, schoß ihr heiß das Blut in den Kopf. »Ja«, sagte sie, »er ist da. Wenn Sie sich einen Augenblick gedulden wollen.« Mit einer Geste bot sie ihm Platz an, doch Jansen blieb stehen.

Er wartete darauf, daß sie ihn, wie gewöhnlich, über die Sprechanlage anmelden würde. Gwendolyn Furrer aber tat heute nichts dergleichen. Sie sah ihn nur unverwandt an.

Dann faßte sie sich ein Herz. »Mister Jansen, Sie sind heute zum viertenmal bei uns. Und ich wollte Sie schon immer einmal fragen...«

»Ach? War es nicht öfter?«

»Nein. Ich weiß es genau.« Sie schlug die Augen nieder. »Ich weiß auch noch den Tag, an dem Sie zum erstenmal hier waren. Eine Woche vorher lief im Fernsehen ein großer Bericht über Sie. Über Ihr Leben und Ihre Erfolge.«

»Ach ja! Ein alter Bericht.« Er winkte ab.

»Er war aber ganz aktuell. Er zeigte Sie unter anderem mit dem Autokönig Ford und mit Richard Burton.«

»Für mich ist er alt.«

»Und ohne daß ich Sie kannte, war ich von Ihnen...« Sie stockte. »...sehr beeindruckt. Sie beraten ja nicht nur Ford und die Filmindustrie, sondern auch viele andere große Konzerne und die...«

»Melden Sie mich bitte Ihrem Boß.«

»Selbstverständlich, Mister Jansen. Nur... und plötzlich standen Sie leibhaftig vor mir. Ich habe damals gedacht, ich träume. Verzeihen Sie bitte, wenn ich dummes Zeug rede. Ich wollte schon das letztemal die Gelegenheit wahrnehmen und Sie... ich weiß ja nicht, wie oft Sie noch zu uns kommen. Ich kenne die Geschäfte nicht, die Sie mit uns führen. In Ihrem Fall führt der Chef sie allein. Die Geschäfte interessieren mich auch nicht. Mich interessieren Sie... als Mensch, als... Mann. Meine Bitte ist ungewöhnlich für eine Frau, ich bin mir darüber im klaren. Und ich bin gewiß sonst nicht so. Es ist nicht, weil Sie berühmt sind. Mehr, weil Sie... ich sage Ihnen da sicher nichts Neues... Sie sind einfach ein Mann, wie man ihn nur selten...«

»Okay, machen wir's kurz. Gehn wir zusammen essen.« Er dachte: Warum soll ich sie nicht mitnehmen für eine Nacht, benutzen und fallenlassen wie alle anderen auch?

»Sie...? Sie wollen mich wirklich zum Essen einladen?«

»Ja. Und jetzt melden Sie mich bitte.« Er deutete mit dem Kopf knapp in Richtung des Chefzimmers.

»Ja. Sofort. Natürlich.« Doch bevor sie die Sprechanlage betätigte: »Sie sind meiner Frage zuvorgekommen. Ich habe daran gar nicht zu denken gewagt.« Es war mehr für sie selbst bestimmt. Robert Jansen hörte es nur undeutlich.

Sie beugte sich zur Sprechanlage vor: »Mister Jansen ist da.«

5

Wie gewöhnlich blieb Baldassare Anascanasi hinter seinem Schreibtisch sitzen. Es gab keinen Besucher, der ihn jemals aufrecht stehend erlebt hatte. Denn Baldassare Anascanasi war sehr klein und gedrungen. Er litt unter seiner geringen Körpergröße stärker, als er es sich eingestand. In seinem Büro aber wollte er diesen vermeintlichen Mangel verdecken. Er saß auf einem eigens für ihn konstruierten erhöhten Stuhl und blieb darauf sitzen, auch wenn es der Höflichkeit widersprach.

Als Geschäftsmann hatte Baldassare Anascanasi einen Ruf, der ihm Selbstbewußtsein verlieh: Er war gefürchtet. Gerissen im Aushandeln von Bedingungen und unbarmherzig beim Eintreiben von Forderungen, lebte er von der Zwangslage anderer.

Er hatte es sich hohe Schmiergelder kosten lassen, daß er sein Büro in einem der angesehensten Patrizierhäuser der Stadt einrichten konnte. Seither bezeichnete er sich seriös als ›Finanzier‹, obwohl seine Geschäftspartner wußten, daß er trotz seines sehr großen Vermögens nach wie vor der fragwürdige, halbseidene Geldverleiher war.

Zu Robert Jansen aber hatte er ein ungewöhnliches Verhältnis. Obwohl er natürlich auch bei ihm auf den eigenen Vorteil bedacht war, behandelte er ihn mit einer gewissen Ehrfurcht. Denn Jansen war für ihn der Kontakt zur ganz großen Welt.

»Ah, Mister Jansen! Nehmen Sie Platz!« Anascanasi bedeutete ihm mit einer einladenden Handbewegung, er möge sich in einen der tiefen Sessel setzen.

»Wie geht es, Mister Jansen? Was machen die Geschäfte in den Staaten?«

»Lassen Sie den Quatsch, Anascanasi! Geben Sie mir lieber eine Zigarette!«

»Aber ich bitte Sie, Mister Jansen! Sie kriegen bei mir alles, was Sie wollen, Zigaretten, Zigarren, Zigarillos. Auch feinsten englischen Tabak. Bitte!«

Eine neuerliche Handbewegung Anascanasis, und Robert Jansen beugte sich zum Schreibtisch vor und nahm sich aus einem der aufgeklappten mattsilbernen Etuis eine Zigarette und zündete sie sich an. Den ersten Zug sog er voll Genuß tief in seine Lungen.

»Sie wissen, Mister Jansen, ich freue mich jedesmal, wenn ich Sie sehe.«

»Die Freude ist einseitig, Anascanasi.«

»Aber nicht doch, Mister Jansen! Wer wird denn so verbittert sein! Ein Mann wie Sie, dem die Welt zu Füßen liegt! Der international erfolgreichste Werbemann der Welt!«

»Sparen Sie sich den Scheiß!«

Anascanasi ließ sich von Robert Jansens harter Ausdrucksweise nicht beeindrucken. Ungerührt fuhr er freundlich fort: »Na, hören Sie, Mister Jansen! Sind denn Esso und General Motors, die Columbiafilm und die McCourts-Kette etwa nicht die Welt? Zumindest sind sie doch ein großer Teil davon!«

»Haben Sie auch einen Whisky?«

»Aber selbstverständlich!« Anascanasi drückte die Taste, die ihn mit seinem Vorzimmer verband.

Gleich darauf steckte Gwendolyn ihren Kopf zur Tür herein: »Ja?«

»Einen Whisky für Mister Jansen!« sagte Anascanasi im Befehlston.

»Am besten gleich eine Flasche«, ergänzte Robert Jansen, »aber eine von den besseren!«

»Genügt Ballantine?« fragte Gwendolyn in der Tür und sah Robert Jansen erwartungsvoll an.

»Wenn's geht, mit Eis«, antwortete Robert und wandte sich wieder an Anascanasi. »Was glauben Sie? Weshalb bin ich wohl hier? Nur um Whisky zu saufen?«

»Ich genieße jedenfalls Ihre Gesellschaft«, sagte Anascanasi lebhaft, »egal, was Sie zu mir führt. Wie wär's mit ein bißchen Konfekt?« Er hielt ihm eine Schachtel mit Pralinen hin, die offen auf seinem Schreibtisch stand: »Das Beste vom Besten! Ich bin da sehr anspruchsvoll.«

»Kein Bedarf!« Robert hob abwehrend beide Hände.

»Oder frische Käsestangen? Wenn Sie wollen, lasse ich welche holen.«

»Whisky genügt!« sagte Robert unmißverständlich grob. »Es soll ja nicht zu einem Picknick ausarten!«

Gwendolyn erschien mit einem Tablett, auf dem ein Glas, eine Flasche Ballantine, eine Silberzange und eine Schale mit Eiswürfeln standen, stellte alles vor dem Besucher auf den Tisch und verschwand wieder.

Nachdem Robert sich eingeschenkt und den ersten Schluck getrunken hatte, wiederholte er seine Frage: »Warum wohl bin ich hier, Anascanasi?«

»Ich nehme an, Sie bringen mir Geld.«

»Ihre Witze waren schon immer behämmert!« Und dann fordernd: »Stellen Sie mir einen Scheck aus!«

»Soll mir auch recht sein. Über welche Summe?«

»Hunderttausend.«

»Mit welcher Sicherheit?«

»Mit keiner. Sie haben genug Verträge von mir.«

»Aber die Verträge sind alle bis oben hin belastet.« Als habe er die Reihenfolge der Verträge auswendig gelernt, zählte Anascanasi auf: »Garofalo. Rodrigues. Farland. Esso. Wheelon. Brown, Brown und Co. General Motors, Columbia. McCourts.« Er schüttelte unmerklich den Kopf und sagte väterlich: »Nein, Mister Jansen, da ist wirklich nicht einmal mehr für einen einzigen Franken Platz. So leid es mir tut.«

»Ach, es tut Ihnen leid? Sieh mal an! Ein schöner Zug von Ihnen. Wenn ich Ihnen aber wirklich so unendlich leid tue, dann nehmen Sie schon endlich Ihren protzigen Kugelschreiber zwischen Ihre dicken Finger und schreiben die Hunderttausend aus!«

»Nein.« Anascanasi lehnte sich zurück. Das Thema war für ihn abgeschlossen.

»Mann, Anascanasi! Sind Sie noch bei Trost! Für mich garantieren die größten Firmen der Welt, und Sie wagen es, mir läppische Hunderttausend zu verweigern!«

»Die Firmen sind mir sicher, das ist klar. Aber Sie wissen ebensogut wie ich, daß die Gelder oft frühestens nach Jahren fällig werden! Bei einigen Verträgen alle fünf, bei ein paar sogar alle zehn Jahre! Ich aber muß mein Geld teuer bezahlen! Gut, ich kann Ihnen Zinsen berechnen. Aber zuerst einmal gebe ich teures Geld weg und mache mich blank. Und die Banken steigen in Ihre Verträge nicht ein. Nein, Mister Jansen, so geht das nicht. Mein Vorrat ist begrenzt. Und diese Grenze habe ich mit Ihnen schon weit überschritten. Sie können nicht verlangen, daß ich mich Ihretwegen umbringe.« Er winkte ab. »Aber warum erzähle ich das alles! Es muß Ihnen genügen, daß ich nein sage.«

»Sie enttäuschen mich zutiefst, Anascanasi.«

»Und wenn! Ich kann nicht anders. Ich darf nicht anders!« Er zog sich einen Notizblock heran, auf dem einige Zahlen vermerkt waren: »Ich habe Ihnen, im Lauf von nur achtzehn Monaten, Kredite gewährt von insgesamt...«

»Sie öden mich an!«

»...von insgesamt...«

Der andere las laut vom Notizblock ab: »Eine Million vierhundertfünfunddreißigtausendeinhundertneunzehn Franken und achtzig Rappen!« Bitter setzte er hinzu: »Da sind natürlich auch die Bearbeitungsgebühren dabei.«

»Eine Million!« Robert vollführte eine wegwerfende Handbewegung. »Und die Verträge sind gut für zwanzig Millionen von euren billigen Fränkli!«

»Die Rechnung ist zu einfach. Die Verträge sind zum großen Teil auf Gewinn aufgebaut. Na, und den errechnen Sie mal! Nein, Mister Jansen, ich kann Ihnen keinen anderen Bescheid geben. Ich will mich nicht selbst umbringen.«

»Und so etwas nennt sich Großfinanzier!« sagte Robert abfällig und trank das Glas Whisky auf einen Zug leer.

»Lassen wir die Kirche im Dorf, wie wir bei uns sagen. Vor achtzehn Monaten hat es mich für Sie noch gar nicht gegeben.«

»Ich wollte, es wäre dabei geblieben!«

»Vor achtzehn Monaten standen Sie auf eigenen Füßen. Und jetzt!?«

»Jetzt bin ich pleite! Restlos pleite!« Robert hob die Stimme an. »Wissen Sie, daß ich nur noch drei Franken und dreißig Rappen in der Tasche habe? Daß ich nicht einmal mein Taxi von Campione herüber bezahlen konnte? Daß der Fahrer mich auf Treu und Glauben hat gehen lassen? Daß der arme Mann auf der Piazza Rezzonico wartet, bis ich ihm seine lumpigen fünfunddreißig Franken in die Hand drücke? Daß dieser Mann mir ein Vertrauen entgegenbringt, das Sie mir verweigern?«

»Nein, Mister Jansen, ich verweigere Ihnen mein Vertrauen nicht. Ich vertraue Ihnen nach wie vor. Nur kann ich Ihnen keinen Kredit mehr geben. Nicht mehr auf Ihre Verträge. Ich hoffe, ich habe mich klar genug ausgedrückt.« Und mehr zu sich selbst: »Ich wünsche Ihnen viel Glück.«

»Okay.« Robert stand auf. »Machen Sie's gut, Anascanasi. Irgendwann kaufe ich meine Verträge zurück.« Er war schon an der Tür, da kam ihm ein Einfall. Er griff in die Hosentasche, ging zurück zum Schreibtisch und warf einen kleinen Gegenstand vor Anascanasi auf die Tischplatte.

Der andere sah ihn verständnislos an. »Was soll das?«

»Statt der Verträge.«

»Ein Feuerzeug?«

»Ein sehr wertvolles Feuerzeug. Massives Gold. Achtzehn Karat. Ich brauche es nicht mehr.«

»Nein, Mister Jansen. Ich bin kein Pfandleiher.«

»Es ist alles, was ich bieten kann. Es müßte Ihnen zumindest einen Tausender wert sein.«

Der andere wog das Feuerzeug in der hohlen Hand. »Nur weil Sie es sind, Mister Jansen. Ganz allein, weil Sie es sind! Nicht wegen der achtzehn Karat. Und schon gar nicht wegen eines Gegenwertes. Ich gebe Ihnen den Tausender privat. Als Mensch, der Sie so ungemein enttäuscht hat.«

Er zog ein Portemonnaie aus Krokodilleder aus der Innentasche seines Jacketts, entnahm ihm einen 1000-Franken-Schein und reichte ihn über den Schreibtisch hinweg.

Robert nahm ihn entgegen und stopfte ihn achtlos in seine Hosentasche. »Immerhin etwas. Vielleicht ein neuer Anfang.« Ohne auf den anderen noch einen Blick zu werfen, ging er zur Tür.

Anascanasi rief ihm nach: »Aber das Feuerzeug behalte ich. Als Erinnerung an interessante Gespräche.«

Doch Robert hörte nicht mehr hin. Er war schon im Vorzimmer und schloß die Tür hinter sich.

Gwendolyn Furrer sah von ihrem Schreibtisch hoch: »Mister Jansen!« Sie schob ihm einen Zettel hin. »Meine Telefonnummer.«

»Okay«, sagte Robert kurz, »ich hole Sie heute abend gegen neun ab.« Dann verließ er das Büro.

6

Der Taxifahrer stand neben seinem Wagen und hielt nach ihm Ausschau. Er erwartete ihn voll Ungeduld. »Ich dachte schon, Sie kommen nicht mehr!«

»Reden Sie keinen Unsinn!« herrschte Robert ihn an. »Ich habe Ihnen mein Wort gegeben, basta!«

»Ich muß Ihnen auch die Wartezeit berechnen!« sagte der Fahrer mit einem beleidigten Unterton.

Doch Robert ging nicht darauf ein, stieg in den Fond und befahl: »Zurück nach Campione!«

Der Fahrer stand unschlüssig an der Tür. »Und mein Geld?«

»Kriegen Sie drüben.«

»Eigentlich bin ich dazu verpflichtet...«

»Hier! Damit sich Ihr Gewissen beruhigt!« Robert hielt ihm den zusammengeknüllten 1000-Franken-Schein durch das offene Fenster entgegen. »Fahren Sie endlich!« Er steckte den Schein wieder in die Tasche.

Der Fahrer stieg ein und fuhr los. Uferstraße. Autostrada. Tunnel. Der Damm über den See. Haarnadelkurve rechts. Haarnadelkurve links. Unterführung. Die wenigen Meter nach Bissone. Der Rundbogen von Campione. Links vorbei. Die Kirche Madonna dei Ghirli. Die Piazza. Das kurze Stück hinauf zur Auffahrt vor dem Casino Municipale.

Der Fahrer hielt an: »Macht siebzig Franken. Mit Wartezeit neunzig.«

»Sagen wir hundert. Okay?«

»Natürlich.«

»Und die bekommen Sie in einer Viertelstunde.«

Noch ehe der Fahrer zu einer Entgegnung ansetzen konnte, hatte Robert den Wagen verlassen und ging auf den Eingang des Casinos zu. Der Fahrer rief ihm ein aufgeregtes »He! Un momento!« hinterher, doch Robert tat, als höre er es nicht.

Der uniformierte Türsteher grüßte ihn mit einem kurzen Neigen des Kopfes, hielt ihm zuvorkommend die Tür auf, und Robert verschwand im Inneren des kastenartigen Gebäudes mit der nüchternen rosasandfarbenen Fassade.

Mit schnellen Schritten die Stufen zur Halle hinunter, ein wissendes Nicken des Kontrolleurs, an der Snackbar vorbei, den hohen Gang entlang. Links die ›Salle A Comune‹. Das Entree, abgeteilt durch den in sanftem Bogen geschwungenen und seitlich gerafften Vorhang in der freudlosen Lehmfarbe.

Ein kurzer, prüfender Blick. Jetzt waren sichtlich noch mehr Menschen da als zuvor. An Tisch sieben standen sie in Doppelreihe hintereinander.

Robert ging zum Kassenschalter und tauschte seinen 1000-Franken-Schein in einen kardinalroten Tausender-Chip ein. Dann stellte er sich an Tisch sieben.

Er wartete zehn Spiele ab. Es war zunächst zweimal Rot gekommen und dann achtmal nacheinander Schwarz. Er hatte sich vergewissert, daß der Croupier die Kugel jedesmal mit der gleichen laschen Handbewegung einwarf. Und er hatte auch noch einen der Umstehenden gefragt, wie lange der spielende Croupier schon im Spiel war. Der Dreher würde in spätestens zehn Minuten abgelöst werden.

Robert wartete ein weiteres Spiel ab. Wieder Schwarz. Er spürte, wie Unruhe über ihn kam. War die schwarze Serie mit diesem Spiel zu Ende, oder würde sie noch anhalten?

Er entschloß sich, noch ein Spiel abzuwarten. Erneut Schwarz. Seine Hände wurden feucht. Seine Schläfen pochten. Er zwang sich zur Gelassenheit, doch sie wollte sich nicht einstellen.

Hatte er sich nicht einmal geschworen, nur mit vollkommen klarem Kopf zu spielen? Das Spiel zu nehmen wie ein Geschäft? Mit messerscharfer Kalkulation? Sich keinem Rausch hinzugeben? Sich zu keinem Risiko hinreißen zu lassen?

Und jetzt war er drauf und dran, den 1000-Franken-Schein, den er Anascanasi herausgelockt hatte, mit einem einzigen Einsatz aufs Spiel zu setzen! Aber die Wahrscheinlichkeit! Die Wahrscheinlichkeit, daß Rot kam! Daß Rot kommen mußte! Daß der Croupier einmal anders einwarf, bei einer leicht veränderten Geschwindigkeit der Scheibe, mit einer minimalen Abwandlung seiner Bewegung! Rot mußte einfach jetzt kommen, nach der Wahrscheinlichkeitsrechnung! Und wenn sich die Wahrscheinlichkeitsrechnung frühestens im übernächsten Spiel bestätigte, was dann?

Er schluckte. Er spielte beinahe seit zwanzig Jahren! Und nie hatte er auch nur einen Hauch von Nervosität verspürt.

Er verwünschte seine Nerven und entschloß sich, noch ein Spiel abzuwarten. Kam erneut Schwarz, dann würde er sich beim darauffolgenden Spiel sicher fühlen. Dann konnte er auch den Einsatz seines ganzen Kapitals riskieren. Denn wie sollte er anders sein Kapital vermehren, wenn nicht mit einem vollen Einsatz? Spielte er mit kleinen Einsätzen, kam er nie zum Ziel. Da glichen sich Gewinn und Verlust sehr oft aus. Und was hatte er schon davon, wenn er mit hundert Franken Gewinn nach Hause ging? Nein, er mußte sein Kapital deutlich vermehren, ja wenn möglich sogar verdoppeln. Und das konnte er nur mit einem einzigen Einsatz seines gesamten Kapitals, und natürlich nur auf einfache Chancen. In diesem Fall auf Rot. Nach der schier endlosen schwarzen Serie.

»Faites vos jeux!« Die Stimme des Croupiers. Und nach einer Weile der Einwurf der Kugel. Wenn Robert den Einwurf richtig beobachtet hatte, mußte auch diesmal die Kugel in einem schwarzen Fach liegenbleiben.

Natürlich wußte er, daß die Berechnung nicht genau sein konnte. Daß es unmöglich war, die Farbe vorherzubestimmen. Trotzdem stellte er die Berechnung an, wie um sein Auge zu prüfen. Und vor allem, um sich zu beruhigen.

»Rien ne va plus!«

Die Scheibe verlor an Geschwindigkeit. Die Umdrehungen wurden zusehends langsamer. Die Kugel klickerte über die Fächer hinweg. Sie schien schon zu liegen. Klickerte weiter. Zwei, drei Fächer. Und lag dann.

Sie lag auf Schwarz.

Er atmete tief durch. Sein sechster Sinn hatte ihn nicht im Stich gelassen.

Er hatte seine Ruhe wiedergefunden. Jetzt konnte nichts mehr schiefgehen! Er war bereit, das nächste Spiel zu spielen, aber er wollte die endgültige Entscheidung nach seiner Beobachtung beim Einwurf treffen.

»Faites vos jeux!«

Die Spieler setzten. Die Felder waren in kurzer Zeit mit Chips übersät. Farbe aber spielten nur wenige. Und auch die nur mit dem Mindesteinsatz von Zehn-Franken-Chips.

Der Croupier nahm die Kugel in die hohle Hand. Er drehte die Scheibe. Da! Er hatte die Kugel eingeworfen.

Robert war sich seiner Sache sicher. Diesmal lief die Kugel schneller. Wenn die schwarze Serie zu Ende gehen konnte, dann jetzt!

Er wartete noch etwas, wartete, bis der Croupier zu seinem »Rien ne va plus!« ansetzte, und warf dann den kardinalroten Tausender auf Rot.

Der Croupier hob kurz den Blick, als wolle er sich vergewissern, wer den Tausender geworfen hatte. Für den Bruchteil einer Sekunde sah Robert ihm voll in die Augen. Er dachte: Ob ihm wohl sein Beruf Freude macht? Ob er ein geregeltes Leben führt? Familie hat? Eine Frau, mit der er glücklich ist? Oder ob er, wie er, heimatlos war, die bürgerliche Ordnung verachtete und nicht mehr an die Liebe glaubte, sondern nur noch an seine persönliche Freiheit?

Die Scheibe drehte sich nach und nach langsamer, die Kugel klikkerte, und die Scheibe kam zum Stillstand.

Die Kugel lag zum zwölftenmal in ununterbrochener Reihenfolge auf Schwarz.

7

Er wollte seine Gedanken betäuben. Er verließ den Spielsaal und ging die geschwungene Treppe mit dem breiten Geländer aus blinkendem Messing in das Untergeschoß hinunter. Auf der kreisrunden Bühne des Nightclub zog eine bekannte Gesangsgruppe ihre Show ab. Die Verstärker waren auf volle Lautstärke gedreht. Ihm schmerzte der Kopf.

Gegenüber in der Jazzbar erging es ihm nicht anders. Dort hämmerte ein Trio auf den Instrumenten herum, daß es nur so dröhnte. Als er auf der Straße stand, fühlte er sich erleichtert. In tiefen Zügen atmete er die milde Frühlingsluft ein und hatte zum erstenmal Augen für die Magnolien und Kirschblüten, die auf der Anhöhe gegenüber dem Casino in der abendlichen Dämmerung leuchteten.

»Ich bekomme noch das Fahrgeld, mein Herr!« Der Taxifahrer war neben ihn getreten.

»Pech!« Robert wollte an ihm vorbeigehen, doch der andere hielt ihn am Ärmel fest.

»Hundert Franken!« Der Fahrer hob die Stimme drohend an: »Und zwar sofort! Oder...!«

Robert blieb stehen. Ruhig, aber kraftvoll wischte er die Hand des anderen von sich. »Warum sollte es kein Pech geben? Und warum sollte es nur einen treffen?«

»Hören Sie mal, mein Herr, ich werde...!«

»Sie werden gar nichts! Sie werden sich höchstens in die Reihe Ihrer Kollegen stellen und auf den nächsten Fahrgast warten. Das einzige, was ich zur Verbesserung Ihrer Stimmung beitragen kann, ist, daß ich Ihnen Glück wünsche. Glück mit dem nächsten Fahrgast. Und jetzt entschuldigen Sie mich!«

»He, ich werde die Carabinieri holen! Ich werde Sie...!«

»Hier haben Sie den Rest!« Robert hatte aus seiner Hosentasche die drei Franken und dreißig Rappen geholt, die ihm noch verblieben waren, und drückte sie dem verdutzten Fahrer in die Hand: »Sollten die Carabinieri mehr finden, gebe ich einen aus.«

Ohne den anderen noch weiter zu beachten, ging er zur Via Antonio Bezzola vor und die weit geschwungene Kurve hinunter zur Piazza Roma.

Im See spiegelten sich die Lichter der Kandelaber an der Uferpromenade. Die Anlegestelle mit ihren zwei ballonartigen Leuchten wirkte wie ein Gemälde von Henri Rousseau. In Gruppen standen ein paar einheimische Männer beisammen. Sie unterhielten sich, leidenschaftlich gestikulierend, und boten trotz all ihrer Lebhaftigkeit ein friedliches Bild.

Achtzehn Monate lang war er nun Abend für Abend von Lugano zum Spielen hier herüber nach Campione gekommen. Und heute entdeckte er zum erstenmal den Zauber, den der kleine Ort ausstrahlte.

Denn nicht nur weil Campione eine staatliche Sonderstellung genoß, hatte es offenbar Zuspruch. Nicht nur als italienische Enklave mitten auf Schweizer Gebiet, zollfrei und offen zugänglich. Nicht nur als sogenanntes ›Steuerparadies‹. Nicht nur wegen der einzigen Spielbank auf Schweizer Boden.

Nein, Campione war auch sonst überaus reizvoll: die terrassenförmigen, steilen Hänge mit ihren freundlich wirkenden Häusern. Die wild wuchernde, südländische Flora. Die liebliche Lage am See. Hier ließ es sich leben. Nicht nur spielen.

Er ging die Zeile der elf niedrigen, schmalen Häuser an der Piazza entlang. Wie oft war er hier vor dem Heimweg noch eingekehrt! Er kannte die Reihenfolge im Schlaf: die Bar ›Rouge et Noir‹, mit der rosafarbenen, verwaschenen Fassade und den verblaßten grünen Fensterläden. Das ›Café de Paris‹, wo es auch Tabak und Uhren zu kaufen gab. Die ›Piccolo Bar‹, in deren Fenster neben Whiskyflaschen kleine Spielzeugautos standen. Das ›Café della Pace‹ mit der blonden, vollbusigen Bedienung. Die ›Bar Nando‹, in der es immer etwas düster war. Die Diskothek ›Porta d'oro‹, aus der er, auch zu später Stunde, schon manches Mädchen mit nach Hause genommen hatte. Dann die Taverna mit dem überaus freundlichen Wirt, und an der Ecke Toninos Bar, in der Bierfässer als Tische dienten.

Ob er auch heute noch einen Drink nehmen sollte? Das erstemal, ohne daß er bezahlen konnte? Warum nicht? Man mußte alles einmal erleben!

Es wurde eine ausgiebige Zechtour. Er hatte in jeder Kneipe Kredit. Und er besuchte sie alle, eine nach der anderen. Als er, gegen Mitternacht, volltrunken aus der ›Piccolo Bar‹ wankte, konnte er sich kaum noch auf den Beinen halten.

Der Parkplatz war so gut wie leer. Wie sollte er jetzt nach Hause kommen? Da entdeckte er den Wagen, der vorn nahe der krüppelig gestutzten weißgrauen Platane stand. Als er hinkam, sah er, daß es ein Taxi war. Er wollte schon wieder umkehren, da rief der Fahrer ihn an: »Wollen Sie mitfahren? Nach Lugano?«

Robert Jansen trat näher und beugte sich zum Fenster hinunter: »Ich bin blank.« Seine Zunge war schwer.

»Das kann jedem passieren. Steigen Sie ein. Ich kenne Sie. Und ob ich ohne Fuhre nach Hause fahre oder mit Ihnen, ist egal. Ich will ins Bett.«

Als der Fahrer anfuhr, löste sich aus dem Schatten der Kirche ein zweiter Wagen. In ihm saß Greta Wendt. Sie hatte gut fünf Stunden im Taxi gewartet. Ab und zu war sie ausgestiegen und hatte sich die Füße vertreten. Die übrige Zeit aber hatte sie im Fond gesessen und auf den Eingang des jeweiligen Lokals gestarrt, das Robert Jansen gerade mit seinem Besuch beehrte. Fünf endlose Stunden lang.

Eine Viertelstunde später war Robert Jansen in Lugano. Der Fahrer setzte ihn an der Via Clemente Maraini ab. Schwerfällig kletterte Robert Jansen aus dem Wagen.

Er stand auf schwachen Beinen, warf einen Blick in die Runde, wie um sich zu orientieren, ging dann, mit staksigen Schritten, die Straße etwa hundert Meter zurück und verschwand schließlich im Eingang der Pension Moderna.

Eine Straßenecke weiter stand der Wagen mit Greta Wendt. »Zum Commodore!« sagte sie zum Fahrer, nachdem Jansen in der Pension verschwunden war. Im ›Commodore‹, dem Hotel, in dem sie wohnte, wollte sie sofort ein Gespräch mit Zürich führen. Das Gespräch, das sich der Klient zu jeder Tages- und Nachtzeit erbeten hatte.

8

Die Pension Moderna widersprach ihrem Namen in allen Einzelheiten. Von der schmutziggrauen Fassade, deren Anstrich in großen Fladen abblätterte, dem Eingang, schmiedeeisern mit blindem Glas, der sogenannten Halle, in der es ständig nach Moder roch, den Zimmern, die freudlos eher einem Lager von alten Möbeln glichen, bis zur vorsintflutlichen Telefonanlage mit dem einzigen Apparat, hoch, unhandlich, auf der verstaubten Theke der nur selten besetzten Reception. Und natürlich bis zum Inhaber – ›Signore Caisch‹, wie er sich selbst vorstellte –, der, altersschwach und hochgradig cholerisch, auch gleichzeitig Portier, Kellner, Zimmermädchen und Sittenwächter war.

Robert Jansen wohnte hier seit fünf Tagen. Er hatte vom feudalen ›Grand Hotel Europa‹ hierher wechseln müssen. Als er in dieser Nacht mit seinem Hausschlüssel die Eingangstür aufsperrte, flammten in der Halle schlagartig die drei gelblichen Lampen über der Reception auf.

Caisch stand dahinter, die Ellenbogen auf die Theke gelehnt, und sah dem Eintretenden anklagend stumm entgegen. Im schwachen Licht der Lampen wirkte sein zerknittertes Gesicht wie aus Pergament.

»Mister Jansen, wie gut, daß ich Sie endlich sprechen kann!« Er hatte seine Stimme kaum mehr unter Kontrolle.

»Scheren Sie sich zum Teufel! Ich habe jetzt keine Lust!« Robert ging an ihm vorbei zur Treppe.

»Mister Jansen!« Schneidend, als könne er seinen Gästen Befehle erteilen: »Sie wollten mir das Zimmer im voraus bezahlen! Im voraus!

Und heute ist bereits der fünfte Tag! Sie schulden mir schon zweihundertvierunddreißig Franken!«

Robert drehte sich träge um und sagte, unter Aufbietung seiner vollen Konzentration: »Sie irren! Zweihundertvierunddreißigachtzig! Weil ich mir nämlich noch ein kleines Soda mit hinaufnehme!«

»Das können Sie Gott sei Dank nicht. Ich habe den Kühlschrank abgesperrt!«

»Sie sind ja'n ganz Schlauer! Dann schlafen Sie mal schön!«

»Mister Jansen! Ich könnte Ihnen jetzt den Zimmerschlüssel abnehmen und die Polizei rufen!«

»Dann versuchen Sie's doch mal!« Robert stand auf der untersten Stufe und hielt ihm den Schlüssel hin. »Sie überschlauer Scheißer!«

»Mister Jansen! Ich verbitte mir derartige Äußerungen! Sonst rufe ich wirklich die Polizei!«

»Machen Sie, was Sie wollen! Und lecken Sie mich am Arsch!«

»Mister Jansen!« Caisch schnappte nach Luft und schrie, daß ihm am Hals die Adern hervortraten: »Lassen Sie mich endlich zu Wort kommen!«

»Sie quatschen ja die ganze Zeit!« Robert hatte jetzt den Treppenabsatz erreicht.

»Mister Jansen, wenn Sie mir nicht pünktlich bis morgen mittag um zwölf Uhr die schuldigen zweihundertvierunddreißig Franken zahlen, dann veranlasse ich, daß Sie nicht nur...«

»Okay, veranlassen Sie alles!«

»...daß Sie nicht nur inhaftiert werden, sondern daß auch Ihr gesamtes Gepäck requiriert wird! Darüber hinaus...«

»...darüber hinaus können Sie mich kreuzweise am Arsch lecken!«

»Darüber hinaus werde ich Klage gegen Sie erheben! Klage vor Gericht! Wegen Beleidigung! Haben Sie mich verstanden, Mister Jansen!«

»Sie brüllen ja laut genug.« Und mit einem Griff zum Kopf: »Dieser Mensch macht mich ganz wach!«

»Bis morgen mittag um zwölf, Mister Jansen! Und keine Minute länger!«

»Dann gehn Sie mal schnell in die Heia, damit Sie morgen frisch sind!«

»Mister Jansen!«

»Ende der Sprechstunde!« Robert ging die Treppe weiter nach oben und bog in den dunklen Flur ab.

Außer sich vor Zorn schrie Caisch ihm nach: »Mister Jansen, Sie haben nicht einmal die Haustür wieder abgeschlossen!«

Robert hörte es nicht mehr. Er betrat sein Zimmer.

9

Das ›Commodore‹ war ein neu erbautes Vier-Sterne-Hotel. Der uniformierte Nachtportier öffnete für Greta Wendt hilfsbereit die schwere Glastür. Sie gab ihm ein Trinkgeld, nannte ihre Zimmernummer, und er händigte ihr mit einem »Bitte, Signora!« den Schlüssel aus.

»Und verbinden Sie mich bitte gleich mit Zürich. Hotel Baur au Lac.«

»Sie können vom Zimmer aus durchwählen.«

»Aber die Nummer?«

»Ich werde es für Sie erledigen, Signora, und stelle das Gespräch auf Ihr Zimmer.«

Sie schloß gerade die Zimmertür hinter sich zu, als das Telefon läutete. Mit einer Hand stellte sie den Apparat vom Nachttisch aufs Bett, mit der anderen nahm sie den Hörer hoch und meldete sich.

»Hotel Baur au Lac.« Eine männliche Stimme mit Zürcher Akzent.

»Geben Sie mir bitte Zimmer zweihundertzehn.« Sie setzte sich aufs Bett, streifte die Schuhe ab, hob die Beine herauf und stopfte sich mit der freien Hand das Kissen in den Rücken.

»Einen Augenblick, bitte.«

Ein mehrmaliges Summen. Dann eine weibliche, verschlafene Stimme: »Ja? Vera Halling hier.«

»Verzeihung, vielleicht bin ich falsch verbunden. Mein Name ist Wendt, Greta Wendt, von der Agentur...«

»Nein, Sie sind richtig verbunden.«

»Dann entschuldigen Sie bitte, wenn ich Sie im Schlaf gestört haben sollte, aber ich habe den Auftrag...«

»Es ist alles in Ordnung. Ich habe ja selbst die Anweisung gegeben, daß man mich jederzeit anrufen soll.«

»Aber ich dachte...« Greta Wendt konnte ihre Überraschung nicht verbergen. Sie hatte fest damit gerechnet, daß der Klient ein Mann sein würde. Warum, das wußte sie sich nicht zu erklären. Die Zentrale hatte ihr nur die Adresse ›Baur au Lac‹, Zürich, mitgeteilt und die

Zimmernummer. Ihre bisher erfolglosen Ermittlungen für diesen Fall hatte sie jeweils nur der Zentrale durchgegeben. Nur bei Erfolg sollte sie mit dem Klienten direkt in Verbindung treten, um keine Zeit zu verlieren. Und jetzt entpuppte sich der Klient plötzlich als eine Frau!

»Hallo?« drang die Stimme von Vera Halling an ihr Ohr. »Hallo, sind Sie noch da?« Jetzt, da sie nicht mehr verschlafen klang, war es eine sehr einschmeichelnde, melodische, ja sympathische Stimme.

»Ja, ich bin noch da. Also habe ich mit Ihnen direkt zu tun?«

»Ja, mit mir direkt. Nur mit mir. Und was berichten Sie mir? Waren Sie nicht in Travemünde?«

»Ja, ich war unter anderem auch in Travemünde, in Ostende, Monte Carlo, Badgastein und Seefeld. Aber überall ohne Erfolg. Den Tip mit Campione habe ich gestern bekommen.«

»Der Tip kam von mir. Also sind Sie jetzt in Campione?«

»In Lugano.« Eigenartig, dachte Greta Wendt, ein Mann als Klient hätte schon längst nervös die Frage nach dem Erfolg gestellt. Eine Frau aber hat anscheinend bessere Nerven. Sie weiß, daß der Erfolg eingetreten sein muß, da ja sonst der Anruf nicht gekommen wäre. Und sie findet Zeit, diesen Anruf voll auszukosten.

»Wie schön«, sagte die melodische Stimme, »dort ist sicher schon Frühling?«

»Ja. Es ist traumhaft schön hier. Ich war also heute im Casino.«

»Ich habe mir gleich gedacht, daß der Tip sich als richtig erweisen könnte. Leider ist es mir nicht früher eingefallen. Ich mußte eben alles probieren. Aber Campione war natürlich richtig.« Es war, als spreche Vera Halling nur zu sich selbst. »Erstens war die Schweiz sein letztes Arbeitsgebiet. Genf und Zürich. Da die Schweiz aber keine Spielbanken gestattet, habe ich zuerst natürlich auf Österreich getippt. An Campione habe ich gar nicht gedacht. Es liegt so abseits. Und doch auch wieder nicht. Und was wohl das Entscheidende für ihn war... Hallo, sind Sie noch da?«

»Ja, ich höre Ihnen zu.«

»Wissen Sie, daß in Campione mit wesentlich höheren Einsätzen als sonstwo in Europa gespielt werden kann?«

»Nein, das wußte ich nicht«, sagte Greta Wendt, »ich wunderte mich nur, daß ein Zehner-Chip der niedrigste Einsatz ist.«

»Ja. Und der höchste sind zwanzigtausend Franken auf einfache Chancen. Auf Dutzend und Kolonne zehntausend.« Dann lebhaft: »Sie waren also im Casino und haben ihn getroffen?«

»Ja. Schon am späten Nachmittag. Es gibt keinen Zweifel, er ist es.

Aber es war nicht einfach. Das Material, das ich habe, ist miserabel.«

»Was heißt Material?«

»Die zwei Fotos. Sonst nichts. Die Aufnahmen sind eigentlich so gut wie unbrauchbar. Die Kollegen hätten sich geweigert, mit so etwas zu arbeiten. Die Aufnahmen hat anscheinend ein absoluter Laie gemacht.«

»Der Laie war ich. Es tut mir leid.«

»Verzeihen Sie, wenn ich Ihnen zu nahe getreten bin.«

»Sie brauchen sich nicht zu entschuldigen. Ich werde es bei Ihrem Honorar berücksichtigen.«

»Danke, Frau Halling. Es war wirklich nicht leicht.« Greta Wendt hatte erreicht, was sie sich vorgenommen hatte. Sie fuhr fort: »Daß ich mich so spät noch melde, liegt daran, daß ich an ihm dranbleiben mußte, um ihn nicht zu verlieren.«

»Es ist mir schon klar. Und jetzt ist er also zu Hause?«

»Ja.«

»Und wie ist die Adresse?«

»Pension Moderna in Lugano.«

»Eine Pension? Kein Hotel?«

»Nein, eine Pension. Eine einfache Pension.«

»Na schön. Es klingt zwar unvorstellbar, aber wir werden sehen. Haben Sie die Nummer?«

»Einen Augenblick.« Greta Wendt zog sich das Luganer Telefonbuch vom Nachttisch und sah nach: »Drei. Vier. Null. Null. Eins.«

»Eine fünfstellige?«

»Ja. In Lugano gibt es fünfstellige und sechsstellige.«

»Haben Sie sonst noch etwas in Erfahrung gebracht?«

»Nein, sonst nichts.«

»Haben Sie mit ihm gesprochen?«

»Mit ihm gesprochen?« Unwillkürlich fühlte sich Greta Wendt ertappt. »Nein. Natürlich nicht. Unsere Anweisung schreibt vor, daß wir mit den Objekten nicht...«

»Schon gut. Ich dachte nur. Also nichts außer der Adresse?«

»Nein. Nur, daß er gespielt hat.«

»Ausgiebig?«

»Nur zweimal. Verloren.«

»Wie hoch?«

»Genau neunzehntausendeinhundertvierzig Franken.«

»Das ist für ihn gar nichts«, sagte Vera Halling leise wie zu sich selbst und fuhr lauter fort: »Wie bleibe ich mit Ihnen in Verbindung? Das heißt, wenn es sich überhaupt noch als notwendig erweist.«

»Ich bleibe vorläufig hier.« Greta Wendt nannte ihr Hotel, und setzte hinzu: »Ich meine, so lange Sie mich brauchen.«

»Gut. Dann wünsche ich Ihnen schöne Tage und bedanke mich für Ihren Anruf. Sollten sich noch Fragen ergeben, weiß ich, wo ich Sie erreiche. Gute Nacht!«

10

Vera Halling legte gedankenversunken den Hörer auf die Gabel. Das Zimmer lag im Halbdunkel des warmen Lichts, das der große, orangefarbene Schirm der Nachttischlampe erzeugte. Es war ein geräumiges Zimmer, geschmackvoll eingerichtet, mit tiefen Teppichen und wertvollen alten Möbeln, ein Zimmer, das Wohlbehagen verbreitete. Eines der schönsten Zimmer des ›Baur au Lac‹.

Endlich! dachte sie, endlich weiß ich, wo er ist! In einer einfachen Pension in Lugano! Nur ein paar hundert Kilometer von mir entfernt. Ob er jetzt schläft? Ob er ärgerlich wird, wenn ich ihn aus dem Schlaf reißen muß? Wie er es wohl aufnimmt, daß ich am Apparat bin? Nach so langer Zeit!

Einer Zeit, in der ich nur älter geworden bin. Älter an Jahren, aber nicht anders. Ich denke wie damals. Ich fühle wie damals. Ich habe noch die gleichen Sehnsüchte wie damals. Und wie damals haben sie sich auch jetzt noch nicht erfüllt.

Robert wird sicher aus allen Wolken fallen. Ich kann nur beten, daß er mir nicht voreingenommen, nicht feindlich gegenübertritt, daß er nicht sofort auflegt, sondern mich anhört und mir womöglich hilft.

Sie würde ihm nicht sagen, wie schwer ihr der Entschluß gefallen war, mit ihm Verbindung zu suchen. Die Nächte, in denen sie wach lag, die Gedanken, die sie verlangend zu ihm hinzogen, das Abwägen der Interessen, der Druck, der geradezu unerträglich auf ihr lastete, und dazwischen immer wieder die Erinnerung an die Zeit, in der sie glücklich gewesen war. Und die quälende Frage, die sie seither nicht losließ, die Frage, warum alles so ganz anders gekommen war, warum er sie so plötzlich im Stich gelassen hatte. Nein, das alles hatte ihn nicht zu interessieren.

Aber vielleicht interessierte es ihn, daß es um ein Menschenleben ging. Um einen Kampf auf Leben und Tod.

Ja, dachte sie, vielleicht bringe ich ihn dazu, den Mord zu verhindern.

Sie ging ins Badezimmer, ließ Wasser in die bodentiefe Wanne laufen und schüttete etwas von dem duftenden, schäumenden Zusatz hinein. Dann streifte sie ihr Nachthemd ab und trat vor den wandhohen Spiegel. Während das Wasser in die Wanne rauschte, betrachtete sie ihren nackten Körper. Man sah ihr die 39 Jahre nicht an. Ihre Figur war noch immer mädchenhaft schlank, die kleinen Brüste fest, die Hüften schmal, und die Schenkel und Beine ebenmäßig.

Sie ging hinüber zum Gesichtsspiegel und beugte sich vor, um ihr Gesicht in allen Einzelheiten überprüfen zu können. Sie hatte noch kein Gramm Fett angesetzt. Die Haut war straff, der Hals glatt, ja selbst an den Augenwinkeln hatten sich noch keine nennenswerten Falten gebildet. Und die neue, modische Frisur, die sie sich vor ein paar Wochen in London bei Vidal Sassoon hatte schneiden lassen, die ›Schüttelfrisur‹, wie sie sie nannte, verlieh ihr eine geradezu jugendliche Beschwingtheit.

Sie drehte das Wasser ab und stieg in die Wanne. Die Entspannung tat ihr gut. Sie wollte das Telefongespräch mit Robert gelöst und unbefangen führen können. Sie wollte ihm nicht zeigen, wie sehr allein seine Stimme sie erregen würde oder die Vorstellung, er könnte sich über den Anruf freuen.

Ob er sich wohl genausowenig wie sie verändert hatte? Ob er der Mann geblieben war, der das Leben fest im Griff hatte und es mit der linken Hand meisterte?

Ob er noch manchmal an sie dachte? Ob er sie manchmal herbeisehnte? Ob er sie noch liebte?

Sie erschrak. Wie konnte sie nur einem solchen Gedanken nachhängen! Was, wenn er sie schon lange vergessen hatte? Wenn er nichts mehr von ihr wissen wollte?

Nein, sie mußte ihm völlig sachlich gegenübertreten. Sie mußte auch das kleinste Gefühl unterdrücken. Die Begegnung mußte sich einzig und allein auf den Versuch beschränken, einen Mord zu verhindern.

Sie stieg aus der Wanne und rieb sich mit dem flauschigen, zitronengelben Badetuch trocken. Dann legte sie sich ins Bett, kroch wohlig entspannt unter die Decke und zog sich das Telefon heran. Auf ihrer silbernen Armbanduhr auf dem Nachttisch war es 3 Uhr 25.

Sie wählte die Nummer in Lugano.

Das Freizeichen. Sieben-, achtmal. Aber niemand meldete sich.

Sie wählte noch einmal. Wieder ohne Erfolg.

Sie rief die Auskunft an. Die Nummer, die ihr Greta Wendt durchgesagt hatte, stimmte.

Ihr wurde heiß. Wenn Greta Wendt nun einem Irrtum erlegen war und Robert gar nicht in dieser Pension wohnte? Vera hatte es sowieso von Anfang an kaum für denkbar gehalten, daß er in einer kleinen, einfachen Pension abgestiegen sein sollte. Er, der sich in den besten Hotels ganze Etagen leisten konnte! Was, wenn Greta Wendt ihn aus den Augen verloren hatte?

War dann nicht alles, was sie so sehr erhofft hatte, in Frage gestellt? Brach dann ihr Plan nicht zusammen wie ein Kartenhaus?

Vielleicht aber hatte sie sich nur verwählt. Sie gab dem Nachtportier den Auftrag, die Verbindung herzustellen.

11

Das Telefon! Es war das Telefon, das in der Halle schrillte! Caisch, der zwei Türen weiter in einer muffigen Kammer auf einer Campingliege schlief, schreckte aus dem Schlaf hoch.

Das hat man nun davon, wenn man auch noch den Nachtdienst übernahm! Er war benommen und voll aufgestautem Ärger. Und wenn das Telefon die ganze Nacht läutete, er würde nicht aufstehn! Und wenn, dann nur, um den verfluchten Apparat abzustellen!

Rrrrr! Von neuem das schrille Läuten! Caisch schob sich die Decke von der Schulter und war schon mit einem Bein von der Liege, da hörte das Läuten wieder auf. Schweratmend vor Erregung zog er sich die Decke über die Schulter und versuchte weiterzuschlafen.

Er war gerade wieder eingeschlafen, da läutete es abermals. Wutentbrannt fuhr er hoch, saß im Dunkeln auf dem Rand der Liege, spürte, wie sich sein Herz zu verkrampfen schien, und hielt sich mit zittrigen Händen an der Stuhllehne fest. Mit den bloßen Füßen suchte er nach seinen Pantoffeln, fand sie und schlurfte, wie er war, nur mit einem langen Nachthemd bekleidet, hinaus in die Halle.

Er knipste das Licht an. Das Telefon schrillte noch immer. Er hob den Blick zur Uhr über der Theke: 3 Uhr 44. Na, dem unverschämten Anrufer würde er was erzählen!

Doch noch ehe er seinen Ärger loswurde, hörte er, wer am anderen Ende der Leitung war: das renommierte Hotel ›Baur au Lac‹ in Zürich! Zähneknirschend beherrschte er sich.

»Einen Moment, ich hole Mister Jansen!« Mit verhaltenem Zorn ging er nach oben.

Schweratmend klopfte er an Jansens Tür und brüllte erbittert: »Telefon! Los, wachen Sie schon auf!«

Als sich drinnen nichts rührte, ging er nach unten und holte den Dietrich.

12

Wenig später stand Robert an der Reception, nahm den neben dem Apparat liegenden Hörer auf und meldete sich: »Jansen. Wer spricht?« Seine Stimme klang todmüde, doch rauh und heiser wie gewöhnlich.

Vera Halling fühlte, wie ein wohliger Schauer sie überlief. Die Stimme, der sie von der ersten Minute an zugetan war, die nächtelang ihre Träume bestimmt hatte! Vor Aufregung vermochte sie den Hörer kaum zu halten.

»Hallo«, antwortete sie, und ihre Kehle war wie zugeschnürt, »hier ist Vera.«

»Wer? Wer ist dort?«

»Vera. Ich freue mich, dich...«

»Vera?« Und verstimmt, als habe er den Namen noch nie gehört: »Was für eine Vera?«

»Aber Robert! Entschuldige, wenn ich dich aus dem Schlaf gerissen habe...«

»Wer spricht denn?« Und ohne eine neuerliche Antwort abzuwarten: »Hier ist Jansen. Robert Jansen. Wen wollen Sie denn sprechen!«

»Aber Robert! Dich! Dich will ich sprechen!« Sie hatte sich gefangen und sprach vollkommen ruhig: »Hier ist Vera.«

»Vera?!« Sprachlos und im nächsten Augenblick abweisend: »Wie kommst du dazu, mich...?«

»Entschuldige, Robert, es ist keine Laune von mir, daß ich dich mitten in der Nacht anrufe, aber...«

»Wie kommst du überhaupt auf die Idee...?«

»Oh, das ist eine lange Geschichte.« Sie atmete hörbar tief durch.

Da sie nicht weitersprach, ließ er mit leichtem Unmut ein »Hm!« hören.

»Du hast ja recht, Robert. Aber sie ist wirklich nicht einfach zu erzählen. Laß mich lieber fragen, wie es dir geht. Was du treibst. Ob du...«

»Prächtig. Mir geht's prächtig. Ist das alles, was du wissen willst, nach sechs Jahren?«

»Robert, laß uns bitte nicht jetzt darüber reden.«

»Ich habe nicht die geringste Lust, überhaupt jemals darüber zu reden.«

»Wie recht du hast. Lassen wir die alten Zeiten ruhn.«

»Habe ich dich angerufen oder du mich?«

»Ich, Robert. Ich habe dich angerufen. Habe dich endlich gefunden.«

»Was soll das heißen, endlich?«

»Das soll heißen, daß ich nach dir habe suchen lassen. Quer durch Europa.«

»Ach? Und so einfach bin ich zu finden?«

»Es war vielleicht Glück dabei. Und außerdem wußte ich ja, daß du... daß du gerne...«

»Sprich dich ruhig aus. Also, daß ich was gerne...?«

»Daß du gerne spielst.«

»Ah, wie praktisch!«

»Und das Casino in Campione hat ja einen besonderen Reiz.«

»Das erhöhte Limit«, sagte er mehr zu sich selbst, und zu ihr voll Ironie: »Mitten im Sumpf also!«

»Ich freue mich jedenfalls, daß ich dich aufgespürt habe.«

»Hm.«

»Und ich möchte dich bitten, meine Geschichte anzuhören.«

»Hm.« Und nach einer Weile des stummen Nachdenkens: »Sekunde!« Er hielt eine Hand auf die Sprechmuschel und drehte sich um. Hinter ihm, am Ende der Theke, stand Caisch. Im langen Nachthemd, mit einem feindlichen Zug um den Mund. Sein Blick war starr auf Robert gerichtet.

»Sie können gehen«, sagte Robert, »Sie werden sich sonst nur erkälten.«

Caisch schwieg verbissen. Mit schleppenden Schritten ging er zu der Tür, die in seine Kammer führte. Er hatte sie hinter sich schon beinahe geschlossen, da steckte er den Kopf durch die Tür und sagte, als biete er seine letzten Kräfte dafür auf: »Und vergessen Sie nicht, das Licht auszuschalten, Mister Jansen!« Dann warf er die Tür ins Schloß.

Robert sprach ungehalten in die Muschel: »Wie war das mit der Geschichte?«

»Ich wollte gerne, daß du sie dir anhörst. Aber nicht am Telefon.«

»Ich? Wie komme ich dazu? Ich wüßte nicht, warum ich mir von dir eine Geschichte anhören sollte. Es ist wirklich besser, wir lassen die alten Zeiten ruhn.«

»Robert, du bist meine letzte Rettung! Meine einzige!«

»Das klingt ja hochdramatisch. Dafür habe ich kein Ohr. Ich hoffe, es geht dir gut. Auch weiterhin. Und in sechs Jahren darfst du mich dann mal wieder mitten in der Nacht anrufen. Das heißt, wenn du mich dann noch mal findest.«

»Robert, bitte leg nicht auf! Hör mich zuerst an. Nicht die Geschichte. Die ist für ein Gespräch am Telefon nicht geeignet.«

»Ich wüßte nicht, was wir uns zu sagen hätten.«

»Robert, ich flehe dich an! Bitte!«

»Mach's kurz.« Gleichgültig, als höre er nicht hin.

»Danke, Robert. Weißt du eigentlich, von wo aus ich anrufe?«

»Du sollst es kurz machen!«

»Also weißt du es nicht.«

»Nein. Und es interessiert mich auch nicht.«

»Du mußt es aber wissen. Ich bin zur Zeit in Zürich. Im Hotel ›Baur au Lac‹. In einem sehr schönen, gemütlichen Zimmer. In einem breiten Bett.«

»Ich habe gesagt, du sollst es kurz machen!«

»Robert, ich brauche deine Hilfe.«

»Das klingt beinahe wie Hohn.«

»Nein, Robert, ich habe dich nicht aus einer Laune heraus mitten in der Nacht angerufen. Ich habe es mir lange überlegt. Sehr lange. Und ich bin zu dem Schluß gekommen, daß sich zwei Menschen wie du und ich vielleicht auch einmal außerhalb ihrer persönlichen Gefühle zueinander verstehen könnten. Oder gibt es für uns nur eine Alternative? Nur Liebe oder Haß?«

»Laß den Quatsch! Sag, was du willst!«

»Also gut. Ich möchte dich sprechen. So schnell wie möglich. Wenn es geht, noch heute. Einverstanden?«

»Hm!« Es klang abfällig. »Du hast Nerven! Du rufst an, als ob wir uns erst vor zwei Tagen getrennt hätten!«

»Verzeih, Robert! Ich habe natürlich zu fragen vergessen, ob du überhaupt Zeit hast. Ob du es dir einrichten kannst. Vielleicht hast du wichtige Termine. Termine außerhalb Europas. Termine, die unaufschiebbar...«

»Du sollst nicht soviel Quatsch reden!« Und zynisch: »Auch außerhalb Europas gibt es im Jahr neunzehnsechsundsiebzig schon Flugzeuge, die mehr als zwanzig Meilen in der Stunde schaffen.«

»Ja, Robert. Aber du könntest zum Beispiel ein... ein Privatleben haben. Entschuldige, daß ich es nicht berücksichtigt habe.« Sie ließ ihm Zeit, zu antworten, aber er schwieg.

Sie fuhr fort: »Robert, wenn es dir irgendwie möglich ist, dann komm bitte. Oder ich komme zu dir. Wie es dir angenehmer ist. Ja?«

»Nein.«

»Du willst nicht mit mir sprechen?« Sie war ernüchtert. Nach einer Weile fand sie ihren ruhigen, gelösten Ton wieder. »Robert, es geht nicht um uns zwei. Aber es geht um ein Menschenleben. Um eine Morddrohung, die ernst zu nehmen ist. Bitte, Robert, hör mich an.«

»Hm.« Er dachte nach und sagte: »Dann sprich jetzt. Sag es mir am Telefon.« Er hatte seine Müdigkeit überwunden.

»Hast du Angst vor einem Wiedersehen? Sag jetzt bitte nicht wieder das dumme Wort Quatsch. Mir geht es nämlich so, Robert. Ich habe Angst vor einem Wiedersehen. Große Angst sogar. Aber ich würde es auf mich nehmen. Nur... hier am Telefon... ich glaube, da könnte die Gefahr bestehen, daß sich alles falsch anhört. Und ein Menschenleben sollte man wohl so einer Gefahr nicht aussetzen.«

»Hm... hast du gesagt, du bist in Zürich?«

»Ja.«

»Und wieviel Zeit brauchst du, um mir die Geschichte zu erzählen?«

»Vielleicht eine Stunde.«

»Und wann?«

»Robert! Kommst du wirklich?«

»Ich habe gefragt: und wann?«

»Sobald du kannst. Kannst du?«

»Bist du... werden wir allein zusammentreffen?«

»Ja. Ich bin allein. ›Baur au Lac‹. Zimmer zweihundertzehn. Und wir werden uns auch allein treffen. Oh, Robert, ich danke dir!«

»Und es geht nicht um uns?«

»Nein, es geht nicht um uns.«

»Sobald ich merke, daß es um uns geht, ist die Unterredung beendet! Ist dir das klar?«

»Ja, das ist mir klar.«

»Und kein Wort über die alte Zeit!«

»Du kannst sicher sein, Robert. Kein Wort!«

»Und wo werden wir uns treffen? An einem neutralen Ort? Unter Menschen?«

»Das überlasse ich dir. Aber wir sollten Ruhe haben. Und keine Zuhörer.«

»Aber nicht bei dir im Hotel!«

»Nein. Wenn du nicht möchtest, dann woanders. Aber wo?«

»Wir gehn am See entlang. Oder an der Limmat.«

»Ja, Robert. Wir haben hier gutes Wetter.«

»Wir gehn auch bei Regen. Bei jedem Wetter. Du willst mir ja nur eine Geschichte erzählen.«

»Ja, Robert. Eine sehr traurige Geschichte.«

»Und es geht wirklich nicht um uns?«

»Nein, du kannst vollkommen beruhigt sein.«

»Bei der kleinsten Bemerkung... bei der geringsten Anspielung...«

»Du brauchst wirklich keine Angst zu haben. Du kannst mir vertrauen.«

»Wie kannst du nur so dumm daherreden!«

»Was, Robert? Wieso? Wovon sprichst du?« Ihre Worte kamen gehetzt. Sie war befangen.

»Du sagst ein paar Worte so dahin, und meinst, du hast mich von deiner Ernsthaftigkeit überzeugt. Dir vertrauen! Das hat doch wohl nichts mit Ernsthaftigkeit zu tun!«

»Bitte, Robert, leg das Wort nicht auf die Waagschale. Ich wollte dir damit nur sagen...«

»Wie viele deiner Worte kann ich denn auf die Waagschale legen? Drei? Zwei? Oder überhaupt keines?«

»Robert, bitte sei fair. Ich wollte dir nur verdeutlichen, daß du keine Angst zu haben brauchst. Genügt das nicht? Mußt du mich denn kränken? Mich demütigen? Bitte, Robert, du mußt mir glauben, wenn ich dir sage, daß du der einzige Mensch bist, den ich kenne, der vielleicht diesen anderen Menschen, um den es geht, retten kann. Vor dem sonst sicheren Tod retten kann. Nur danach darfst du deine Entscheidung treffen. Oder hast du nicht selbst gesagt, du bestehst darauf, daß wir die Vergangenheit ruhen lassen?«

»Und wer ist der Mensch, um den es geht?«

»Das gehört zur Geschichte. Kommst du?«

»Bist du dieser Mensch?«

»Nein. Kommst du, Robert?«

»Hm. Wie spät ist es jetzt?«

»Kurz nach vier.«

»Und du willst, daß ich bald komme?«

»Ja. Von Lugano nach Zürich kommt man wohl am schnellsten mit dem Wagen.«

»Ich werde mir ein Taxi nehmen.«

»Das überlasse ich ganz dir.«

»Aber du zahlst die Rechnung. Sofort bei der Ankunft. Wir wollen die Sache ganz geschäftlich angehen.«

»Ja, natürlich. Ich erwarte dich also so gegen zehn.«

»Zwischen zehn und elf. Ich muß mich schließlich noch rasieren.«

»Nicht meinetwegen, Robert.«

»Ich muß mir selbst gefallen. Und du versprichst mir in die Hand, daß es nicht um uns geht?«

»Ja. Ich verspreche es dir.«

»Und du weißt, daß ich bei der kleinsten Bemerkung...«

»Ja, ich weiß es.«

»Und kein Wort über die Vergangenheit!«

»Ja, Robert. Kein Wort.«

»Okay. Bis gegen elf. Moment mal! Wie heißt du jetzt? Immer noch Halling?«

»Ja. Immer noch Halling.«

»Bis dann.« Er legte den Hörer auf. Als er zum Lichtschalter ging, sah er, daß die Tür zu Caischs Kammer einen Spaltbreit offenstand.

Er schaltete das Licht aus und stieß im Vorbeigehen die Tür weit auf und wünschte Caisch mit dröhnender Stimme eine angenehme Nachtruhe.

»Ich habe alles mit angehört!« kam es keifend zurück. »Sie werden mein Haus auf keinen Fall verlassen, bevor ich nicht mein Geld habe!«

Doch Robert hatte schon den oberen Treppenabsatz erreicht. Er verstand nicht, was der andere ihm nachschrie.

13

In Lugano war er bei wolkenloser Morgenfrische losgefahren. In Zürich war der Himmel von düsteren Wolken bedeckt, die ein mäßiger Wind über die Stadt und den See trieb.

Robert ließ das Taxi in der engen Einfahrt vor dem ›Baur au Lac‹ warten. An der Reception herrschte hektische Betriebsamkeit.

»Mein Name ist Jansen. Sagen Sie Frau Halling, daß ich da bin.«

»Guten Tag, Mister Jansen. Frau Halling hat uns gebeten, das Taxi zu bezahlen. Steht der Wagen vor der Tür?«

Robert nickte. Der andere ging hinaus zum Taxi und bezahlte den Fahrer. Als er zurückkam. Sagte er zu Robert: »Einen Augenblick bitte, Mister Jansen, ich gebe Frau Halling sofort Bescheid.«

In der Halle trafen Vera und Robert zusammen. Umgeben von fremden Menschen. Ältere Herren, die in den Fauteuils geruhsam die Morgenzeitungen und Börsenberichte studierten. Drei Amerikanerinnen, die sich unbekümmert laut über Tennessee unterhielten. Zwei grauhaarige Damen, die neben der Säule saßen, ihre Köpfe zusammensteckten und sich anscheinand viel zu erzählen hatten. Boys und uniformierte Kellner, die mit flinken Schritten ihrer Arbeit nachgingen. Und eine Gruppe von gerade ankommenden Gästen, die zur Tür hereindrängten.

Vera kam die Treppe herunter. Sie sieht aus wie damals, dachte Robert und ging ihr entgegen. Dasselbe schmale Gesicht, dieselbe schlanke Figur, die anmutigen Bewegungen und – als er ihr nahe gegenüberstand – auf der Nase dieselben, wie hingetupft wirkenden, lustigen Sommersprossen. Nur die kupferroten Haare waren anders frisiert. Modisch kurz und schwungvoll.

Vera hatte Robert zwischen all den fremden Menschen sofort entdeckt. Sie dachte: Lieber Gott, laß meine Knie nicht weich werden, laß meine Stimme nicht versagen! Es ist, als habe es die vergangenen sechs Jahre nicht gegeben, als habe die Zeit stillgestanden. Ja, Robert ist noch Robert. Wenigstens, was sein Äußeres betrifft. Das markante Gesicht. Die hellen Augen. Die schmalen Nasenflügel. Die kurzen, ungekämmten Haare. Die Spannkraft des schlanken Körpers.

»Guten Tag. Du hast dich nicht verändert.« Die rauchige Stimme klang reserviert. Er vermied es, sie beim Vornamen zu nennen.

»Guten Tag, Robert.« Kaum vernehmlich, mit leicht schwankender Stimme.

»Okay, gehn wir.« Sie gingen durch die Halle dem Ausgang zu.

»Hast du schon gefrühstückt, Robert?«

»Das kann ich später nachholen. Ich möchte unser Gespräch hinter uns bringen.«

»Aber wäre es nicht besser, wenn du wenigstens eine Kleinigkeit zu dir nehmen würdest?«

»Laß das meine Sorge sein«, sagte er abweisend, »vielleicht kaufe ich mir unterwegs ein Sandwich«, und dachte im gleichen Atemzug: Kaufen? Wovon denn? Ohne Geld?

»Wie du meinst«, antwortete sie entgegenkommend, »ich hätte dir beim Frühstück gerne Gesellschaft geleistet. Und hier gibt es ein ausgezeichnetes Frühstück. Starken Kaffee. Ham-and-eggs, wie du sie magst. Und...«

»Okay, wir frühstücken!« unterbrach er sie ungehalten. Er ärgerte sich. Er war darauf angewiesen, daß sie bezahlte.

Außer ihnen frühstückte niemand mehr. Sie wählten einen Tisch in der Ecke und saßen sich wortkarg gegenüber. Die spärliche Unterhaltung erging sich in Belanglosigkeiten über Lugano, über Zürich, über das ›Baur au Lac‹ und über die Schweiz im allgemeinen.

»Ich nehme doch an, das Frühstück geht auf deine Rechnung«, sagte er zwischendurch, »wie alle anderen Spesen auch?«

»Selbstverständlich«, beeilte sie sich zu antworten, »unser Zusammentreffen ist ja rein geschäftlich.«

Als sie das Frühstück beendet hatten, verließen sie das Hotel. Ziellos gingen sie zum Bürkliplatz vor, dann den Alpenkai entlang, über den Schanzengraben, bogen zum Arboretum ab, dem kleinen, gepflegten Park am Ufer des Sees, und nahmen von dort aus den Fußweg entlang des Mythenkais in Richtung Wollishofen. Vom See her wehte eine frische Brise.

»Ist es dir nicht zu kühl, Robert? Nur mit dem Jackett?« Vera hatte die Hände tief in den Taschen ihres modischen flaschengrünen Wollmantels vergraben und den Kragen hochgeschlagen.

»Nein«, sagte er kurz angebunden, und dann drängend: »Was hast du mir also zu sagen?«

»Zuerst möchte ich dir noch mal danken, daß du gekommen bist. Daß du mich nicht im Stich gelassen hast. Daß du es möglich machen konntest.«

»Komm zum Thema! Um was geht es? Und um wen?«

»Es geht um meinen Mann.« Sie hatte den Kopf gesenkt und sprach leise.

»Es geht um...?« Er blieb abrupt stehen: »Nein. Da hast du dich verrechnet. Da verlangst du zuviel.« Ohne ein Wort des Abschieds machte er kehrt und ging mit weit ausholenden Schritten zurück in Richtung Stadt.

Sie lief ihm nach: »Robert, so hör mich doch wenigstens an! Robert, bitte warte! Robert, laß mich doch ausreden!« Vor dem kleinen Hafen holte sie ihn ein: »Robert, bitte, hör mich an! Bitte, Robert!«

Er hielt an. Unmut im Gesicht: »Jetzt ist mir klar, warum du es am Telefon nicht hattest sagen wollen! Weil du gewußt hast, daß ich dann nicht komme! Du hast mich hintergangen! Getäuscht! Bewußt getäuscht! Nein, das kannst du mit mir nicht machen.«

»Was weißt du denn von meinem Mann und mir? Nichts. Du kennst weder mein Verhältnis zu ihm. Noch weißt du, wie wir miteinander leben. Du weißt nicht einmal, ob wir überhaupt zusammenleben.«

»Die unverstandene Ehefrau!« sagte er gallig.

»Sei nicht albern, Robert. Ich fühle mich weder unverstanden, noch jammere ich dir über meine Ehe vor. Ich wollte dir nur veranschaulichen, daß du vorschnell urteilst, ohne die Situation zu kennen.«

»Ich brauche keine Situation zu kennen. Ich kenne dich. Und das genügt.«

Er wollte sich erneut von ihr abwenden und weggehen, doch sie hielt ihn am Arm fest und sagte eindringlich: »Bitte, Robert, hör mich an!«

»Okay. Setzen wir uns dort auf die Bank. Und du beantwortest meine Fragen.« Er deutete auf die Bank, die in einer Ausbuchtung des Fußweges stand.

Sie atmete auf.

Sie saßen nebeneinander, sie aufrecht, er nach vorn gebeugt, den Kopf gesenkt und in beide Hände gestützt, als wolle er sich voll konzentrieren.

Er begann: »Du bist also nach wie vor verheiratet?«

»Ja. Und ich bemühe mich, eine gute Ehefrau zu sein.«

»Auf welche Weise?«

»Ich bin für ihn da. Ich trete für ihn ein.«

»Und wo lebt ihr?«

»Immer noch in Baden-Baden.«

»Und dein Mann liebt dich?«

»Ich weiß es nicht. Weiß man denn, ob jemand einen wirklich liebt?«

»Ja, das weiß man. Das spürt man. Liebt er dich?«

»Wenn du mich zu einer Antwort zwingst, sage ich ja. Ja, ich glaube, er liebt mich. Auch wenn er es nicht immer zeigt.«

»Ach, er zeigt es nicht immer?« Verletzend, voll Ironie.

»Nein. Er kann es nicht immer zeigen. Die Menschen sind nun mal verschieden.«

»Und du? Liebst du ihn?«

»Wollten wir die Vergangenheit nicht ruhen lassen?«

»Ich spreche von der Gegenwart. Na?«

»Die Frage ist zu persönlich.«

»Das ganze Gespräch ist persönlich. Auch dein Anliegen, das du vorbringen willst, kann nur persönlich sein. Hast du am Telefon nicht hochtrabend gesagt, es gehe um ein Menschenleben?«

»Es war nicht hochtrabend gemeint. Es stimmt leider.«

»Noch besser. Liebst du ihn? Na?«

»Willst du deine Entscheidung etwa von der Beantwortung der Frage abhängig machen?«

»Warum nicht?« Und mit Nachdruck: »Liebst du ihn?«

»Bitte erlaß mir die Antwort.«

»Das kann ich nicht.«

»Auch nicht, wenn ich dich sehr darum bitte?«

»Nein. Also?«

»Die Antwort bringt dich mit Sicherheit nicht weiter.«

»Das mußt du mir überlassen. Du sollst nur ehrlich sagen, ob du ihn liebst.«

»Und wenn ich nicht ehrlich bin?«

»Das spüre ich an kleinen Reaktionen. Du kennst mich doch genau.«

»Ich kann weder sagen, daß ich ihn liebe, noch, daß ich ihn nicht liebe. Ich habe mir die Frage in letzter Zeit oft, sehr oft gestellt und bin zu keiner schlüssigen Antwort gekommen.«

»Du trittst aber für ihn ein?«

»Ist das ein Zeichen von Liebe?«

»Nicht absolut. Aber es ist möglich.«

»Ich halte es nicht für einen Liebesbeweis. Ich halte es mehr für Achtung voreinander.«

»Vielleicht solltest du doch deine Geschichte erzählen.« Er lehnte sich zurück, und sein Blick ging auf den See hinaus. In der Ferne fuhr ein kleines Motorschiff vorüber.

»Die Geschichte selbst kann nur er dir erzählen. Ich kenne mich in den Einzelheiten nicht aus. Die geschäftlichen Zusammenhänge. Die Verflechtungen. Ich würde dir nur ein sehr unvollkommenes Bild vermitteln können. Ein Bild, das dir nichts nützt. Ich kann dir nur sagen, daß sein Leben auf dem Spiel steht.«

»Du hast am Telefon von Mord gesprochen. Von einem geplanten Mord.«

»Ja. Von einem offen geplanten Mord sogar. Mein Mann wird gefangengehalten. Von zwei Männern. Vielleicht sind es auch mehr. Ich weiß nur von zweien.«

»Gangster?«

»Einer von ihnen. Er ist angeblich – wie sagt man? – Berufskiller.« Sie sprach das Wort nur mit Widerwillen aus.

»Und woher weißt du das alles?«

»Sie spielen mit offenen Karten.«

»Und die Polizei?«

»Greift nicht ein. Warum sie nicht eingreift, kann dir nur mein Mann genau erklären.«

»Hm.« Er dachte nach. »Klingt mehr als unwahrscheinlich. Meinst du nicht auch?«

»Ja, es klingt unwahrscheinlich. Aber es ist die volle Wahrheit.«

»Das schiere Märchen!«

»Das behauptet man als Außenstehender schnell. Nur weil ein Vorfall nicht alltäglich ist.«

Er schwieg. Er sah angestrengt auf den See hinaus, als sei sie für ihn nicht mehr vorhanden. Er zermarterte sein Gehirn. Vorhin, als sie ihm endlich gestand, daß es bei der Geschichte um ihren Mann gehe – warum war er da nicht abgehauen? Warum war er dageblieben und hörte ihr noch weiter zu? Warum hatte er sich von ihr umstimmen lassen, zurückhalten? Warum war er nicht hart geblieben? Hart gegen sich selbst!

Brachte er etwa nicht die Kraft auf, sich von ihr zu lösen? Übte ihre Gegenwart auf ihn einen geheimen Zwang aus? War er ihr gegenüber nicht mehr er selbst? Und vor allem: Hatte ihre Gegenwart ihn derart verwirrt, daß er ihr noch nicht einmal die entscheidende Frage gestellt hatte? Die Frage, die auf der Hand lag?

»Ich muß dir eine andere Frage stellen. Eine Frage, die eigentlich meine erste gewesen sein sollte. Wieso kommst du gerade auf mich? Warum glaubst du, daß gerade ich ein Verbrechen verhindern könnte?« Er sah sie herausfordernd an.

»Das hängt mit deinem Beruf zusammen, Robert. Nur mit deinem Beruf.«

»Mein Beruf hat aber nun gewiß nicht die Aufgabe, Verbrechen zu verhindern. Das steht wohl außer Zweifel.«

»Natürlich. Nur, in meinem Fall könntest du mir helfen. Oder sagen wir besser, im Fall meines Mannes. Nur du!«

»Willst du mich für dumm verkaufen?«

»Aber Robert! Du bist in deiner Branche der Größte! Du bist auf der ganzen Welt ohne Konkurrenz! Allein schon das Gewicht deines Namens würde vielleicht genügen, um einen Mord...«

»Woher nimmst du deine Weisheit? Du behauptest einfach...«

»Die Frage ist zu einfältig für dich, Robert«, unterbrach sie sanft, aber bestimmt, »über deinen Namen stolpert man ständig. Fernsehen. Wochenblätter. Tageszeitungen. Und da fragst du noch, woher ich meine Weisheit...?«

»Wann bist du über meinen Namen gestolpert? Wann zuletzt?«

»Wann zuletzt? Laß mich nachdenken. Vor nicht allzu langer Zeit.«

»Nicht etwa das letztemal vor eineinhalb Jahren?« fragte er streitbar.

»Nein. Da bin ich mir sicher. Absolut sicher. Warum meinst du?«

»Weil ich ausgestiegen bin!« sagte er hart, und sie hörte Verbissenheit heraus.

Sie sagte: »Jetzt erinnere ich mich wieder. Es war eine Fernsehsendung. Ziemlich ausführlich. Über deine Branche. Vor etwa drei Monaten. Sie wurde in Deutschland, Österreich und der Schweiz gezeigt. Hast du sie denn nicht gesehen?«

»Ich sehe grundsätzlich nicht fern.«

»Man hat bedauert, daß du dich anscheinend etwas zurückgezogen hast. Aber man hat dich hoch gelobt. Und festgestellt, daß du nach wie vor ohne Konkurrenz bist.«

»Ach? Hat man das?« Es sollte abfällig klingen und verbergen, daß ihm das Lob guttat.

»Ja, das hat man«, sagte sie und hätte ihn am liebsten in ihren Arm genommen und wie ein Baby gestreichelt.

»Okay! Mein Name kann also einen Mord verhindern!« Er meinte es anzüglich. Sein Lachen wirkte gekünstelt.

»Ja, vielleicht«, sagte sie ernst. Und dann eindringlich: »Robert, bitte sag mir, daß du mir hilfst!«

Er schwieg.

»Bitte, Robert, sag es mir!«

»Liebst du ihn so sehr?«

Sie sah an ihm vorbei und gab keine Antwort.

»He, ich hab' dich was gefragt!«

»Robert, du verstehst mich nicht.«

»Liebst du ihn so sehr?« Er betonte jedes Wort.

»Das ist es nicht. Ich fühle eine Verantwortung in mir. Schließlich ist er mein Mann. Schließlich haben wir einmal geheiratet, weil wir geglaubt haben, daß wir ...«

»Du kannst dir den Rest sparen! Du hast mich nicht nur einmal getäuscht, sondern zweimal!«

»Nein, Robert sicher nicht.«

»Doch! Du hast am Telefon davon gesprochen, daß ich hier von dir die ganze Geschichte zu hören kriege. Lückenlos. Ohne doppelten Boden. Und jetzt auf einmal kann mir die Sache nur dein Mann erklären!«

»Wärst du denn gekommen, wenn ich dir gesagt hätte, daß du mich zu ihm begleiten sollst?«

»Ich soll dich zu deinem Mann begleiten? Das wird ja immer schöner! Nein, so geht das nicht!« Er erhob sich entschlossen.

»Mein Mann ist nicht in Zürich, Robert. Ich habe dir gesagt, er wird gefangengehalten.«

»Und wo?« Er sah sie voller Hohn an: »Natürlich am Südpol! Oder hinterm Ural! Oder in Rotchina!«

»Nein«, sagte sie beherrscht, »auf Gran Canaria.«

»Schade. Gerade dieses Klima sagt mir nicht zu. Ich bin untröstlich, daß ich deinen Mann nie kennenlernen werde. Ich wünsche euch noch viele frohe Jahre.« Er überschüttete sie mit Spott.

Dann ging er seines Weges.

14

Die Maschine flog in Kloten um 15 Uhr 45 ab. Es war eine Boeing 707 der Iberia. Sie war nur mäßig besetzt. Vera Halling und Robert Jansen hatten eine Sitzreihe für sich allein. Auf den Sitz, der zwischen ihnen frei war, hatte Robert Veras Reisetasche gestellt.

Warum er nun doch mitflog, wußte er sich nicht zu erklären. Er war schon am Arboretum gewesen, da hatte sie ihn eingeholt. Ihre Augen waren voller Tränen. Vielleicht hatten diese Tränen den Ausschlag gegeben, daß er jetzt hier saß. Vielleicht aber auch, so versuchte er sich einzureden, seine Spielernatur. Er wollte daran keinen Gedanken mehr verschwenden.

Sein Blick ging starr geradeaus, auf die Kopfstütze des Vordersitzes. Er ärgerte sich, daß er Vera nachgegeben hatte.

Sie sprachen kein Wort miteinander. Sie taten, als seien sie sich fremd. Im Taxi hinaus nach Kloten, am Checkschalter im Terminal B, auch noch auf dem Weg zum Flugsteig hatte Vera mehrmals zu einem Gespräch angesetzt, aber er war darauf nicht eingegangen.

Als er sich, nach langem Hin und Her, endlich bereit erklärt hatte mitzufliegen, stellte es sich heraus, daß sie schon alles geregelt hatte: ihre Abreise aus dem ›Baur au Lac‹, die zwei Flugkarten, ja sogar das für 15 Uhr vor das Hotel bestellte Taxi.

Sie flogen über den Alpen, da richtete er zum erstenmal wieder das Wort an sie. »Und wie soll es weitergehn?«

Sie lächelte ihn an. »Wir werden von ihnen erwartet.«

»Hast du das etwa auch schon...?«

»Ja. Ich habe mit ihnen telefoniert. Ist es dir nicht recht?«

Er gab keine Antwort. Sein Blick fraß sich wieder an der Rückenlehne des Vordersitzes fest.

Nach einer Weile sagte sie, ohne ihn anzusehen: »Woran denkst du?«

Er sah geradeaus. »An etwas Ungeheuerliches.«

Es verstrich eine Pause, ehe sie weiterfragte: »An das, was uns bevorsteht? An den Mord, den es zu verhindern gilt?« Sie dämpfte die Stimme.

»Nein«, sagte er reglos, »ich denke zurück. Fast vierzehn Jahre. An die Schuld, die du auf dich geladen hast.«

»Ja, ich denke jetzt auch zurück. Nur denke ich an die Schuld, die *du* auf dich geladen hast.«

Und beider Gedanken trafen sich in einer Zeit, die für sie aufwühlend und beängstigend gewesen war. Dort, wo für sie alles begonnen hatte...

Zweites Buch

DIE SEHNSUCHT

Wir sind nie entfernter von unsern
Wünschen, als wenn wir uns einbilden,
das Gewünschte zu besitzen.

Johann Wolfgang von Goethe,
Maximen und Reflexionen

1

Sie war nackt. Sie wollte gerade in das heiße, dampfende Wasser steigen, da schob jemand den von der Sonne völlig ausgebleichten Vorhang am Eingang der Höhle mit einem Ruck zurück. Sie fuhr herum. Vor ihr stand ein fremder Mann.

Sie war derart überrascht, daß sie nicht reagierte, sich weder wegdrehte, noch ihre Blößen zu bedecken versuchte. Sie starrte den Mann an, ohne sich zu bewegen.

Der Mann war groß. Seine Haut war, wie bei allen Menschen hier, von der Sonne tief gebräunt. Er hatte das asketische Aussehen des Sportlers und, soweit sie es durch den Dunstschleier des dampfenden Wassers erkennen konnte, helle Augen, die ungeniert auf sie gerichtet waren.

Das weiße Badetuch, das er lässig um seinen Körper gehüllt hielt, ließ die Hände und die nackten Beine frei. Es sind schöne Beine, schoß es ihr durch den Kopf, schöne, wohlgeformte, sehnige, sehr männliche Beine. Ärgerlich wischte sie den Gedanken beiseite und schrie aufgebracht: »He...!«

»Scusi, signora«, unterbrach sie der Fremde leise. Seine Stimme klang nach Rauch und Alkohol.

Eigentlich mochte sie solche Stimmen. Jetzt aber hatte sie dafür kein Ohr. Regungslos wartete sie darauf, daß der andere die Höhle unverzüglich verließ und den Vorhang wieder schloß.

Doch der Mann rührte sich nicht von der Stelle. Sie ist schön, dachte er und betrachtete sie weiterhin unverhohlen. Das schmale Gesicht, eingerahmt von hellroten Haaren, die sanft abfallenden Schultern, die kleinen Brüste, die schmalen Hüften. Ein Sonnenstrahl hatte sich durch den offenen Vorhang und den Dunst quer über ihren Schoß gelegt. Der Mann lächelte.

Sie empfand sein Benehmen als Herausforderung. Im Grunde war sie Männern gegenüber befangen und hatte trotz ihrer fünfundzwanzig Jahre noch Hemmungen, sich vor einem Menschen nackt zu zeigen. Doch jetzt hielt sie den Blicken des Fremden trotzig stand.

Es fiel ihr nicht leicht. Sie mußte all ihren Mut zusammennehmen und hätte es dennoch nicht geschafft, hätte sich nicht ihr Zorn von Augenblick zu Augenblick ins Uferlose gesteigert.

Was nimmt sich dieser Mensch heraus! Bildet er sich etwa ein, er hat ein billiges Mädchen vor sich? Glaubt er vielleicht, ich müßte ihm dankbar sein, daß er mich anstarrt? Spielt hier den Supermann! Idiot, blöder!

Sie war entschlossen, ihm eine Lektion zu erteilen. Sie wollte ihm zeigen, wie gleichgültig sie über sein schlechtes Benehmen hinwegging, wie wenig er sie mit seinen aufdringlichen Blicken verwirren konnte, und vor allem, daß er als Mann für sie überhaupt nicht vorhanden war.

Einer Ballerina gleich machte sie einen Schritt auf die Wanne zu, die in den felsigen Boden der Höhle geschlagen war, tippte mit der großen Zehe vorsichtig ins dampfende Wasser, nahm die Arme über dem Kopf zusammen, um ihren Busen besonders deutlich zu präsentieren, vollführte mit den Hüften Bewegungen, die sie als sinnlich und aufreizend empfand, und ließ sich schließlich langsam ins Bad gleiten.

»Brava, signora!« tönte die nach Rauch und Alkohol klingende Stimme vom Eingang her. »Bravissima, signora!« Dann ging der Mann hinaus und zog den Vorhang hinter sich zu.

Das war der Anfang. Ein Tag im September des Jahres 1962. Sie würde ihn nie vergessen.

2

Entlang der hohen Felswand, an der sich die Sonne fing, saßen Frauen und Männer in dicht nebeneinanderstehenden Liegestühlen. Sie trugen Badekleidung oder hatten eines der hier üblichen weißen Tücher um ihren Körper geschwungen.

Ihre Gesichter waren einheitlich graubraun, maskenhaft starr und unwirklich. Bei manchen schien es, als würde das Gesicht jeden Augenblick auseinanderbrechen. Sie waren der Sonne länger als die anderen ausgesetzt, so daß die Schlammpackung schon ausgetrocknet und rissig war.

Nur ein Gesicht war nicht von Schlamm bedeckt. Es gehörte der jungen Frau, die eben in einer der kleinen Grotten ein Bad genommen hatte und dabei von einem Mann mit rauchiger Stimme überrascht worden war.

Das Gesicht war entspannt, die Augen waren geschlossen. Sie döste in der Sonne. Ihr Ausdruck deutete ein Gefühl von Wohlbehagen an. Ihre Gedanken trieben träge dahin, beeinflußt von der wärmenden Sonne, und kreisten um das Phänomen des ewig blauen Himmels und um das herrliche, fremdartige Leben auf der Insel und wollten gerade behutsam und sanft in einen schillernden Traum übergehen, als eine nach Rauch und Alkohol klingende Stimme leise das Wort ›Tredici‹ sprach.

Dreizehn? Der Hauch von Traum verflüchtigte sich, und die Gedanken nahmen feste Formen an. Die Stimme hatte nahe am Ohr geklungen.

So eine Unverschämtheit! Eine bodenlose, anmaßende Unverschämtheit! Ich will endlich meine Ruhe haben und das Bad genießen! Der Kerl hält sich wohl für unwiderstehlich? Ein widerlicher, aufdringlicher Typ! Ich werde nicht reagieren! Und wenn er mich nicht in Ruhe läßt, werde ich mich an Vincesco wenden!

»Genau dreizehn.« Die Stimme war jetzt eine Spur lauter und sprach Deutsch, mit Akzent.

Sie gab keine Antwort. Sie hielt ihr Gesicht weiterhin der Sonne zugewandt, die Augen geschlossen, und tat, als habe sie nichts gehört.

Er ging neben ihrem Knie in die Hocke: »Sie haben wirklich genau dreizehn.«

»Dreizehn was?« Ärgerlich, jedoch mit geschlossenen Augen.

»Sommersprossen. Fünf auf der Nase und acht drumherum. Ich habe sie gezählt.«

»Was Sie nicht sagen!« Immer noch mit geschlossenen Augen, aber jetzt mit unüberhörbarer Ironie.

Beide bemühten sich, ihre Stimmen zu dämpfen, um die anderen Gäste in den Liegestühlen nicht zu stören.

»Und die Sommersprossen verwirren mich.« Er lächelte sie an.

»Bitte gehn Sie!«

»Aber sie machen Sie noch interessanter, als Sie ohnehin schon sind.«

»Bitte gehn Sie! Sonst muß ich Vincesco um Hilfe bitten.«

»Vincesco?«

»Den Bademeister.«

»Ach, der mit einem Schädel wie ein langgedienter Legionär aus dem alten Rom?«

»Bitte gehn Sie endlich!«

»Okay, wir essen zusammen, heute abend.«

»Tss!« Abfällig. Sie drehte ihr Gesicht zur Seite.

»Sie sehn lustig aus, wenn Sie wütend sind.«

Sie schwieg und hatte nach wie vor die Augen geschlossen.

»Sie sollten eigentlich immer wütend sein.«

»Sie langweilen mich.« Ohne ihn anzusehen.

»Was essen Sie denn am liebsten?«

»Essen!« Sie schlug die Augen auf, drehte sich zu ihm hin und sah ihn wütend an: »Essen! Das ist äußerst plump! Als Italiener sollten Sie mehr Fantasie haben!«

»Als Italiener vielleicht«, sagte er lächelnd, »aber ich bin keiner. Ich bin...«

»Mich interessiert nicht, was Sie sind.«

»Um so besser. Dann kann ich Ihnen gestehen, daß ich Deutschland liebe. Mein Name ist Jansen. Robert Jansen. Und Sie sind Vera Brahms, nehme ich an.«

»Woher wissen Sie...?« Ihre Augen blitzten gereizt.

Er hielt ihr ein Kuvert hin. »Das ist Ihnen eben aus der Tasche Ihres Bademantels gerutscht. Ich nehme an, es ist an Sie adressiert.«

Sie gab keine Antwort. Er sah ihr an, wie sie angestrengt überlegte. Sie wollte ihn loswerden. Doch er dachte gar nicht daran zu gehen.

Er kniete neben ihr und betrachtete sie.

Da stand sie entschlossen auf, raffte ihr Handtuch und ihre Tasche zusammen und ging, ohne ihn noch eines Blickes zu würdigen, hinter den Liegestühlen der anderen vorbei und über den Holzsteg, der über den Ablaufgraben der Quellen auf die andere Seite der engen Schlucht führte.

3

›Abbi fiducia in queste acque e guarirai‹, stand auf der handbreit hohen verwitterten Pappe. Darunter, etwas kleiner, auf deutsch: ›Vertraue diesem heilenden Wasser und bade dich gesund.‹

Die Pappe hing über der Eingangstür aus knotigen dicken Ästen. Zu beiden Seiten der Tür war ein nur wenige Schritte breites Gatter aus den gleichen Ästen. Es schloß das nicht allzu große Plateau, auf dem die Badeanstalt lag, nach vorn gegen das Tal ab. Seitlich hatte das Plateau eine natürliche Begrenzung. Ein Graben, einige Meter tief, bildete das Bett für das heiße Quellwasser, das, einem Rinnsal gleich, den Berg hinunterplätscherte.

Neben der knotigen Tür wartete Robert auf Vera Brahms. Er lächelte in sich hinein. Der heutige Abend war arrangiert, das Mädchen mit den Sommersprossen eine sichere Beute. Mochte sie von ihm denken, was sie wollte. Für ihn stand fest, daß er Vera Brahms verführen würde wie die vielen anderen vor ihr, in der ersten Nacht und ohne innere Beteiligung.

Er hatte ein gestörtes Verhältnis zu Frauen. Aber es war für ihn kein Thema. Wenn Freunde ihn daran erinnerten, daß er bald dreißig Jahre alt würde und daß sich seine Einstellung zum anderen Geschlecht allmählich ändern müsse, wurde er jedesmal wütend. Er war eben so, wie er war – basta! Und wenn eine Beziehung zu einer Frau länger als eine Woche dauerte, schlug sie ihm auf den Magen! Warum das so war, konnte den anderen gleichgültig sein. Es war sein ureigenes Problem! Und er lehnte es ab, sich mit diesem Problem auseinanderzusetzen, ja er haßte es geradezu abgrundtief und verdrängte es, wann immer ihn seine Gedanken darauf stießen.

Er reckte sich, um seine Muskeln zu spannen. Die viele Sonne hatte ihn ermüdet.

4

»Sie sehen im Kleid genauso bezaubernd aus wie im Bikini.« Er kam ihr mit offenen Armen entgegen.

Sie ging an ihm vorbei, als sei er nicht vorhanden. Er war mit ausholenden Schritten neben ihr. »Ich halte Wort. Wenn wir heute abend schon miteinander essen, muß ich Sie doch jetzt wenigstens nach Hause bringen. Gestatten Sie, daß ich Ihnen Ihre Badetasche...?« Ehe sie antworten konnte, nahm er ihr die Tasche ab und warf sie sich über die Schulter.

»Sprechen Sie jede Frau an?«

»Nur wenn ich meinen guten Tag habe.«

Sie gingen nebeneinander die steinerne Treppe hinunter, die durch die enge Schlucht führte.

Er dachte: Sie sieht aus wie ein Mädchen und wirkt wie eine Dame. Sie zeigt ihre Ablehnung äußerst bestimmt und bleibt dabei doch charmant. Mit ihr habe ich mir einen besonderen Fisch geangelt. Sie ertrage ich vielleicht länger als nur eine Nacht.

Sie aber dachte: Er benimmt sich einfach unmöglich. Er hat eine

Art, die ich sonst hasse. Aber er gefällt mir. Er ist schlagfertig, selbstbewußt und ausgesprochen männlich.

»Sind Sie schon lange auf Ischia?« Er sah sie von der Seite an. Sie gab keine Antwort und beachtete ihn nicht.

»Eine nicht sehr geistvolle Frage, ich weiß«, sagte er, »eine Frage, wie sie hier am Tag wohl hundertmal gestellt wird. Aber eine berechtigte Frage. Sozusagen der Ausgangspunkt für ein Gespräch.«

»Ich suche kein Gespräch. Das sollten Sie doch endlich gemerkt haben.«

»Merken Sie nicht, daß ich es nicht merken will? Also noch mal: Sind Sie schon lange auf Ischia?«

»Fünf Tage«, antwortete sie kurz angebunden, »und damit Sie sich gleich die nächsten Fragen sparen können: Ich bin das erstemal hier, es gefällt mir sehr gut, ich bin vom Wetter angetan, von der Natur und vor allem von den Menschen, die von einer Gastfreundschaft sind, wie ich sie noch nie...« Sie brach ab. Sie kam sich albern vor. Sie sah demonstrativ von ihm weg und ging schneller.

Doch er wich nicht von ihrer Seite. »Sie haben gut beobachtet«, sagte er, »die Ischietaner sind wirklich sehr gastfreundlich. Vor allem aber sind sie hilfsbereit und unvoreingenommen. Vielleicht infolge der Mischung von römischem, griechischem und arabischem Blut.«

»Hier gibt es arabischen Einfluß?« Sie ärgerte sich. Er hatte tatsächlich erreicht, sie in ein Gespräch zu verwickeln.

»Die Insel ist erst seit achtzehnhundertsechzig italienisch«, begann er zu erzählen, »vorher hatte sie eine verdammt bewegte Geschichte. Weit vor der Zeitrechnung der Christen saßen hier die Enotrier und Phönizier herum. Später die Eriträer. Rund vierhundert Jahre nach Christi kamen die Römer auf den Geschmack und entdeckten die Insel als Ausflugsziel für ihre streßgeplagten Manager. Und wieder zweihundert Jahre danach nisteten sich die Byzantiner ein. Ja, und im Mittelalter wechselten die Herren schneller als die Vulkanausbrüche.«

Sie betrachtete ihn aus den Augenwinkeln heraus. Er war ein guter Erzähler. Sie hörte ihm gern zu.

»Baden Sie jeden Tag hier?« Er sprach die Frage mehr vor sich hin.

»Hier in der Cavascura?«

»Ja.«

»Man hat mich Gott sei Dank schon am ersten Tag darauf aufmerksam gemacht. Seitdem bin ich jeden Tag hier. Ich fühle mich hier wohl.« Sie zögerte. »Heißt ›cavascura‹ nicht soviel wie ›dunkles Tal‹?«

»Wörtlich übersetzt bedeutet es ›dunkle Grube‹ oder ›dunkler Steinbruch‹. Wissen Sie, daß die Cavascura das älteste intakte Heilbad der Insel ist?«

»Ich weiß, daß es vor zweihundert Jahren gegründet wurde.«

»Brava, signora! Ich verbeuge mich vor Ihren Geschichtskenntnissen!« Er meinte es ehrlich.

Sie versuchte sein Kompliment herunterzuspielen. »Niemand geht mit geschlossenen Augen über die Insel.«

»Oh, sagen Sie das nicht! Die meisten fahren von hier ab, ohne auch nur über den Namen der Insel nachgedacht zu haben.«

»Ischia? Kommt das nicht aus dem Griechischen? Ischi ist gleich Apollo, und Ischia die Kraft?«

»Bravissima, signora! Sie sind nicht nur ausgesprochen schön, sondern auch über alle Maßen klug.«

»Stimmt es, daß in der Cavascura schon vor zweitausend Jahren die reichen Römerinnen gebadet haben? Sich jung gebadet haben?«

»Auf Ischia vermischen sich Geschichte und Sage. Fest steht, daß die Cavascura siebzehnhundertneunundsechzig vom damaligen Vizekönig Cofara ausgebaut wurde und daß der damalige Regent von Ischia Porto, Ferdinand der Zweite, von der Quelle hörte. Die Frauen badeten hier, um fruchtbar zu werden. Das Wasser soll aber auch gegen Asthma helfen und gegen Katarrh und Milz- und Leberleiden. Und Sie, Vera? Warum baden Sie hier?«

»Geht nicht auch die Sage, das Wasser gebe einem Schönheit?«

»Die Frage gilt nicht. Nicht für Sie. Ist Ihnen das Schild aufgefallen, das die Direktion angebracht hat?«

»Das über dem Eingang?«

»Nein, das gegenüber dem Kassenhäuschen. Mit dem Text: ›Das Etablissement ist Eigentum einer kirchlichen Organisation. Die geehrten Besucher werden daher gebeten, sich würdig zu benehmen.‹ Natürlich haben Sie es nicht gelesen.«

»Und warum sind Sie sich dessen so sicher?«

»Weil Sie sich nicht würdig benommen haben. Nacktbaden ist in der Cavascura nämlich verpönt.«

»Ach? Und ist es nicht auch verpönt, eine Badehöhle bei geschlossenem Vorhang zu betreten?«

»Ich gebe zu, ich habe es in Gedanken getan. Allerdings...« Er sah sie belustigt an.

»Sprechen Sie ruhig weiter. Oder hat es Ihnen die Sprache verschlagen?«

»Allerdings hätte ich es in jedem Fall getan, wenn ich gewußt hätte, welch bezaubernder Anblick mich erwartet.«

Sie erreichten die Stelle, an der die Schlucht eine Biegung macht. Eine steile Holztreppe führte zu einer Trattoria, die nur aus einer offenen Terrasse bestand und, einem Felsennest gleich, hoch über ihnen lag.

Bisher war ihnen kein Mensch begegnet. Auch die Trattoria war leer.

»Wollen wir dort oben ein Glas Wein trinken?« Er machte eine einladende Geste, doch sie schüttelte den Kopf.

»Der Wirt heißt Peppino«, fuhr er fort, geübt in der Kunst des Überredens, »er ist ein Original, Sie müssen ihn kennenlernen.«

»Mag sein. Guten Tag.«

»Moment! Ich bringe Sie selbstverständlich nach Hause.«

»Bitte nein. Ich nehme hier gleich den Weg über die Hügel.«

»Wohnen Sie in San Angelo?«

»Ja.«

»Ein zauberhafter Ort. Gefällt er Ihnen?«

»Ja, sehr.«

»Und ein Ort ohne Autos! Aber der Weg über die Hügel ist ein Umweg.«

»Egal. Ich gehe ihn gern. Ich möchte allein sein.«

»Wenn Sie darauf bestehen.«

»Ja. Auf Wiedersehen.«

»Dann bis heute abend«, sagte er vergnügt, »sagen wir um acht. Wo soll ich Sie abholen?«

»Ich... ich komme zur Piazza.«

»Einverstanden. Und wo wohnen Sie? Ich meine, damit ich Sie benachrichtigen kann, falls mir etwas dazwischenkommt.«

»Sie brauchen mich nicht zu benachrichtigen.«

»Nur für alle Fälle.«

Sie schwieg.

»Also?«

»Pension Maria«, sagte sie, ohne ihn dabei anzusehen. Dann ging sie an ihm vorbei und den staubigen Pfad hoch.

Er rief hinter ihr her: »Ich freue mich!«, doch sie ging weiter, ohne zu antworten, und er sah ihr nach, bis sie sich oben auf der Kuppe zwischen dem verdorrten Gras als Silhouette gegen den tiefblauen Himmel abhob.

Als er sich schon abwenden wollte, um die Treppe zu Peppino hochzusteigen, blieb sie plötzlich stehen, drehte sich um und rief zu ihm herunter: »Etwas interessiert mich!«

»Alle Fragen sind erlaubt«, rief er zurück.

»Sie sind kein Italiener, und Sie sind kein Deutscher.«

»Ich bin Amerikaner. Mit deutschen Eltern.« Er lachte und setzte hinzu: »Damit das Rätsel nicht zu schwer wird: Ich lebe schon lange hier. Im Auftrag von Washington. Alles Nähere heute abend!«

5

Die Piazza von San Angelo ist winzig. Ein Geviert, nicht größer als die Bühne eines Theaters. Zwei Seiten mit je zwei Häusern. Die Seiten zur Mole und zum Meer hin offen.

Als Robert Jansen kurz vor acht kam, war sie voller Menschen. Die Tischreihen vor der ›Bar Ridente‹ und vorm ›Pescatore‹ füllten den Platz ganz aus. Alle Stühle waren besetzt. Vor der ›Tavernetta‹, aber auch auf der Brüstung neben der Farmacia und auf den paar Stühlen, die vor der Boutique standen, überall saßen fröhliche Menschen, die sich angeregt unterhielten. Andere flanierten auf der kleinen Mole auf und ab oder betrachteten die Auslagen beim Schuhladen und die bei den Geschenkartikeln, wieder andere diskutierten miteinander oder sahen nur stumm aufs dunkle Meer hinaus oder hinüber zu den Hügeln oberhalb des Marontistrandes, von denen die Lichter vereinzelter Häuser herüberblinkten.

Robert Jansen schob sich durch die Menge und steuerte auf das ›Pescatore‹ zu. Er zog sich aus dem Inneren des langgestreckten Lokals einen eisernen weißen Stuhl auf die Plattform vor dem Eingang und bestellte sich bei Giulio, der noch nicht einmal zehn Jahre alt war, aber schon bediente wie ein erfahrener Oberkellner, einen Carpano.

Ein Carpano gehörte für Robert Jansen zum Beginn eines Abends. Er nahm das kleine, dicke, geschwungene Glas fest in die Faust, führte es an die Nase, sog genußvoll den Duft von Karamel und bitteren Mandeln in sich ein, nippte kurz, hielt das Glas prüfend vor sich hin und kippte den Aperitif dann auf einmal hinunter. Es war seine Carpano-Zeremonie.

Nachdem er das leere Glas dem vorübereilenden Giulio in die Hand gedrückt hatte, widmete er sich dem Treiben auf der Piazza. Von seinem Platz aus konnte ihm nichts entgehen.

Wie so oft, wenn er hier war, dachte er an ein Bühnenbild. Der puppenhaft kleine Hafen, die bunten Markisen, die nur einen Steinwurf lange Mole, die das Meer teilt und zur Landzunge hinüberführt, die zwei einsamen Pinien, die vor der Farmacia stehen – stimmungsvollere Kulissen hätte tatsächlich kein Bühnenbildner entwerfen können.

Er wartete bis neun. Vera Brahms war nicht gekommen. Doch er war darüber nicht verstimmt. Manche Frauen waren eben unberechenbar. Ließ man sich durch sie etwa den Abend verderben? Auf der Insel gab es genügend Auswahl. Andere, die ebenso hübsch waren wie Vera. Ebenso weiblich. Ebenso anziehend.

Trotzdem... Vera Brahms war nicht irgendein beliebiges Mädchen. Ihre Wirkung auf ihn war anders als gewöhnlich.

Er erhob sich. Er wollte nach Ischia Porto fahren. Unten am Hafen würde er um diese Zeit ganz sicher Freunde treffen. Der Abend konnte noch gerettet werden.

Sein Weg führte ihn am Obstladen vorbei, er winkte Carlo zu, der auch am Abend noch fleißig Orangen, Feigen und Nüsse verkaufte, und er war schon an der Boutique angelangt, als er abrupt stehenblieb.

Es war nichts anderes als die Persönlichkeit, die ihn an Vera beeindruckte, eine Persönlichkeit, wie er sie sich bei einer Frau immer gewünscht hatte.

Er änderte seinen Entschluß. Er ging nicht die mehrere Schritte breite Treppe zur Straße hinauf, sondern er wandte sich nach rechts, den schmalen, steilen Stufen zu, die dicht zwischen den weißgekalkten Häusern hochführten.

Die Reception bestand nur aus einer kleinen Theke. Daß er dahinter Maria antreffen würde, hatte er nicht erwartet. An sich arbeitete Paolo hier, flink wie ein Wirbelwind. Paolo war jung und ging jedem Gast, der einen Wunsch vorbrachte, eilfertig zur Hand. Er gab die Schlüssel aus, führte das Gästebuch, verkaufte Ansichtskarten, stellte Aschenbecher auf die Tische, goß die Kakteen in den Bottichen, hämmerte auf einer alten Reiseschreibmaschine die tägliche Speisekarte herunter, schob dutzendmal am Tag in der Diele die Sessel zurecht und trug sogar, wenn Giuseppe, der Hausdiener, gerade nicht da war, auch die Koffer der Gäste.

Maria war zwar die Chefin, aber man sah sie eigentlich nur in der Küche. Mit ihren 62 Jahren fühlte sie sich immer noch kräftig genug, die großen Töpfe vom Herd zu heben und die schweren Kisten mit Gemüse zu schleppen. Für den Platz hinter der Theke aber war sie zu füllig und unbeweglich. Allein sich umzudrehen und einen Schlüssel vom Brett zu nehmen nahm ihr den Atem.

»Ciao, Maria! Come va?« Robert Jansen hielt ihr die Hand hin.

»Ciao, Signore Jansen!« Sie wischte ihre Hand schnell an der dunklen Schürze ab, die sich straff über ihren großen Busen spannte, und reichte sie ihm, indem sie ihn offen ansah. »Es geht mir gut. Und Ihnen? Heute allein?«

»Vorläufig. Ist Paolo nicht da?«

»Er hat frei. Ich vertrete ihn. Kann ich Ihnen behilflich sein, Signore Jansen?«

»Ja. Bei Ihnen wohnt eine Signorina Brahms.«

»Brahms? Der Name ist mir nicht bekannt. Wenn Sie selber mal nachsehen wollen?« Sie schob ihm das Buch hin.

Vera Brahms war nicht eingetragen. »Mitte Zwanzig«, sagte er, »schlank, hübsch, rotblonde, schulterlange Haare, Sommersprossen, aber nicht viele.«

»Nein.« Maria schien sich absolut sicher zu sein.

»Okay«, sagte er, »dann fahre ich nach Porto.«

6

Vera Brahms fühlte sich erleichtert. Sie war gegen halb neun die Gasse hinter der ›Bar Ridente‹ zur kleinen Mole vorgegangen und hatte im Schutz der Dunkelheit beobachtet, daß Robert Jansen beim ›Pescatore‹ saß. So hatte sie eine Weile zwischen den anderen Menschen gestanden, ohne daß er sie sehen konnte, und als er aufbrach, hatte auch sie ihren Platz verlassen.

Warum sie sich überhaupt davon hatte überzeugen wollen, ob er die Verabredung einhielt, wußte sie selbst nicht. Das heißt, sie wollte es sich nicht eingestehen, daß es Neugierde war, die sie hergeführt hatte. Neugierde, die nicht nur das Einhalten der Verabredung betraf, sondern auch Robert Jansen als Mann galt.

Es war nicht allein seine Stimme, es war mehr, wodurch sie sich von ihm angezogen fühlte. Darüber war sie sich schon im klaren gewesen, nachdem sie sich von ihm verabschiedet hatte. Auf dem Weg über die Hügel hatte sie genügend Ruhe gehabt, über ihn nachzudenken. Er war ein Mann, der sie zum Widerspruch reizte. Ein Mann, der mit ihr spielte. Ein Mann, der das Leben und die Liebe nicht ernst nahm. Ein Mann, vor dem sie sich hüten mußte.

Sie hatte den Entschluß gefaßt, alles zu tun, damit sie ihm nicht mehr begegnete.

Ja, wenn es sich herausstellen sollte, daß er wie sie in San Angelo wohnte, war sie sogar gewillt, für den Rest ihres Aufenthaltes auf der Insel den Ort zu wechseln.

Sie verließ die Mole. Sie ging gemächlich den Weg mit den breiten Stufen zur Straße hoch, die sich, am Meer entlang, den Berg hinaufwindet. Das Meer war spiegelglatt. Hell tauchte es der Mond in sein milchiges Licht. Weit draußen zogen ein paar Fischerboote, nur als Schattenrisse zu erkennen, lautlos ihre Bahn.

Sie trat an die halbhohe Mauer heran, von der die Straße gegen das tief unten liegende Meer abgesichert wird. Sie stützte sich mit den Ellenbogen auf die Brüstung, und ihr Blick ging hinunter in die Tiefe. Wie ein breitstrahliger Scheinwerfer beleuchtete das Mondlicht ein Stück Sandstrand, das zwischen zwei Felsvorsprüngen lag. Gitarrenklänge drangen von dort herauf. Eine Gruppe junger Leute hockte da unten beieinander, hörte der Musik zu und sang leise die Melodie mit.

Für einen Augenblick wünschte sie, sie könnte da unten mit dabeisein. Gleich darauf aber verwarf sie den Gedanken. Nein, sie würde nur falschen Sehnsüchten erliegen. Die wenigen Tage, die sie hier noch hatte, sie sollten sie nicht belasten.

»Wollen wir hinunter?« fragte eine Stimme in ihrem Rücken.

Vera erschrak. Sie hatte nicht bemerkt, daß jemand hinter sie getreten war. Ein Schauder durchfuhr sie, Abwehr und Behagen zugleich: die Stimme! Männlich heiser, sie war ihr bekannt.

»Wollen Sie?« wiederholte Robert Jansen seine Frage, während er sich neben sie mit den Ellenbogen auf die Brüstung lehnte. »Es ist ein Lokal.«

»Mein Gott, haben Sie mich erschreckt.«

»Das tut mir leid. Aber ich finde es schön, daß der Zufall mir geholfen hat. Ich wollte gerade zu meinem Wagen.«

Eine Weile sagten beide nichts, bis sie fragte: »Ist es wirklich ein Lokal?«

»Ja, sozusagen ein Lokal nach Bedarf.«

»Nur für die Saison?«

»Nicht mal das. Nur wenn genügend Gäste kommen. Und auch dann nur, wenn die Besitzer Lust und Laune haben.«

»Aber ich sehe nichts von einem Lokal.«

»Es liegt im toten Winkel. Einer der Besitzer sitzt bei der Gruppe.«

»Was für eine Art Lokal ist es? Ein Nachtlokal?«

»Nachtlokal? Das gibt es hier nicht. Nicht in San Angelo. Ein Lokal ist hier eben ein Lokal. Man trinkt Wein. Man ißt. Irgend jemand spielt vielleicht Gitarre. Vielleicht wird auch getanzt. Einfach so. Ohne Ankündigung. Vielleicht auch die ganze Nacht hindurch. Aber Nachtlokal? Nein, das gibt es hier nicht.« Er wandte den Kopf und sah sie an. »Haben Sie Lust? Dann gehen wir hinunter.«

Sie sah aufs Meer und schwieg.

»Haben Sie Lust?« Leise und eindringlich kam die Frage von neuem, und sie klang verführerisch.

»Ja«, antwortete sie ebenso leise, »ja, warum nicht?«

7

Es war Mitternacht. Sie gingen, eng nebeneinander, die steilen Stufen hoch, die über die Dächer der Häuser an der Piazza hinausführten. Robert hatte seinen Arm um Veras Schultern gelegt.

Sie hielt den Kopf gesenkt und sagte kaum vernehmlich: »Es war ein schöner Abend.«

Vor der Pension Maria hielten sie an. »Sie wohnen wirklich hier?« Er drehte ihr Gesicht sanft zu sich. Sie sahen sich in die Augen.

»Ja«, sagte sie, »ich wohne wirklich hier.«

»Und Maria hat mich beschwindelt, weil...?«

»...weil ich sie darum gebeten hatte.«

»Das hat sie noch nie getan.«

»Vielleicht hat sie noch nie jemand darum gebeten?«

»Und das Buch? Warum habe ich im Buch nicht Ihren Namen gefunden?«

»Ein Name war dick ausgestrichen. Ist Ihnen das nicht aufgefallen?« Sie genoß seine Verblüffung und setzte hinzu: »Und jetzt möchte ich mich für den Abend bedanken.«

Sie waren hinuntergegangen zu dem versteckt liegenden Lokal mit dem kleinen Strand zwischen den Felsen. Sie hatten Wein getrunken und, inmitten der Gruppe von jungen Leuten, dem Gitarrespieler zugehört. Und sie hatten getanzt. Barfuß im warmen Sand.

»Der Dank geht nicht an mich«, sagte er, »für die Romantik ist allein der da oben zuständig.« Mit dem Daumen deutete er wie nebenbei zum Himmel. »Nur er läßt es hier im September auch nachts noch herrlich warm sein. Und nur er schaltet das Mondlicht ein.«

»Aber die Musik«, entgegnete sie, »und Ihre Unterhaltung? Und wir beide?«

Seine Mundwinkel ließen ein amüsiertes Lächeln erkennen. »Wer weiß«, sagte er, »vielleicht hat er uns auch zusammengeführt?«

»Und wo wohnen Sie?« Sie wollte das Gespräch vor der Haustür beenden.

»In Forio«, sagte er, »da gefällt es mir am besten. Schlafen Sie gut. Und vergessen Sie nicht: Ich hole Sie gegen elf Uhr ab. Zu einem fulminanten Mahl bei Franco. Abgemacht?«

»Ja«, sagte sie und gab ihm einen flüchtigen Kuß auf die Wange, »abgemacht.«

Er wartete, bis sie im Haus verschwunden war. Dann ging er gedankenverloren die schmale Gasse hinunter. Er war heute abend anders gewesen als sonst. Höflicher. Rücksichtsvoller. Und er hatte nicht einmal den kleinsten Versuch unternommen, sie mit nach Hause zu nehmen.

8

Der folgende Tag war heiter wie der vorausgegangene. Der Himmel war tiefblau, ab und zu von weißen, duftigen Wölkchen verschönt, und es war warm, und die Männer trugen nur Hemd und Hose und die Frauen der Insel ihr Schwarz, das sie vor der Sonne schützen sollte.

Robert Jansens Kleidung aber fiel auf. Jeans waren im Jahr 1962 in Europa noch wenig gefragt.

»Ciao, Signore Jansen!«

»Ciao, Paolo! Come va?«

»Grazie, e Lei?«

»Oh, mir geht es auch gut, danke. Sag bitte Signorina Brahms, daß ich hier bin.«

»Signorina Brahms?«

»Ja. Es eilt nicht. Ich bin ein paar Minuten zu früh dran.«

»Aber Signorina Brahms ist abgereist.«

»Paolo! Ein zweites Mal zieht der Trick nicht!«

»Welcher Trick?«

»Schon gut. Wir wollen ihn vergessen. Also sag ihr, daß ich da bin.«

»Aber die Signorina ist wirklich abgereist.«

»Schau mir in die Augen!«

»Vor einer Stunde hat sie ihre Rechnung bezahlt.«

»Schwöre beim Leben deiner Mutter!«

»Beim Leben meiner Mamma schwöre ich nie.«

»Schwöre – oder!« Robert Jansen beugte sich drohend über die Theke.

»Ecco, ich schwöre beim Leben meiner Mamma!« Paolo hielt die rechte Hand zum Schwur hoch.

»Laß die linke auch sehen!«

»Ich schwöre!« Paolo legte die linke Hand, die er hinter seinem Rücken gehalten hatte, auf die Theke.

»Zeig mir das Gästebuch!«

Paolo hielt ihm das aufgeschlagene Buch hin; Robert Jansen warf einen flüchtigen Blick hinein und schob es ungehalten zur Seite: »Welches Zimmer hatte die Signorina?«

»Nummer elf.«

»Zeig es mir!«

»Tut mir leid, ich kann jetzt nicht weg.«

»Du sollst mir das Zimmer zeigen, hab' ich gesagt!«

»Aber wenn Signora Maria...«

»Ah –!« Mit einer wegwerfenden Handbewegung brachte Jansen den anderen zum Schweigen und rief mit dröhnender Stimme in Richtung Küche: »Mariaaa!«

Maria erschien aufgebracht in der Tür. Vor sich hielt sie eine Schüssel mit gewaschenen Zucchinis. »Was gibt's?« Da entdeckte sie Robert. »Oh, Signore Jansen! Innerhalb von zwei Tagen schon der zweite Besuch? Es ist mir eine große Ehre, Signore Jansen!«

»Das mit gestern ist vergessen, Maria. Ich habe nur eine Frage: Kann mir Paolo die Nummer elf zeigen?«

»Aber natürlich, Signore Jansen. Und kommen Sie bald wieder!«

Das Zimmer war leer. Er war wie vor den Kopf geschlagen. »Paolo! Wer hat Signorina Brahms zum Bus gebracht? Giuseppe?«

»Nein, Giuseppe nicht.«

»Wer dann? Etwa Maria höchstpersönlich? Also wer?«

»Soviel ich weiß, niemand.«

»Niemand! Das wird ja immer schöner! Das wäre das erstemal,

daß ein Gast seinen Koffer selber die Treppe hochschleppen mußte!
Also, heraus mit der Sprache, oder ich werde ungemütlich!«

»Ich kann Ihnen nicht mehr sagen, Signore Jansen. Ich selbst habe
die Signorina hier verabschiedet.«

»Hat sie sich einen Maulesel bestellen lassen?«

»Nein, hat sie nicht.«

»Auch keinen Träger?«

»Nein, auch nicht. Ich habe mich selbst gewundert.«

»Sieh mal an, du hast dich selbst gewundert und hast sie einfach
ziehen lassen! Die Signorina als Maulesel!« Robert Jansen ereiferte
sich, daß seine Stimme laut durch das Haus hallte und Maria ein
zweites Mal aus der Küche lockte.

»Signore Jansen, haben Sie Ärger?«

»Keine Angst, Maria, die Gäste werden nicht gestört. Die sind jetzt
am Strand. Aber wenn du dich schon dafür interessierst, die Sache
stinkt zum Himmel!«

»Die Sache mit Signorina Brahms, meint Signore Jansen«, warf
Paolo erklärend für Maria ein.

»Ach?« sagte Maria mit treuherzigem Augenaufschlag. »Ist sie
denn nicht abgereist?«

»Ja, ja, ja!« schrie Robert Jansen. »Aber mit ihrem Koffer? Allein?
Maria! Du bist jetzt vierzig Jahre im Geschäft! Ist jemals ein Gast
von hier mit seinem Koffer allein losgezogen? Die Treppe hinunter,
den Weg hinauf, die Straße hoch bis zum Bus! Maria!«

»Sie haben ja recht, Signore Jansen. Aber wenn Paolo Ihnen doch
sagt...«

»Paolo, Paolo! Paolo scheint den Verstand verloren zu haben! –
Moment mal!« Ihm kam ein Gedanke. »Natürlich, so kann es gewe-
sen sein! Natürlich, nur so!« Sein Blick ging abwesend von Paolo zu
Maria. Sie sahen ihn aufmerksam an. »Daß ich darauf nicht schon
längst gekommen bin!« Er schlug sich mit der flachen Hand gegen
die Stirn. »Ich Idiot!« Dann wandte er sich zum Gehen, winkte zu
Maria hin: »Ciao, bis zum nächstenmal!«, rief Paolo zu: »Grüß deine
Mamma von mir!« und ging mit eiligen Schritten aus dem Haus.

9

Er fand sie in der Casa Donata. Das Haus lag nicht allzuweit von Marias Pension entfernt, einen der Wege hinauf, in der Nähe von Dinas Friseurladen.

»Hallo! Sie sind umgezogen?« Er traf sie im halbdunklen Hausflur. Die Badetasche in der Hand, war sie gerade im Begriff, zum Strand zu gehen. Sie hatte nicht mehr mit ihm gerechnet, er spürte es sofort.

»Ja, ich bin umgezogen«, sagte sie verwirrt, »wie kommen Sie hierher...?«

»Es gab nicht viele Möglichkeiten. Donata war die fünfte. Der Tisch bei Franco wartet auf uns.«

»Ich komme nicht mit.«

»Kennen Sie Francos Lokal?«

»Nein, und ich bin auch nicht wild darauf, es kennenzulernen... Ich bin auf dem Weg zum Strand.«

»Das sehe ich. Maronti?«

»Ja.« Sie hatte sich noch nicht gefangen.

»Dann kann ich Sie begleiten. Francos Lokal liegt am Marontistrand. Einfach, aber gut. Sehr gut sogar.«

»Geben Sie sich keine Mühe, ich komme nicht mit. Ich will in die Sonne.«

»Genau das ist der Vorteil bei Franco. Sie liegen im Bikini auf seinen Planken in der Sonne, direkt am Meer, und er serviert Ihnen die besten Scampi, die Sie sich vorstellen können. Kommen Sie! Sehen Sie sich es an! Und wenn es Ihnen nicht zusagt, dann wünsche ich Ihnen einen schönen Nachmittag.« Er nahm ihre Badetasche an sich und ließ ihr den Vortritt, hinaus in das grelle Sonnenlicht.

10

›Franco‹, das war eine der vielen Pfahlbauten, die sich am Strand entlangzogen, das war ein Verschlag von einem Lokal, ein offener, mit Bastmatten überdeckter Teil und einer, an dessen Eisengestänge die Sonnensegel aufgerollt zusammengebunden waren und auf dessen ausgeblichenen, glatten Planken die Sonne prallte, das waren kleine weiße Tische und Stühle, das waren Liegestühle, in denen sich junge

Menschen in Badekleidung aalten, das waren in der Sonne dösende Hunde, und das war ein gedrungener, freundlicher Mann, der die Hemdsärmel hochgekrempelt und sich eine nicht mehr ganz weiße Schürze vor den Bauch gebunden hatte – eben Franco.

Die Scampi schmeckten vorzüglich, auch die Spaghetti aglio e olio als Vorspeise und der Wein von den Reben der Insel.

Robert Jansen schob seinen Stuhl zurück, legte die Beine übereinander und verschränkte die Arme vor der Brust. Er sah Vera Brahms nachdenklich an und fragte: »Warum sind Sie gegen mich?«

»Ich bin nicht gegen Sie.« Sie hob das Gesicht gegen die Sonne und schloß die Augen.

»Aber Sie laufen vor mir weg.«

»Wenn Sie es so sehen.«

»Sie weichen mir aus.«

»Sie haben gestern gesagt, Sie arbeiten hier. Im Auftrag Ihrer Regierung. Und Sie wollten mir das näher erläutern.«

»Vera, Sie weichen mir aus.«

»Sie haben mir die Antwort im voraus zugesagt.«

»Okay!« Er goß in beide Gläser Wein nach, gab ihr eines in die Hand und trank ihr zu. »Cheers!« Er behielt sein Glas in beiden Händen, die er in seinem Schoß verschränkte. »Ich muß mich korrigieren. Ich habe nur bis vorgestern hier gearbeitet. Ich habe meinen Dienst quittiert.« Er trank und stellte das Glas zurück auf den Tisch. »Vielleicht haben Sie davon gehört, daß wir, ich meine die US-Army, daß wir hier auf Ischia seit etlichen Jahren eine Radarstation unterhalten?«

Wie sie drehte er sein Gesicht der Sonne zu und schloß die Augen. Er wartete darauf, daß sie seine Frage beantwortete, doch als sie schwieg, fuhr er fort: »Natürlich ist es ein offenes Geheimnis. Auf der Insel kann man nichts verschweigen. Die Station ist oben auf dem Epomeo.« Mit einer Kopfbewegung deutete er in Richtung des Berges, der sich, einem Kegel gleich, fast achthundert Meter über dem Meer erhob.

»Und obwohl das Gelände der Station hermetisch abgeschlossen ist, weiß hier jedes Kind, was wir treiben. Wir schützen den Luftraum gegen den bösen Feind. Gemeinsam mit italienischen Kollegen. Ein angenehmer Job, ich gebe es gerne zu. Nicht mehr als fünfundzwanzig Mann. Keine Uniformen. Kein Drill. Ein lässiges, ziviles Leben. Ein Verein, wie ihn sich jeder G. I. ersehnt.«

Er nahm wieder das Glas: »Na ja, und ich habe ihm bis vorgestern treu und brav angehört. Zwei wunderschöne Jahre lang. Das wär's. Cheerio!«

Nachdem sie getrunken hatten, nahm er seinen Gedanken wieder auf. »Warum laufen Sie vor mir weg, Vera? Keine Ausflüchte, Sie tun es!«

»Glauben Sie mir, ich meine nicht Sie. Sie brauchen sich nicht betroffen zu fühlen.«

»Oh, ich fühle mich nicht betroffen. Ich stelle die Frage nicht meinetwegen. Ich habe über Sie nachgedacht, Vera. Lange und gründlich. Ich habe mir Ihre unterschiedlichen Reaktionen vor Augen geführt, Reaktionen, die keinen Zusammenhang ergeben. Ich habe Sie für überheblich gehalten, für gefühlskalt und berechnend. Doch im nächsten Moment für sensibel, übertrieben sensibel, aber auch für bedrückt und sogar für kontaktarm. Und dann wieder für jemanden, der gerade leidenschaftlich verliebt ist.«

Er machte eine Pause, um seinen Worten Nachdruck zu verschaffen, und sprach weiter: »Was für ein Mensch sind Sie, Vera? Woher kommen Sie? Wo und wie leben Sie? Was tun Sie? Worüber freuen Sie sich? Und worüber sind Sie manchmal traurig?«

»Sie sollten sich keine Gedanken über mich machen.«

»Das ist schon wieder eine Antwort, die den Widerspruch in sich birgt. Soll ich sie als Herausforderung nehmen? Als Warnung? Als selbstlosen Rat, damit ich nicht in mein Unglück renne? Sie sehen, ich komme zu keinem Schluß. Ich glaube nur, daß ich mich in Ihnen täusche.«

»Kann das nicht an Ihnen liegen?«

»Genau das habe ich mir auch vorgebetet. Aber je länger ich über Sie nachdenke, desto klarer wird mir, daß nicht alle Ihre Reaktionen mit mir zu tun haben. Manchmal, wenn Sie sich unbeobachtet fühlen, spricht Ihr Gesicht für sich.«

»Und was sagt es, mein Gesicht?«

»Es erzählt von einem Mädchen, das auszog, das Glück zu suchen, und das zu verzweifeln scheint, da es vielleicht erkannt hat, daß man das Glück nicht greifen kann, daß es kein Gegenstand ist, der sich in einen Koffer packen und nach Hause transportieren läßt.«

»Sie haben zu viel Fantasie!« Es sollte seine Gedanken abwerten, doch sie sagte es kaum vernehmlich, da sie selbst nicht daran glaubte.

Er ging darüber hinweg: »Vera, was tun Sie? Haben Sie einen Beruf? Sind Sie Hausfrau? Verheiratet?«

»Nein, ich bin nicht verheiratet.«

»Studieren Sie? Arbeiten Sie?«

»Ich war mit siebzehn in Hamburg auf einer Schule für Modegrafik und war dann sogenannte Textilgestalterin.«

»Also haben Sie Modelle entworfen?«

»Das meint jeder sofort. Nein, ich war für eine Stoffabrik tätig. Genauer gesagt, für eine Fabrik, die Stoffe bedruckt.«

»Ich habe meine Nase schon in viele Berufe gesteckt. Ihrer war anscheinend noch nicht dabei.«

»Ich war zwanzig und bekam über die Schule einen Job als Zeichnerin.«

»Wo?«

»Bei Düsseldorf. In der Fabrik, für die ich jetzt noch nebenbei arbeite.«

Er hörte nicht hin. »Und so eine Zeichnerin zeichnet Stoffmuster, habe ich recht?«

»Nicht ganz. Sie zeichnet die Rapporte der Muster.« Sie merkte, daß er mit ihrer Antwort wenig anzufangen wußte, und ergänzte: »Auf einem bemusterten Stoff wiederholt sich das Muster ständig, das heißt, es ist fortlaufend aneinandergesetzt. Ja?«

»Ja.«

»Der direkte Entwurf betrifft aber nur das kleine Einzelstück im Gesamtmuster, meinetwegen ein Blumenarrangement. Dieses Blumenarrangement muß nun aber auf die Breite und Länge der Druckschablonen, die rund sind, aneinandergezeichnet, also auf das Maschinenmaß gebracht werden. Und zwar auf den Millimeter genau. Das ergibt den Rapport.«

»Und das haben Sie gemacht?« Er sagte es anerkennend.

»Zwei Jahre lang. In unserem Rapportatelier. Mit sechsundzwanzig Kollegen und Kolleginnen zusammen. Tisch an Tisch. Von morgens acht bis nachmittags fünf. Jeden Monat ungefähr fünf Rapporte. Druckreif.«

»Das sind ja im Monat rund einhundertzwanzig fürs ganze Atelier. Und im Jahr fast eineinhalbtausend!«

»Ja, in etwa.«

»Und nach den zwei Jahren? Was haben Sie da gemacht?«

»Da wurde unser Atelierchef krank und fiel für längere Zeit aus, und ich mußte ihn ersetzen.«

»Und was ist die Aufgabe eines Atelierchefs?«

»Er vergibt die Aufträge an die Zeichner und ist verantwortlich für die Produktion. Nach sieben Monaten kam der Chef aber zurück.«

»Und Sie?«

»Ich hatte Glück. Die Stelle eines Textilgestalters wurde frei.«

»Und das hieß?«

»Seitdem war ich für die Mustergestaltung verantwortlich, wie man bei uns sagt. Ich hielt Verbindung mit den Entwerfern, den Designern oder Designateuren, wie sie sich in England beziehungsweise in Frankreich nennen. In London, Mailand, Paris, Lyon und vor allem in Como sind die wichtigsten Entwurfateliers. Ich prüfte die Entwicklung auf dem Modemarkt. Ich mußte den jeweiligen Saisontrend aufspüren, möglichst vor der Konkurrenz. Ich mußte den Kontakt zu unseren großen Kunden halten und ihre Wünsche berücksichtigen. Na ja, und ich brachte die Entwürfe ins Haus, mußte sie unseren Graveuren und Druckern und der Verkaufsabteilung schmackhaft machen und war dann auch mit dafür verantwortlich, daß sich ein Muster gut verkaufen ließ. Und das hieß am Anfang, daß ich für die Hemden- und Wäschekollektionen zuständig war. Später bekam ich dann die Blusen-, Kleider- und Dekorationsstoffkollektionen dazu.«

»Ich ziehe den Hut vor Ihnen, Vera! Sie sind nicht nur ausgesprochen hübsch und über alle Maßen intelligent. Sie sind ja obendrein auch noch tüchtig!«

»Sie übertreiben.«

»Und jetzt arbeiten Sie noch immer in der Fabrik in Düsseldorf«, stellte er sachlich fest.

»Nein. Jetzt arbeite ich in Paris. Jetzt entwerfe ich selbst.«

»Wie schön! Paris ist eine Stadt, die mir liegt.«

»Mir auch. Das gab für mich auch den Ausschlag. Ich wollte allein sein. Untertauchen. Keine Menschen kennen.«

»Liebeskummer?«

»Nein. Aber mein ewiges Problem: Wohin gehöre ich? Und Paris ist eine Stadt, in der man zu sich selbst finden kann. Dort kann ich allein und doch unter Menschen sein.«

»Und arbeiten Sie für ein Atelier?«

»Nein, selbständig. Natürlich auch für bestimmte Ateliers. Aber auch für Couturiers wie Ungaro, Yves Saint-Laurent, Philip Venet. Ebenfalls für die Prêt-à-Porter, für die Modellkonfektion. Oder für die großen Fabrikationen, wie Daniel Hechter.«

»Ich stelle mir das aufregend vor: ständig neue Stoffmuster entwickeln. Bestimmen, was die Menschen im nächsten Frühjahr oder im nächsten Winter tragen. Und wenn Ihnen dann jemand begegnet, der ein Kleid mit Ihrem Muster trägt, dann wird Ihnen doch...«

»Dann ist das ganz komisch, ja. Aber man gewöhnt sich schließlich daran.«

»Ein schöner Beruf. Ein künstlerischer. Demnach sind Sie nicht nur tüchtig, sondern auch ein Mensch mit viel Fantasie! Haben Sie die Begabung geerbt?«

Sie lachte: »Vielleicht. Einer meiner Urgroßväter war ein bekannter Freskenmaler.«

»Cheers!« Er hob ihr sein Glas entgegen: »Auf den Urgroßvater, der eine solche Urenkelin hat!«

Sie hob ebenfalls ihr Glas: »Auf das Tyrrhenische Meer, an dem San Angelo liegt!«

Sie wollten sich beide ausschütten vor Lachen. Dann tranken sie.

»Vera, ich möchte noch mehr von Ihnen wissen. Woher kommen Sie?«

»Mein Leben ist doch nicht wichtig. Sprechen wir von etwas anderem.«

»Wo sind Sie aufgewachsen, Vera? In der Großstadt? In der Kleinstadt?«

»In einer Großstadt.«

»Im Norden? Im Süden?«

»Ich will nicht. Das müssen Sie doch respektieren.«

»Ungern. Denn ich möchte Sie ja kennenlernen. Ihre Kindheit. Ihre Umgebung. Und was so dazugehört.«

»Sie sind hartnäckig.«

»Es freut mich, daß Sie mich so sehen. Die meisten Menschen, die mich kennen, meinen, ich gebe zu schnell auf.«

»Da kann ich Sie beruhigen«, sagte sie mit dem Anflug eines Lächelns, »ich habe noch keinen Mann erlebt, der so viel Ausdauer entwickelt wie Sie.«

Ihr Blick ging aufs Meer hinaus, auf dessen Oberfläche sich das Sonnenlicht spiegelte, und sie begann zu erzählen.

11

Der Süllberg liegt in Blankenese, dem Villenvorort von Hamburg. Er gehört zu Veras frühen Kindheitserinnerungen.

Dort, in der Nähe der sanften Hänge, stand ihr Elternhaus, eine Villa aus roten Ziegeln, mit großem, parkartigem Garten. Am Süllberg spielt sie, unter Aufsicht des Kindermädchens Sieglinde, mit den Kindern aus der Nachbarschaft in einem riesigen Sandkasten. Und hinter einem Wacholderbusch bekommt sie, als Sechsjährige, ihren ersten Kuß auf die Wange von einem Jungen, der sieben Jahre alt ist. Sie erzählt es freudestrahlend ihren Eltern und darf den Jungen zum Geburtstag einladen.

Ihre Eltern können sich nur wenig um sie kümmern. Vera bleibt weitgehend Sieglindes Obhut anvertraut.

Veras Mutter entstammt einer Professorenfamilie aus Ostpreußen. Ihre Schönheit und Persönlichkeit finden in Blankenese allgemein Beachtung. Sie hat sich vollkommen der Mitarbeit beim Deutschen Roten Kreuz verschrieben.

Der Vater, jung und ungewöhnlich gut aussehend, kommt nur alle paar Wochen für wenige Stunden nach Hause. Als namhafter Chemiker wurde er zur Raketenversuchsstation Peenemünde dienstverpflichtet.

Das Weihnachtsfest in diesem Jahr – es ist das Jahr 1944, das fünfte Kriegsjahr und Veras erstes Schuljahr – wird Vera für alle Zeiten in Erinnerung bleiben.

Der Krieg neigt sich seiner Entscheidung zu. Die US-Armee hat Aachen erreicht. In den Ardennen beginnt die letzte deutsche Offensive. Überall in den vom Krieg heimgesuchten Ländern wird dieses Weihnachtsfest in gedrückter Stimmung begangen. Auch in Hamburg, und auch bei der Familie Brahms.

Doch Vera spürt davon nichts. Für sie wird es zum schönsten Weihnachten ihrer Kindheit. Tante Jacqueline ist da. Aus Genf. Sie lebt allein und hat sich ein Visum verschafft, um gerade dieses Weihnachten in ihrem geliebten Hamburg zu verbringen, wie sie sagt.

Jacqueline bringt so etwas wie den Hauch der internationalen Welt ins Haus. Sie ist reich und erzählt viele lustige Geschichten über ihre Freunde in Brasilien und Südafrika.

Ja, und dann ist der Vater da. Überraschend steht er in der Haustür. Er hat für zwei Tage Urlaub bekommen. Er sieht blaß und müde aus. Aber er hebt Vera sofort auf seinen Arm und trägt sie laut singend durchs Haus.

Am Nachmittag des Heiligen Abends nimmt er Vera beiseite: »Ich möchte mit dir einen Spaziergang machen.«

Vera ist außer sich vor Freude.

Sie gehen durch den winterlich kalten Nachmittag. Der Vater hält sie fest bei der Hand. Ein Gefühl der Geborgenheit durchströmt sie.

Sie kommen an einem Blumenladen vorbei. Der Laden ist seit Wochen geschlossen. Blumen sind jetzt nicht mehr gefragt.

»Warte einen Moment«, sagt der Vater und drückt den Klingelknopf. Nach einer Weile wird, neben dem Ladeneingang, die Haustür geöffnet, und der Vater tritt ins Haus. Als er wiederkommt, hält er ein Sträußchen künstlicher Margeriten in der Hand. Er überreicht es Vera. »Für dich. Weil es doch deine Lieblingsblumen sind.«

Veras Wangen glühen vor Glück. Noch nie in ihrem Leben hat sie ein schöneres Geschenk bekommen.

Vier Wochen später sind ihre Eltern tot. Sie besuchten gemeinsam die Stadt und kamen bei einem der schweren Bombenangriffe ums Leben.

Noch einmal gelingt es Tante Jacqueline in diesen Tagen, ein Visum nach Deutschland zu erhalten. Sie nimmt Vera zu sich mit nach Genf.

Dort wächst Vera auf. In der alten Jugendstilvilla am Quai des Eaux-Vives, nahe dem Jardin Anglais.

Sie besucht eine ›Höhere Töchterschule‹, und es gibt keinen Wunsch, den ihr Tante Jacqueline nicht erfüllt. Dennoch sieht Vera sich eingeengt. Sie möchte auf eigenen Beinen stehen, ihr Leben selbst in die Hand nehmen. Als sie siebzehn Jahre alt wird, kann sie Tante Jacqueline überreden, sie nach Hamburg auf eine Schule für Modegrafik zu schicken.

12

Während Vera Brahms erzählt hatte, war ihr Blick unentwegt aufs Meer gerichtet. Als sie geendet hatte, drehte sie sich zu Robert Jansen hin und sagte wie abschließend: »Das war sie, meine Kindheit. Im wesentlichen.« Und dann lebhaft: »So, und jetzt möchte ich schwimmen. Weit hinausschwimmen. Kommen Sie mit?«

»Gern«, sagte er und erhob sich mit einem Ruck, als fasse er ihre Frage als Startzeichen zu einem Wettrennen auf. Er lief die Treppe zum Strand hinunter, zog schon im Laufen sein Hemd aus, schlenzte seine Leinenschuhe von sich, streifte die Hose ab, unter der er die Badehose trug, und war mit einem mächtigen Satz im Wasser. Er tauchte, kam wieder nach oben, schwamm mit schnellen, kräftigen Armschlägen ein großes Stück vom Land weg, schnellte sich herum und rief ihr zu, als sie im Bikini gerade die Treppe herunterkam: »Es ist noch ein Platz frei!«

Sie schwammen nebeneinander her, weit hinaus im blaugrünen, klaren Wasser, ohne ein Wort zu wechseln, doch sie lachten sich zu und waren fröhlich und ausgelassen.

Auch später, als sie sich, ein paar Schritte voneinander entfernt, im heißen Sand gegenüberlagen, schwiegen sie. Sie unterhielten sich nur mit ihren Blicken, zum erstenmal vertraut und zärtlich.

Ganz allmählich verlor die Sonne ihre Kraft, und sie kleideten sich an und machten sich auf den Weg nach San Angelo. Noch immer hatte keiner von ihnen eine Unterhaltung begonnen. Vera genoß das Schweigen und spürte, daß sie nach und nach ein Glücksgefühl überkam, wie sie es schon lange nicht mehr gekannt hatte.

Daß Robert Jansen ein Mann war, der ihr gefährlich werden konnte, hatte sie schon sehr früh erkannt. Daß er aber, beinahe von Stunde zu Stunde mehr, ihrem Idealbild entsprach, erfüllte sie mit Unruhe, freudig, aber auch besorgt.

13

Der Friedhof ist nicht größer als ein gewöhnlicher kleiner Garten. Er liegt über den Dächern der Handvoll Häuser, am schmalen Weg, der sich, an Weinreben vorbei, entlang des Berges bis hinüber auf die Marontiseite windet.

Durch ein grünes Gittertor kommt man auf einen kleinen, weißgekalkten Vorplatz, auf dem sich die Eingänge zur Kirche und zum Friedhof gegenüberliegen.

Die Kirche ist nach dem Erzengel Michael benannt – Parrocchia di S. Michele Arc. – und bietet Platz für vier Betbänke, zwei Weihwasserkessel aus Stein, ein Taufbecken und einen kleinen, dreigeteilten Altar.

In den Friedhof gelangt man über eine Stufe, durch eine brusthohe, eiserne Gittertür. Es ist der Friedhof für San Angelo und Succhivo. In die Mauer ist auf beiden Seiten der Gittertür eine Kachel mit Blumenmuster eingelassen. Auf ihnen stehen Sprüche.

Auf der einen Kachel: ›Qui riposano i resti mortali dei cittadini di S. Angelo e Succhivo‹ – Hier ruhen die sterblichen Überreste der Bürger von San Angelo und Succhivo.

Auf der anderen Kachel: ›Passano le cose, o dio, passero anch'io‹ – Die Dinge vergehen, o Gott, auch ich vergehe.

Durch den Friedhof führt ein kurzer, schmaler Pfad, zu dessen beiden Seiten liegen etwa je zehn Gräber, von einer kniehohen weißen Mauer eingefaßt. Eine schwere eiserne Kette verbindet die Eckpfeiler der niedrigen Mauer. Die Grabkreuze, mit Fotografien der Verstorbenen versehen, sind windschief und verwittert. Ein paar niedrige Eukalyptusbäumchen stehen zwischen den Gräbern, scheinbar wahllos gepflanzt. Den Abschluß des Friedhofs bildet eine hohe, weiße Mauer mit Nischen für die Urnen.

»Ist der Blick von hier aus nicht einmalig?« Mit einer überschwenglichen Geste wies Robert Jansen über das unter ihnen liegende San Angelo hinweg. Die Mole war zu sehen, der kleine Hafen, die dichtgedrängt liegenden farbenfrohen Fischerboote, das Gewirr der weißgekalkten Häuser und Stiegen, der Dächer und Altane, das Grün und Blau der Fensterläden, bunte Wäsche, die Landzunge, an deren Ende der Monte San Angelo im Dunst des Sonnenlichts lag, und natürlich das Meer, blau in vielen Schattierungen bis hin zum dunklen Grün und unendlich wie die Ewigkeit.

»Hier oben hat man das Gefühl«, sagte er, »man kann sich mit allen von da unten unterhalten, man ist eingeschlossen in ihren Alltag.« Sein Gesichtsausdruck wurde ernst: »Kann sich ein Bürger von San Angelo einen besseren Ruheplatz wünschen? Ein schöneres Fleckchen für das ewige Leben?«

Vera nickte abwesend. In Gedanken lag sie noch neben ihm, unten am Strand. Und auf einmal überkam sie das Verlangen, mit ihm zu schlafen.

»Was erwarten Sie vom Leben, Vera?« Er warf ihr einen prüfenden Blick zu. »Nur materiellen Reichtum?«

»Wie? Ach so! Wahrscheinlich erwarte ich nicht mehr als alle Menschen.«

»Hatten Sie nie das Bedürfnis, auszubrechen aus dem Alltag? Ein ganz persönliches Leben zu führen? Ein Leben mit dem gewissen Schuß Abenteuer? Vielleicht das Leben der Vera Brahms?«

»Will das nicht jede Frau einmal?«

»Natürlich. Aber wollen Sie es nicht ganz besonders?«

»Was kann einem ein solches Leben schon bringen! Alles, nur nicht das, was ich suche. So ein Leben kann mich nicht erfüllen.«

»Und was suchen Sie?«

Sie zuckte mit den Schultern. »Vielleicht nichts als Ruhe.«

»Wirklich?«

»Bitte, wechseln wir das Thema.«

»Ich meine, ein Leben der Vera Brahms kann man nicht einordnen. Nicht mit dem üblichen Maßstab messen. Wissen wir denn, was in unserem Leben steckt? In dem bißchen Leben, das die meisten Menschen abspulen wie eine Schallplatte. Im Gleichmaß, ohne Höhen und Tiefen. Das Leben spielt sich nicht nur im Büro oder in der Fabrik, zu Hause oder in den Ferien ab.«

Er wurde eindringlich leise. »Vera, wer war Ihr erster Mann? Ihre erste Liebe?« Er setzte sich auf den schmalen Mauervorsprung und ließ keinen Blick von ihr. »Die Frage ist sehr direkt, ich weiß. Aber ich habe mir nun einmal in den Kopf gesetzt, Sie zu ergründen.«

»Die Frage ist wirklich zu direkt.«

»War er jung? Oder war er das, was man einen reifen Mann nennt?«

»Abgelehnt.«

»Hat er Sie verlassen? Oder Sie ihn?«

»Abgelehnt.«

»Haben Sie...« Er zögerte, bevor er weitersprach, und vollendete leise: »Haben Sie ihn geliebt?«

»Ja.« Nur der Hauch einer Stimme.

»Und wie hieß er?«

»Bernhard. Und das ist alles, was ich dazu sage.«

14

»Und heute abend?« fragte er. »Wann soll ich Sie abholen? Und wo wollen wir essen? Bei Franco? Bei Peppino? Am Hafen?« Sie standen sich vor dem Eingang der Casa Donata gegenüber.

»Gar nicht«, sagte sie, »Sie sollen mich gar nicht abholen.«

»Aber ich dachte...« Es klang enttäuscht.

»Weil ich mich nur schnell frisch mache und dann gleich mitkomme.«

»Um so besser!« Er war verwirrt. »Und wohin wollen wir...?«

»Nach Forio«, sagte sie bestimmt und setzte leise hinzu: »Zu dir.« Und war mit zwei Schritten in der Tür.

Auf dem Weg nach Forio hielt er seinen Fiat 500 alle paar hundert Meter an. Dann umarmten sie sich stürmisch und küßten sich zärtlich, als wollten sie jeden Augenblick festhalten, als gelte es, ein ganzes Leben an Liebe nachzuholen.

Sie kauften Brot, Tomaten, Salami, Öl, Käse und Wein. »Und wo wohnst du?« Sie schmiegte sich an ihn.

»In einem Turm. Einem runden. Fünfhundert Jahre alt. Er hat der Artillerie gedient, die Überfälle der Piraten abzuwehren.«

Sie fuhren die Straße hinunter, die am Meer entlangführte. »Halte bitte noch mal an!« Sie küßte ihn flüchtig aufs Ohr. Er hielt an, und sie umschlang ihn voller Leidenschaft, und ihre Lippen fanden sich zu einer Liebkosung, die kein Ende zu nehmen schien.

Er bog in den kleinen Hof ein und bremste, daß der Sand aufwirbelte. »Wir sind da!« Mit großer Geste.

Die Wohnung bestand aus einem einzigen großen Raum, eben aus dem ganzen Inneren des Turmes. An der Wand führte eine offene Treppe zu einer schmalen Empore hoch, die sich halb um den Raum zog. Von der Empore gingen drei Türen ab, die eine in die winzige Küche, die andere in das nicht viel größere Badezimmer und die dritte in den Schlafraum, den eine runde Liege völlig ausfüllte.

Er hatte die schwere hölzerne Haustür gerade aufgesperrt, da umarmten sie sich von neuem, und er hob sie hoch und trug sie auf seinen kräftigen Armen über die Schwelle und die Treppe ins Schlafzimmer hinauf.

Sie waren in einem Rausch und liebten sich mit einem Verlangen, wie sie es beide noch nie in ihrem Leben gekannt hatten.

Der Abend begann zu dunkeln, und rund um den Turm gingen in Forio nach und nach die Lichter an. Robert und Vera lagen auf der Liege, nackt und erschöpft. Sie lagen auf dem Rücken, und Vera hatte ihren Kopf auf Roberts ausgestrecktem Arm gelegt. Auf dem Fußboden brannte eine Kerze. Zärtlich betrachteten sie einander.

Sie sah seine langen, sehnigen, braungebrannten Beine, eines davon angewinkelt, dann seinen muskulösen, gebräunten Bauch, an dem sich kaum die Stelle abzeichnete, wo die Badehose die Sonnenstrahlen abhielt, und schließlich seinen Brustkorb, der stark und männlich war und beim Atmen auf und ab ging.

Er ließ seinen Blick über ihren Hals gleiten, der sanft in die schmalen Schultern überging, dann über die Brüste, klein und fest, den Bauchnabel, der tief im Bett der bronzefarbenen Haut lag, die geschmeidigen Schenkel, den Schoß, kupfern behaart und im Kerzenschein hell leuchtend, und die Zehen, deren Nägel, rot lackiert, ihm wie Zwergenmützen erschienen.

In die Stille hinein sagte er leise: »Es war gut, daß du hast sehen wollen, wie ich wohne.«

Und ebenso leise antwortete sie: »Ja, ich wollte es.« Und nach einer Weile: »Schläfst du ohne Decke?«

»Ja. Nackt unter dem Laken.« Er beugte sich über sie, und ihrer beider Lippen verschmolzen ineinander. Sie gab sich seiner Wärme hin, seiner Zärtlichkeit, hatte die Augen geschlossen und sah sich in kristallklarem Wasser schwimmen, bis zum hell gleißenden Horizont, bis zum Ende der Welt.

Sie liebten sich aufs neue, und es war für beide noch erregender als zuvor.

Robert band sich ein Badetuch um, ging hinaus in die Dunkelheit und holte aus dem Wagen die große Tüte mit Eßwaren und den Wein herein. Gemeinsam bereiteten sie in wenigen Minuten das Abendessen: gedünstete Tomaten mit Salami und Brot. Hinterher Käse. Und Wein. Sie saßen unten im Wohnraum, am großen Tisch, auf der Couch, die von einem weißen Fell überzogen war.

»Mir ist, als seien wir schon ewig zusammen«, sagte Vera und legte ihren Kopf zärtlich an seine Schulter.

»Mir geht es genauso. Ich kenne dich schon mein Leben lang. Ich hatte dich eben nur noch nie getroffen.« Er vergrub sein Gesicht liebevoll in ihrem kupferroten Haar.

»Robert.«

»Ja?« Ohne sich zu bewegen.

»Nichts. Ich wollte nur deinen Namen sagen.«

Sie saßen eine Weile schweigend, bis Vera leise sagte: »Ich bin glücklich.«

»Ich auch.« Und wie zu sich selbst: »Ich bin dem Zufall dankbar, der uns zusammengeführt hat. Eine Woche später, und es wäre zu spät gewesen. Ich hätte die Insel schon verlassen gehabt. Würde in New York sein. In einem zweiundvierzigsten Stockwerk. Büro mit Klimaanlage, erstklassiger Ledergarnitur und allen idiotischen Vorzügen.« Er hob den Kopf. »Aber lassen wir den Quatsch! Eine Woche später, und ich hätte dich nie getroffen. Aber so muß das Leben sein. Und ich glaube, so zeigt es sich jedem Menschen. Es kommt nur darauf an, daß man die Außergewöhnlichkeit erkennt. Und in meinem Fall bist die Außergewöhnlichkeit du.« Er küßte sie aufs Haar.

»Robert?«

»Ja?«

»Ich habe eine Bitte.«

»Schon erfüllt.«

»Dann trag mich noch mal hinauf ins Schlafzimmer.«

Er nahm sie wortlos abermals auf seine Arme und trug sie die Treppe hinauf, übersäte sie dabei mit Küssen, wohin er gerade traf, und sie alberten miteinander, ausgelassen und voller ungezügelter Lust aufeinander.

Droben ließ er sie sacht aufs Bett gleiten, und sie hielt seinen Hals umschlungen und zog ihn zu sich herunter. Sie drängten zueinander, als hätten sie Angst, sie könnten einander verlieren. »O Robert, ich sehe lauter bunte Kreise! Lauter große bunte Kreise, die sich drehen, immer schneller drehen!« Sie stöhnte vor Sinnestaumel.

Als sie endlich voneinander ließen, atmeten sie schwer und waren ausgepumpt und brauchten eine Weile, um wieder zu sich zu kommen.

»Weißt du, daß es schon bald Mitternacht ist?« Sie fuhr mit ihren Fingerkuppen sanft über die flaumigen Haare an seinen Beinen.

»Es ist sogar schon kurz vor eins.« Er drehte sich ihr zu und sagte im Scherz: »Wieso? Hast du noch etwas vor?«

»Vielleicht«, antwortete sie geheimnisvoll, und dann kaum vernehmlich: »Es war für mich so schön wie noch nie.«

»Was heißt, war?«

Sie tat, als überhörte sie die Frage. »Ich genieße dich, Robert, nicht nur im Bett. Überhaupt. Deine Blicke. Deine Worte. Deine Bewegungen. Deine Gedanken. Eben dich. Ich sauge es in mich auf, wenn du mich anschaust, wenn du lachst, wenn du ernst und nachdenklich bist. Ich könnte dich jedesmal dafür küssen, wenn du von der Insel erzählst oder wie vorhin von deinem Turm.«

»Dann tu's doch! Küß mich!«

Sie ging nicht darauf ein und fuhr fort: »Ich war noch in Genf, da hatte ich mir schon mein Idealbild von einem Mann zurechtgelegt. Ich war damals vielleicht fünfzehn oder sechzehn. Später dann, in Hamburg, auf der Schule, nahm dieses Idealbild immer mehr Gestalt an und hat sich im Lauf der Zeit vervollkommnet. Und jetzt bin ich diesem Idealbild begegnet. Nein, sag jetzt nichts, laß mich bitte ausreden. Ich habe es dir in voller Absicht gesagt, damit du wenigstens annähernd weißt, in welchem Zustand ich mich befinde. Ja, in einem Zustand der Schwerelosigkeit, des vollkommenen Glücks. Und dennoch, Robert...«

Sie sah ihn gedankenversunken an, ehe sie weitersprach: »Und dennoch! Ich wollte, unsere Wege hätten sich nie gekreuzt. Ich wollte, es gäbe dich nicht für mich. Ich wünschte, ich wäre nie auf den Gedanken verfallen, nach Ischia zu kommen, sondern wäre jetzt weit, weit weg von hier, meinetwegen im nördlichsten Zipfel Europas oder irgendwo sonst, wo ich sicher vor dir wäre.«

Es war still im Raum. In der Ferne hörte man einen Wagen vorbeifahren.

Robert schwieg. Er sah sie an. Er wollte, daß sich ihre Blicke kreuzten, doch sie schlug die Augen nieder.

»Was für ein Mädchen bist du nur!« Er sagte es leise vor sich hin. Und zu ihr: »Hatte ich so unrecht mit meiner Frage, ob du nie das Bedürfnis hattest, das Leben der Vera Brahms zu führen? Das ganz persönliche Leben? Das Leben, das dich deiner Meinung nach nicht erfüllen kann?« Er ergriff ihre Hand und umschloß sie: »Was ist dein Problem, Vera? Womit quälst du dich herum?« Und dann ohne Übergang: »Welche Rolle hat Bernhard in deinem Leben gespielt?«

Für einen Augenblick war sie verblüfft, warum er gerade jetzt auf Bernhard zu sprechen kam, doch dann verschloß sie sich. »Du willst über mich alles wissen. Aber ich weiß von dir eigentlich so gut wie nichts.«

»Du hast recht«, sagte er und zählte eintönig auf: »Robert Wayne Jansen. Geboren am neunzehnten September neunzehnhundertzweiunddreißig, mitten in New York, Manhattan, in der Bronx, an der Boston Road, in der Nähe vom Crotona Park, in einem feuchten Kellerloch.«

»Am neunzehnten September? Dann hast du ja übermorgen Geburtstag! Den dreißigsten!«

»Ja. Willst du noch mehr wissen?«

»Alles, Robert, ich möchte von dir alles wissen.«

»Okay, dann erzähle ich es dir.« Da die Kerze heruntergebrannt war, zündete er eine neue an.

15

Die Quarantänestation auf Ellis Island ist im Februar 1932 überfüllt. Fast 10000 Menschen warten hier sehnsüchtig darauf, daß der zuständige Beamte ihnen endlich den gelben Schein aushändigt. Das Papier, das die Erfüllung ihrer Sehnsucht einschließt: die Fähre nach Manhattan. Den Fuß auf amerikanischen Boden setzen zu dürfen.

Italiener, Iren, Puertoricaner, Spanier, Polen, Chinesen, Deutsche – es ist, als treffe sich hier die ganze Welt. Für das Ehepaar Konrad und Martha Jansen aus Darmstadt ist es am Morgen des 18. Februar soweit. Sie können einwandern.

Konrad Jansen ist der einzige Sohn eines erfolgreichen Rechtsanwalts aus Frankfurt am Main. Seit vier Jahren ist Martha, die Tochter eines Spielzeugfabrikanten aus Sonneberg in Thüringen, seine Frau. Beide wollten ihren Eltern beweisen, daß sie auf eigenen Füßen stehen können.

Die Jansens haben ihrem Land den Rücken gekehrt, da Konrad Jansen, im Zuge der wirtschaftlichen Rezession, seine Anstellung als Lehrer verloren hatte und Freunde ihm von den ungeahnten Möglichkeiten vorschwärmten, die sich angeblich jedem Einwanderer in den USA böten.

Die ersten Tage nächtigen die Jansens in einem billigen Hotel nahe beim monumentalen Bau des General Post Office. Bald aber mieten sie sich in der Bronx ein notdürftig möbliertes Zimmer. Ihr mühsam erspartes Geld soll möglichst lange vorhalten.

Das Zimmer liegt im Souterrain eines einfachen Mietshauses aus roten Backsteinen an der Boston Road und ist feucht. Sieben Monate später wird dort ihr Sohn Robert geboren. Martha Jansen ist überglücklich. Sie hatte sich gewünscht, das Kind möge auf amerikanischem Boden zur Welt kommen, es sollte von Geburt an Bürger dieses reichen Landes sein.

Die Jansens leben nun schon zwei Jahre in New York, und Konrad Jansen hat noch immer keine Arbeit. Das Ersparte reicht nur noch für einige Monate.

Der kleine Robert ist ein blasses, kränkliches Kind, dem es nicht nur an kräftiger Nahrung mangelt, sondern auch an einer frohen, unbeschwerten Umgebung und an gesunder, frischer Luft.

Martha ist in kurzer Zeit um Jahre gealtert. Sie ist ohne Hoffnung und sehnt sich zurück nach Darmstadt.

Es ist der 5. März 1934. Konrad Jansen kommt von einem seiner vielen Bittgänge nach Hause. Er steht in der Tür, und über seine Wangen laufen Tränen der Freude. Die Cooper Union Library hat ihn als Bibliothekar angestellt.

Die Familie zieht weg aus der Boston Road, in eine Zweizimmerwohnung in der 48. Straße West, nahe dem Madison Square Garden.

Von hier aus ist Konrad Jansen näher am Saint Nicholas Square, bei seiner Arbeitsstelle. Und hier hat man etwas mehr Platz und wohnt nicht mehr ›unter Tage‹, sondern im Parterre, und es gibt einen kleinen Hinterhof, auf dem Robert mit Spielkameraden herumtollen kann. Zwar sind die Häuser rund um den Hof sehr hoch, und man sieht kaum den Himmel vor lauter Feuerleitern und den Maschendrähten der Schutzgitter, aber es wächst immerhin ein knorriger alter Baum in einer Ecke des Hofes, und Robert hält sich den ganzen Tag draußen auf, auch bei Regen, Sturm oder Schneetreiben.

An einen seiner Freunde schließt er sich besonders an. Jimmy, rothaarig, stämmig, mit Säbelbeinen, genauso alt wie er. Jimmy ist das siebente Kind der Familie Beecher, sein Vater Gelegenheitsarbeiter.

Die beiden Jungen sind unzertrennlich. Sie treten beide blind füreinander ein und haben das Gefühl, sie seien zu zweit stark genug, um die Welt aus den Angeln zu heben.

Robert ist fünfeinhalb Jahre alt. Seine Mutter erwartet ihr zweites Kind. Es ist schon zwölf Tage übertragen. da wagt die Hebamme einen Eingriff und sprengt die Fruchtblase. Das Kind, ein Junge, wird heil geboren. Die Mutter aber zieht sich eine schwere Infektion zu. Acht Tage bangt Konrad Jansen um das Leben seiner Frau. Am neunten Tag stirbt sie in seinen Armen.

Der Junge erhält den Namen Martin. Der Vater kann ihn nicht versorgen, seine Arbeit läßt ihm dazu keine Zeit. Eine Hilfe anzustellen, erlaubt das schmale Einkommen nicht. So kommt Martin, zwei Wochen nach seiner Geburt, in das Kinderheim der Saint Marks Church, das kaum zehn Minuten von der Cooper Union Library entfernt liegt.

Wenn es seine Zeit erlaubt, besucht Kornad Jansen seinen jüngsten Sohn abends nach der Arbeit. Doch im Laufe der Jahre sieht er ihn immer seltener. Konrad Jansen hat einen zweiten Job angenommen. Er gibt in einer Abendschule in Yorkville Deutschunterricht.

Seit seine Mutter tot ist, wird Robert von Frau Beecher betreut. Er ißt bei ihr mit, als achtes Kind am Tisch, er hält sich bei ihr auf, wenn er nicht gerade mit Jimmy im Hof oder draußen auf der Straße spielt.

Auch weiterhin unternehmen er und Jimmy alles gemeinsam. Sie verprügeln gemeinsam die Jungen der Gangs aus anderen Straßen. Sie klauen gemeinsam Orangen von Obstkarren. Und sie besuchen zusammen dieselbe Schulklasse.

Als sie beide vierzehn Jahre alt sind, trennen sich ihre Wege an den Abenden für wenige Stunden. Auf Wunsch seines Vaters besucht Robert den unentgeltlichen Unterricht an der ›Cooper Union for the Advancement of Science and Art‹, eines Instituts zur Förderung von

Wissenschaft und Kunst. Er belegt Physik und, als Ausgleich, Psychologie.

Jimmy geht nicht mehr zur Schule. Er ist zu Hause, verdient sich als Austräger für eine Wäscherei das erste Geld, wird Laufjunge in einer Boxhalle, dann Reklameträger für eine Agentur, die für Kaugummi, Büromöbel und Kinofilme wirbt. Doch sooft es ihre Zeit erlaubt, sehen sich die beiden Jungen. Sie malen sich ihre Zukunft aus und schwören sich gegenseitig, daß sie einmal mit ihren Familien an der Park Avenue wohnen werden, in einem der prächtigen Häuser, deren Eingänge aus weißem Marmor sind.

Robert ist fünfzehn Jahre alt, da nimmt sein Vater ihn beiseite. »Ich werde wieder heiraten, Robert.« An der Abendschule hat er Miß Paula Stark kennengelernt, eine deutschstämmige vierzigjährige Angestellte bei der Western Union Telegraph Company.

Der Tag, an dem sein Vater ihm seine Heiratsabsichten eröffnet, ist der Tag, an dem Robert am schmerzlichsten um seine Mutter trauert.

Er nimmt tagsüber eine Arbeit in einem Drugstore an, mit dem festen Willen, sich finanziell unabhängig zu machen. Nach einigen Monaten glaubt er es zu sein. Zwei Tage bevor sein Vater heiratet, verläßt er ihn ohne Abschied und nimmt sich, mit Jimmy zusammen, ein Zimmer in der Nähe des Roosevelt-Hospitals.

Konrad Jansen sagt sich von Robert los und nimmt seinen Sohn Martin zu sich, der jetzt beinahe zehn Jahre alt ist.

Für Robert ist sein Vater so gut wie gestorben. Er betet, er möge ihm nie mehr begegnen.

Er mobilisiert all seine Kraft, um die anstrengende Arbeit im Drugstore und das bis in die Nacht hinein während Studium auf die Dauer nebeneinander durchzustehen.

Er schafft es. Unter vielen Mühen und Entbehrungen zwar, nach Jahren ohne innere Freude und einem Reifeprozeß unterworfen, der ihn mit seinen achtzehn Jahren weit überfordert und jede Illusion gegenüber dem Leben in ihm tötet.

Trotzdem überkommt ihn ein heißes Gefühl von Zufriedenheit, als er die Abschlußurkunden in Händen hält. Er hat sich vor sich selbst bewiesen. Er hat gezeigt, daß er genug Mut und Ausdauer besitzt, dieses Leben leben zu wollen.

In das Glücksgefühl mischt sich ein Hauch von Traurigkeit. Er fühlt sich allein. Verlassen von seiner Mutter. Abgewiesen vom Vater.

Es wird ihm ein Job als Handlanger am Forschungslabor für Physik der staatlichen Universität Albany angeboten. Sicherheit, ein geregeltes Leben, vielleicht auch nicht mehr allein sein – all das sieht er auf einmal vor sich. Er ist entschlossen, dieses Leben mit beiden Händen zu ergreifen.

Er nimmt tagelang Abschied von der großen Stadt New York und bereitet sich innerlich auf das Leben in der Provinz vor. Aber wird er es ertragen, das Leben ohne die brutale Vielfalt, ohne den hämmernden Pulsschlag und ohne die wohltuende Anonymität, wie sie eben nur New York zu bieten vermag?

Er wischt alle Zweifel beiseite und zwingt sich zur Entscheidung für Albany. Er hat seine wenigen Habseligkeiten schon im billigen dunkelbraunen Pappkoffer verstaut, da stürmt Jimmy zur Tür herein: »Wir fahren zur See!«

Er hat als Küchenhelfer auf der ›Princess‹ angeheuert, einem 5000-Tonnen-Passagierschiff. Und er hat auch gleich einen Job für den Freund mit angenommen. In der Wäscherei.

Robert glaubt zu träumen. Aber er trifft seine Wahl schnell und bestimmt.

Vierzehn Tage später befindet er sich mit Jimmy auf dem unüberschaubaren, farbenfrohen, stinkenden Markt in Cartagena. Sie schlürfen Kaffee, pfeifen den dunkelhäutigen Mädchen hinterher und freuen sich, daß sie zusammengeblieben sind.

Den Tag, an dem er mit der ›Princess‹ zum erstenmal in den Hudson River einfährt, wird er nie vergessen. Das Schiff macht am Pier 92 fest. Es ist acht Uhr morgens. Die Einreise- und Zollbeamten kommen an Bord. Die beiden Freunde zeigen ihre kleine grüne Karte vor und können passieren. Sie haben es eilig, den Staub der großen Stadt unter die Füße zu bekommen, und benutzen den am nächsten liegenden Weg, um von Bord zu gehen, über die Crew Gangway, obwohl sie ihnen verboten ist.

New York bietet sich noch halb verschlafen dar. Die Hochbahn rattert vertraut über die Neunte Avenue. Ein paar Puertoricaner sitzen auf den steinernen Stufen vor dem Eingang eines Hauses. In einem Torweg schläft ein Alkoholiker seinen Rausch aus. Hunde werden von ihren schon aufgeputzten Herrinnen zum Morgenspaziergang geführt. Ein hagerer Neger mit einer viel zu großen speckigen Schirmmütze lenkt eine Kehrmaschine den Rinnstein entlang, und der elektrische Besen fegt den Abfall in den grauen Leinensack. Übernächtige Huren verschwinden in der Subway-Station, um nach Hause zu fahren. Ein Pimp, ein Zuhälter, steht gelangweilt an eine hohe Reklametafel gelehnt, die überlebensgroß ein Mannequin im New Look zeigt: ein Kostüm aus Jersey, der Rock glatt und bis zum Ansatz der Wade reichend. Wespentaille, enger Gürtel, langer Schoß, das Haar gewellt über den Schultern, die Schuhe mit dicken Sohlen. Die Bänke am Broadway sind schon besetzt. Es ist Robert, als kenne er all die alten, ausgemergelten Gesichter.

Tief saugt er die abgestandene Luft der Stadt in seine Lungen. Er fühlt sich wohl. Er ist zu Hause.

Es ist der Tag, an dem er Penny kennenlernt. Sie ist schlank wie eine Gerte, ihr Busen groß und straff und ihre ockerfarbene Haut glänzt samten. Sie gibt sich für siebzehn Jahre aus, ist in Wirklichkeit fünfundzwanzig und heißt mit vollem Namen Penelope Samantha Brown. Sie ist Animiermädchen in einer obskuren Bar an der 42. Straße West.

Noch am gleichen Abend sagt sie Robert, daß sie ihn liebt, und er geht mit auf ihr Zimmer.

Die Tage bis zum Auslaufen der ›Princess‹ vergehen für ihn wie im Rausch. Bis in den Nachmittag hinein liegt er mit Penny auf der engen Pritsche ihres ständig halbdunklen Zimmers. Gegen fünf Uhr bringt er sie in die Bar. Die Stunden, bis er sie im Morgengrauen von dort abholt, ist er mit Jimmy zusammen, im Kino, an der Theke irgendeines billigen Lokals oder bei sich zu Hause.

Als es Zeit wird für den Abschied, bittet Penny ihn, ihr bis zum Wiedersehen 200 Dollar zu leihen. Sie sei, gegen ihr Zutun, in Schulden hineingetrieben worden, die sie verzweifeln lassen.

Er gibt ihr alles Geld, das er besitzt. Es sind genau 196 Dollar und siebzig Cent. Sie dankt es ihm mit überschwenglichen Küssen.

Als er das nächstemal nach New York kommt, ist Penny verschwunden. Vom Keeper der Bar an der 42. Straße erfährt er nur, daß er nicht der einzige war, der ihr Geld geborgt hat, und daß sich die Forderungen ihrer verschiedenen Gläubiger schon auf insgesamt 1782 Dollar belaufen.

16

»Und das ist das Ende der Geschichte?« Vera sah Robert fragend an.

»Das Ende welcher Geschichte?« fragte er zurück.

»Das Ende der Geschichte mit der jungen Dame Penelope.«

Es war mittlerweile drei Uhr morgens geworden. Die wildfunkelnden Sterne und der Mond, der voll und goldgelb und zum Greifen nahe über den Dächern von Forio gestanden hatte, verblaßten zusehends.

Vera und Robert lagen noch immer eng umschlungen auf dem Bett, und von ihren nackten Körpern strömte Wärme auf den anderen über.

Auf dem Fußboden standen eine offene halbleere Flasche Wein und zwei volle Gläser. Sie beachteten sie nicht. Sie konzentrierten sich ganz auf ihr Gespräch.

»Dann ist womöglich die Dame Penelope der Grund«, sagte Vera nachdenklich.

»Der Grund wofür?«

»Für dein Verhalten Frauen gegenüber. Dein unmögliches Verhalten in der Cavascura.«

»War ich wirklich unmöglich?«

»Einfach schrecklich. Widerlich. Abstoßend. Arrogant bis zur Unerträglichkeit. Hat dir das noch niemand gesagt?«

Er gab keine Antwort. Er dachte: Sie hat recht. Und sie ist die erste, die es mir sagt. Würde ich sie nicht schon umarmen, ich müßte es tun!

»Für mich könnte Penelope die Erklärung sein«, führte sie ihren Gedanken weiter.

»Nein. Die Sache mit Penny hat mit meinem Verhalten sicher nichts zu tun.«

»Na gut. Dann kenne ich eben den Schlüssel zu deinem Innenleben noch nicht.«

»Es wird wohl so sein.«

»Und wie geht die Geschichte weiter?«

»Es ist eine zu lange Geschichte.«

Die Unterhaltung floß jetzt nicht mehr. Die Sätze ähnelten eher Gesprächsfetzen, leise hervorgebracht, von Pausen unterbrochen.

»Und dein Vater?« Ihr Blick ging zum Fenster. »Hast du dich mit ihm ausgesprochen? Versöhnt?«

»Nein.«

»Ergab sich keine Gelegenheit oder…?«

»Ich habe ihn nie mehr gesehen.«

»Keine Verbindung?«

»Nein.«

»Kein Brief?«

»Nichts.«

»Nicht mal ein Telefongespräch?«

»Nur eins. Es ging um ein Foto meiner Mutter.«

»Hat er dich angerufen oder...?«

»Ich war telefonisch nicht zu erreichen.«

»Also du ihn?«

»Ich hatte kein Foto meiner Mutter.«

»Du wolltest, daß er dir eines überläßt.«

»Ja.«

»Wie hat er sich verhalten?«

»Sachlich. Höflich, aber verdammt sachlich.«

»Hat er das Foto geschickt?«

»Sofort. Ohne einen Gruß.«

»Und dann?«

»Nichts. Das war das letztemal, daß ich von ihm gehört habe.«

»Und Jimmy? Bist du mit ihm zusammengeblieben?«

»Soweit es sich hat machen lassen.«

»Warum hast du den Job in Albany ausgeschlagen?«

»Weil es richtig war.«

»Und warum war es richtig?«

»Weil das nicht ich war. Der Mann für Albany. Der Mann im weißen Mantel. Zwischen Reagenzgläsern. Mit fester Arbeitszeit.«

»Wie lange bist du zur See gefahren?«

»Gar nicht mehr.«

»Und warum nicht?«

»Ich habe nach New York gehört.« Er verschränkte die Arme vor der Brust. »Noch eine Frage?«

»Ja. Wie kamst du zu deinem zweiten Vornamen?«

»Wayne?«

»Er hat mit Deutschland nichts zu tun.«

»Nein. Der Verwalter hieß so. Der Verwalter, der für unseren feuchten Keller an der Boston Road zuständig war. Meine Eltern wollten sich gut mit ihm stellen.«

Sie schwiegen. Nach einer Weile merkte er, daß sie in seinen Armen eingeschlafen war. Behutsam zog er seinen Arm unter ihrem Kopf hervor und glitt vom Bett. Leise ging er die Treppe hinunter und holte für sie aus der Kommode eine warme Decke.

Er trug die Flasche und die noch vollen Gläser hinüber in die Küche, schüttete den Inhalt der Gläser in den Ausguß und verschloß die Flasche mit dem Korken. Jetzt erst fiel ihm auf, daß er heute gar nicht geraucht hatte. Vera war Nichtraucherin. Wie sehr sich ein Mann doch beeinflussen ließ! Und wenn es auch nur unbewußt geschah.

Er ging zurück in den Schlafraum und breitete die Decke über sie. Dann blies er die Kerze aus, legte sich neben Vera und zog sich das Laken über die Schulter.

17

Als Robert erwachte, war es kurz nach zehn Uhr. Vera schlief noch, und er ließ sie schlafen. Er zog sich leise an, ging aus dem Haus und fuhr über die Insel. Eine gute Stunde später war er wieder zurück. Vera schlief immer.

Er brühte Kaffee auf und bereitete das Frühstück. Dann servierte er es ihr leise ans Bett. Sie schlug die Augen auf und brauchte einige Zeit, bis sie wußte, wo sie war.

»Oh, Frühstück ans Bett!« Sie rieb sich den Schlaf aus den Augen: »Das gibt's nicht mal bei Donata.«

Er gab ihr einen Gutenmorgenkuß auf die Wange, und sie drückte ihn an sich. »Ach, Robert, das Leben ist schön!«

Er zog sich aus und legte sich wieder zu ihr ins Bett. Sie hatten das Frühstück gerade beendet, da lagen sie schon wieder engumschlungen nebeneinander und liebkosten sich hingebungsvoll. »Oh, Robert, ich habe Hunger.«

»Hunger?«

»Nach dir.«

Er beugte sich über sie, küßte ihren Nacken, ihre Armbeugen und dann ihre Brüste, sanft und ausdauernd, und nach und nach wand sie sich in wild aufglühender Begierde. Da nahm er sie in seine Arme, und sie fanden zueinander und gaben sich dem verlangenden Rausch ihrer Sinne hin.

Als sie voneinander ließen, drehte sie sich auf den Rücken, schloß die Augen, und um ihren Mund legte sich ein beglückendes Lächeln. Unversehens kam ihr auf einmal eine Melodie in Erinnerung. Eine Melodie aus ›Feuerwerk‹. Vor sechs Jahren, seit der Premiere im Hamburger Schauspielhaus, hatte die Melodie sie für eine lange Zeit begleitet. ›Feuerwerk‹! Das erste deutschsprachige Musical! War es nicht von einem Schweizer? Paul Burckhard! Eine unbeschwerte Zeit!

Als hätte er ihre Gedanken erraten, sagte Robert unvermittelt: »Hat die Sache mit Bernhard lange gedauert?«

Sie hatte die Premiere von ›Feuerwerk‹ mit Bernhard erlebt. Es war die Zeit, als sie sich im siebenten Himmel glaubte. Warum war ihr die Melodie wohl ausgerechnet jetzt in den Sinn gekommen? Nein, Robert hatte nicht die Spur einer Ähnlichkeit mit Bernhard. Nicht im Äußeren und auch nicht, was den Charakter betraf. Bernhard war ganz anders als Robert, unreif und wild. Auch wenn er zu ihr zärtlich war, hatte er etwas Ungezügeltes an sich, stellte die Zärtlichkeit grob zur Schau und hatte nie verstanden, den Augenblick festzuhalten.

»Bernhard muß dich stark geprägt haben.« Robert stand auf einmal über sie gebeugt und blickte auf sie hinunter. Er hielt die Hände auf dem Rücken und fragte: »Rechts oder links?«

Der Gedankensprung verwirrte sie. »Rechts«, antwortete sie nach einigem Zögern.

»Gut gewählt«, sagte er, und überreichte ihr eine selbstgefertigte unförmige Blume aus Papier. »Eine kleine Überraschung.«

Ihre Augen wurden groß. Sie war sprachlos. Das Blut schoß ihr in den Kopf, und sie spürte, wie es sie im ganzen Körper heiß durchströmte. Sie hielt ungläubig die Papierblume in der Hand, starrte ihn an und sagte mit belegter Stimme: »Das ist ja eine Margerite.«

»Es soll zumindest eine sein.«

»Du hast dich daran erinnert...?«

»Ich habe heute morgen alle Blumenläden abgeklappert. Es gab keine echte. Nicht in Porto, nicht in Casamicciola, nicht in Lacco Ameno und auch nicht in Forio.«

»Aber...«

»Da habe ich eben mein Talent als Bastler entdeckt.«

»Ich kann es noch gar nicht fassen...«

»Ich auch nicht. Ich kann nicht einmal Schiffchen machen. Ich will damit nicht sagen, daß ich Blumen machen kann, es soll ja auch nur die Andeutung von einer sein.«

»Sie ist wunderschön. Eine wunderschöne Margerite.« Mit einemmal wurden ihre Augen feucht, und sie schluckte.

»Es ist ein rostiger Draht, eine verdammt ungeschickt ausgeschnittene Serviette, und das gelbe Stück ist die Rückseite vom Prospekt des Hotels ›Regina Isabella‹ in Lacco Ameno.«

»Ich weiß gar nicht, was ich sagen soll. Du hast mir... ich möchte dir... ich bin beschämt, völlig beschämt.«

»Du sollst dich freuen. Mehr habe ich nicht beabsichtigt.«

»Ja, ich freue mich. Ich freue mich sogar sehr.« Sie wandte ihr Gesicht ab, damit er nicht sehen sollte, wie aufgewühlt sie war, wischte sich mit dem Handrücken flüchtig über die Augen und drehte sich ihm wieder zu: »Danke, Robert. Die Überraschung ist dir gelungen.«

Sie setzte sich auf und gab ihm einen Kuß auf die Wange. Dann ließ sie sich wieder zurückfallen, legte sich auf den Bauch und vergrub ihr Gesicht in der Armbeuge. Den anderen Arm hielt sie von sich gestreckt, in der Hand den rostigen Draht mit der Andeutung einer Margerite. Sie tat, als schliefe sie. Er legte sich neben sie.

Nach einer Weile setzte sie sich auf, noch immer mit der Blume in der Hand, stützte sich mit den Armen auf die angewinkelten Beine und lehnte den Kopf auf die Knie.

Sie sprach in sich gekehrt, als wolle sie sich nur etwas ins Gedächtnis rufen, doch sie sprach laut genug, daß er sie verstehen konnte. »Ich war zweiundzwanzig und Bernhard vierundzwanzig. Er war nicht allzu groß, aber kräftig. Er war intelligent. Sprach Englisch und Französisch perfekt. Ein sonniger Typ. Nach außen hin. Und wer ihm das erstemal begegnete, nahm es ihm ab. Ich auch. Ich war seelisch vereinsamt. Für mich schien er die Rettung zu sein. Nicht nur wegen seiner Ausstrahlung. Er hatte auch...«

Sie stockte.

»Ich bin aufmerksam wie ein Beichtvater«, sagte Robert leise.

»Er hatte Geld. Er schwamm geradezu in Geld. Es war die Zeit, in der mit Altmetall eine Menge zu verdienen war. Er fuhr einen Mercury. Hatte eines der ersten Penthouses von Hamburg. Und er sagte mir, er liebe mich. Er sagte es mir mehrmals am Tag. Ich war glücklich. Ich besuchte damals vormittags die Modeschule und half nachmittags einer Freundin in ihrer Boutique aus. Bernhard wollte, daß ich ständig für ihn da war, und ich gab beides auf und zog zu ihm. Wir hatten oft schon am Vormittag Gäste. Der Champagner stand kistenweise auf der Terrasse. Partys. Bars. Die Reeperbahn. Im Spielcasino Travemünde waren wir Stammgäste. Ich hatte gar keine Zeit zum Nachdenken. Das einzige, was mir an Bernhard nicht gefiel, waren seine Freunde, seine Geschäftspartner. Sie waren, schlicht gesagt, primitiv. Doch er redete mir ein, sie brächten ihm das Geld, ihnen verdankten wir unser unbeschwertes Leben. Es ging lange gut. Fast ein Jahr.«

Sie überdachte die Erinnerung und vollendete: »Das Bernhardjahr. Es war viel zu lang.« Unmerklich drehte sie den Kopf und sprach Robert direkt an. »Findest du es richtig, daß ich abfällig über eine frühere Liebe spreche?«

»Bereust du es denn, daß du ihn geliebt hast?«

»Ja. Schon sehr lange. Schon, als er mir noch die heile Beziehung vorspielen wollte.«

»Dann muß er dich sehr tief enttäuscht haben.«

»Ja, das hat er. Er hat mir das Herz gebrochen. Eine Zeitlang glaubte ich, ich sei tot. Innerlich abgestorben.«

»Ich weiß, wie einem da zumute ist.«

»Ich war eben noch naiv. Ich habe noch an die große, an die reine Liebe geglaubt. An die Liebe, wie sie nur in Romanen vorkommt.« Gedankenverloren blickte sie zur weißgekalkten Wand hinüber. »Ich glaubte, daß er das Kind als Geschenk des Himmels nehmen würde. Als ein Geschenk, das uns für immer miteinander verbinden sollte. Ich war fassungslos, als er anders reagierte. Als er darauf bestand, daß ich es abtrieb. Als er davon unser Zusammenleben abhängig machte.«

»Und? Hast du es getan?«

»Ja. Ich war nur von dem Gedanken besessen, ich darf ihn nicht verlieren. Denn für mich war er das Symbol der großen Liebe. Idiotisch, was?«

»Nein. Verständlich.«

»Aber allein durch seine Forderung hatte diese Liebe schon ihren Bruch. Nur wollte ich ihn nicht wahrhaben. Ich glaubte verbissen an eine gemeinsame Zukunft. Auch noch, als mein Leben nach der Abtreibung drei Wochen lang an einem dünnen Faden hing und er mich im Krankenhaus nicht ein einziges Mal besuchte. Ich glaubte ihm die Ausrede, daß ihm seine Geschäfte keine Zeit ließen. Im Sanatorium standen wir uns nach Wochen das erstemal wieder gegenüber. Er war sonnig wie immer, als sei nichts geschehen. Ich sah aus wie der Tod.«

»Hast du ihn noch geliebt?«

»Ich habe es mir jedenfalls eingeredet. Ich wollte es um jeden Preis. Heute weiß ich längst, daß meine Liebe damals schon abgestorben war.«

»Und er? Wußte er es?«

»Ich weiß es nicht. Und wenn er es wußte, war es ihm egal. Er besuchte mich im Sanatorium genau dreimal. Dreimal in sechs Wochen. Und von Mal zu Mal wurden die Besuche kürzer und kühler. Der erste dauerte immerhin noch eine Viertelstunde. Als er das drittemal kam, sah ich ein Mädchen in seinem Wagen. Er sagte, daß er eben ohne Frau nicht sein könne. Er brauche den Verkehr. Das Mädchen lebte bei ihm. Wie ich später erfuhr, schon seit dem vierten Tag meines Krankenhausaufenthalts.«

»Vielleicht war es gut, daß du das Mädchen in seinem Wagen gesehen hast.«

»Das war nur die Zugabe. Für mich war die Sache schon bei seinem zweiten Besuch zu Ende. Da war ich ihm zu häßlich. Das hat er mir offen gesagt.«

»Zu häßlich? Nach einer schweren Operation?«

»Er war in seinen Äußerungen nie zimperlich.« Sie änderte den Tonfall und kam zum Schluß: »Ja, das war die Sache mit Bernhard«, ließ sich nach hinten auf die Kissen fallen, verschränkte die Hände hinter dem Kopf und schaute gegen die Decke.

Robert sah sie von der Seite an: »Er hat deinen Traum getötet. Den Traum von der idealen Liebe.«

»Ja, er hat meine Gefühlswelt ruiniert. Wenn man so will, hat er mich für die echte Liebe unfähig gemacht.«

»Wenigstens, was die Beziehung zu einer bestimmten Art von Männern betrifft.«

»Sicher.«

»Einer Art, in die du vielleicht auch mich einbeziehst.«

»Ich habe es getan. Aber nur am Anfang.«

18

Sie blieben den ganzen Tag und die darauffolgende Nacht im Turm. Sie verschlossen die Tür und öffneten auf kein noch so lautes Klopfen.

Die Sonne schien hell durch die Fenster, und sie zogen die Vorhänge zu. Roberts Armbanduhr blieb stehen, und sie verzichteten darauf, zu wissen, wie spät es war.

Der Turm war ihre Höhle, in der sie, abgeschieden von aller Welt, das vollkommene Beisammensein erleben konnten.

Sie liebten sich, schliefen beseligt nebeneinander, tranken Wein, aßen zwischendurch Salami, Käse und Tomaten und unterhielten sich angeregt über Amerika, über Malerei und vor allem über die Geschichte der Insel und ihre Menschen.

Die Abenddämmerung zog herauf, und Robert hatte eine Kerze neben dem Bett angezündet. Vera lag auf dem Bauch, nackt, und hatte ihr Kinn auf den Unterarm gestützt: »Robert, wie viele Mädchen haben hier schon geschlafen?«

»Im Zusammenrechnen bin ich schwach. Aber keine war so lange da wie du.«

»Hm. Du hast also keine feste Freundin? Obwohl du schon zwei Jahre auf der Insel bist?«

»Ich sage doch: Du bist bis jetzt am längsten hier.«

»Aber man braucht doch einen Menschen, an den man sich anschließt? Mit dem man seine Gedanken austauschen kann?«

»Muß das ein Mädchen sein? Eine Liebe?«

»Und wer ist es bei dir? Deine Kameraden von der Radarstation?«

»Fabrizio. Fabrizio Rocca. Er ist Angestellter der Gemeinde in Ischia Porto.«

»Kennst du ihn schon lange?«

»Fast so lange, wie ich hier bin.«

»Ist er lustig? Intelligent?«

»Ja. Er ist ein optimistischer Schwärmer.«

»Also das Gegenteil von dir illusionslosem Realisten.«

»Bin ich wirklich illusionslos?«

»Mir kannst du doch nichts vormachen. Du bist hart im Nehmen.«

»Weil ich noch nicht weiter nach deinem Problem geforscht habe?«

»Ganz allgemein. Erzähl mir mehr von Fabrizio. Kennt er dich in- und auswendig?«

»Ich habe mich ihm nicht offenbart. Aber er ist ein schlauer Fuchs. Er kommt aus San Angelo. Neben dem Bürgermeister und dem Polizeichef der entscheidende Mann. Es kann ohne weiteres sein, daß er sich von mir ein richtiges Bild macht.«

»Und was tut er bei der Gemeinde?«

»Sozusagen alles. Er verwaltet die Heilquellen, das Ufficio Circondariale Marittimo, das Hafenbezirksamt, die Vigili del fuoco, die Feuerwehr, die Öffentlichkeitsarbeit, also die Werbung für den Fremdenverkehr zum Beispiel. Und bei der Werbung habe ich ihm öfter mal ausgeholfen.«

»Und was gibt er dir?«

»Sehr viel. Den Ausgleich. Die Ruhe. Den Rhythmus der Insel. Wir sind viel zusammen. Zu dritt.«

»Zu dritt?«

»Er hat eine sehr liebe Freundin. Carla Mazzoni. Eine Lehrerin. Irgendwann werden sie heiraten. Wie das eben hier auf Ischia so geht.«

»Ist sie... hübsch?«

»Sie hat Rasse. Die Rasse Ischias. Und sie liebt ihn. Was will er mehr?« Er küßte sie auf die Schulter. »Ich glaube, ihr würdet euch gut verstehen.«

19

Es war gegen Morgen, und die flachen Dächer von Forio zeichneten sich schon in der Dämmerung ab.

Vera glitt von der Liege. »Ich muß jetzt gehn.«

»Du mußt? Warum?«

»Weil ich eben muß. Bringst du mich nach Hause?«

»Selbstverständlich. Ich verstehe nur nicht, warum du...«

»Nimm es, wie es ist.«

»Aber es erwartet dich niemand.«

»Nein, das nicht. Aber ich muß trotzdem gehn.«

»Okay, du hast genug von mir.«

»Robert, sei nicht albern. So früh am Morgen kann ich da nicht mithalten.«

»Dann laß uns gehn.«

Die Insel schlief noch. Die Luft war frisch und der Himmel wolkenlos. Sie fuhren über die leere Landstraße, die leicht anstieg, begegneten bei Cuotto einem einsamen Eselsfuhrwerk mit einem alten Kutscher, der auf dem Bock vor sich hindöste, und vor Panza dem ersten Bus. Er war nur wenig besetzt.

Vera hatte ihren Kopf an Roberts Schulter gelegt und die Augen geschlossen. Ihr Gesichtsausdruck war entspannt. Sie sah sich mit Robert im Turm wohnen, sah sich mit ihm vor einem Standesbeamten stehen, sah sich ein Kind zur Welt bringen, und es hatte sehr kräftige Beine, schmale Nasenflügel und graubraune Augen mit einem grünen Stich in der Iris.

Hinter Panza, wo der Weg hinunter nach Succhivo und San Angelo führte, schreckte sie hoch. Dann bat sie ihn leise, anzuhalten. Er fuhr an den Straßenrand und hielt. Sie umarmte ihn in hemmungslosem Verlangen, und ihre Lippen öffneten seinen Mund, und sie küßte ihn zärtlich, als wolle sie ihm all ihre Liebe offenbaren.

Auf dem Weg in den Ort trafen sie auf Giuseppe von der Pension Maria, der einen mit Koffern beladenen Maulesel hinauf in Richtung

Parkplatz führte und ihnen zurief: »Für die Sechs-Uhr-Fähre!« Wenig später standen sie vor der Casa Donata.

»Schlaf gut, Robert.«

Sie küßten sich.

»Bis Mittag, Vera.«

»Nein, Robert.« Sie löste sich aus seiner Umarmung: »Wir können uns nicht mehr sehen.« Und leise: »Nie mehr.«

»Wie...? Wir...? Machst du Spaß?«

»Nein. Es ist mein voller Ernst. Leider. Es tut mir weh, daß ich es dir so direkt sagen muß. Ich wollte es dir schon die ganze Zeit sagen. Schon ganz am Anfang. Schon am ersten Abend. Und dann gestern. Und heute nacht. Aber ich brachte es nicht übers Herz. Es war einfach zu schön mit dir.« Und nur für sie selbst bestimmt: »So schön wie noch nie.«

»Vera, was soll das? Ich verstehe nicht...«

»Doch, Robert, du verstehst sehr gut. Du willst es nur nicht. Du hast mir die ganze Zeit über das Gefühl gegeben, daß du mich verstehst. Daß du weißt, was mich bedrückt.«

»Das Problem!« Er sah sie nachdenklich an: »Dein Problem! Der Wunsch, im nördlichsten Zipfel Europas zu sein!«

»Ja. Das ist der Grund. Du hast es doch gewußt? Gib es zu.«

»Was?«

»Du hast doch gewußt, daß wir nicht für immer zusammenbleiben können.«

»Ich habe es verdrängt. Denn auch für mich war es sehr schön mit dir.«

»Aber du hast es gewußt, Robert. Sag mir bitte, daß du es gewußt hast.«

»Du machst es mir sehr schwer, Vera. Sehr schwer.«

»Es ist für mich genauso schwer. Du mußt mir glauben.«

»Ja, ich glaube dir.«

»Danke, Robert.«

»Und... der genaue Grund?«

»Ahnst du es wirklich nicht?«

»Ich möchte es von dir hören.«

»Also gut.« Sie setzte sich auf eine der Steinstufen, und er setzte sich neben sie und legte seinen Arm um ihre Schultern.

Sie schmiegte sich vertraut an ihn und sagte tonlos: »Ich bekomme heute Besuch.«

Als sie nicht weitersprach, sagte er: »Ja?«

»Ich bin verlobt. Und ich werde in einem Monat heiraten. Hast du dir wirklich nicht so etwas Ähnliches gedacht?«

Er gab keine Antwort. Er spürte ihren Kopf an seiner Schulter, spürte, wie sie kaum zu atmen wagte, und drückte sie an sich.

Nach einer Weile sagte sie: »Habe ich dir sehr weh getan, Robert?«

»Es geht.« Er wollte ihr nicht zeigen, wie aufgewühlt er war.

»Kannst du jetzt verstehen, daß ich dir am liebsten nie begegnet wäre?«

»So etwas kann ich immer verstehen.« Er lächelte schmerzlich.

»Bitte Robert, sei nicht so! Ich möchte, daß wir uns in guter Erinnerung behalten.«

»Verzeih.«

»Und wenn wir uns in diesen Tagen noch begegnen sollten, dann...«

»Keine Angst, Vera. Ich werde versuchen, meine Buchung auf morgen vorzuverlegen. Und in Manhattan ist der Zufall wesentlich geringer.«

Sie erhob sich: »Also dann...«

»Mach's gut, Vera. Und viel Glück.«

»Vielleicht hätte ich es dir gar nicht sagen sollen.«

»Vielleicht.«

»Aber ich wollte, daß du mich nicht für ein unreifes, kleines Mädchen hältst.«

»Das habe ich nie getan, Vera. Aber trotzdem will mir eins nicht in den Kopf.«

»Warum ich mit dir nach Hause gegangen bin, ich weiß. Aber auch das solltest du verstehen. Ich habe es mir lange überlegt. Ich glaube, wenn ich es nicht getan hätte, dann...« Sie zögerte.

Er merkte, wie sie mit der Stimme kämpfte, als sie weitersprach: »...dann wäre das Verlangen immer in mir gewesen. Und mit diesem Verlangen wollte ich nicht eine Ehe mit einem anderen Mann eingehen. Kannst du mich jetzt verstehen?«

Er nickte stumm und gab ihr einen Kuß auf die Wange. »Ich glaube, du hast richtig gehandelt, Vera. Du bist ein prima Mädchen. Das beste, das ich kenne.«

Dann drehte er sich um und ging die enge Stiege hinunter. Sie rief ihm noch verhalten nach: »Du hast heute Geburtstag!«, doch er hörte es nicht mehr.

20

Für seine achtundzwanzig Jahre wirkte Claus Forst ausgesprochen ernst und überlegt. Nichts an ihm deutete auf die Ursprünglichkeit der Jugend hin.

Er war von beachtlicher Statur und stets korrekt gekleidet. Dunkler Anzug oder Blazer. Einstecktuch. Krawatte. Er hatte ein volles Gesicht und immer eine gesunde Bräune, die er sich im Winter in Zürs und St. Moritz, im Sommer in Kampen und Saint Tropez und zwischendurch vor der Höhensonne holte.

Sein Tag unterlag einem genauen Zeitplan: Vor dem Frühstück Schwimmen im geheizten Pool der elterlichen Villa, in der er auch wohnte. Dann der Masseur. Während des Frühstücks die ersten Anrufe bei der Sekretärin und beim Vertrauensmann in der Bank und Studium des Wirtschaftsteils der ›FAZ‹, der ›Welt‹, der ›Süddeutschen Zeitung‹ und, zweimal in der Woche, des ›Handelsblatts‹. Dann mit Chauffeur ins Büro. Post. Diktate. Besprechungen. Oftmals Tagesflüge nach München, Berlin, Mailand oder Paris. Abends Akten aufarbeiten. Jeden Donnerstagmorgen eine Trainerstunde Golf. Jeden Freitagabend eine Trainerstunde Tennis, im Winter in der Halle. Jeden zweiten Samstagnachmittag im Yachtclub.

Sein Grundsatz hieß: Geld machen. Ihm ordnete er alles andere unter. Auch das Privatleben.

Vera war die Ausnahme. Ihr widmete er die wenigen freien Stunden. Vera brauchte er. Sie war für ihn der geistige Ausgleich zum Streß des Berufs. Er verwöhnte sie, wann immer er konnte. Nur mußte sie es hinnehmen, daß er auch in ihrer Gegenwart mit seinen Gedanken manchmal weniger bei ihr als bei Diskontierungen, Zinssätzen, Aktienpaketen, Meterware, Umsatzsteigerung und ähnlichem war. Aber Vera behütete er. Denn bei Vera war er eifersüchtig, ohne daß sie ihm dazu jemals auch nur den geringsten Anlaß gegeben hatte.

Sein Vater hatte ihn schon in früher Jugend für seinen Betrieb bei Düsseldorf interessiert und eingespannt. Claus war gerade vierundzwanzig Jahre alt, da hatte er schon alle Abteilungen der Textilfabrik durchlaufen und ein eigenes Büro in der Chefetage.

Seit zwei Jahren unterstand ihm die Auslandsabteilung. Er kaufte Rohgewebe waggonweise in Brasilien und Indien, besuchte die Messen in Paris, Mailand und Amsterdam und trieb den Anteil des Exports am Umsatz von Jahr zu Jahr um einige Prozent in die Höhe.

Das Flügelboot näherte sich der Einfahrt zum Hafen. Es verlangsamte die Fahrt, und die Flügel senkten sich aufs Wasser. Claus Forst stand an Deck. Er kannte Ischia noch nicht. Jetzt, da die Front der niedrigen Häuser immer näher kam, da er schon die Rufe der Menschen hörte, die am Kai dem Boot entgegenwinkten, da die Häuser an den Ausläufern des Berges ihm wie weiße Spielzeugschachteln im vibrierenden Sonnenlicht entgegenleuchteten – jetzt begann der Zauber der Insel ihn gefangenzunehmen.

Die schmale Gangway war noch nicht ausgefahren, als er Vera entdeckte. Auch sie sah ihn sofort. Sie löste sich aus der wartenden Menge und ging auf die Gangway zu.

Sie umarmten sich flüchtig, Wange an Wange, und wer sie beobachtete, konnte sie für ein langjähriges Ehepaar halten, das sich der Routine ergeben hat. Claus Forst hatte für überschwengliche Begrüßungs- und Abschiedszenen in der Öffentlichkeit nichts übrig.

Sie nahmen sich ein Minitaxi. Das Untergestell eines Dreirads, ein Motor von 15 PS und ein kastenartiger Aufsatz, der einer offenen Rikscha glich, mit Polsterkissen, einem ›Himmel‹ mit Fransen, bunten Volants und am Armaturenbrett ein Bild der heiligen Jungfrau Maria, umgeben von frischem Grün.

Vorbei an Weinbergen, an Orangen- und Zitronenbäumen, Pinien, Zedern, Palmen, an hübschen weißen Häusern am Hang, und während der ganzen Fahrt rechter Hand das Tyrrhenische Meer unter oder neben ihnen, tiefblau und türkisfarben. So kamen sie zum Parkplatz oberhalb von San Angelo.

Claus Forst schien von der Schönheit der Insel beeindruckt. Er fand kaum Zeit zu einer persönlichen Unterhaltung, nur zu ein paar allgemeinen Fragen und Antworten – wie geht es, wie war das Wetter, zu Hause ist alles in Ordnung.

Als sie hinter dem Maulesel hergingen, der mit dem Gepäck von Claus beladen war, sagte Vera: »Claus, du bist so einsilbig. Hast du Ärger gehabt?«

»Nein.« Er wich ihrem Blick aus.

»War was in der Fabrik?«

»Nein.«

»Auch nicht mit deinem Vater?«

»Nein.«

»Aber dich bedrückt doch etwas. Ich kenne dich.«

Er gab keine Antwort und sah geradeaus.

Sie erreichten die Casa Donata, und er fragte: »Liegen unsere Zimmer nebeneinander?«

»Leider nicht«, sagte sie, »du wohnst ein Stockwerk höher. Es ging nicht anders.« Das Zimmer neben ihrem Zimmer, das sie ursprünglich für Claus hatte reservieren lassen, war im letzten Augenblick nicht frei geworden. Sie hatte es erst heute morgen erfahren und war erleichtert gewesen.

Das Zimmer war klein, die Farben hell und freundlich, das Fenster ging auf die Marontiseite und aufs Meer hinaus. Der Hausdiener hatte das Gepäck auf die Ablage gestellt, Claus hatte ihm ein Trinkgeld gegeben, und er war gegangen.

Sie standen sich in der Mitte des Zimmers gegenüber. Sie schaute ihn an, doch er sah an ihr vorbei.

»Claus, sag mir bitte, was los ist.«

»Das muß ich dich fragen.« Er sah ihr offen ins Gesicht.

»Mich?«

»Ja. Du weißt, daß ich einen untrüglichen Blick habe für Situationen, die nicht stimmen. Für die kleinste Befangenheit. Und deine Begrüßung vorhin am Hafen...« Er zuckte bedauernd die Achseln: »Es tut mir leid, dir das sagen zu müssen...«

»Aber Claus, das bildest du dir nur ein. Ich war nicht anders als sonst auch.«

»Ich weiß nicht, wie ich es dir erklären soll. Ich habe mich wirklich gefreut. Auf Ischia. Auf dich. Ganz besonders natürlich auf dich. Und dann...« Abermals zuckte er die Achseln, als sei er betrübt.

»Claus, ich bitte dich, rede dir nichts ein!«

Er trat auf sie zu und hielt sie mit beiden Händen an den Schultern von sich weg: »Wir haben uns noch nicht einmal geküßt.«

»Wir küssen uns nie in der Öffentlichkeit. Das habe ich von dir gelernt.«

»Du weißt genau, was ich meine, Vera. Du bist anders. Einfach anders.«

»Claus, sei vernünftig.«

Er schwieg, zog sein Jackett aus, knöpfte sich den Kragen auf, lockerte die Krawatte und begann sich die Hände zu waschen. Nachdem er sie abgetrocknet hatte, wandte er sich wieder ihr zu: »Ich habe anrufen lassen. Die Wissler hat es mehrmals versucht. Morgens. Mittags. Abends. Aber du warst nie zu erreichen.« Er sah sie fragend an. ›Die Wissler‹, das war seine Sekretärin.

»Dann hat sie eben Pech gehabt.«

»Sie sagte, eine Dame der Pension habe ihr erklärt, du seist die Nacht nicht nach Hause gekommen.«

»Ich bin einmal spät nach Hause gekommen, das stimmt. Ist das denn schlimm?« Sie bedauerte, daß das Gespräch diese Wendung nahm.

»Du mußt mich verstehen, Vera. Die kühle Begrüßung. Ohne Lächeln. Ohne Kuß. Oder sagen wir, ohne Anteilnahme, wenn dir das besser gefällt. Und die vergeblichen Anrufe. Bitte, versteh mich.«

Sie verstand ihn sehr wohl. Denn sie war sich schon heute morgen im klaren, daß sie ihm nicht unbefangen gegenübertreten konnte. Daß sie ihn nicht küssen konnte, als hätte es die Zeit mit Robert nicht gegeben.

Sie hatte sich vorgenommen, zu Claus ehrlich zu sein. Ihm nicht eine Vertrautheit vorzugaukeln, zu der sie im Augenblick nicht fähig war. Doch sie brauchte Zeit. Der Übergang von einem Mann zum anderen war für sie zu nahtlos, zu hart gewesen. Sie mußte Abstand gewinnen und ihre Gefühle ordnen.

Sie war sich sicher, daß sich die Vertrautheit mit Claus bald wieder einstellen würde. Nur im Augenblick hätte sie sich als heuchlerisch empfunden, wäre sie ihm anders begegnet, als sie es tat.

»Komm her!« Er zog sie sanft an sich, doch sie gab ihm zu verstehen, daß sie nicht wollte.

»Also habe ich recht«, sagte er und gab sie frei, »du hast dich verändert.«

»Vielleicht fühle ich mich nicht wohl«, sagte sie ausweichend.

»Vielleicht«, sagte er und begann auszupacken.

Sie hatte die Hand auf der Türklinke. »Ich will mich kurz frisch machen. Mich umziehen. In einer halben Stunde hole ich dich ab, einverstanden?«

»Vera, sei ehrlich. Ist wirklich nichts?«

»Nein. Nichts. Was sollte auch sein?« Sie war schon halb aus der Tür und setzte hinzu: »Du wirst sehen, wenn ich mich frisch gemacht habe, werde ich schon anders sein.«

21

Eiskalt hatte sie es sich gewünscht, aber das Wasser kam nur lauwarm aus der Leitung. Sie stand unter der Dusche und ließ sich den Strahl übers Gesicht laufen, über Hals, Brüste und Rücken. Es tat ihr gut.

Doch sie hatte vergeblich gehofft, durch die Dusche einen klaren Kopf zu bekommen und nicht weiter im Kreis zu denken. Es half nichts. Das schlechte Gewissen Claus gegenüber verließ sie nicht.

Sie drehte die Dusche aus und trocknete sich ab. Nein, sie war nach wie vor davon überzeugt, daß sie richtig gehandelt hatte, als sie mit Robert in seine Wohnung ging. Sie hatte sich über ihre Gefühle ihm gegenüber klarwerden müssen. Und nur deshalb hatte sie mit ihm geschlafen. Und dann war es einfach ein Rausch. Ja, hätte sie nicht mit Robert geschlafen, stände jetzt zwischen Claus und ihr vielleicht der Wunschtraum nach Robert. So aber hatte sie sich diesen Wunsch schon erfüllt und fühlte sich von ihm befreit. Fühlte sie sich wirklich vom Verlangen nach Robert befreit?

Ärgerlich knüllte sie das Badetuch zusammen und warf es auf den Boden. Sie hatte nun einmal mit ihm geschlafen, das ließ sich nicht mehr rückgängig machen! Miteinander schlafen! Als ob das wirklich von entscheidender Bedeutung sei! Abgesehen davon, war Claus denn nicht ein mindestens ebenso guter Liebhaber wie Robert? Wenn nicht sogar ein besserer? War er denn nicht viel zärtlicher, viel behutsamer und rücksichtsvoller?

Sie kleidete sich an. Weißer Faltenrock. Weiße Bluse. Marineblauer Gürtel und ein Halstuch in gleicher Farbe. Mit Claus hatte sie in Lyon zum erstenmal geschlafen. In einem kleinen Hotel in der Nähe vom Palais des Arts, der Name war ihr entfallen. Sie hatten miteinander gegessen, oh, in Lyon ißt man so gut wie kaum irgendwo sonst in Frankreich. Arbeit und gutes Essen, etwas anderes kennt man in Lyon anscheinend nicht, sie war sich darin mit Claus einig. Das Bett in ihrem Zimmer hatte bei jeder Bewegung geknarrt, aber Claus hatte es übergangen und war zärtlich und einfühlsam, als berühre ihn die triste Umgebung nicht im geringsten, als gebe es für ihn nur sie und sonst nichts auf der Welt.

In der Fabrik waren sie sich, Monate vorher, zum erstenmal begegnet. Besprechung der neuen Produktion. Der Atelierchef, der Graveurchef, die Textilgestalter, der Verkauf, die Auslandsabteilung, die Geschäftsleitung, eine nüchterne Atmosphäre. Ein paar Worte gewechselt. Nichts sonst. Es dauerte ein Vierteljahr, bis sie wieder aufeinandertrafen.

Vera arbeitete damals schon in Paris. Er besuchte dort die Messe. Der Zufall führte sie an einer der Snackbars zusammen.

Claus freute sich. »Sollten wir den Zufall nicht begießen? In der freien Zeit, meine ich. Das heißt natürlich, wenn Sie noch nichts anderes vorhaben?«

An einem Abend saßen sie im ›La Cascade‹ im Bois de Boulogne. Am nächsten im ›Le vieux Bistro‹ neben Notre Dame. Und am dritten in einem Lokal, in dem es die besten Austern gab, die sie bisher gegessen hatte. Danach besuchten sie den ›Crazy Horse Saloon‹. Die Darbietungen der bildhübschen nackten Mädchen versetzten sie in eine Stimmung, die den Abend erst im Morgengrauen enden ließ.

Vor dem Hotel verabschiedete sich Claus: »Haben Sie Lust, den Abend zu wiederholen, Fräulein Brahms?«

»Ich komme zur Zeit vor lauter Arbeit kaum zu mir.«

»Dann in Düsseldorf. Oder wo immer. Haben Sie Lust?«

»Vielleicht. Ich werde es mir durch den Kopf gehen lassen.«

»Und ich werde Sie jetzt nicht mehr aus den Augen verlieren.« Er küßte sie auf den Mund. Behutsam und zärtlich. »Gute Nacht, Vera.«

Acht Monate später fand die Verlobung statt. Düsseldorf. Hotel ›Breidenbacher Hof‹. 25 Gäste. Anselm Forst, der Vater. Hermine Forst, die Mutter. Freunde von Claus, aus dem Golfclub, dem Yachtclub, dem Tennisclub. Zwei Freundinnen von Vera. Tante Jacqueline schickte sie ein Telegramm nach Genf: ›Zur Hochzeit bist Du jetzt schon eingeladen. Ich umarme Dich im Glück. Deine Vera.‹

Anselm Forst hielt eine Tischrede, kurz und herzlich: »Bis jetzt dachte ich ja, mein Sohn verstände nur etwas vom Geschäft. Daß er auch etwas von Frauen versteht, verwundert und erfreut mich zugleich. Ich gratuliere ihm zu seiner Wahl. Vera wird uns die Tochter werden, die wir uns schon immer gewünscht haben. Es ist beruhigend zu wissen, in wessen Hände wir eines Tages unsere Nachfolge legen. Werdet miteinander glücklich, Kinder! Glücklich, wie ich es, Claus, mit deiner Mutter werden durfte. Auf euer Wohl.«

Und Vera hatten die Tränen der Freude in den Augen gestanden. Sie glaubte endlich zu wissen, wohin sie gehörte.

22

Wie an jedem der letzten Abende war auf der Piazza auch an diesem Abend kaum ein freier Stuhl zu bekommen.

Vera hatte versucht, Claus davon abzuhalten, hierherzugehen. Sie hatte Angst, Robert könnte ihr begegnen. Daß er tatsächlich schon abgeflogen war, damit wollte sie nicht unbedingt rechnen. Was aber, wenn er plötzlich vor ihnen stand und sie ansprach, unbekümmert, auf gewohnte Weise? Doch Claus hatte auf einem Besuch der Piazza bestanden, und sie hatte sich seinem Wunsch gefügt.

Das Thema von vorhin hatten sie nicht mehr berührt. Sie hatte sich vorgenommen, ihm dazu keinen Anlaß mehr zu geben, trat ihm entgegen wie gewöhnlich, fröhlich und guter Dinge, und er nahm ihren Ton auf, als hätte es eine Verstimmung nie gegeben.

Im stillen leistete sie ihm Abbitte. Sie ganz allein hatte sich unmöglich benommen, launenhaft, hatte sich gehenlassen, vom Augenblick seiner Ankunft an. Und jetzt, da sie sich anders besonnen hatte, war er großmütig genug, ihr auf der Stelle zu verzeihen und nicht mehr davon zu sprechen.

Welcher Mann kam ihm darin schon gleich? Etwa Robert? Sie war nicht bereit, sich die Frage zu beantworten, gleichgültig, wie die Antwort ausfallen würde. Sie war entschlossen, jeden Gedanken an Robert zu unterdrücken. Sie gehörte zu Claus. Und sie nahm sich vor, ihm den Abend voll und ganz zu schenken.

Sie gingen die enge, schwach beleuchtete Gasse hinunter, sie hatte sich bei ihm untergehakt, und sie unterhielten sich angeregt. Sie erreichten die Farmacia. Plötzlich blieb sie wie angewurzelt stehen. Ihr Herz schlug wild. Beim ›Pescatore‹ saß Robert.

»Ist dir was, Liebling?« Claus war besorgt.

»Nein, nichts.«

»Du bist plötzlich ganz blaß.«

»Ich... Nein, es ist nichts... Ich bin nur erschrocken, weil ich...« Sie sah auf ihre Hand: »Weil ich glaubte, ich habe den Ring... aber er ist ja da.«

»Du hast geglaubt, du hättest ihn verloren?«

»Ja. Und deshalb... Es ist schon wieder gut.«

Sie bekamen zwei Plätze vor der Tavernetta, und Claus bestellte zwei Capuccino. »Das ist dir doch recht, Liebling?«

Sie nickte abwesend.

»Sitzt dir der Schreck noch in den Gliedern?«

»Entschuldige, ich war ganz in Gedanken.«

»Aber so ein Ring ist doch nicht die Welt!« Er legte seinen Arm um sie. »Sachwerte sind immer zu ersetzen. Ein weiser Spruch. Ich habe ihn von...«

»...von deinem Vater, ich weiß. Er ist ein kluger Mann.«

»Er ist nicht nur klug. Er ist ein Lebenskünstler.«

Sie hatte den Blick gesenkt. »Ja, Claus, dein Vater ist wirklich ein großartiger...« Das Wort blieb ihr im Hals stecken. Die Schuhe! Sie erschrak. Die Schuhe, die in ihr Blickfeld getreten waren! Sie sah zwar nicht den Mann, dem sie gehörten, wollte ihn nicht sehen und hielt den Blick deshalb weiterhin auf den Boden gerichtet, unfähig, sich zu bewegen. Wie gebannt starrte sie auf die Schuhe aus verblichenem weißen Leinen. Sie kannte sie zu gut.

»Verzeihung! Ist der Stuhl noch frei?«

Sie glaubte sich einer Ohnmacht nahe. Wie konnte er es nur wagen, an den Tisch zu kommen! Wie konnte er nur so unverfroren sein, es auf eine Auseinandersetzung ankommen zu lassen! Wie konnte er sie nur in eine derartige Zwangslage bringen!

»Bitte sehr«, hörte sie Claus sagen, »der Stuhl ist noch frei.«

»Guten Abend«, sagte Robert, und mit Nachdruck an sie gerichtet: »Guten Abend, Signorina.«

Sie hob den Blick, sah an ihm vorbei und nickte unmerklich.

»Meine Frau ist Deutsche«, sagte Claus, als wolle er mit Robert eine Unterhaltung beginnen.

Robert griff den Dialog auf und sagte zu Vera gewandt: »Verzeihen Sie bitte, wenn ich Sie als Signorina bezeichnet habe. Ich konnte ja nicht wissen, daß Sie verheiratet sind.«

»Wir sind verlobt«, warf Claus gutgelaunt ein, »also so gut wie verheiratet.«

»Ah, so gut wie!« antwortete Robert, und Vera hörte den feinen ironischen Unterton heraus.

Aber auch Claus wurde aufmerksam. Er spürte sofort, daß zwischen Vera und dem anderen eine Verbindung bestand. Doch er blieb beherrscht und führte die Unterhaltung weiter: »Wenn man verlobt ist, hat man sich praktisch sein Jawort gegeben. Ist das nicht in allen Ländern so?«

»Über Verlobungen bin ich wenig informiert«, erwiderte Robert und winkte einen Kellner heran: »Un carpano, prego!« Dann sagte er zu Vera: »Haben Sie Ihr Jawort denn schon gegeben?« Und zu Claus: »Sie müssen nicht ernst nehmen, was ich sage. Hier auf Ischia darf man bei weitem nicht alles ernst nehmen. Ich hoffe, Sie sind schon alte Ischietaner.«

Vera sah weiterhin an ihm vorbei.

»Können Sie sich vorstellen, gnädige Frau«, sagte Robert und betonte die Anrede ›gnädige Frau‹ wie zum Scherz, »daß man diese herrliche Insel jemals wieder verlassen möchte?«

Sie gab ihm keine Antwort.

Claus sagte zweideutig zu Robert: »Ich glaube, meine Frau ist von der Insel sehr angetan. Die Insel hat sie ganz verändert.«

»Ach, hat sie das?« Robert ließ keinen Blick von Vera. »Ich glaube, wen die Insel einmal gefangengenommen hat, der kommt nie mehr von ihr los.« Er beugte sich mit dem Gesicht in ihr Blickfeld, so daß sie gezwungen war, ihn anzusehen. »Ich zum Beispiel sollte heute nach New York fliegen und einen neuen Job antreten. Ich bin einfach hiergeblieben. Können Sie das verstehen, gnädige Frau?«

»Ja.« Sie sah starr geradeaus, und ihre Ohren dröhnten. Sie sah genau in Roberts asketisches Gesicht, sah seine schmalen Nasenflügel, die graubraunen Augen mit dem grünen Stich in der Iris, die kurzen, stets ungekämmten Haare, die ihr jedesmal im Ton anders erschienen, einmal dunkelbraun, dann wieder mehr ins Helle spielend. Sie hatte das Gesicht ganz dicht vor sich, und dennoch war er für sie weiter denn je entfernt.

Sie war bei Claus. Er würde sie nie in eine derart peinliche Situation bringen. Er würde auf ihre Gefühle Rücksicht nehmen und es bestimmt nie auf einen Skandal anlegen, wie Robert es jetzt offenbar vorhatte.

Der Carpano wurde serviert. Robert nahm das kleine Glas in seine Faust, führte es an die Nase, sog den Duft ein, nippte kurz, hielt das Glas prüfend vor sich hin und trank ihn auf einmal.

Claus hatte sein Tun aufmerksam verfolgt.

»Meine Carpano-Zeremonie«, erklärte Robert ihm mit einer großzügigen Geste. »Carpanos sollten immer so getrunken werden. Als Verbeugung vor der Heilkraft der Kräuter.«

Claus nahm den Scherz auf, bestellte auch für sich den Aperitif und fragte Vera: »Auch für dich?«

Sie verneinte kopfschüttelnd.

Er legte seine Hand auf ihre: »Was hast du, Liebling? Ist dir nicht gut?«

»Ja«, log sie, »mir ist nicht gut«, und ihr Blick bat ihn, er möge sie nach Hause bringen.

»Ich trinke nur noch den Carpano, Liebling«, sagte er, und zu Robert: »Meine Frau fühlt sich nicht wohl.«

»Das tut mir aufrichtig leid, gnädige Frau«, sagte Robert ernsthaft, »nicht zuletzt, weil ich Sie eben fragen wollte, ob ich Sie und Ihren Mann nicht bitten dürfte, meine Gäste zu sein.« Und zu Claus: »Ich habe nämlich heute Geburtstag.«

»Oh, da gratulieren wir«, sagte Claus kühl.

»Danke. Aber zu einem Geburtstag gehört natürlich ein großes Essen. Ein – wie sagt man in Deutschland? – ein Geburtstagsschmaus! Und dazu wollte ich Sie einladen.« Er wandte sich an Vera. »Ich hatte vor, mein Alleinsein in Alkohol zu ertränken. Aber nun fühle ich mich nicht mehr allein. Nun würde ich gerne mit Ihnen beiden den Tag zivilisiert zu Ende bringen.« Und zu Claus: »Vielleicht könnte man Ihrer Frau helfen? Vielleicht bringt ein Carpano sie wieder ins Leben zurück?«

»Das ist eine Idee!« sagte Claus, und zu Vera: »Einverstanden?«, und ohne ihre Antwort abzuwarten, winkte er den Kellner heran und bestellte auch für sie den Aperitif.

»Ich würde mich wirklich freuen, wenn Sie mir die Ehre geben und meine Einladung annehmen«, sagte Robert zu Vera, »es ist nämlich kein gewöhnlicher Geburtstag.« Und zu Claus: »Nicht weil es mein dreißigster ist, sondern weil ich ihn sozusagen geheilt begehe. Nein, nicht körperlich. Ich bin topfit. Ich bin nur geheilt von einer irrigen Meinung, die sich seit Jahren in mir festgekrallt hatte. Von der Meinung, es gebe keine wertvollen Frauen. Ich habe mich vom Gegenteil überzeugen können. Das Ganze klingt vielleicht absurd. Aber es ist wahr.«

Er hob flüchtig die Hand zum Schwur.

»Und wo ist die Frau, die Sie geheilt hat?« Claus tat, als nehme er Roberts Erklärung nicht ernst.

Robert hob stumm und bedauernd die Schultern.

Claus deutete die Geste richtig: »Sie hat Sie verlassen?«

»So ist es«, sagte Robert, »so ist nun mal das Leben. Man kann nie alles haben. Ich will schon dankbar sein, daß sie mich grundsätzlich geheilt hat. Und ich glaube, daß Ihre Frau ebenso als Beispiel stehen könnte.«

»Das ist sicher«, sagte Claus mit verhaltenem Zorn über Roberts Dreistigkeit und wandte sich an Vera: »Vielleicht hilft dir wirklich ein Carpano?«

Der Kellner stellte die beiden Gläser vor sie hin, Claus gab Vera eines davon in die Hand, und sie tranken.

Vera blieb. Es reizte sie auf einmal, zu wissen, wie weit Robert das Spiel noch treiben würde.

Eine Weile floß die Unterhaltung allgemein dahin. Die Piazza leerte sich zusehends, und auch in der Tavernetta war außer ihrem nur noch ein Tisch besetzt.

Robert ließ Frittura di pesce servieren. »Die beste Frittura di pesce der Insel!«

Die Platte aus grünweißem Porzellan nahm beinahe den ganzen Tisch ein. Seepolypen, Drachenfische, Scampi, eine Meeräsche und ein Berg von Fragaglie, kleinen, gerösteten Sardinen. Nach dem sechsten Krug Wein wurde das Gespräch immer lauter und heftiger. Claus kam auf die Seefahrt zu sprechen, und Robert erzählte mit schwerer Zunge von seiner Zeit auf der ›Princess‹.

Mitten im Satz brach er ab. »Scheiße!« Claus animierte ihn, weiterzuerzählen, doch Robert sträubte sich dagegen. »Das ganze Leben ist Scheiße! Lernt man Physik, fährt man zur See! Fährt man zur See, will man an Land! Hat man die Frauen satt, trifft man auf die Frau seines Lebens! Spürt man endlich so eine Regung wie Liebe in sich, platzt die Sache wie...!«

Er stockte. Langsam ging sein Blick auf die Tischplatte hinunter und dann zu Vera hoch. Er glaubte zu träumen. Vera hatte ihre Hand auf seine gelegt.

Er spürte, wie ihre Hand leicht zitterte, genoß sie als etwas Unverhofftes und wagte nicht zu atmen, aus Angst, er könne sie damit vertreiben.

Einen Augenblick lang sahen sie sich an, tief und eindringlich, wie sie es in den vergangenen Tagen einigemal getan hatten. Ihm war, als seien sie allein.

Vera riß ihn aus seinen Gedanken. »Bitte« – sie drückte kurz seine Hand –, »bitte, erzählen Sie weiter! Erzählen Sie, was Sie nach Ihrer Zeit als Seefahrer machten!«, und nahm ihre Hand weg.

Claus sah es. Er kochte innerlich. Doch er tat, als habe er den Vorfall nicht bemerkt. Er wollte abwarten, wie weit Vera und Robert noch gehen würden, und sich Klarheit über ihre Beziehung verschaffen.

Robert nahm einen großen Schluck Wein und begann zu erzählen. Er ließ jede Vorsicht außer acht und hatte nur noch Augen für Vera. Er sprach nur zu ihr und schien völlig vergessen zu haben, daß auch Claus noch am Tisch saß.

Er ließ die Zeit in New York aufleben, wie er nach seiner Abmusterung monatelang vergebens einen Job suchte und trotzdem glücklich war, wieder in ›seiner‹ Stadt zu sein. Wie Jimmy wieder Laufbursche in der Boxhalle wurde und sie sich beide von seinem geringen Verdienst über Wasser hielten. Wie sie auf den Wettbewerb stießen, bei dem nach einem Werbeslogan für eine Rasiercreme gesucht wurde, und wie Wochen später eine Mitteilung kam, Robert Wayne Jansen sei der Gewinner des dritten Preises – 500 Dollar.

»Und wie hieß Ihr Slogan?« unterbrach ihn Vera und bezog Claus in die Frage mit ein: »Das interessiert uns doch?«, um Robert darauf aufmerksam zu machen, daß er sich nicht ausschließlich ihr widmen konnte.

»Der Slogan war schlicht und bescheiden«, sagte Robert flüchtig zu Claus, und dann wieder nachhaltig zu Vera: »Barb with WARB«, und erklärend: »WARB hieß die Firma, die das Zeug den Leuten um den Bart schmierte«, und für Claus bestimmt: »Gut, ja?«

Aber Claus war schon an der Tür. Vera wollte aufstehen und ihn zurückholen. Robert ergriff ihren Arm: »Laß ihn. Ihm fehlt das weite Herz.«

»Nein, Robert, du irrst dich. Er ist nicht kleinlich. Ich gehöre zu ihm. Bitte laß mich los.«

Er ließ sie frei, und sie ging wortlos hinaus in die dunkle Nacht. Mit verschwommenem Blick sah er ihr nach, bis die Tür hinter ihr ausgependelt hatte. Dann nahm er den Krug, goß sein Glas voll, daß der Wein überlief, und trank es auf einen Zug leer.

Er war nicht an den Tisch gekommen, um eine für Vera peinliche Situation heraufzubeschwören. Er hatte den ganzen Tag lang darüber nachgedacht, ob er versuchen sollte, mit ihr in Verbindung zu treten, obwohl sie nicht mehr allein war. Am Ende stand für ihn fest, daß er sie liebte. Und um diese Liebe wollte er kämpfen. Und als er Vera am Arm ihres Verlobten bei der Farmacia auf die Piazza einbiegen sah, wußte er, was er zu tun hatte.

Er schob das Glas weg und erhob sich. Er war überzeugt, auch in ihrem Sinn gehandelt zu haben.

23

»Vera, ich bitte dich, lüge nicht!« Claus Forst hatte die Arme vor der Brust verschränkt, lehnte mit dem Rücken gegen das Fenster und sein Blick war auf den Boden gerichtet, als könne er dort die Wahrheit finden.

»Ich lüge nicht.« Sie stand an der Tür. Zwischen ihnen lag das Zimmer. Als sie die Gasse zur Casa Donata hinaufgegangen war, hatte sie schon von weitem gesehen, wie sich seine Silhouette vor dem

Mondlicht abzeichnete. Bevor er etwas hatte sagen können, hatte sie vorgeschlagen, daß sie mit zu ihm komme, und hinzugefügt: »Ich sehe ein, daß du jetzt mit mir reden willst.«

Sie standen sich in seinem Zimmer gegenüber.

»Wie lange kennst du ihn?« Er ließ den Blick nicht vom Boden.

»Ein paar Tage.«

»Wie hast du ihn kennengelernt?«

Sie sagte es ihm mit wenigen Worten, aber er wollte mehr hören, Einzelheiten, und sie schwieg.

»Ist es dir peinlich, mir alles zu erzählen?«

»Ja, vielleicht ist es mir peinlich.«

»Vera! Wir sind zwei erwachsene Menschen! Wir müssen über so etwas offen reden können!«

»Ja.« Sie sah ihn offen an. »Das will ich auch tun. Was willst du wissen?«

»Alles. Die ganze Wahrheit.« Er zögerte, ehe er weitersprach, und hob dann entschlossen den Blick. »Warst du mit ihm im Bett?«

»Ist das deine größte Sorge?«

Er überging ihre Frage und wiederholte mit Nachdruck: »Warst du mit ihm im Bett, Vera?«

»Ja.« Das Wort stand klar und offen im Raum.

Ihre Blicke kreuzten sich. Eine Weile war es still im Zimmer. Es war, als hielten sie beide den Atem an.

Schließlich wandte sich Claus von ihr ab. Er schien aufs Meer hinauszuschauen und sagte leise: »Du hast wirklich mit ihm geschlafen?«

»Ja. Und es tut mir leid, dir weh tun zu müssen. Aber es ist nun mal passiert. Wie so etwas eben passieren kann. Ich brauche es dir wohl nicht zu erklären. Eine besondere Stimmung. Viel Wein. Und ein Mann, der einem gefährlich wird.« Sie war befreit, daß sie es ihm gestanden hatte. Doch sie würde ihm nicht erzählen, daß sie fast zwei Tage und zwei Nächte bei Robert verbracht hatte. Denn er würde es ihr wohl niemals verzeihen. Und: Er würde daran zerbrechen.

Sie sagte: »Es ist nun mal passiert. Und ich kann dich nur noch um Verzeihung bitten.«

Ruckartig drehte er sich um und wiederholte ungläubig: »Du hast also wirklich mit ihm geschlafen?«

»Hätte ich es dir denn verschweigen sollen? Hätte ich dir kein Vertrauen entgegenbringen sollen?« Und dann mitfühlend: »Ich weiß, es trifft dich tief. Und ich weiß auch, daß es mir nicht hätte passieren dürfen. Aber es ist nun mal geschehen.« Sie hob entschuldigend die Achseln. »Ich bin eben eine Frau. Nur eine Frau, wie du manchmal sagst.« Und eindringlich: »Du hast recht, Claus. Wir sind wirklich erwachsene Menschen.«

»Du willst sagen, ich müßte es verstehen, daß du... ich müßte die Sache als gegeben hinnehmen und ablegen wie eine abgeschlossene Akte?« fragte er bitter.

»Der Vergleich ist gar nicht so schlecht. Die Sache ist geschehen. Und die Sache ist abgeschlossen. Wenigstens für mich. Ist das nicht entscheidend?«

»Nein, das ist nicht entscheidend. Nicht für mich.«

»Das tut mir leid, Claus. Aufrichtig leid. Für uns beide.«

»Ach? Es tut dir leid? Leid, daß ich dahintergekommen bin? Oder leid für ihn, daß er jetzt allein ist, ohne dich? Und natürlich leid für dich, daß du jetzt nicht bei ihm...«

»Sei still!«

»Tut es dir weh, wenn du es hörst?«

»Es tut mir weh, mit ansehen zu müssen, wie du leidest. Denn ich fühle mich zu dir gehörig.«

»Wenn du dich zu mir gehörig fühlst, dann hättest du mich nicht im ungewissen lassen dürfen. Ich habe dir schon am Hafen angesehen, daß du anders warst als sonst.«

»Mag sein, daß ich anders war. Wäre es nicht verständlich gewesen?«

»Vielleicht. Und ich habe es dir ja auch gleich gesagt. Sofort auf den Kopf zugesagt. Aber du hast es abgestritten. Du hast es darauf ankommen lassen, daß wir diesem Menschen begegnen und daß ich ahnungslos war. Ja, vielleicht hast du die Begegnung mit diesem Menschen sogar verabredet.« Er legte die Hände auf den Rücken, wie um seinen Gedanken abzuschließen.

»Claus!«

»Du mußt mir schon zugestehen, daß ich so denke.«

»Nein, Claus. Denn wenn es so gewesen wäre, dann hätten wir keine gemeinsame Zukunft mehr.«

»Hm.« Er überlegte lange. Dann drehte er ihr erneut den Rücken zu und trat ans Fenster. Seine Worte kamen bedächtig, als wäge er sie ab: »Nur noch eine Frage: Was bedeutet er dir?«

»Hast du das nicht herausgehört?«

Er wandte sich ihr zu: »Ich möchte, daß du mir die Frage beantwortest.«

Sie sah ihn nachdenklich an. Sie sah Robert vor sich, das Zimmer im Turm, sah, wie sie nebeneinander im Bett gelegen hatten, und sah Claus, wie er vor ihr stand und sich Klarheit über ihre Liebe verschaffen wollte.

Sie war jetzt fest entschlossen, diese Liebe nicht aufs Spiel zu setzen.

»Was bedeutet er dir?« Er wiederholte die Frage, wobei er jedes Wort betonte.

»Nichts«, antwortete sie, »nichts, was unsere Liebe in Gefahr bringen könnte.«

24

Am folgenden Tag kam heftiger Wind auf. Nach und nach trieb er Wolken zusammen, bis gegen Mittag der ganze Himmel grau in grau überzogen war.

Claus Forst hatte einen ausgedehnten Spaziergang hinter sich. Als er in sein Zimmer zurückkam, lag auf dem Tisch eine Nachricht von Vera: ›Es ist jetzt 11 Uhr. Habe bis eben geschlafen. Danke, daß Du mich nicht geweckt hast. Ich gehe ein wenig spazieren und bin gegen 12 wieder zurück. V.‹

Er wartete auf sie in der gemütlichen kleinen Diele. Sie hatte den dunkelblauen Rock an, den er an ihr so sehr mochte, dazu eine gleichfarbene Hemdbluse mit weißen Manschetten und weißem Kragen. Das volle, kupferrote Haar bis auf die Schultern, das schmale Gesicht mit dem frohen Ausdruck, die schmalen Hüften, der grazile Gang – sie sah hinreißend aus, und der Geschäftsführer, der gerade durch die Diele kam, drehte sich bewundernd nach ihr um.

»Hast du dich heute morgen mit ihm getroffen?«

»Nein. Glaubst du mir nicht?«

»Doch.«

»Dann laß uns einen Spaziergang auf den Monte San Angelo machen«, sagte sie, »wenn wir wollen, können wir oben eine Kleinigkeit essen.«

Er wollte einwenden, daß er sein Soll am Spazierengehen für heute eigentlich für erfüllt betrachte, doch er besann sich eines andern und willigte ein.

Er hatte sich vorgenommen, sie zu prüfen. Vielleicht kam der Spaziergang dieser Absicht entgegen. In der freien Natur redete es sich ungezwungener als im nüchternen Hotelzimmer.

Sie erreichten die halbe Höhe des Bergkegels. Zu ihren Füßen, auf der gegenüberliegenden Seite, lag das verschachtelte San Angelo. Ein Blick, der schon viele Maler zu einem Bild angeregt hatte.

»Vera, ich habe mir die Sache durch den Kopf gehen lassen. Ich hatte Zeit genug. Die ganze Nacht, den Vormittag. Mir ist da eine Idee gekommen.«

Er sah sie an und wartete auf eine Reaktion. Sie forderte ihn mit einem kurzen »Ja?« auf, weiterzureden.

»Ich muß vorausschicken, daß ich nicht dazu gekommen bin, dir zu sagen, daß ich für Ischia einen Tag weniger als angenommen zur Verfügung habe.«

»Also eigentlich nur den heutigen Tag?« sagte sie überrascht.

»Ja. Morgen nachmittag habe ich einen Termin in Mailand. Du kannst ja noch hier...«

»Ich fliege mit.«

»Hm.« Er überlegte.

»Hast du denn etwas anderes erwartet?«

»Nein... das nicht... das heißt, ich weiß nicht...«

»Also doch?«

»Ich bin nur der Meinung...« Er zögerte. »Ich bin der Meinung, die Sache mit Jansen sollte geklärt werden.«

Vera sagte:

»Sie ist klar.«

»Vielleicht. Aber eben nur vielleicht. Ich möchte nicht, daß irgendein dummer Geschmack zurückbleibt. Du verstehst mich doch, nicht wahr?«

»Ja, ich weiß, was du meinst. Aber du kannst beruhigt sein. Völlig beruhigt.«

»Es mag stimmen. Für dich. Aber nicht für mich. Mein Zweifel läßt sich nicht einfach wegwischen. Nicht mit Worten. Auch wenn er noch so leise ist. Vera, dafür kann ich nichts!«

»Zur Liebe gehört Vertrauen, Claus. Vielleicht ist es das Wichtigste daran.«

»Darüber haben wir oft gesprochen. Und ich bin absolut der gleichen Meinung. Aber... ich kann es nur schwer erklären... soll man sich zum Vertrauen zwingen?«

»Eine schwere Frage. Wahrscheinlich ist sie nicht allgemein zu beantworten.«

»Eben. Ein Zweifel läßt sich nicht unterdrücken. Gib mir also eine Chance.«

»Und die ist?«

»Laß uns versuchen, Jansen aufzutreiben.«

»Jansen? Was soll denn das?«

»Warum erschrickst du? Hast du Angst davor?«

»Angst? Wie kommst du denn darauf?«

»Ganz einfach, weil du erschrickst.«

»Du siehst Gespenster. Ich möchte ihn nur nicht mehr sehen.«

»Aber ich würde gerne noch mal mit ihm zusammensein. Nicht mehr als Ahnungsloser. Als Wissender. Natürlich mit dir.«

»Eine Idiotie.«

»Nein, mein gutes Recht.«

»Und was versprichst du dir davon?«

»Er soll wissen, daß wir beide voreinander kein Geheimnis haben.«

»Claus, du bist nicht ehrlich.«

»Du meinst, weil das meinen Zweifel nicht ausräumen würde?«

»Ja. Du suchst nur einen Vorwand, um…« Sie unterbrach sich.

»Um was? Sprich weiter.«

»Um mich zu demütigen. Du beginnst, unsere Liebe zu untergraben.«

»Ich will dich nicht demütigen, Vera. Wirklich nicht. Du mußt mir glauben. Ich will nur die Situation von gestern noch einmal wiederholen. Ich glaube, ich würde sie heute deutlicher sehen. Und das könnte den Rest meiner Zweifel tatsächlich beseitigen. Also, einverstanden?«

»Was bleibt mir anderes übrig. Auch ich will nicht, daß die Sache zwischen uns steht.«

Sie brachen den Spaziergang ab und stiegen den Berg wieder hinunter. »Und wo wohnt er?« Er ging hinter ihr.

»In Forio. In einem Turm.«

»Forio? Ist das der Ort, durch den wir gestern gekommen sind? Nach dem Bergrücken?«

»Ja.«

»Dann fahren wir jetzt dorthin.«

25

Bis zum frühen Abend suchten sie in Forio nach ihm. Sie waren am Turm gewesen, doch niemand hatte geöffnet.

Als sie wieder nach San Angelo zurückkamen, war es Abend. Auf dem Weg vom Parkplatz hinunter sagte Claus wie abschließend: »Mehr konnten wir wohl nicht tun. Wir haben ihn zwar nicht angetroffen, aber wir haben doch etwas erreicht. Ich glaube, es hat mir geholfen.«

»Was?«

»Daß du bereit warst, ihn mit mir zu suchen. Daß du bereit warst, auf meinen Vorschlag einzugehn. Ich glaube, das hat genügt. Entschuldige bitte, daß ich es von dir überhaupt verlangt habe.«

Sie hakte sich bei ihm unter. »Es ist ja gut.«

»Danke, Liebling.« Er preßte ihren Arm an sich. »Ich war blind. Herr Jansen stört uns nicht mehr.«

»Du willst nicht mehr, daß wir ihn...?«

»Nein. Der Abend soll uns allein gehören.«

»Ja.« Sie sagte es leise und fühlte sich befreit. Sie war sich sicher, daß sie ihre Liebe gerettet hatte.

Sie betraten die Casa Donata, und Vera erstarrte. In der Diele, im Korbsessel neben der großen Kaktee, saß Robert.

Er erhob sich, kam auf sie zu, grüßte mit einem flüchtigen Nicken und sagte zu Vera, ohne Claus Forst weiter zu beachten: »Ich muß dich sprechen, Vera. Dringend.«

Sie erschrak. Sie starrte ihn mit weit aufgerissenen Augen an und spürte, wie ihr das Blut in den Kopf schoß, wie ihr die Knie schwach wurden und ihre Kehle sich zusammenschnürte. Sie sah zu Claus, als erwarte sie von ihm Hilfe, dann fassungslos wieder zu Robert und schließlich an beiden vorbei.

Was fiel ihm nur ein, hierherzukommen und sie derart bloßzustellen? Wollte er sie kränken? Verletzen? Oder sollte der Auftritt Claus gelten? Oder glaubte er vielleicht, er würde sie mit dieser rüden Art beeindrucken? Oder sie gar umstimmen? Nein, er mußte wissen, daß er auf diese Weise auch die Erinnerung zerstörte. Es mußte ihm klar sein, daß er dabei war, sich der Lächerlichkeit preiszugeben.

»Herr Jansen, ich muß doch sehr bitten!« Claus stand ihr bei. Sein Ton war unmißverständlich.

Robert tat, als sei der andere nicht vorhanden. Er sprach auf Vera ein: »Nur ein paar Minuten, Vera. Ein paar Minuten unter vier Augen. Ich habe nämlich vergessen, dir eine Kleinigkeit zu sagen. Eine winzige Kleinigkeit. Vielleicht für dich die entscheidende Kleinigkeit.« Seine Stimme klang ruhig und gefaßt.

Claus nahm Vera am Oberarm und wollte mit ihr wortlos an Robert vorbeigehen, doch der stellte sich ihnen in den Weg: »Vera, mach jetzt bitte keinen Fehler. Hör mich an. Ich weiß selbst, daß es nicht gerade rücksichtsvoll ist, wenn ich dich hier überfalle. Aber ich habe keine andere Wahl.«

»Geben Sie den Weg frei, Jansen!« sagte Claus bestimmt.

Vera vermied es, Robert anzusehen.

Robert rührte sich nicht von der Stelle: »Okay, Vera. Wenn ich dir ungelegen komme, dann verzeih bitte. Aber denk daran, daß ich dich liebe.«

»Jansen, sind Sie verrückt!« Claus war aufgebracht.

»Vera, sag deinem Begleiter, er soll uns einen Augenblick allein lassen.«

»Das könnte Ihnen so passen, Jansen! Geben Sie endlich den Weg frei!« sagte Claus hart.

»Vera, sag es ihm bitte. Von selbst geht er ja nicht.«

»Jansen, verschwinden Sie endlich! Oder ich lasse Sie aus dem Haus weisen!«

»Versuchen Sie es.« Jetzt erst beachtete Robert den anderen. »Versuchen Sie es ruhig, es wird ein lustiges Spielchen.« Und zu Vera: »Ich will alles andere, als einen Skandal provozieren. Glaub mir bitte, Vera.«

Sie sah ihn an. Ihr Blick war leer. Sie sagte mit verhaltener Stimme: »Bitte geh, Robert. Bitte, tu mir den Gefallen.«

»Okay«, antwortete er, »ich gehe. Aber du sollst vorher erfahren, was ich dir sagen wollte. Und wenn ich es dir nicht unter vier Augen sagen kann, dann muß ich es eben in Gegenwart deines Begleiters tun.«

»Verschwinden Sie endlich, Jansen! Und belästigen Sie Fräulein Brahms nie mehr!«

»Belästige ich dich, Vera? Schau mir in die Augen: Belästige ich dich wirklich?«

Sie wich seinem Blick aus.

»Los, Jansen!« Claus tat, als wolle er Robert am Arm packen, um ihn zum Gehen zu veranlassen.

Robert aber war schneller. Er wischte die Hand des anderen zur Seite, noch ehe der nach ihm greifen konnte. »Finger weg!« Und zu

Vera, die zu Boden sah: »Du sollst wissen, daß ich dich auf der Stelle heiraten möchte.«

»Jansen, Sie sollen verschwinden, hören Sie nicht!«

»Sie sind jetzt nicht gefragt!« sagte Robert schroff zu Claus. Er wandte sich an Vera: »Das wär's schon, Vera. Heiraten kann man hier sehr schnell. Wir kaufen ein Feuerwerk. Die Gemeindemusik. Maria kocht den Hochzeitsschmaus. Und das Fest dauert, so lange wir wollen. Aber das alles sind Nebensachen. Wichtig ist einzig und allein, daß du weißt, wie ich zu dir stehe. Und daß ich dich heiraten möchte. Am liebsten gleich auf der Stelle.«

Er gab den Weg frei und sagte zu Claus: »So, jetzt können Sie tun und lassen, was Sie wollen«, und zu Vera: »Entschuldige bitte noch mal, wenn ich dich wirklich belästigt habe.«

»Ja«, sagte sie und sah ihm offen ins Gesicht, »du hast mir sehr weh getan. Und, bitte, komm nicht mehr. Es ist zwecklos. Ich gehöre zu Claus. Ich habe es dir doch gesagt.« Sie hatte sich jetzt wieder gefaßt. Sie hakte sich bei Claus unter und ging mit ihm zur Treppe hinauf.

Robert sah ihnen nach, bis sie hinter dem oberen Treppenabsatz verschwanden. Dann ging er den langen Flur vor, der zur Haustür führte. Von der Straße her kam ihm Donata entgegen. Er ging mit einem flüchtigen Gruß an ihr vorbei.

26

Wie schon in der vergangenen Nacht, standen sich Vera und Claus in seinem Zimmer gegenüber. Vera, halb auf der Lehne der Couch sitzend, Claus an die Tür gelehnt, die ins Badezimmer führte.

»Du hast gestern gesagt, er bedeute dir nichts«, eröffnete er das Gespräch.

»Ja, das habe ich gesagt.«

»Es war gut, daß wir ihn getroffen haben! Oh, es war sehr gut! Er bedeutet dir nichts! Um ein Haar hätte ich es dir geglaubt! Stell dir vor, wir hätten ihn nicht getroffen.«

»Dann hätten wir ihn eben nicht getroffen.«

»Ein Unglück! Ein unvorstellbares Unglück für uns beide! Ich wäre weiterhin im unklaren geblieben, hätte dir blind vertraut...«, sagte er mit Nachdruck, und dann voller Spott: »Und du hättest vielleicht nie erfahren, wie sehr er dich liebt. Wie sehr es ihn danach drängt, dich zu heiraten. Und vor allem: Welch ein vollendeter Kavalier er ist. Von untadeligem Taktgefühl!« Und wieder ernsthaft: »Nein, Vera, diese Begegnung war für mich wichtig. Sie hat mir endgültig die Augen geöffnet.«

»Claus, ich bitte dich, bleibe sachlich.« Sie setzte sich aufs Bett. Er hatte die Arme vor der Brust verschränkt. »Keine Angst! Ich bin sogar penetrant sachlich. Sachlich bis zur Selbstaufgabe!« Er lächelte abfällig.

»Nein, das bist du nicht. Du bist nur im Augenblick außer dir. Mit Recht. Denn Robert hat sich wirklich unsinnig benommen.«

»Robert! Wenn ich schon so etwas höre!«

»Gut, ich kann auch ›Herr Jansen‹ sagen, wenn es dich beruhigt. Aber was ist denn nun wirklich geschehen? Herr Jansen hat offen gesagt, daß er mich liebt und daß er mich heiraten würde. Na und? Ist das verwerflich? Solange ich mich nicht zu ihm bekenne, doch wohl kaum. Und ich gehöre zu dir, Claus! Ein für allemal. Ich habe es dir nicht nur immer wieder gesagt. Ich habe es dir auch gezeigt. Vor ihm. In aller Deutlichkeit.«

»Du hast mir noch gestern gesagt, er bedeute dir nichts!«

»Ich habe gesagt, er bedeute mir nichts, was unsere Liebe gefährden könne.«

»Also bedeutet er dir doch etwas!«

»Das habe ich nie abgestritten. Verlangst du denn von mir, daß ich neben dir mit Scheuklappen durchs Leben gehe? Daß ich keinen anderen Mann mehr sehe? Daß ich zu jedem grob und abweisend bin? Warum soll mir ein anderer Mann nichts bedeuten können? Männer können zum Beispiel gute Freunde sein. Ritterliche Freunde. Für eine Frau etwas sehr Schönes.«

»Ein ritterlicher Freund! Der und ritterlich! Ein Mann, der eine solche Szene macht!«

»Hättest du an seiner Stelle nicht genauso gehandelt, Claus? Ich glaube, ja. Ich hoffe es sogar. Ich hoffe es sehr, daß du auch um mich gekämpft hättest, Claus. Daß du einfach wild um dich geschlagen hättest, nur um die Frau, die du liebst, zu bekommen.«

»Sein Benehmen war unter aller Kritik!«

»Nicht am Anfang. Nur, nachdem ich ihm nicht einmal eine Antwort gegeben habe. Nachdem ich ihn nicht einmal angesehen habe. Aber ich konnte nicht. Ich fühlte mich einfach überfordert.«

»Überfordert, weil ich dabei war?«

»Vielleicht. Vielleicht hätte ich ihm allein Rede und Antwort gestanden. Hätte ihm in Ruhe klargemacht, daß er keine Chance bei mir hat.«

Sie führten die Diskussion noch lange fort, endlos im Kreis und ohne Ergebnis. Sie vergaßen darüber Zeit und Raum.

Müdigkeit überkam Vera. »Claus, laß uns das Gespräch beenden. Es führt zu nichts. Morgen sieht alles anders aus, du wirst es erkennen.«

»Ich will Klarheit, das ist alles. Ich will Klarheit, verstehst du! Ich will wissen, woran ich bin! Mit dir! Mit uns!« Er hob seine Stimme: »Du mußt dich entscheiden, Vera. Er oder ich! Und du mußt dich klar entscheiden! Unmißverständlich!«

»Aber Claus, ich habe es doch längst getan! Die ganze Zeit über habe ich mich für dich entschieden. Auch als ich mit ihm... beisammen war. Ich gehöre zu dir! Das stand nie außer Frage!« Sie beugte sich auf ihre Knie und stützte den Kopf in beide Hände. Das Gespräch strengte sie an. Ihr Kopf schmerzte.

»Vera, noch eine Frage.«

»Ja?«

»Ich will wissen, ob du ihn liebst. Ob du ihn mit irgendeiner Faser deines Herzens liebst.« Er stand vor ihr und sah auf sie herunter. Er setzte leise hinzu: »Liebst du ihn?«

Sie sah zu ihm hoch. Sie war auf einmal wieder im Hotelzimmer in Lyon, und Claus fragte sie, ob sie seine Frau werden wolle. Und Robert war da, der für sie wie aus einem Traum auftauchte.

Welches war ihr Leben? Das mit Claus, das sie sich so sehr gewünscht hatte? Das Leben, behütet und sicher, das Leben mit zwei, drei oder vielleicht auch vier Kindern, vorgezeichnet und klar, ausgefüllt mit gewohnten Gefühlen, im Gleichklang einer Liebe? War das ihr Leben? War sie dafür bestimmt?

Oder war ihr Leben das von Robert? Das freie, ungezügelte, riskante? Das Leben der Höhen und Tiefen, der zeitlosen Tage, der Improvisation? Das Leben einer Liebe, derer man sich nie sicher fühlen durfte, die es von Mal zu Mal neu zu gewinnen galt, die sich einem berauschend wild, aber auch voll betäubender Stille darbot? War das ihr Leben? Konnte sie dieses Leben verkraften?

Oder ging es am Ende gar nicht darum, ob man das Leben, für das man geschaffen war, auch wirklich lebte?

Sie fühlte, wie sie auf einmal Angst vor der Entscheidung bekam.

»Vera, ich habe dich gefragt, ob du ihn liebst!« Die blaugrauen Augen von Claus. Das kantige Kinn. Der kraftvolle Ausdruck. Die

Couch. Das Bett. Der Tisch. Der Stuhl. Die Ablage für das Gepäck. Die Tür zum Flur. Das Fenster. Die dunkle Nacht.

»Ja, Claus, ich habe deine Frage schon verstanden.«

»Heißt das, du liebst ihn?«

»Ich denke darüber nach. Ich weiß nur, daß ich dich liebe. Genügt dir das nicht?«

»Die Maschine fliegt um elf Uhr dreißig ab Neapel. Ich weiß nicht, ob du...?«

»Daran hat sich nichts geändert. Ich fliege mit. Aber ich möchte jetzt schlafen. Allein sein.«

»Wie du meinst. Ich habe mich beim Portier erkundigt. Wir müssen spätestens das Schnellboot um Viertel nach neun nehmen. Das heißt, wir müssen eine Stunde vorher von hier weg. Bitte, sei pünktlich.«

»Ja, Claus. Gute Nacht.« Sie gab ihm einen Kuß auf die Wange und ging hinaus.

27

Sie zog sich aus, ging ins Badezimmer, stellte sich unter die Dusche, genoß den Strahl des jetzt einigermaßen kühlen Wassers auf ihrer Haut, rieb sich trocken, putzte sich die Zähne, kämmte ausdauernd ihr Haar und cremte ihr Gesicht ein. Die Gedanken an Claus und Robert verließen sie nicht.

Sie legte sich schlafen. Sie schlief nackt, wie immer. Sie verschränkte die Hände hinter dem Kopf und sah gegen die Decke. Sie stellte sich den Hafen von Ischia Porto vor, das Gewirr der Menschen, der Taxis, der ankommenden und abfahrenden Schiffe und Boote. Sie stellte sich Paris vor, den Park der Tuilerien, den Verkehr auf der Place de la Concorde, das Wäschegeschäft in der Rue de Londres, wo sie einmal zwei hauchzarte Hemden gekauft hatte. Sie stellte sich die Promenade in Como vor, die Schule in Hamburg, doch immer waren Claus und Robert bei ihr.

Sie löschte das Licht und schloß die Augen.

Es klopfte an die Tür. Sie drehte das Licht wieder an, schlüpfte in ihren Morgenmantel und fragte mit verhaltener Stimme: »Wer ist da?«

»Robert.«

Sie öffnete, und er kam herein.

»Robert, das geht nicht!«

»Ich muß dich sprechen.«

»Aber du kannst nicht einfach hier heraufkommen!«

»Ich muß dich sprechen.«

»Aber ich muß schlafen. Dringend!«

»Ich brauche nicht lange. Du kannst dich ruhig ins Bett legen.«

»Nein, ich bleibe auf. Was ist?«

»Dann setz dich wenigstens. Es ist sonst so ungemütlich.«

»Wir wollen es gar nicht gemütlich werden lassen.«

»Ein paar Minuten brauche ich schon. Also setz dich bitte.«

Sie setzte sich aufs Bett, und er zog sich den Stuhl unter dem Tisch hervor. »Du siehst auch im Morgenmantel bezaubernd aus.«

»Bist du nur hergekommen, um mir das zu sagen?«

»Nicht nur. Ich will dir auch sagen, daß ich dich heute abend hinreißend fand.«

»Robert, ich bin wirklich müde.«

»Und dann will ich dir sagen, daß es mir leid tat, daß ich alles vor Claus sagen mußte.«

»Ist das alles?«

»Ziemlich. Bis auf eine Kleinigkeit.«

»Und die ist?«

»Daß ich dich liebe.«

»Robert, ich muß jetzt wirklich allein sein!«

»Ich liebe dich, wie ich noch nie einen Menschen geliebt habe.«

»Ich brauche meinen Schlaf. Ich muß zu mir kommen. Morgen muß ich schon um sieben raus.«

»Ich habe nie geahnt, daß Liebe so schön sein kann!«

»Robert, ich fliege morgen nach Hause! Mit Claus!«

»Ich kann gar nicht sagen, was das Schönste ist an der Liebe. Wahrscheinlich sind es die unsichtbaren Ströme, die von einem auf den anderen übergehen.«

»Robert, ich fliege nach Hause, und in vier Wochen ist meine Hochzeit!«

»Wenn es weiter nichts ist, die kannst du auch mit mir haben. Das weißt du ja jetzt.«

»Bitte, geh!« Sie erhob sich und ging zur Tür.

Er blieb sitzen. »Es ist ein wunderbares Gefühl, wenn man liebt. Man glaubt, man halte das Leben ganz fest in Händen. Geht es dir auch so?«

»Robert, bitte!«

»Wenn man liebt, vertraut man dem anderen. Wenn man liebt, kann man sich in den anderen hineindenken. Wenn man liebt, kann man verzeihen. Ich vertraue darauf, daß du dein Gefühl klar erkennst. Ich fühle mit dir, daß du zur Zeit einen schweren inneren Kampf ausfechtest. Und ich verzeihe dir, daß du dich noch nicht hast entscheiden können.«

»Danke, daß du gekommen bist. Aber bitte geh jetzt. Vielleicht lasse ich mal was von mir hören.«

»Und wohin bitte? Meinen Job in Manhattan habe ich gestern in den Mond geschossen. Einige Zeit bin ich noch hier. Du mußt dich also mit einer Nachricht beeilen.«

»Und warum hast du den Job aufgegeben? Aus Laune?«

»Wenn du die Liebe als Laune bezeichnest, dann ja.«

»Du willst doch nicht sagen, daß du meinetwegen...?«

»Unsretwegen, Vera. Ich war mir klar darüber, daß es keine Chance für uns gegeben hätte, wenn ich gestern losgeflogen wäre.«

»Es gibt auch so keine Chance. Vielleicht kannst du die Kündigung noch rückgängig machen.«

»Ich habe nicht gekündigt. Ich bin einfach hiergeblieben.«

»Um so besser. Dann kommt es ja auf einen oder zwei Tage nicht an.«

»Ich bleibe hier. Hier kannst du mich finden. Manhattan ist zu groß.«

»Aber ich will dich nicht finden. Ich kann es nicht wollen.«

»Wir werden hier auf der Insel bleiben, so lange es uns gefällt. Es ist unsere Insel. Unser Mittelpunkt. Das weißt du so gut wie ich.«

»Robert, du verrennst dich in etwas, was es nicht gibt! Was es nicht geben darf!«

»Wir wohnen in Forio. Oder hier in San Angelo. Wir werden Freunde haben. Und wir werden uns haben. Jeden Tag. Jede Stunde. Ob wir zusammen sind oder nicht.«

»In vier Wochen heirate ich!«

»Das Aufgebot wird uns Fabrizio besorgen. Wenn du damit einverstanden bist, lassen wir uns oben in der Kirche San Michele trauen.«

»Robert! Hast du denn nicht gewußt, daß unsere Liebe nur eine Liebe auf Zeit war? Ich bitte dich inständig, geh jetzt!« Sie hielt die Tür auf.

Er schob den Stuhl zurück und ging hinaus.

28

Kurz nach sieben Uhr stand Claus Forst auf. Ein strahlend schöner Tag deutete sich an. Claus packte seine Koffer und ging ein Stockwerk tiefer, um sich zu vergewissern, daß Vera nicht verschlief. Doch so sehr er auch klopfte, sie gab keine Antwort.

Von Mißtrauen gepeinigt, wandte er sich an den Portier.

»Signore Forst?« Der Portier las den Namen von einem Zettel ab, der vor ihm auf der Theke der kleinen Reception lag.

»Ja, das bin ich.«

»Ich soll Ihnen ausrichten, Signorina Brahms sei schon vorausgefahren.«

»Voraus? Zum Taxistand? Oder zum Hafen?«

Der Portier zuckte mit den Schultern. »Sie hat nur gesagt, voraus.«

»Na, ich werde es am Taxistand sehen.«

Ein letzter flüchtiger Blick: die enge, abfallende farbenfrohe Gasse mit dem wie blankpolierten Kopfsteinpflaster, das Gewirr der flachen Dächer, zwischen ihnen das Meer und die Spitze des Bergkegels. Claus ging hinter dem Maulesel her, der mit seinem Gepäck beladen war.

Am Taxistand, neben der Tanksäule am Anfang der Autostraße, stand nur ein Wagen. Vera war nicht da. Weder der Fahrer des wartenden Taxis noch einer der herumstehenden Einheimischen hatten eine Frau, auf die Veras Beschreibung paßte, gesehen.

Der Hafen von Ischia Porto bot das gewohnte geschäftige Bild der Vormittagsstunde. Ein Schiff legte gerade an, von einem anderen wurde der Rest der Ladung von einem Lastwagen mit laufendem Motor übernommen, ein Schiff legte gerade ab, eines hatte schon abgelegt, tutete geräuschvoll und vollführte Wendemanöver, um auf das freie Meer hinauszukommen. Menschen riefen einander Abschiedsworte zu, Obsthändler priesen lauthals und wild gestikulierend ihre Ware an, ein Kind plärrte, weil es im Gewühl der Menschen seine Mutter verloren hatte, Autos hupten anhaltend auf der hoffnungslos vom Verkehr verstopften Straße, die beiden Polizisten, in strahlend weißen Uniformen mit goldenen Tressen und Achselstücken, pfiffen auf ihrer Trillerpfeife grelle Kommandos, die niemand beachtete.

Claus Forst drängte sich durch die Menge, gefolgt vom Taxifahrer mit dem Gepäck, erreichte die Anlegestelle für die Schnellboote, stieg über fremde Koffer und Taschen hinweg, orientierte sich an der Abfahrtstafel und gelangte über die drei steilen Stufen, mehr geschoben als gehend, in den überfüllten Kassenraum. Er kämpfte sich zum Schalter vor.

»Hat eine Signorina Brahms für mich eine Nachricht hinterlassen?«

»Wie viele Tickets?«

»Eine Signorina Brahms...«

»Tickets wohin?«

»Eine Signorina Brahms, nach Neapel.«

»Eins? Zwei? Retour?«

»Nein, nicht retour, einfach.«

»Eins oder zwei?«

»Eine Signorina Brahms war nicht hier?«

»Nein, keine Nachricht. Nur Tickets. Eins oder zwei?«

»Eins«, sagte Claus Forst. Er sah die Aussichtslosigkeit seiner Bemühungen ein. Gewiß würde Vera an der Gangway warten, oder er würde sie spätestens auf dem Boot treffen.

Er traf sie weder an der Gangway noch im Boot. Sie stand nicht am Hafen von Neapel und hatte auch beim dortigen Ticketschalter keine Nachricht hinterlassen, und auch die Fahrer der in langer Reihe stehenden Taxis wußten nichts von einer Signorina, auf die Veras Beschreibung auch nur annähernd zutraf.

In der nicht sehr großen Halle des Flughafens drängten sich die Menschen. Er konnte Vera nicht entdecken. Am Abfertigungsschalter erhielt er eine klare Auskunft: »Nein, Signore, Signorina Brahms war noch nicht da.«

Er wartete bis zum ersten Aufruf. Dann ging er zum Telefon und wählte die Nummer der Casa Donata.

»Hier Forst. Ich rufe vom Flughafen in Neapel an. Signorina Brahms ist nicht aufgetaucht, vielleicht hat sie doch bei einem Ihrer Angestellten eine genauere Nachricht hinterlassen, vielleicht beim Zimmermädchen oder bei der Signorina Donata selbst?«

»Un momento, Signore, ich verbinde mit Signorina Brahms.«

»Mit wem?« Er glaubte, sich verhört zu haben.

»Un momento, prego.«

Ein Rascheln. Schritte. Und dann: »Hallo, Claus?« Vera.

»Vera, du bist...? Ich dachte...? Man hat mir gesagt, du...?«

»Man hat dir etwas Falsches gesagt.«

»Aber das ist doch...! Ich habe überall nach dir gefragt. Ich war in großer Sorge um dich, ich dachte schon, es sei etwas passiert.«

»Entschuldige, Claus, aber es ging nicht anders.«

»Hast du verschlafen?«

»Nein, ich habe nicht verschlafen.«

»Aber dann verstehe ich überhaupt nichts mehr.« Eine Ahnung stieg in ihm hoch, drohend und schwer. Er hatte das Gefühl, als krampfe sich seine Kehle zusammen. »Du hast...«, sagte er kaum vernehmlich, »du hast dich anders...?«

»Ja. Ich war zu feige, es dir heute morgen zu sagen.«

»Aber Vera, Liebling! Das kann doch nicht sein! Sag, daß es nicht wahr ist!«

»Es ist wahr. Ich wollte nur einer langen Diskussion entgehen. Ich brauche noch einige Tage.«

»Noch einige Tage?« Er schöpfte Hoffnung.

»Ja, ich muß mit mir ins reine kommen. Ich bleibe noch auf der Insel.«

»Aber du wirst doch rechtzeitig zurück sein?«

»Darum geht es nicht.«

»Aber du wirst doch nicht unseren Termin aufs Spiel setzen?« Ihm wurde heiß. Er zog sein Taschentuch aus der Hosentasche und wischte sich über Stirn und Nacken.

»Ich setze ihn nicht aufs Spiel.«

»Na, Gott sei Dank!« Er war erleichtert.

»Aber ich weiß noch nicht, ob ich komme.«

»Du weißt nicht, ob du...? Das begreife ich nicht.«

»Ich habe dir doch gesagt, daß ich noch hierbleibe. Wie lange ich bleibe, weiß ich nicht. Das weiß ich wirklich nicht.«

»Und der Termin? Und die ganzen Vorbereitungen? Vera, sei vernünftig!«

»Der Termin gibt für mich keinen Ausschlag. Sag ihn bitte ab.«

»Vera!« Es klang verzweifelt. »Vera, soll ich meinen Termin in Mailand absagen und zu dir kommen?«

»Bitte nicht! Ich bin ja hiergeblieben, um Abstand zu gewinnen, begreif doch endlich! Mach's gut, Claus.«

»Vera, nicht! Leg noch nicht auf!«

»Es bringt nichts, Claus, glaub mir.«

»Mir kommt da ein Gedanke! Wie wäre es, wenn ich mir ein paar Tage frei nehme? Meinetwegen auch eine Woche? Oder zwei? Und wir fahren irgendwohin, wo wir aus allem raus sind. Irgendwohin, wohin du willst, ja?«

»Nein, nein, nein. Wichtig ist jetzt, daß ich Zeit habe, mir über mich selbst klarzuwerden.«

»Vera, sei vernünftig! Bleib meinetwegen noch ein, zwei Wochen. Aber dann komm nach Hause. Glaub mir, das Leben ist nicht so einfach, wie du es dir vorstellst!«

»Gerade das möchte ich ja herausfinden. Mach's gut!«

»Wenn du auflegst, fahre ich sofort zu dir!«

»Du wirst mich nicht erreichen. Alles Gute, Claus.« Sie legte auf.

Der zweite und letzte Aufruf für die Maschine nach Mailand kam über die verzerrt klingenden Lautsprecher. Claus Forst trat in das grelle Sonnenlicht hinaus, ging die Stufen hinunter, die zu dem eisernen Gatter führten, das als Sperre diente, gab bei der Stewardeß seine Bordkarte ab und ging mit schweren Schritten über das Rollfeld, der wartenden Maschine entgegen.

29

Sie brauchte für einige Tage vollkommene Ruhe. Um unerreichbar zu sein, zog sie von San Angelo weg und nahm sich ein Zimmer in der kleinen, von Fremden wenig besuchten Gemeinde Panza, in einem Privathaus, ohne Pensionsbetrieb und ohne Telefon. Sie schlief bis in den Vormittag hinein, machte ausgedehnte Spaziergänge, hinunter in die Rebenhänge um Succhivo und hinauf in die Ausläufer des Epomeo.

Sie vermied es, irgendeinem bekannten Gesicht zu begegnen, vor allem Robert. Einmal sah sie die dicke alte Maria, in deren Pension sie gewohnt hatte, wie sie schweratmend in den Bus nach San Angelo stieg, ohne daß Maria sie bemerkte.

Am Abend ging sie früh zu Bett, las meistens noch in Hemingways Roman ›In einem andern Land‹, der im Ersten Weltkrieg in Norditalien spielt und den sie schon zweimal gelesen hatte. In Catherine Barkleys bedingungsloser Liebe zu Frederic Henry erkannte sie ihre eigene Liebe zu Robert. Einige Male lag sie wach, mit geschlossenen Augen, und überdachte immer wieder die Geschichte ihres Lebens.

Sie kam zu keinem Ergebnis. Anscheinend hatte sie von jeher den Fehler begangen, Endgültiges zu suchen und sich dennoch nur halbherzig zu entscheiden. Sie beschloß, sich zu ändern.

Am neunten Tag fuhr sie nach Forio. Die Luft roch noch nach der Frische des Morgens. Es war Wochenmarkt. Die langgezogene Hauptstraße war voller Menschen. Hausfrauen mit Einkaufstaschen, barfüßige Kinder, alte Leute, vor den Häusern sitzend, junge Männer, die in Gruppen zusammenstanden.

Vera hatte keinen Blick für das Treiben. Sie ging bis zur Kirche vor, dann die schmale, gewundene Straße mit dem Kopfsteinpflaster hoch zur nächsten Kirche, bis vor deren Tor sich die Weinreben rankten, dann ein Stück hinunter, und sie war am Ziel.

Es sah aus, als sei der Turm nicht mehr bewohnt. Kein Wagen. Keine Reifenspuren im sandigen Boden. Kein Abfall.

Sie betätigte den eisernen Türklopfer. Nichts rührte sich.

Sie klopfte erneut, diesmal heftiger. Von innen kam eine schwache, hell klingende Stimme: »Un momento.« Ein Schlurfen. Ein Gähnen. Der Schlüssel drehte sich im Schloß. Die Tür öffnete sich einen Spalt, und das verschlafene Gesicht eines jungen Mädchens wurde halb sichtbar.

»Che cosa vole?« Mit hörbarem Akzent.

»Ich suche Mister Jansen. Sprechen Sie Deutsch?«

»Nein. Nur Englisch. Einen Augenblick.« Das Gesicht verschwand, der Spalt blieb offen, und die Stimme des Mädchens rief nach hinten: »Darling, da ist jemand für dich!«

»Wer?« Sehr viel Alkohol und sehr viel Rauch.

»Eine Frau!«

Vera erstarrte. Die Knie wurden ihr weich, die Schläfen hämmerten, der Kopf dröhnte, das Herz schien auszusetzen, der Blick verschwamm.

Sie rang nach Luft und hatte nur noch einen Gedanken: Weg, ganz schnell weg, so schnell es geht, weit, weit weg! Doch sie war nicht fähig, ihre Beine zu bewegen. Sie stand da wie gelähmt.

»Vera! Bist du es wirklich! Vera! Wo kommst du denn her?« Robert, groß, hager, nackt, mit einem Handtuch um die Lenden und geschwollenen, vom Schlaf verklebten Augen.

»Ich...«, begann sie tonlos.

»Vera! Dem Himmel sei Dank! Komm rein!« Sie fühlte sich von seiner starken Hand gepackt und fand sich im Inneren des Turms wieder, auf der von einem weißen Fell überzogenen Couch neben der Stiege zur Empore.

Nach und nach kam sie zu sich: »Ich wußte ja nicht, daß... es ist Zufall... nur zufällig bin ich... ich konnte ja nicht wissen... nein, wirklich nicht... ich muß gehen... sofort muß ich gehen...!«

»Du zitterst ja, Vera!« Er sprach zu ihr auf deutsch. Und nach oben auf englisch: »Los, mach mal einen starken Kaffee! Einen doppelt starken!« Und wieder zu Vera: »Mein Gott, du bist ja kalkweiß! Komm, ich lege dich auf die Couch.« Er legte ihr die Beine hoch, schob ihr ein Kissen unter den Kopf und kniete sich neben sie.

»Nein... bitte... ich muß...«

»Du mußt jetzt ruhig liegen, sonst nichts. Ruhig liegen. Nicht sprechen. Am besten die Augen schließen. Alles andere kriegen wir später.« Und laut nach oben: »Hast du das kapiert mit dem Kaffee?«

Die Stimme des Mädchens, ungehalten: »Ja doch! Ich bin ja dabei!«

»Vera, meine Liebste!« Leise und einfühlsam. »Vera, der Himmel ist uns gnädig! Er hat uns wieder zusammengeführt! Endgültig zusammengeführt!«

Vergessen war für ihn, wie sehr er in den letzten Tagen gelitten hatte. Wie unsagbar sie ihn enttäuscht hatte, als sie ihm zu verstehen gab, daß ihre Liebe nur eine Liebe auf Zeit gewesen war. Er schien ein für allemal vom Glauben an die wahre Liebe geheilt zu sein. Und jetzt war Vera wieder da!

»Robert, bitte laß mich gehen!«

»Nein, mein Liebes, ich lass' dich nicht gehn. Ich lass' dich nie mehr gehn.«

Vor Vera schien sich alles zu drehen. Sie versuchte sich zu erheben, doch er hielt sie sanft zurück und rief nach oben: »Wo bleibt denn der Kaffee?!«

»Nein, Robert, nicht! Laß mich gehn! Laß mich an die frische Luft!«

»Frische Luft, das ist eine gute Idee!« Er erhob sich und rief zur Empore hoch: »Mach mal alle Fenster auf! Schnell! Und bring endlich den Kaffee!«

»Ja, ja, ja.« Die Stimme des Mädchens, müde und schlechtgelaunt.

»Ich muß gehn!« Vera richtete sich mit dem Oberkörper auf.

»Du bleibst liegen!« Robert drückte sie zurück. »Du bleibst liegen, kriegst jetzt deinen Kaffee und frische Luft. Und wenn es dir dann noch immer nicht besser geht, holen wir den Dottore.« Als sei er über den Gedanken selbst überrascht, sagte er: »Das ist überhaupt eine Idee! Der Dottore!« Er rief zur Empore hoch: »Los, lauf in den Ort und hol den Dottore Matteo!! Piazza Soccorso! Er soll alles stehen- und liegenlassen und auf der Stelle erscheinen! Los, schnell! Und reiß die Fenster auf, damit frische Luft in die Bude kommt! Und bring endlich den Kaffee!!!«

»Ich brauche keinen Arzt. Ich gehe.«

»Du bleibst liegen! Heute bestimme ich!«

»Nein, Robert!« Sie fühlte, daß es ihr schon etwas besser ging, nahm all ihre Kraft zusammen und stand auf. »Ich gehe jetzt! Und du wirst mich nicht daran hindern!«

Er erkannte, daß es ihr ernst war. »Bitte!« sagte er leise und eindringlich. »Bitte bleib!«

Das Mädchen kam die Treppe herunter. Sie trug ein Tablett, auf dem eine Kanne mit Kaffee und eine Tasse standen. Das Mädchen war groß und blond. Ihrem Aussehen nach konnte sie eine Schwedin sein. Sie trug ein Badekleid, dessen Ausschnitt Einblick auf große, fest Brüste gab.

»Das ist Karen«, sagte Robert wie nebenbei und herrschte Karen an: »Los, schenk endlich den Kaffee ein!«, und Karen schenkte ein.

»Für mich nicht«, sagte Vera und ging zur Tür.

»Er wird dir guttun. Komm!« Robert packte sie erneut am Arm, führte sie an den Tisch zurück und zwang sie, sich auf die Couch zu setzen.

»Ich trinke keinen Kaffee«, sagte Vera, und ihre Augen blitzten gereizt, »du kannst machen, was du willst!«

»Okay! Dann trinke ich ihn selbst.« Er trank die Tasse auf einen Zug leer. »Aah! Das tut gut!« Er glaubte, ihr eine Erklärung schuldig zu sein. »Von Karen kenne ich nicht mehr als ihren Vornamen. Nicht einmal ihre Augenfarbe. Sie lief mir gestern zu, wie ein junger Hund. Und ich war froh, nicht mehr allein zu sein. Voll bis oben hin, das ist noch zu ertragen. Aber voll bis oben hin und allein, das macht einen mürbe.«

»Du bist mir keine Rechenschaft schuldig.« Vera beobachtete Karen, wie sie auf Roberts abfällige Bemerkung wohl reagieren würde. Karen stand gegen den Pfosten der Empore gelehnt, eine gelangweilte Zuschauerin, und schwieg. Sie verstand nicht, was die anderen sprachen, aber es schien ihr auch gleichgültig zu sein.

Robert fuhr sie auf englisch an: »Was stehst du herum! Du sollst den Dottore holen! Los, mach schon!«

»Ich brauche keinen Arzt«, sagte Vera ebenfalls auf englisch und wollte sich von der Couch erheben.

Aber Robert hielt sie zurück: »Egal, sie soll ihn holen!«

»Aber wenn sie ihn nicht braucht«, sagte Karen spitz.

»Ich gehe«, sagte Vera, »dann könnt ihr euer Problem allein besprechen.«

»Oh, wir haben kein Problem«, sagte Karen und streifte Robert mit einem zärtlichen Blick.

»Und wir wollen auch nicht allein sein!« sagte Robert schroff zu Karen.

»Laß mich jetzt gehn, es hat keinen Sinn mehr«, sagte Vera betrübt, erhob sich und ging an ihm vorbei.

»Moment mal! Jetzt kommt's mir erst! Du meinst, ich habe mit Karen...? Aber Vera, das ist doch Unfug! Einen Moment!« Er hielt sie erneut am Arm fest und sagte zu Karen: »Los, erzähl ihr, wie es war!«

»Ich will es gar nicht wissen«, sagte Vera und wollte seine Hand abschütteln.

Aber er ließ sie nicht frei. »Du hörst zu! Wenn du krumme Gedanken hast, mußt du auch zuhören!« Und zu Karen: »Los, erzähl schon, wie wir uns kennengelernt haben!«

»Ich saß in seinem Wagen«, sagte Karen, »das ist alles.«

»Stimmt!« sagte er. »Ich kam sternhagelvoll aus dem ›Lampara‹, da saß ein Mädchen in meinem Wagen. Sehr gut! habe ich mir gesagt, das ist meine Fahrerin! Und ich habe ihr gesagt, wo ich wohne. Na, und da hat sie sich hinters Steuer geklemmt und mich nach Hause gegondelt.«

»Bitte, Robert, laß meinen Arm los.«

Er gab ihren Arm frei und fuhr fort: »Das war alles. Wie ich ins Bett gekommen bin, weiß ich nicht.«

»Sicher hat Karen dich ausgezogen.«

»Vielleicht«, sagte er nachdenklich, »vielleicht auch nicht«, und zu Karen: »Hast du mich ausgezogen?«

»Natürlich habe ich dich ausgezogen«, sagte Karen wie selbstverständlich, »du warst ja dazu nicht mehr in der Lage.«

»Na, siehst du«, sagte er zu Vera. Und über die Schulter zu Karen: »Und weiter?«

»Weiter nichts«, sagte Karen, zu Vera gewandt, »er hat schon im Sitzen gepennt. Und ich habe mir ein paar Sachen aus dem Kühlschrank genommen. Ich hatte einen wahnsinnigen Hunger! Na ja, und dann habe auch ich mich aufs Ohr gelegt. Das war's.«

»Ich nehme an, Sie haben sich neben ihn gelegt?«

»Na, anders ging's doch gar nicht«, sagte Karen verwundert, »die Couch hier ist doch wohl zu unbequem.«

»Okay«, sagte er zu Karen, sah Vera an und sagte leise: »Weißt du jetzt genug? Haben sich deine krummen Gedanken verzogen?«

»Natürlich, Darling«, sagte Vera voll Ironie, »mach's gut, Darling.«

Sie ging zur Tür, legte die Hand auf die Klinke, öffnete und drehte sich noch mal um: »Wenn du wieder einmal Lust verspürst, dich im ›Lampara‹ oder sonstwo sternhagelvollaufen zu lassen, dann vergiß nicht, den Wagen offenzulassen. Vielleicht setze dann ich mich einfach hinein und fahre dich ins Bett. Im übrigen hat Karen blaue Augen, das ist kaum zu übersehen. Und gib acht, dein Handtuch rutscht!«

Ehe er etwas entgegnen konnte, hatte sie die Tür von außen ins Schloß gedrückt und lief, so schnell sie konnte, den Weg zur Straße vor und von dort in den Ort hinein.

Robert starrte auf die geschlossene Tür, als glaubte er, sein Blick könnte Vera zurückholen. Dann ließ er sich verzweifelt auf die Couch fallen und hämmerte mit den Fäusten auf die Lehne.

Mit einem Ruck sprang er auf und brüllte Karen mit letzter Kraft an: »Hau doch endlich ab!«

»Ist das die feine Art, Darling?«

»Verschwinde! Und nenn mich nicht Darling!«

»Okay.« Sie ging nach oben und kam gleich darauf wieder herunter, mit ihrer Umhängetasche und ihren Schuhen in der Hand. »Ciao. Wie soll ich dich denn nennen, wenn ich nicht Darling zu dir sagen darf?«

»Mister Jansen«, sagte er kühl, hielt ihr die Tür auf, und sie ging hinaus in den sonnenüberfluteten Mittag.

30

Er duschte, rasierte sich, trank den Rest Kaffee aus, stieg in die Jeans und zog sich ein frisches Hemd an. Zwanzig Minuten später war er in San Angelo.

Donata gab bereitwillig Auskunft: »Signorina Brahms ist schon vor einer Woche ausgezogen. Genau vor – lassen Sie mich nachrechnen...« Sie überlegte und nahm ihre Finger zu Hilfe: »...vor neun Tagen. An dem Tag, als ihr Bekannter abreiste. Er war ja nur zwei Nächte hier.«

»Ah, ihr Bekannter ist abgereist? Weißt du das bestimmt, Donata?«

»Ganz bestimmt. Er hat doch hier gewohnt. Und mein Mann hat ihn mit dem Taxi nach Ischia Porto gebracht.«

»Also wohnt die Signorina jetzt in Ischia Porto?«

»Die Signorina ist gar nicht mit zum Hafen gefahren. Sie ist hiergeblieben.« Sie erzählte, wie Vera sich hatte verleugnen lassen, und von dem Telefonanruf aus Neapel, den sie noch bekommen hatte. »Und dann ist sie ausgezogen. Wohin, weiß ich nicht. Ich glaube nur, sie ist nicht mehr in San Angelo. Ich habe sie jedenfalls nicht mehr gesehen. Sie wäre mir sicher mal über den Weg gelaufen.«

Er fragte alle Mauleseltreiber und erfuhr, daß sie wirklich weg war aus San Angelo. Er fragte die Taxifahrer, auch die in Forio und Lacco Ameno. Bei dem vor der Terme Comunale in Lacco Ameno hatte er Glück. Der Fahrer erinnerte sich an die hübsche Signorina mit den kupferroten langen Haaren und der schlanken Figur, die er vor acht Tagen von San Angelo nach Panza gefahren hatte. Robert dürckte ihm einen 1000-Lire-Schein in die Hand, stieg pfeifend in seinen Wagen und fuhr nach Panza.

Neben der Trattoria, dort, wo die Straße sich zu einem kleinen Platz weitet, stand sie, ihr Gepäck neben sich. Sie wartete auf ein Taxi. Seit sie Roberts Turm verlassen hatte, fühlte sie sich wie in Trance, verzweifelt, todunglücklich. Überstürzt hatte sie gepackt, beseelt von nur einem Gedanken: Weg von der Insel. So schnell wie möglich. Sie hatte das Bedürfnis, sich vor aller Welt zu verkriechen.

Robert fuhr heran und stieg aus: »Taxi, Signorina?«

Sie erschrak, als er plötzlich vor ihr stand.

Er spielte den liebenswürdigen, geschäftstüchtigen Taxifahrer, verstaute ohne zu fragen ihr Gepäck im Wagen, obwohl sie ihn daran zu hindern versuchte, und hielt ihr schließlich die Tür auf: »Bitte, steigen Sie ein, Signorina, zu einer Freifahrt!«

»Robert, lad mein Gepäck sofort wieder aus!«

»Aber, Vera, wollen wir uns hier vor allen Leuten zanken? Ich fahre dich, wohin du willst. Meinetwegen auch zu den Schnellbooten. Nun steig schon ein!«

Sie zögerte, stieg ein, und er fuhr los.

Sie waren noch nicht außerhalb des Ortes, da kam er schon zum Thema: »Karen hat den Turm noch kräftig gelüftet, dann ist sie abgezogen.«

»Es interessiert mich nicht.« Sie sah betont zum Fenster hinaus.

»Karen ist ein anständiges Mädchen.«

»Ich bin davon überzeugt.«

»Eines der vielen anständigen, netten Mädchen.«

»Ich gratuliere dir zu ihr.«

»Danke, daß du Anteil daran nimmst, wie gut es mir geht, wenn du mich verlassen hast.«

»Ich habe dich schon lange verlassen.«

»Das meine ich ja. Das hast du mir ja auch unmißverständlich zu verstehen gegeben. Genau vor zehn Tagen. Nachts in deinem Zimmer.«

»Ich spreche von heute morgen.«

»Und ich spreche davon, daß du dich vor zehn Tagen von mir verabschiedet hast, fürs Leben. Daß du klar und deutlich gesagt hast, du würdest in vier Wochen heiraten. Na, wenn das kein Verlassen ist!«

»Ich weiß nicht, was das soll.«

»Aber Vera! Du weißt es sehr gut. Du hast dich zum Heiraten verabschiedet, da konnte es dir, weiß Gott, gleichgültig sein, welches Leben ich führe. Oder etwa nicht?«

Sie gab keine Antwort. Sie sah noch immer zum Fenster hinaus. Sie fuhren die kurvenreiche Straße hinunter und kamen gerade an der kleinen Kirche von Cuotto vorüber, da drehte sie sich zu ihm um: »Ich bin von dir enttäuscht!«

»Nein, das bist du sicher nicht. Du bist nur ein bißchen verärgert. Über dich selbst. Weil du nicht zugeben willst, daß du genauso normal denkst wie ich. Du kannst doch nicht einen anderen heiraten und meinetwegen eifersüchtig auf ein Mädchen sein! Noch dazu auf ein Mädchen, mit dem nun wirklich nichts war!«

Er fuhr an den Straßenrand, hielt an und drehte sich ihr zu. »Du hast kein Recht zur Eifersucht gehabt. Nicht einmal, wenn ich es mit zehn Schwedinnen gleichzeitig getrieben hätte.«

Sie sagte nichts, wandte sich wieder ab und sah zum Fenster hinaus. Er beugte sich zu ihr, nahm sie in seinen Arm, bog ihr Gesicht sanft zu sich herum und küßte sie auf den Mund.

Sie wollte sich ihm entwinden, warf den Kopf nach hinten und trat mit den Füßen gegen ihn. Er hielt sie fest im Arm, und ganz allmählich ließ ihr Widerstand nach. Ihre Lippen verschmolzen ineinander, heiß und innig.

Die Hupe eines Motorrades riß sie aus ihren Träumen. Drei junge Burschen, einer auf dem Fahrersitz, die beiden anderen eng aneinandergepreßt hinter ihm, winkten ihnen ausgelassen zu.

Robert winkte ihnen fröhlich nach, startete und sagte zu Vera: »Wir fahren nach Hause.«

»Nein, Robert, ich bleibe nicht bei dir! Da kannst du machen, was du willst!«

Er hielt erneut an. »Und warum nicht?«

»Nicht, weil das Mädchen da war. Ich habe kein Vertrauen mehr zu dir.«

»Aber das ist doch... das bildest du dir doch nur ein!«

»Nein. Es ist die Art, wie du das Mädchen behandelt hast. So, als sei sie ein Nichts! Ich habe Angst, Robert. Vielleicht behandelst du mich auch mal so.« Sie sah ihn offen an.

Er war fassungslos. »Aber Vera! Das ist doch anders... du kannst doch nicht unsere Beziehung mit diesem Mädchen vergleichen! Vera, ich bitte dich!«

»Das ist deine Einstellung zu Frauen. Brutal. Ich habe es dir schon einmal gesagt.«

»Und du glaubst wirklich, daß ich zu dir so sein könnte?«

»Ich glaube es nicht. Ich befürchte es.«

Er schwieg. Sie sah ihm an, wie es in ihm arbeitete. »Okay«, sagte er, »wir fahren jetzt nach Hause, und ich erzähle dir meine Geschichte. Und dann fahre ich dich zum Hafen. Das letzte Schnellboot fährt erst nach neun Uhr.«

31

Jimmy Beecher ist für Robert geblieben, was er immer war: der Kumpel, der Kamerad, mit dem er sich in jeder Situation auf Anhieb versteht und dem er blind vertrauen kann. Gewiß, im Laufe der Jahre wurde er nicht ansehnlicher. Aber er findet sich damit ab. Die Säbelbeine, die gedrungene Statur, die wilden, leuchtendroten Haare, die mächtige, unförmige Nase, die großporige Haut – das ist eben Jimmy.

Er ist der Fels in Roberts Leben, der Mensch, dessen Gegenwart allein ihn schon hoffnungsfroh stimmt. Sie leben gemeinsam in einem dunklen Souterrainzimmer, mitten in Manhattan, und halten zusammen wie zwei echte Freunde.

Es ist Herbst 1957. Der Traum von Familie und einem Haus an der Park Avenue, mit Ausblick auf den Central Park, besteht auch jetzt noch.

Eines Abends bringt Jimmy ein Mädchen mit nach Hause. Einen Kopf größer als er, üppig, schwarzhaarig, volle Lippen.

»Das ist Linda. Ich hab' sie in der Boxschule getroffen. Sie hat einen Bruder, der schlägt rechts so gut wie links. Bei ihm wohnt sie. Sie kommt aus Huntsville. Linda Milbank. Na, was sagst du?« Er ist stolz auf seine ›Eroberung‹.

Linda aber hat nur Augen für Robert. Jimmy bemerkt es und nimmt ihn beiseite: »Du kannst sie haben.«

»Kommt nicht in Frage! Sie gehört dir!«

»Rob, sei nicht blöd! Sie will nichts von mir. Sie steht auf dich! Du brauchst dir nichts zu denken. Mir macht es nichts aus.«

In kurzer Zeit entwickelt sich zwischen Robert und Linda eine enge Bindung. Sie sagen sich bald, daß sie sich lieben. Jimmy gegenüber gesteht Robert: »Ich glaube, ich habe mir die Frau für die Park Avenue an Land gezogen. Die Mutter meiner Kinder.«

Jimmy freut sich mit ihm, ohne Neid: »Rob, du bist der erste von uns beiden, der es geschafft hat! Aber du wirst sehen, ich zieh' mir auch noch eine an Land!«

Es vergeht kein Abend, den Robert und Linda nicht gemeinsam verbringen, und wenn sich die Gelegenheit ergibt, ist auch Jimmy dabei. Aber regelmäßig um Mitternacht geht Linda nach Hause. »Mein Bruder besteht darauf. Er hat Angst um meinen Ruf.« Doch sie läßt sich von Robert nie bis an die Haustür bringen. »Mein Bruder soll erst dann von uns erfahren, wenn wir ihm den Hochzeitstermin nennen können.«

An eine Heirat kann Robert hingegen noch nicht denken. Vorläufig fällt es ihm noch schwer, für sich selbst zu sorgen. So nimmt er Lindas Erklärung als unverrückbar hin und ist viel zu sehr in sie verliebt, als daß ihm Zweifel daran kommen könnten.

Es ist Ende Januar 1958. Sie eröffnet ihm, sie müsse einige Tage nach Huntsville, in einer dringenden familiären Angelegenheit. »Fährt dein Bruder mit?« fragt Robert, und sie verneint.

Als sie schon auf dem Weg nach Alabama ist, hat Jimmy einen Einfall. »Warum bist du nicht mit ihr gefahren? Du hast Zeit. Los, fahr hinterher! Ich leih' dir das Geld für die Fahrt.«

Robert läßt sich überreden. In der Nacht zum 1. Februar kommt er in Huntsville an.

Es ist die Nacht, in der von Cape Canaveral Amerikas erster Satellit, Explorer I, in den Weltraum geschossen wird. Die Rakete wurde in Huntsville entwickelt. In der Raketenversuchsanstalt der US-Army, deren technischer Direktor der 45jährige deutsche Professor Wernher von Braun ist.

In Huntsville ist in dieser Nacht der Teufel los. In den Hauptstraßen und am Platz vor dem Gerichtsgebäude tanzen die Menschen voller Übermut und feiern den Erfolg ›ihrer‹ Raketenforscher. Sirenen heulen. Autohupen sind auf Dauerton geschaltet. Glocken läuten. Feuerwehrautos und Streifenwagen der Polizei fahren lärmend und ziellos kurvend durch die Stadt. Eilig angefertigte Spruchbänder tauchen auf, deren Texte sich gegen die Russen und ihren Sputnik I richten: ›Mach Platz, Sputnik!‹ oder ›Das All gehört uns in Huntsville!‹

Robert findet keine Gelegenheit, sich nach Linda durchzufragen. Am folgenden Tag erfährt er, daß sie und ihre Familie etwas außerhalb des Stadtkerns wohnen, aber nicht unter dem Namen Milbank, sondern unter dem Namen Plunkett. Ein Verdacht steigt heiß in ihm auf.

Als er plötzlich vor ihr steht, ist sie völlig verstört und wird zornig: »Was tust du hier! Spionierst du mir nach?«

Er sagt nur: »Warum nennst du dich Milbank?«

»Ich nenne mich nicht so, ich heiße so!« schreit sie ihm ins Gesicht. »Und jetzt verschwinde!« Dann schlägt sie die Tür zu.

Noch am selben Abend fährt er zurück, mit dem Überlandbus. Drei Tage später ist er wieder in New York. Sofort geht er zu Lindas Wohnung in Brooklyn, North 11th Street, nahe dem McCarren Park. Linda öffnet ihm. Sie ist schon seit zwei Tagen wieder zu Hause. Sie war von Memphis aus geflogen. Sein Verdacht bestätigt sich. Lindas angeblicher Bruder ist in Wirklichkeit ihr Mann, Charles Milbank, ein Angestellter bei der Subway-Verwaltung, der den Spätdienst versieht. Linda ist mit ihm glücklich verheiratet. Anscheinend war sie immer nur in den Abendstunden einsam gewesen.

Robert fühlt sich nicht nur von Linda enttäuscht. Er erinnert sich an seine ebenfalls mißglückte Affäre mit der dunkelhäutigen Penelope. Jetzt dehnt er seine Ablehnung auf die Frauen im allgemeinen aus.

»Ich bin von ihnen geheilt!« sagt er voller Verbitterung zu Jimmy.

Der pflichtet ihm bei: »Wie wär's, wenn wir uns wieder mal einen anderen Wind um die Ohren blasen lassen? Ich hab' da was gehört, was unsere Stimmung heben könnte.«

»Schiff?« fragt Robert. Er hört nur mit halbem Ohr hin.

»Nix Schiff! Geheimes Kommando!«

»Geheimes Kommando? Wo? Von wem?« Robert ist plötzlich hellwach. Der Abenteurer in ihm fühlt sich angesprochen.

»Bei der Army.«

»Bei der Army? Woher hast du das?«

»Man spricht darüber.«

»Etwa beim Boxen?« Robert ist mißtrauisch.

»Ja, beim Boxen! Der Bruder von Joe hat einen Kumpel...«

»Jimmy, glaubst du an Märchen? Glaubst du wirklich, ausgerechnet du erfährst von geheimen Kommandos der Army?«

»Warum nicht? Das Geheime ist nicht immer so furchtbar geheim, wie es sich der kleine Moritz vorstellt. Und der Kumpel von Joes Bruder muß es wissen.«

»Warum muß der es wissen?« Robert ist erheitert.

»Weil der im Hafen arbeitet. Westside. Ich glaub', am Schuppen siebenundzwanzig. Und von dort ist einer schon seit ein paar Monaten dabei.«

»Wo dabei?«

»Bei einer der Special Forces.«

»Ach? Und der posaunt es in der Welt herum?«

»Den hat der Kumpel von Joes Bruder neulich getroffen. Und er hat's ihm erzählt.«

»Mann, Jimmy, bleib auf'm Teppich! Die Army stellt ein Geheimkommando auf und läßt die Leute danach wieder nach Manhattan fahren, damit sie die Sache unters Volk bringen! Jimmy! Überleg doch mal!«

»Nicht danach, Rob! Und auch nicht alle! Nur diesen einen Typ vielleicht! Weil ihn die Malaria in die Knie gezwungen hat und er einen Knacks bekommen hat und nicht mehr einsatzfähig ist!« Jimmy ändert den Ton: »Rob, wir können uns die Sache doch mal ansehn.«

Robert ist zugänglich. »Und wo war dieser Typ?«

»In Okinawa.«

»Und was ist das für eine Sache?«

»Dort wurden sie von Judo-Lehrern und Guerilla-Spezialisten bearbeitet.«

»Aber Jimmy!« Robert glaubt ihm nicht. »Haben wir zur Zeit etwa eine Guerillafront? Na also!«

»Zur Zeit vielleicht nicht. Aber hinten bei den Chinesen mischen wir doch ständig mit. Außerdem soll es noch andere Kommandos geben. In West-Germany zum Beispiel.«

»In Deutschland?« Robert hat sich schon immer gewünscht, einmal Deutschland kennenzulernen, das Land seiner Eltern.

»Na, was hältst du davon? Sollen wir uns die Sache mal näher ansehen?«

»Von Deutschland halte ich eine Menge«, sagt Robert.

Sie sprechen bei einem Army-Rekrutierungsbüro in der Sixth Avenue vor. Sie müssen je vier Fragebögen ausfüllen, werden von zwei Ärzten untersucht, durchleuchtet, müssen zum Army-Zahnarzt, werden gewogen und einem Intelligenztest unterzogen.

Drei Monate später erhalten sie Bescheid. Sie sind angenommen. Weitere fünf Monate später sind sie in Deutschland, in Bad Tölz in Oberbayern, in der Gebirgsjägerkaserne der ehemaligen deutschen Wehrmacht.

32

Die Sonne prallt erbarmungslos auf die Reisfelder des Mekong-Deltas. In einer Reihe hintereinander trotten 25 ausgemergelte und übermüdete G.I.s und südvietnamesische Freischärler stumpfsinnig durch die brütende Hitze.

Ihre erdfarbenen Uniformhemden sind durchtränkt von Schweiß, die Augen vom gleißenden Sonnenlicht entzündet, die Lippen geschwollen und aufgerissen.

Robert Jansen trägt den Karabiner auf dem Rücken, fünf Eierhandgranaten am Gürtel, die Pistole unter der Schulter und das Funkgerät um den Hals gehängt.

Jimmy Beecher geht unmittelbar hinter ihm. Er schleppt eine Maschinenpistole, fünf Eierhandgranaten, eine Pistole und zusätzlich den Karabiner eines am Tag zuvor gefallenen Kameraden.

Es ist der 5. Oktober 1960. Seit drei Tagen und zwei Nächten ist die Einheit von ihrem Stützpunkt aus in dem für sie unbekannten Gelände als Aufklärungspatrouille unterwegs.

›Partisanenfang‹ nennen sie die Patrouillen unter sich. ›Abwehrkampf gegen kommunistische Partisanengruppen, die von Nordvietnam nach Südvietnam eingeschleust werden, um hier das Land in Unruhe zu stürzen‹, heißt die offizielle Erklärung in Washington.

Ein Jahr und vier Monate sind Robert und Jimmy in Bad Tölz auf den Guerillakrieg systematisch vorbereitet worden. Judolehrer brachten ihnen die lautlose Selbstverteidigung bei. Spezialausbilder stählten sie für den Kampf im Dschungel. Sie wurden gedrillt, geschunden und gequält. Sie nahmen die Idylle von Bad Tölz kaum wahr und sahen von Deutschland so gut wie nichts.

Im August wurden sie, innerhalb der Spezialeinheit SF 4, nach Asien in Marsch gesetzt. Sie schlossen Wetten ab, ob sie nach Malaysia, Okinawa oder Formosa kämen. An Saigon dachte überhaupt niemand.

Schon 1957 hatte sich die US-Regierung entschlossen, die Diem-Regierung in Südvietnam zu unterstützen, um einen möglichen nordvietnamesischen Angriff abwehren zu können. Sie versprach die Finanzierung von acht Divisionen und die Entsendung von militärischen Beratern, die den Aufbau der Divisionen übernehmen sollten. Inzwischen sind etwa 10000 US-Soldaten im Land. Sie bilden vietnamesische Truppen aus und stellen die sogenannten Antiguerilla-Einheiten auf, die zur Bekämpfung der nordvietnamesischen Partisanengruppen eingesetzt werden. Das ist auch die Tätigkeit der Spezialeinheit SF 4.

Die Aufklärungspatrouille vom 3. Oktober ist ihre bisher längste. Als sie am Morgen des 6. Oktober in den Stützpunkt zurückkommen, sind sie kaum noch fähig, sich auf den Beinen zu halten. Militärisch hat die Patrouille nichts erreicht. Ergebnis: Nicht ein einziger Partisan wurde gesichtet. Drei der eigenen Leute aber, zwei Südvietnamesen und ein G.I., ein Junge von 22 Jahren aus Winnipeg, wurden aus dem Hinterhalt abgeknallt.

In den folgenden vier Wochen werden die Männer der SF 4 zu 18 Aufklärungspatrouillen und 15 sogenannten ›Vernichtungsangriffen‹ herangezogen. Am Ende der vier Wochen meldet der Captain zwölf Namen dem Pentagon in Washington. Von dort gehen zwölf Briefe gleichen Inhalts an die Angehörigen: ›Ihr Sohn/Mann/Bruder/Schwager fiel am soundsovielten in Ausübung seiner Tätigkeit bei der Army der Vereinigten Staaten von Amerika. Er war ein guter Soldat und starb für sein Land. Wir trauern mit Ihnen. Bitte wenden Sie sich zur Klärung aller sich noch ergebenden Fragen an die Abteilung A III/6.‹

Einer der Gefallenen war Draig Pyle, mit dem sich Robert und Jimmy angefreundet hatten. Ein fröhlicher Bauernjunge aus Texas, der nicht freiwillig Soldat geworden war und das Militär und alles, was damit zusammenhing, abgrundtief gehaßt hatte.

Robert und Jimmy sind ernüchtert. Eineinhalb Jahre zuvor hatten sie sich ihr ›Abenteuer‹ anders vorgestellt. Jetzt wünschen sie sich zurück in das dunkle Souterrain in Manhattan.

Die Einsätze häufen sich. Tagesmärsche von zwanzig Meilen und Nachtmärsche von vierzig Meilen sind keine Seltenheit. Märsche durch den Dschungel, durch Sümpfe, durch glühendheiße Sonne und nicht endenwollenden Regen. Bei der Überquerung von Flüssen sind sie bis zur Brust im Wasser und tragen die Waffen und Geräte über dem Kopf. Sie schleppen sich mit letzter Kraft durch mannshohes Sumpfgras und Gestrüpp. Sie fürchten nicht nur die gut getarnten Partisanen. Sie haben auch Angst vor den Krokodilen, die sich ihnen in den Gewässern lautlos und gefährlich nähern.

Eines Tages nimmt Jimmy den Freund beiseite: »Eine Hoffnung.«

»Kommen wir heim?« Robert ist freudig erregt.

»Nein. Dinky Dows.«

»Willst du mich auf den Arm nehmen?«

»Die Schlitzäugigen sagen dazu ›Dien Cai Dau‹, was soviel heißt wie verrücktes Kraut.«

»Marihuana?«

»Denkst du etwa Zuckerstangen?«

»Und woher hast du das Latrinengerücht?«

»Das ist kein Latrinengerücht. Ein Junge von der Nachbareinheit hat es mir gesteckt. Dort qualmt schon der halbe Haufen das Zeug. Rob, nur so kannst du diese Scheiße durchstehn! Nur im Nebel! Soll sogar von den Sergeanten empfohlen werden! Dinky Dows sind besser als Whisky und Bier, sagen sie. Mit Alkohol ist der Haufen schlapp, mit Dinky Dows hellwach! Bist du jetzt bekehrt?«

»Nein. Wir qualmen das Zeug nicht! Und wenn es die ganze Army qualmt! Wir nicht, Jimmy!«

»Du bist verrückt!«

»Nein, Jimmy, ich möchte irgendwann aus dieser Scheiße herauskommen! Aber klar im Kopf! Nicht als geistiger Krüppel!«

Die Patrouillen, die sich über Tage hinziehen, werden jetzt fast immer von einer Kolonne von Trägerinnen begleitet. Junge, zum Teil recht hübsche Vietnamesinnen, in weiten Röcken und Blusen und mit spitzen, breiten Strohhüten. Ausdauernd und zäh schleppen sie die Rucksäcke mit Proviant und die schweren Blechkisten mit Munition. Um sich aufzumuntern und ihre Erschöpfung zu vertreiben, singen sie alte vietnamesische Lieder. Das Sonnenlied mit dem Refrain: ›Sonne, liebe Sonne, wohne in uns und gib uns Kraft.‹ Und das Regenlied: ›Es regnet, unsere Kleider sind naß, aber unsere Herzen nicht.‹

Die Trägerinnen leben innerhalb des Stützpunktes. Ihre Bambushütten liegen abgesondert von denen der Soldaten. Unter Androhung von strengen Strafen ist es den Soldaten verboten, mit den Mädchen in Verbindung zu treten. Tag und Nacht patrouilliert eine bewaffnete Wache um den Bereich der Hütten der Mädchen.

Aber die G.I.s sind erfinderisch. Abends, beim Baden am Fluß, gelingt es ihnen immer wieder, sich mit den Mädchen eingehend zu unterhalten und nächtliche Rendezvous zu verabreden. Und ungeachtet der harten Strafen stiehlt sich beinahe jede Nacht ein Soldat heimlich in eine der Mädchenhütten.

Eine Aufklärungspatrouille entdeckt ein von Partisanen besetztes Dorf. Im Stützpunkt wird der Angriff auf das Dorf von langer Hand vorbereitet. Es soll im Handstreich erobert werden. Jimmy wird eine Sonderaufgabe zugeteilt. Er soll, auf sich allein gestellt, das feindliche Dorf umgehen und im Rücken der Partisanen Verwirrung stiften. Die erste Salve aus seiner Maschinenpistole wird für die übrige Einheit das Zeichen zum Sturmangriff sein. Vier Tage vor dem Angriff ist nachts die Pritsche neben Robert plötzlich leer. Jimmy ist nicht da.

Am Morgen tritt er dem Freund aufgeräumt gegenüber.

»Du warst bei den Mädchen«, sagt Robert ihm auf den Kopf zu.

Jimmy bejaht strahlend: »Rob, ich glaube, ich habe sie mir an Land gezogen!«

»Mann, Jimmy! Wenn du Pech gehabt hättest, dann hätten sie dich abgeknallt! Versehentlich! Sorry, wir dachten, es sei ein Partisan! Du kennst doch die Arschlöcher von der Wachmannschaft! Jimmy, du warst nicht ganz bei Trost!«

»Rob, nun schimpf nicht. Glaub mir, ich habe sie gefunden!«

»Jimmy! Für eine Nacht! Für eine Nacht setzt du dein Leben aufs Spiel!«

»Nicht für eine Nacht, Rob.« Jimmy ist außer sich vor Glück. Seine Augen werden feucht, als er sagt: »Rob, ich hab' die Frau für die Park Avenue!«

»Jimmy!« Ärgerlich und bestürzt zugleich.

»Rob, ich hab' sie mir endlich an Land gezogen! Sie wird dir gefallen! Klein und zart und wie aus Porzellan.« Und versonnen setzt er hinzu: »Die Mutter meiner Kinder...«

»Jimmy, mach keinen Unsinn!« Schmerzlich, als sei der Freund kaum mehr zu retten.

»Keine Sorge, Rob, ich passe schon auf mich auf! Und auf Sinsu auch.«

»Du Idiot! Kannst du es denn nicht aushalten, bis wir wieder in Saigon sind?«

Jimmy sieht den anderen an, als zweifle er an dessen Verstand: »Das hat nichts mit meinem Überdruck zu tun. Das ist etwas anderes, etwas, das ich nie für möglich gehalten habe. Ich Idiot habe schon geglaubt, es steht mir nicht zu! Ich war so hirnrissig und habe angenommen, Jimmy Beecher sei davon ausgeschlossen! Mensch, Rob, so etwas habe ich noch nie erlebt!«

»Du willst doch nicht etwa sagen, dein Schnellschuß habe auch nur das geringste mit Liebe zu tun?«

»Doch, Rob, genau das will ich sagen! Genau das, Rob! Ich habe es nie für möglich gehalten, daß man so sein kann! Aber jetzt bin ich's! Ich bin verliebt, Rob! Unsterblich verliebt, Rob! In die zärtlichste, treuherzigste, in die beste Frau der Welt! Mann, Rob, du kannst mir gratulieren!«

»Ich weiß nicht recht...«

»Los, Mann, gratulier mir!« Jimmy hält Robert die Hand hin: »Los, Rob, ich habe es verdient!«

»Wenn du meinst.« Robert stößt einen Seufzer des Unmuts aus und schlägt in die ihm dargebotene Hand ein: »Ich wünsche dir, daß du glücklich wirst, Jimmy. Das ist alles, was ich dazu sagen kann.«

»Du brauchst es mir nicht zu wünschen, ich bin es schon! Mann, Rob, kann das Leben schön sein! Verdammt schön! Sogar hier in dieser Scheiße!«

Jimmy verbringt auch die folgenden Nächte auf dem Schlaflager von Sinsu. Als in der zweiten Nacht überraschend ein Zählappell angesetzt wird und die Einheit vor ihren Hütten antreten muß, ist Jimmy nicht rechtzeitig zurück. Da deckt Robert ihn vor dem Corporal. Er lügt, Jimmy habe eben noch neben ihm gestanden und sei gerade, so schnell er konnte, zur Latrine gerannt. Weil Robert beim Corporal gut angeschrieben ist, gibt der sich mit der Auskunft zufrieden.

Auch in der letzten Nacht vor dem Angriff gleitet Jimmy lautlos von seiner Pritsche, schleicht auf nackten Füßen aus der Hütte, springt draußen von Schatten zu Schatten, um der Aufmerksamkeit der Wachen zu entgehen, schiebt sich vorsichtig durch dicht gewachsenes Gestrüpp, robbt die letzten fünfzig Schritte flach auf dem Boden liegend, mit dem Gesicht in Staub und Dreck, und erreicht unbemerkt die Hütte von Sinsu.

Eine halbe Stunde später ist er wieder zurück und liegt auf seiner Pritsche. Er verschränkt die Hände hinter dem Kopf und starrt in die Dunkelheit. Sein Atem geht schwer.

Robert, der ihn weggehen hörte, ist noch nicht wieder eingeschlafen. Er schiebt sein Gesicht nahe an das des Freundes und flüstert: »Was ist los? Haben sie dich gesehen?«

Es vergeht eine Weile, ehe Jimmy leise antwortet: »Sinsu ist verschwunden!«

»Ist sie nach Hause?« fragt Robert, denn die Trägerinnen kommen aus der näheren Umgebung des Stützpunktes.

»Das weiß niemand. Sie hat sich nicht abgemeldet.«

Robert ist mit einemmal völlig wach. Er findet für das Verhalten des Mädchens keine Erklärung. Er flüstert Jimmy zu: »Was meinen die anderen?«

»Selbst ihre beste Freundin steht vor einem Rätsel. Aber vielleicht ist sie wirklich nach Hause und ist bis zum Abmarsch zurück.« Er überlegt eine Weile und sagt dann, wie um sich selbst zu beruhigen: »Egal, geheiratet wird auf alle Fälle!«

Sinsu taucht bis zum Abmarsch nicht mehr auf. Robert boxt Jimmy, der schon marschbereit ist, freundschaftlich gegen die Brust: »Mach's gut, altes Haus! Morgen sehen wir uns wieder!« Und um dem anderen noch einen Trost zu geben, sagt er: »Morgen ist sicher auch deine Sinsu wieder da.«

»Klar«, sagt Jimmy, »sonst hole ich sie mir mit diesen Händen zurück«, und hält dem Freund beide Hände offen entgegen.

Er hat sich schon abgewendet, hat sich die Maschinenpistole um die Schulter gehängt, da kommt Robert ein Gedanke. »Jimmy, nur kurz!«

»Mann, ich muß los! Was ist?« Er sieht über die Schulter zu Robert.

»Nur 'ne Frage: Habt ihr Dinky Dows gequalmt? Du und Sinsu?«

»Blöde Frage! Ich muß Leine ziehn!«

»Nun sag schon, Jimmy! Habt ihr?«

»Wenn es dich beruhigt, ja! Und es war harmlos, das kannst du mir abnehmen!« Er dreht sich weg und verschwindet hinter der Biegung des Pfades, zum Ausgang des Lagers hin.

Kurz darauf begibt sich das übrige Kommando, und mit ihm Robert, auf den Marsch.

Sie erreichen das Dorf. Doch sie warten vergebens auf die Salve aus Jimmys Maschinenpistole, das Zeichen zum Angriff. Endlich entschließt sich der Lieutenant zum Angriff auf eigene Faust. Aber die Partisanen scheinen darauf vorbereitet zu sein. Das Kommando hat vier Schwer- und elf Leichtverwundete. Die Eroberung des Dorfes dauert über eine Stunde.

Als sie den Platz zwischen den Haupthütten erreichen, liegt dort ein Mann in erdfarbenem Buschhemd mit dem Gesicht im Sand und hat die Arme weit von sich gestreckt. Neben dem Gesicht hat sich eine Blutlache gebildet. Robert krampft sich das Herz zusammen. Er ist als erster bei ihm, wirft sich daneben, dreht behutsam das Gesicht zu sich herum und sieht in die leeren Augen. Jimmy ist tot.

Robert weiß nicht, wie lange er den Freund in seinen Armen hält, den Kopf an sich gepreßt, als könne er ihn mit aller Kraft wieder zum Leben erwecken. Er ist zu keinem Gedanken fähig. Über seine Wangen rinnen Tränen, und er schluchzt hemmungslos.

Eine Zeltplane, erdfarben wie alle ihre Ausrüstungsstücke, wird auf dem Sand ausgebreitet, und dann wird Jimmys Leichnam daraufgerollt. Die vier Enden der Plane werden über der Leiche zusammengeknüpft, ein starker langer Ast wird durch die Plane gesteckt, zwei Mann hieven sich den Ast mit der Leiche auf die Schulter. Auch die Schwerverwundeten werden auf diese Weise zurückgebracht.

Im Stützpunkt wird eine kurze Trauerfeier abgehalten. Am Rand des Dschungels, zwischen Lianen und mannshohem Farnkraut, ist ein Erdloch ausgehoben. Die Männer der SF 4, sofern sie nicht im Lazarett liegen oder zum Wachdienst gehören, bilden einen Halbkreis. Der Captain spricht das übliche. Zum Schluß aber weicht er von seinen bisherigen Trauerreden ab: »Jimmy Beecher hat unseren Erfolg mit seinem Leben bezahlt. Aber auch einhundertsiebenundvierzig tote und achtunddreißig gefangene Partisanen können Jimmys Leben nicht aufwiegen. Die Schweine haben ihn in einen Hinterhalt gelockt. Nur wir wissen, was er uns bei diesem Gefecht wert war. Ich werde ihn für eine der höchsten Auszeichnungen vorschlagen, die unsere Army kennt, für den Silver-Star.«

Noch am selben Tag wird bekannt, wie es kam, daß Jimmy den Partisanen nichtsahnend in eine Falle lief. Unter den Gefangenen ist auch Sinsu. Als Robert sie erkennt, hat er einen grauenvollen Verdacht. Er berichtet dem Captain davon.

In Gegenwart von Robert unterzieht der Captain die Gefangene einem gnadenlosen Verhör. Nach vierzehn Stunden gesteht sie, daß sie Jimmy ausgehorcht habe. Sie erzählt von den Nächten mit ihm und daß sie ihm absichtlich Dinky Dows zuführte und ihm so alle Einzelheiten seines Auftrages entlocken konnte. Dann verriet sie ihn an die Partisanen, mit denen sie sympathisierte.

Als sie mit ihrer Aussage zu Ende ist, hebt Robert seine Hand. Der Captain erteilt ihm das Wort.

Robert tritt vor Sinsu hin, die auf einem Schemel kauert und den

Kopf gesenkt hält. Er spricht zögernd und betont Wort für Wort:
»Hast du gewußt, daß er dich geliebt hat?«

Sie gibt keine Antwort. Sie hebt trotzig den Kopf, ihre Augen sind nur noch ein Strich, und sie verzieht ihr Gesicht zu einem bösen, abfälligen Grinsen.

33

Über Forio hatte sich der Abend gesenkt. Im Turm saßen Robert und Vera im Dunkeln. Seine Erzählung hatte sie alles um sie herum vergessen lassen. Durch das Fenster blinkten einzelne Lichter des Ortes.

Robert hatte mit der Schilderung von Sinsus abfälligem Ausdruck geendet. Vera sagte kein Wort. Nur undeutlich sah er ihr Profil gegen die schwache Helligkeit, die von draußen hereindrang. Sie saß vornübergebeugt auf der Couch und hielt den Kopf in die Hände gestützt. Von der Kirche Santa Maria di Loreto klangen zwei helle Glockenschläge herüber.

»Soll ich eine Kerze anzünden?« fragte Robert.

»Nein, laß nur, es ist schön so.«

Sie sprachen mit gedämpften Stimmen, als gelte es, die Stille nicht zu zerstören.

»Es ist halb neun. Wenn du das Boot bekommen willst, müssen wir aufbrechen.«

Sie schwieg. Er saß nicht weit von ihr entfernt im Sessel und hörte leise ihren regelmäßigen Atem.

»Das Boot fährt kurz nach neun«, sagte er, mehr zu sich selbst.

»Ich kann jetzt nicht weg, Robert. Ich möchte noch eine Weile so sitzen.«

Sie saßen, ohne zu reden, bis die Glocke von Santa Maria di Loreto dreimal schlug.

»Was habt ihr mit Sinsu gemacht?« Vera stellte die Frage ohne Übergang, leise wie zuvor.

»Sie haben kurzen Prozeß mit ihr gemacht.«

»Heißt das, sie haben sie erschossen?«

»Ja.«

Von neuem brach der Dialog ab. Sie stellte sich vor, wie Sinsu auf einer Lichtung des Dschungels an einem Baumstamm gefesselt steht, wie ihr die Augen verbunden werden, ein Erschießungskommando zehn Schritte vor ihr Aufstellung nimmt und der Captain den Befehl gibt: ›Legt an! Feuer!‹

Nach einiger Zeit fragte sie: »Wurden ihr die Augen verbunden?«

»Die Augen? Wann?«

»Bei der Exekution.«

»Wie kommst du denn darauf?«

»Du hast doch gesagt, sie wurde erschossen.«

»Aber nicht mit verbundenen Augen.«

»Also mußte sie in die Gewehrläufe schauen?« Sie konnte es sich nicht recht erklären, aber sie fühlte nachträglich mit der Vietnamesin.

»Sie sah überhaupt nichts. Irgendeiner hat sie irgendwann über den Haufen geknallt. Von hinten.«

»Einfach so?«

»Einfach so.«

»Einfach so.« Sie wiederholte nachdenklich seine Worte. Traurigkeit überfiel sie. Wie mit Jimmy so hatte sie auch Erbarmen mit Sinsu. Denn für sie war Sinsu einfach ein Mensch. Und das Gefühl der Rache war ihr fremd.

Sie lehnte sich zurück, hob den Kopf ein wenig und sprach in den Raum hinein: »Ihr habt also kurzen Prozeß mit ihr gemacht und sie einfach abgeknallt.«

Er saß nach wie vor unbeweglich. Seine Antwort kam bestimmt: »Ist das nicht natürlich?«

»Mag sein«, sagte sie, »im Krieg...«, und vollendete nach einiger Zeit: »Und seither wolltest du es also am liebsten allen Frauen vergelten.«

»Hm. Da ist was dran.«

»Bestimmt. Deshalb hast du es mir ja auch nur erzählt.«

»Ja.« Er sah sie unverwandt an.

»Sinsu hat dich sozusagen völlig gebrochen.«

»Ich finde jedenfalls keine andere Erklärung.«

»Oh, sie klingt verständlich. Vor allem für einen Mann.«

»Denken Frauen darüber denn anders? Lassen sie sich etwa nicht von einem einzigen Erlebnis manchmal für ihr ganzes Leben beeindrucken? Der erste Mann! Ein entscheidendes Datum im Leben jeder Frau! Er vermag ihre Liebe zu wecken, ihre Zärtlichkeit, ihre Sexualität. Und er vermag sie ebenso in eine Hölle zu stoßen, aus der es für sie kein Entrinnen mehr gibt. In eine Hölle der nie erlebten echten Zuneigung, der Verkorkstheit, der Kühle, des innerlichen Alleinseins, des frühen Verblühens.«

Er hatte sich in einen Ausbruch hineingesteigert, stand auf, holte eine Kerze vom Bord, zündete sie an und merkte, als sie schon brannte, daß er die besondere Stimmung, die ihnen die Dunkelheit vermittelt hatte, eigentlich nicht hatte zerstören wollen.

Er beugte sich zum Tisch hinab, um die Kerze wieder auszublasen.

»Bitte laß sie brennen«, sagte Vera sanft, »sie gibt ein schönes Licht.«

Ihre Gesichter wurden in unruhige Schatten getaucht, und im Spiegel reflektierte der milde Kerzenschein.

Robert griff seinen Gedankengang noch einmal auf. »Wird eine Frau etwa nicht von einem Mann geprägt, wie ein Mann von einer Frau? Unterliegst du denn nicht auch deinen Problemen? Ausgelöst von deiner Kindheit. Verdeutlicht durch Bernhard, dein erstes Erlebnis. Und sicher nicht bewältigt von Claus. Warum aber gestehst du mir mein Problem nicht zu?«

»Kann man denn die Gefühlswelt einer Frau mit der eines Mannes vergleichen?«

»Im großen und ganzen wohl. Man sagt den Frauen nach, sie seien sensibler als Männer. Aber auch Männer können sensibel sein. Männer, denen es niemand ansieht. Wenn sie leiden, geschieht es mit ihrem ganzen Herzen. Wenn sie einer verlorenen Liebe nachtrauern, ist es, als ob sie mitunter jahrelang stürben.« Er änderte den Ton und sagte nüchtern: »Das Boot ist weg.«

Sie ging nicht darauf ein. »Wenn Frauen einer verlorenen Liebe nachtrauern, ist es ähnlich. Nur vielleicht nicht so lange. Frauen bejammern sich nicht. Wenigstens nicht so beharrlich.«

»Wenn du willst, kannst du heute nacht hier schlafen.«

»Wenn ein Mann um die Liebe einer Frau trauert, ist sein Leid doch sehr oft nichts anderes als Selbstmitleid. Er fühlt sich in seiner Eitelkeit zutiefst verwundet.«

»Ich kann dir aber auch irgendwo ein Zimmer besorgen. Jetzt in der Nachsaison ist das nicht schwierig.«

»Ein Mann fühlt sich sehr oft als Besitzer einer Frau.«

»Eine Frau etwa nicht als Besitzerin des Mannes?«

»Wenn ihm der Besitz aus den Händen gleitet oder gar von einem anderen genommen wird, sieht er rot. Der Frau wird alles Schlechte nachgesagt. Der andere Mann bis zur Niete abqualifiziert.«

»Reagiert eine Frau denn nicht ähnlich?«

»Ganz bestimmt sogar. Nur schreibt der Mann seine blindwütige Reaktion einem wahren, tiefen Gefühl zu. Die Frau aber gibt zumindest sich selbst gegenüber zu, daß sie mitunter bis in die Fingerspitzen kühl und berechnend vorgeht. Ein Mann glaubt, er könne eine verlorengegangene Liebe noch nach Jahren zurückholen. Obwohl er wissen müßte, daß die Frau schon lange nichts mehr von ihm will. Da er aber dazu neigt, grundsätzlich nur seine eigenen sogenannten Gefühle zu überdenken, fehlt ihm jeglicher Zugang zum Handeln einer Frau.«

Sie beugte sich zu ihm hinüber und gab ihm einen Kuß auf die Wange. »Sei nicht traurig, Robert. So ist nun einmal die Rollenverteilung zwischen Mann und Frau. Im allgemeinen.«

»Und deshalb komme ich zu einem Kuß?«

»Ist unsere Beziehung nicht etwas Besonderes?«

»Vielleicht sollten wir es uns einbilden.«

»Ändert das etwas an unseren Gefühlen füreinander?« Sie erhob sich und ging durch den Raum. Vor dem Bord blieb sie wie unabsichtlich stehen. Neben einer benutzten Kaffeetasse standen dort ein paar Bücher über Psychologie. Sie hatte sie schon gesehen, als sie das erstemal hier war. Wahllos griff sie ein Buch heraus. Das Licht der Kerze warf ihren Schatten groß und verzerrt auf die grobgekalkte nackte Wand. Er sah, wie sie das Buch im Licht drehte und mit zusammengekniffenen Augen den Titel ablas: »Das psychologische Verhalten in der Ausnahmesituation.«

Sie hob den Blick zu ihm: »Na, bitte! Unser Fall!«, stellte das Buch auf das Bord zurück und fuhr betont ruhig fort: »Du unterstellst mir anscheinend, daß ich dein Verhalten Frauen gegenüber« – sie verbesserte sich: »dein bisheriges Verhalten auch jetzt noch nicht verstehe.«

Sie ging zu ihm, setzte sich auf die Lehne des Sessels und fuhr ihm mit den gespreizten Fingern liebevoll durchs Haar. »Robert, du befaßt dich mit Psychologie.«

»Ein paar harte Jahre Abendschule lang.«

»Und du bist ein besonders guter Beobachter. Ein besserer als alle Männer, die ich vor dir kannte. Jetzt aber hast du versagt.«

»Wieso?«

»Du sagst, das Boot ist weg. Ich reagiere nicht darauf.«

»Daraus kann man nichts ersehen.«

»Ersehen nicht. Erfühlen aber hättest du sehr viel gekonnt. Eigentlich alles. Das heißt, wenn du eben kein Mann wärst, sondern eine Frau.«

»Vera! Liebling!« Ungestüm faßte er sie um die Hüfte und drückte sie heiß an sich: »Heißt das, daß du...?«

»Ja«, sagte sie leise und schmiegte sich an ihn.

»Du bleibst? Für immer?« Er schrie es hinaus, sprang auf, packte sie mit beiden Händen um die Taille, stemmte sie vor Übermut in die Luft. »Vera! Liebling!« Ließ sie sacht wieder auf den Boden gleiten. »Vera! Du bleibst! Du bleibst!« Sie ließ sich fallen, er warf sich über sie, sie balgten sich vor Freude wie Kinder, er rief immer wieder: »Du bleibst! Du bleibst!«, und sie: »Ja! Ja! Ja!« Sie küßten einander, wohin sie trafen, und endlich lagen ihre Lippen aufeinander, und es schien ihr, als ertrinke sie in seiner Liebkosung.

Als sie voneinander ließen, hatten sie sich völlig verausgabt. Sie saßen einander auf dem weißen Schafwollteppich gegenüber, und ihr Atem ging heftig.

Zaghaft fragte er: »Du bleibst wirklich für immer?«

»Ja. Auch auf die Gefahr hin, daß ich einen Fehler begehe.«

»Du kannst keinen Fehler begehen.«

»Du hast recht. Ich habe zwei Koffer. Den Rest des Reisegeldes. Mein Scheckbuch für ein Konto von genau achttausenddreihundertundneun Mark. Und ich habe dich!«

»Und ich habe dich. Und einen geplatzten Job in Manhattan. Ein paar Dollar bar. Und die anderen hier und hier!« Er deutete auf sein Gehirn und auf die Muskeln seiner Arme.

Er rückte im Sitzen zu ihr hin und legte den Arm um ihre Schultern: »Wir haben noch etwas. Etwas Wertvolles. Unsere Einstellung zum Leben.« Er gab ihr einen zärtlichen Kuß aufs Ohr: »Ich glaube.« Kuß. »An die.« Kuß. »Unvergängliche.« Kuß. »Liebe!«

Sie tat es ihm gleich und gab ihm ebenfalls Küsse aufs Ohr: »Und ich.« Kuß. »Glaube.« Kuß. »An.« Kuß. »Dich!«

Sie sahen sich tief und anhaltend in die Augen, und ihre Gesichter waren einander ganz nahe. Zwei Glockenschläge von Santa Maria di Loreto zeigten an, daß es halb elf Uhr war.

Er sagte ungläubig: »Bleibst du wirklich für immer bei mir?«

»Ja«, sagte sie, und er spürte ihren warmen Atem, »wahrscheinlich war ich dazu schon bereit, als ich heute morgen von dir weglief.«

34

Es war der letzte Tag im Jahr. Ein milder, wärmender, wunderschöner Tag, beinahe ein Tag wie im September. Nur blühten jetzt keine Bougainvilleas mehr und keine Kakteen. Die Menschen hatten wärmere

Kleidung an, wenngleich manche Männer zeigen wollten, wie un-
empfindlich sie waren, und die Hemden offen und die Ärmel hochgekrempelt trugen, als sei ihnen zu heiß. Die Orangen und Zitronen aber
hingen noch immer an den Bäumen, und auch die Granatapfelbäume
waren voller scharlachroter, saftiger Früchte. Und die Vögel zwit-
scherten so laut, als begrüßten sie den Frühling.

Robert und Vera hatten sich für den Abend mit Fabrizio und Carla
verabredet, in Ischia Porto bei Tonino, der sein Lokal ›La Cambusa‹
auch über die Wintermonate hinweg offenhielt.

Ihr Wunschtraum hatte sich erfüllt. Sie verstanden einander, wie
zwei Menschen sich nur verstehen konnten. Sie waren Tag und Nacht
zusammen und genossen davon jede Stunde.

Sie machten endlose Spaziergänge, am Meer entlang oder durch die
Weinberge, wo die Stöcke auch im November noch voller Trauben
hingen.

Sie diskutierten sich die Seele aus dem Leib oder schwiegen miteinander in stiller Vertrautheit, oder es beschäftigte sich jeder mit sich
selbst. Robert studierte die eine Woche alte ›New York Times‹, die
ihm der Steuermann eines der Schnellboote täglich aus Neapel mit
herüberbrachte, Vera entwarf Muster oder malte mit Ölfarben.

Am Vormittag kauften sie den täglichen Bedarf an Essen ein, viel
Salat, viel Obst, wenig Teigwaren, Robert deckte den Tisch, räumte
das benutzte Geschirr wieder weg, wusch ab, und er bereitete täglich
das Frühstück und manchmal auch das Essen.

Er las ihr alle Wünsche von den Augen ab und erfüllte sie ihr. Den
Schal aus der Boutique an der Via Roma. Den selbstgefangenen Den-
ton, die antike Badewanne aus Marmor.

Sie waren zärtlich miteinander wie am ersten Tag. Und sie schliefen
miteinander, wann immer sie dazu Lust verspürten. Am frühen Vormittag, am frühen Nachmittag, in der Dämmerstunde, am Abend,
und einmal unterbrachen sie auch das Mittagessen, um es zu tun. Sie
taten es auf der Couch, auf dem nackten Fußboden, unter der Dusche,
an einer windgeschützten, verborgenen Stelle zwischen den Felsen am
menschenleeren Strand und einige Male auch nachts im Bett. Aber
sie taten es nur, wenn die Lust sie beide unaufhaltsam zueinander
trieb, und taten es nie, nur um es zu tun.

Für Vera war es jedesmal ein Rausch. Robert hatte ihr die Augen
geöffnet, hatte sie empfänglich gemacht für alles Schöne und Wohltuende, für die Fähigkeit, jede Art von Liebkosung voll Wonne entge-
genzunehmen und zurückzugeben.

Sie wohnten nicht mehr im Turm. Zu vieles hatte sie dort an seine früheren Beziehungen erinnert. Sie war selbst eifersüchtig auf die Wände, auf jede Kachel im Fußboden, auf das Glas im Fenster, stumme Zeugen seiner unzähligen Liebesbegegnungen.

»Einverstanden«, hatte er ohne Zögern gesagt, »wo willst du wohnen? Am anderen Ende von Forio? Oder in der Nähe von Carla und Fabrizio, in Ischia Porto oder Ponte? In Lacco Ameno? In Panza? In den Bergen? Am Meer?«

»Du weißt es schon lange.«

»Okay, in San Angelo.«

»Über den Dächern der Häuser an der Piazza, knapp unterhalb von San Michele.«

Sie hatten Glück. Genau unterhalb von San Michele konnten sie einziehen. Es war eine Wohnung, nicht zu groß und nicht zu teuer. Sie lag am Dach eines der hohen, weißgekalkten Häuser, das Maria gehörte, und war von der Rückseite des Hauses über elf steinerne weiße Stufen von der Gasse her zu erreichen.

Sie verkauften das Mobiliar im Turm weit unter Preis und erstanden ein neues, um, wie Vera sagte, ›ihr Leben von vorn beginnen zu können‹.

Der Wohnraum lag tiefer als die übrige Wohnung und war klein, hatte einen offenen Kamin, mit einer steinernen Bank davor, Platz für einen runden, niedrigen Tisch, an dem nicht mehr als drei Personen sitzen konnten, ein Bücherregal, hoch bis zur Decke, ein Telefon und vier Stufen, die zu den anderen Räumen hinaufführten. Im Schlafraum ein großes Bett, ein großer Spiegel, ein Schrank. Ein kleines Badezimmer. Die Küche nur für eine Person gedacht, mit einem Fenster, das auf das Dach vom ›La Palma‹ hinunterging.

Beide waren sich sofort darin einig, daß es nur eine Grundfarbe geben sollte: Weiß. Die Wände, der Kamin, die steinerne Bank, die Decke, das Bücherbord, die Stiege, der Tisch, die Sessel, alles war weiß. Farbe brachten nur die Sitzkissen, sie waren rot, gelb und blau, die zwei Bilder an den Wänden, türkis und orange, und der Schirm der Lampe in der Ecke neben dem Kamin, er war im Ton der roten Sitzkissen.

In die Wohnung kam man über eine Art Windfang neben der Küche. Ein Altan, ebenfalls in Weiß gehalten, umgab die Wohnung auf zwei Seiten. Auf ihm würde sich in den wärmeren Jahreszeiten das Leben abspielen, hatte Robert gemeint, als sie die Wohnung das erstemal besichtigt hatten, und er sollte recht behalten.

Nun, am letzten Tag des Jahres, hing auf dem Altan Wäsche zum Trocknen. »Es ist der wärmste Silvestertag, seitdem ich auf der Insel bin«, sagte Robert und zog sich sein einziges weißes Hemd an. Die Uhr am Kaminsims zeigte die siebente Nachmittagsstunde. Er hatte Vera das Badezimmer überlassen, damit sie sich in Ruhe fertigmachen konnte. Als keine Antwort von ihr kam, merkte er, daß er mit sich selbst gsprochen hatte. Er hob die Stimme und rief: »Liebling, bist du soweit?«

Er hatte für jeden von ihnen einen Drink gemixt, Campari-Orange, und hielt die beiden Gläser in der Hand.

»Ich bin schon fertig«, kam es zurück. Sie erschien auf der obersten Stufe.

Er sah sie an, bewundernd und sprachlos.

»Verschütte nichts, Liebling, es wäre schade«, sagte sie.

Sie hatte sich festlich zurechtgemacht, mit Abendfrisur und silbrigem Lidschatten, ein enges, schwarzes, ärmelloses Kleid aus stumpfer Seide, das bis auf den Boden reichte und nur von zwei schmalen Trägern gehalten wurde und dessen Ausschnitt den Busen, bis knapp über den Knospen, freigab. Das Kleid wirkte wie eine zweite Haut und ließ jede Rundung ihres Körpers, ja jeden Atemzug erkennen.

»Ich habe es noch nie getragen«, sagte sie, »ich habe es mir extra für Ischia gekauft. Und dann habe ich es glatt vergessen.«

Er hielt nach wie vor die zwei Gläser und sagte wie zu sich selbst: »Ich wußte gar nicht, daß ich eine so schöne Frau habe.«

35

Zuletzt tanzte Vera allein. Die Gäste bildeten um sie einen Kreis und feuerten sie lautstark an. Bravo! Schneller! Noch mal! Sie tanzte einen Cancan, wild und leidenschaftlich. Sie warf den Kopf in den Nakken, raffte das bodenlange Kleid bis zum Knie und schwang die Beine im Stakkato des Rhythmus.

Und dann einen Cha-Cha-Cha, den Modetanz des Jahres, geradezu besessen vom Takt der Musik. Sie verrenkte ihren Oberkörper in heißer Begeisterung, hob die Arme über den Kopf und klatschte rhythmisch in die Hände, bis alle Umstehenden mitklatschten.

Sie tanzte ohne Atem zu holen. Sie öffnete sich die Haare, warf sie, mit einer gekonnten Bewegung, nach vorn, so daß sie ihr wie ein Vorhang vor dem Gesicht hingen, und das Publikum johlte.

Sie ließ die schmalen Träger von den Schultern gleiten, langsam, Stück für Stück, einen nach dem anderen, und die Johlenden hofften schon, sie entblöße ihre Brüste, doch im letzten Augenblick hielt sie inne, schob die Träger wieder an ihren Platz, warf sich die Haare aus dem Gesicht und steigerte das Tempo des Tanzes.

Die Zuschauer waren nicht mehr zu halten. Sie schrien sich die Kehle heiser und pfiffen, als Vera aufzuhören schien, vereinigten sich alle zum rhythmischen Sprechchor, ›Da-ca-po!! Da-ca-po!!‹, und ohne Übergang begann sie einen Krakowiak zu tanzen, und die Kapelle übernahm nahtlos ihren Takt.

Vera war wie entfesselt. Sie trieb die Musiker zu immer schnellerem Spielen an, raffte ihr Kleid bis zum Oberschenkel, ging in die Hocke, verschränkte die Arme vor der Brust und ließ die Beine fliegen. Sie steigerte sich in ein rasendes Crescendo und sackte dann vornüber zusammen.

Die Menge glaubte, das Zusammensacken gehöre, als Höhepunkt, zur Darbietung, und quittierte es als besonders gelungenen Einfall mit geradezu frenetischem Beifall.

Robert erkannte sofort, daß der Zusammenbruch nicht gespielt war. Er drängte sich an den anderen vorbei, lief auf Vera zu, legte sich ihren Arm um seine Schultern, hob sie hoch und trug sie durch eine Gasse von gaffenden und teilnamsvollen Menschen hinaus zum Wagen.

Carla und Fabrizio kamen augenblicklich hinterher. »Wir fahren sie zu mir«, sagte Carla bestimmt, »da sind wir in zwei Minuten.« Als Lehrerin war sie es gewohnt, Entscheidungen schnell zu treffen.

Mittlerweile drängten die anderen aus dem Lokal auf die Straße hinaus und umringten den Wagen. Kurz entschlossen setzte sich Fabrizio ans Steuer, startete den Motor, und Robert legte, unter Carlas Mithilfe, Vera auf den Rücksitz, und sie fuhren los.

Carla bewohnte ein Einzimmerapartment, im einzigen Neubau dieser Art auf der Insel, mit winzigem Balkon, kleiner Diele, in der das Telefon stand, einem verhältnismäßig großen Badezimmer und einer engen Küche mit Fenster.

Vera lag auf der Couch, wachsbleich, mit aufgelöster Frisur und geschlossenen Augen. Ihr Atem ging stoßweise.

Carla war in der Küche und bereitete einen heißen, starken Tee. Sie machte sich um Vera Sorgen. Sie hatten sich vor einiger Zeit miteinander angefreundet, hatten sich seither, so oft es möglich war, gesehen oder täglich wenigstens einmal miteinander telefoniert, hatten ihre Probleme besprochen, gemeinsame Interessen entdeckt, wie das Malen, und hatten sich natürlich auch über ihr Leben unterhalten, über ihre Männer, über die Zukunft und über die Vergangenheit. Es war eine Vertrautheit von Frau zu Frau entstanden.

Heute abend nun hatte Vera sie in ihr Vertrauen gezogen. Als sie sich von Robert unbeachtet gefühlt hatte, war sie auf Claus zu sprechen gekommen und hatte ihr erzählt, unter dem Siegel der Verschwiegenheit, daß Claus ihr zu Weihnachten geschrieben habe. Gerade als Carla sie nach Einzelheiten hatte fragen wollen, war Robert dazugekommen, und sie hatten schnell das Thema gewechselt, doch Carla schien es, als ob er etwas mitbekommen hatte.

Als sie jetzt in der Küche stand, gingen ihre Gedanken seltsame Wege. Vielleicht bestand zwischen Veras ungezügeltem Tanz und der Nachricht von Claus ein unmittelbarer Zusammenhang? Nein, sie wollte es nicht glauben! Vera war bei Robert zu innerer Ruhe gekommen, das konnte alle Welt sehen.

Sie brühte den Tee auf, stellte die Kanne und eine Tasse auf ein Tablett und trug es hinüber in den Wohnraum.

Vera kam langsam zu sich. Sie hatte mit Vampiren gekämpft, mit Fledermäusen und großen, fetten Raben, deren Schwingen sie umzustoßen drohten. Sie hatte geglaubt, sie bekäme keine Luft mehr.

Sie schlug die Augen auf und sah in das Gesicht von Fabrizio. Milde lächelnd stand er vor ihr. Die dunklen Augen. Das schon von Falten geprägte, volle Gesicht. Das dichte schwarzblaue Haar. Die gedrungene, massige Figur.

Er hatte Carla die Tasse vom Tablett genommen und hielt sie Vera hin: »Augurio per l'anno nuovo! Glück im Neuen Jahr!« und setzte wie zum Spaß hinterher: »Prosit, Neujahr!«

Sie versuchte, ihm ein Lächeln zurückzugeben, doch es wollte nicht recht gelingen. Sie nahm die Tasse entgegen, nippte vom Tee und fragte unruhig, als sei es ihr eben bewußt geworden, daß er nicht da war: »Wo ist Robert?«

»Draußen in der Diele«, sagte Fabrizio sanft, »er telefoniert nach einem Arzt für dich.«

»Nach einem Arzt?« Ihre Stimme klang schwach.

»Ja. Aber anscheinend ohne Erfolg. Die Ärzte feiern auch alle.«

»Er ruft immer gleich nach einem Arzt, das hat er so an sich«, sagte sie und meinte es ironisch, aber sie war zu entkräftet, um es zum Ausdruck zu bringen.

»Wie geht es dir? Hast du Schmerzen? Ist dir übel? Fühlst du dich schlapp?« Fabrizio stellte die Fragen in seiner leidenschaftslosen, ausgeglichenen Art.

Sie mochte ihn. Er wirkte auf sie beruhigend. Wie Medizin, dachte sie manchmal.

»Es geht mir schon wieder besser«, sagte sie, und dann, als wolle sie sich die Erinnerung an die Phase kurz vor dem Erwachen zurückholen, wischte sie sich mit dem Handrücken über die Stirn: »Carla?«

»Kann ich dir helfen?« Carla setzte sich zu ihr.

»Du verstehst doch etwas von Träumen«, begann Vera.

»Für den Hausgebrauch.«

»Ich hatte eine schreckliche Vision.« Vera erzählte ihr, was sie, wie hinter grauen Schleiern, gesehen hatte.

»Sehr viele Träume sind schrecklich«, sagte Carla beruhigend.

»Aber meiner war fast mehr als schrecklich.«

»Wenn man von Fledermäusen oder Vampiren träumt, wird man von dunklen bedrohlichen Gedanken geplagt. Die Gedanken sind aus dem Bewußtsein verdrängt. Dementsprechend kann man sich nicht mit ihnen auseinandersetzen, sie sozusagen nicht mehr aufarbeiten.« Carla hob bedauernd die Schultern, als wollte sie sich für ihre Auslegung entschuldigen. »Aber das braucht dich nicht zu belasten.«

»Aber wenn es stimmt?«

»Es stimmt, zugegeben. Aber du wirst deshalb die in dir verborgenen, schlummernden Probleme nicht aufarbeiten.«

»Also muß ich mich weiter damit herumquälen?«

»Wesentlich quälender wäre es, wenn du nicht träumen könntest. Wenn man dich für eine längere Zeit am Träumen hindert, kann das lebensbedrohend sein.«

»Hm. Und Raben? Was sagen die dir?«

»Der Rabe ist ein Seelenvogel, heißt es. Er weist auf unglückliche Gedanken hin, auf negative Überlegungen. Wenn du auch von Raben geträumt hast, unterstreicht es den anderen Traum.« Um Vera aus ihren Gedanken zu reißen, sagte Carla: »Es war ein schönes Silvester. Am Anfang ein beschauliches. Und dann ein turbulentes, wie es sich gehört. Hat es dir gefallen?«

»Was? Ach so! Ja, sehr. Es gefällt mir immer, wenn wir mit euch zusammen sind.« Sie setzte sich mit dem Oberkörper aufrecht. »Telefoniert Robert denn immer noch?«

»Nein.« Als habe er ihre Frage vorausgeahnt, erschien er in der Tür. »Es ist sinnlos. Es geht keiner ans Telefon. Aber du bist ja Gott sei Dank schon wieder munter.«

Sie blieben noch eine Weile. Als sie sich von Carla und Fabrizio verabschiedeten, war es auf der Porzellanuhr in der Diele etwas nach drei Uhr morgens. Draußen schossen noch immer ein paar Unentwegte Raketen in den sternenklaren Himmel.

Robert lag schon im Bett, und Vera war noch im Bad, da fragte er sie durch die offene Tür: »Bedrückt dich etwas, Liebling?«

»Bedrücken? Wie kommst du darauf?«

»Ich mache mir nur so meine Gedanken. Der Tanz zum Beispiel.«

»Der Tanz? Ich war fröhlich wie ein Kind! Hast du das nicht gemerkt?«

»Bist du unzufrieden mit mir? Mit unserem Leben?«

»Ich sage, ich war fröhlich!«

»Und der Brief?«

»Welcher Brief?« Sie schminkte sich die Lider ab und merkte, wie ihre Hand zitterte. Was wußte er von dem Brief? Hatte sie ihn etwa offen herumliegen lassen?

Der Brief hatte sie tagelang bedrückt. Ohne daß sie es wollte, war sie mit ihren Gedanken wieder in Düsseldorf gewesen. Unruhe hatte sie überkommen. Warum, das hatte sie sich nicht erklären können. Doch sie hatte Robert nicht mit ihrem Problem belasten wollen. Und darum hatte sie ihm den Brief verschwiegen.

»Der Brief, von dem du mir nichts gesagt hast.« Er meinte es ohne jeden Vorwurf.

Sie antwortete nicht. Sie brachte das Abschminken schnell hinter sich und war kurz darauf bei ihm im Bett.

»Wenn du mir von dem Brief nichts sagen willst, sehe ich es ein«, fing er von neuem an. »Es ist dein Brief. Ich mache mir nur Sorgen um dich.« Er verbesserte sich. »Um uns.«

»Du brauchst dir keine Sorgen zu machen.« Sie schmiegte sich an ihn. »Es ist ein Brief von Claus. Ich zeige ihn dir morgen. Er gibt anscheinend nicht auf. Er will herkommen.«

»Wann?«

»Anfang Februar. Er hat wieder einmal in Mailand zu tun. Ich habe aber keine Angst vor einem Zusammentreffen.«

»Warum solltest du Angst haben?«

»Jetzt nicht mehr. Die ersten Tage, als ich bei dir blieb, schon. Schließlich habe ich ihn aus heiterem Himmel verlassen.«

»Vielleicht könnte er wieder heiter werden, der Himmel?«

»Bitte, Liebling, glaube mir! Ich will nicht mehr von dir weg! Nie mehr! Ich will das Zusammentreffen auch nicht suchen. Versteh mich doch!«

»Und warum hast du mir den Brief verschwiegen?«

»Weil ich jeder Diskussion aus dem Weg gehen wollte. Ich will über Düsseldorf nicht einmal mehr nachdenken.« Sie gab ihm einen kurzen Kuß auf den Mund. »Und woher weißt du von dem Brief?«

»Ich konnte nichts dafür, du und Carla, ihr habt mich nicht kommen sehen.«

»Wir wollen ihn vergessen, ja?« Sie küßte ihn erneut auf den Mund, mehrmals und innig.

»In der Diele hört man alles mit, ob man will oder nicht«, sagte er mehr zu sich selbst, nachdem sie von ihm gelassen hatte.

»Du meinst, meine Träume? Die haben wirklich nichts zu sagen.«

»Kann sein. Aber vielleicht alles zusammengenommen?«

»Robert, ich bitte dich! Konstruiere nicht etwas, das es nicht gibt.«

»In letzter Zeit warst du manchmal merkwürdig still. In dich gekehrt.«

»Das kam dir vielleicht nur so vor.«

Sie fuhr ihm mit der Hand liebevoll durch das Gestrüpp seiner Haare.

»Ich glaube nicht, daß ich etwas konstruiere.«

»Und ich liebe dich. Das genügt mir. Und ich wünsche mir, daß es mit uns so bleibt, wie es jetzt ist. Ich will aus dir keinen Tänzer machen. Wenn es mich überkommt, dann mußt du mir zugestehen, daß ich allein tanze. Ich muß ja hinterher nicht immer völlig erledigt sein.« Sie lag dicht neben ihm, auf dem Rücken, spürte, wie die Wärme seines Körpers auf sie überströmte, und ihr Blick ging zur Decke. Als fasse sie ihre Gedanken über den Abend zusammen, sagte sie, kaum vernehmlich, wie zu sich selbst: »Manche Frauen bekommen Geschenke. Die Frau des Dottore, zum Beispiel, eine schöne, alte Uhr. Aber ich darf tanzen. Allein und so wild und so lange ich will.«

Er schob seinen Arm unter ihrem Kopf hindurch und zog sie sanft an sich: »Ich wollte nur, daß du alles überdenkst.«

»Das habe ich schon lange getan.«

»Man muß es immer wieder tun. Versprichst du mir das?«

»Liegt dir daran so viel?«

»Ja. Ich habe nämlich den gleichen Wunsch wie du. Ich möchte dich nie mehr verlieren.«

Er beugte sich über sie, schob ihr sanft eine Haarsträhne aus dem Gesicht und berührte mit seinen Lippen ihre Lider behutsam, als habe er Angst, sie seien zerbrechlich.

36

Rom empfing sie mit Regen. Als sie aus der Statione Termini hinaus auf die weite Piazza dei Cinquecento traten, zogen sie unwillkürlich den Kopf ein. »Wer denkt schon an einen Schirm! Selbst im Februar!« Robert lachte und drückte Vera an sich, als könne er sie so vor dem Naßwerden schützen.

Halb unter dem Vordach des Bahnhofs reihten sie sich in die Schlange der Wartenden ein, die um ein Taxi anstanden. Er stellte den Koffer neben sich auf das nasse Pflaster, zog Vera ihren Mantel über den Kopf und dann sich einen.

Das Hotel ›Ingleterra‹ lag in einer der Seitenstraßen unterhalb der Spanischen Treppe. Die Fassade schmal, hoch und farblos. Die Eingangstür halb verglast, drei Stufen hinunter in eine kleine Halle mit einer Garnitur von Plüschsesseln. Rechts die Theke der Reception, brusthoch und aus dunklem Holz, gerade breit genug für die Abfertigung von höchstens zwei Personen zu gleicher Zeit. Dahinter der unförmige Telefonkasten. Links von der Halle der Salon. Nur Plüsch, Fransen, wacklige Tischchen und abgestandene Luft.

Das fünfte Stockwerk. Ein schmaler Flur, mit einem Knick, in dem die Türen zur Toilette und zum Etagenbad lagen. Ein ausgetretener Holzfußboden, der bei jedem Schritt knarrte. Die Wände mit gelber Ölfarbe gestrichen und mit einem Sockel in Grau. Die Tür mit dem ovalen weißen Emailleschild, in Schwarz darauf die Nummer ›401‹.

Ein Raum, groß und geräumig, mit dem gleichen, knarzenden Fußboden wie im Flur. Zwei Betten aneinandergerückt, hoch, dunkel und drohend. Ein Waschbecken mit verschnörkelten Hähnen. Ein Sofa, mit blaugrünem Plüsch überzogen, die Sprungfedern zeichneten sich deutlich darunter ab. Je zwei hohe, hölzerne Stufen zu den beiden Fenstern, die auf die Dächer der Nachbarhäuser hinausgingen.

Robert stellte den Koffer auf das Sofa und sagte mit gespieltem Ernst zu Vera, die sich auf das eine Bett geworfen hatte und über die alte Pracht schallend lachte: »Es ist natürlich üble Nachrede, daß schon Kaiser Augustus hier genächtigt haben soll.«

Sie wechselten die nassen Kleider, liehen sich vom Portier einen großen, schwarzen Schirm und gingen hinaus in den Regen.

Sie blieben fünf Tage in der Stadt. Sie stapften bei Regen über das Gelände des Forum Romanum, und die matschige rotbraune Erde klebte an ihren Schuhen. Sie gingen bei Regen über den Petersplatz, auf dessen steinernen Platten das Wasser stand, und Vera war vom Anblick des Doms überwältigt. Sie machten bei Regen einen Spaziergang durch den weitläufigen Park der Villa Borghese, besuchten die Galleria und ließen sich gefangennehmen von der Schönheit der Bilder.

Am Mittag des dritten Tages hörte der Regen auf. Sie waren gerade in der Nähe des Pantheon. Robert klappte den Schirm zu: »Besser hätte es nicht kommen können.«

»Oh, ich habe mich an den Regen schon gewöhnt.«

»Aber ich will dir etwas zeigen. Und das ist bei freundlichem Wetter sicher noch hübscher.«

»Das Pantheon?«

»Das schenken wir uns. Nein, einen verwunschenen alten Laden. Keine zwei Straßen von hier. An der Via di Cestari.«

Der Laden hatte nur ein kleines Schaufenster und sah unscheinbar aus. Er war umgeben von einer Reihe ähnlich schmuckloser Läden, und Vera hätte ihn beinahe übersehen.

Es war ein Antiquitätenladen besonderen Stils. Hinter der matten Scheibe des Fensters hingen, lagen und standen Uhren. Große, kleine, runde, ovale, flache, bauchige Uhren. Aus dem neunzehnten Jahrhundert, aus dem achtzehnten Jahrhundert. Uhren aus Frankreich, England, Deutschland, Rußland, Österreich, aus der Schweiz und aus Amerika. Kleine Wunderwerke, von Hand gefertigt, aus Porzellan, aus Silber, aus Gold.

Vera konnte den Blick nicht von der Auslage lassen und merkte, wie ihr das Blut in den Kopf schoß, als fühle sie sich bei geheimen Gedanken ertappt. Sie sprach zu Robert, ohne ihn anzusehen: »Woher weißt du, daß ich...?«

»Nicht nur die Frau des Dottore soll eine hübsche Uhr haben. Komm, wir gehen hinein.« Er drückte die Klinke der niedrigen Tür, hinter deren Fenster ein durchsichtiger Vorhang gespannt war. Zwischen Vorhang und Fensterglas hing an einer dünnen Kette ein Schild aus Messing, auf dem der Name ›Ippolito Callandrelli‹ stand.

»Nein, Robert, das tust du nicht! Du sollst mir keine schenken! Ich habe das nur so dahingesagt.«

»Nun komm schon! Warum glaubst du, sind wir eigentlich in Rom?«

»Aber Robert! Nein, das möchte ich nicht! Das lasse ich nicht zu! Ich muß dir doch etwas erzählen können, ohne daß du dich gleich verpflichtet fühlst...«

»Ich fühle mich nicht verpflichtet. Es macht mir Freude. Und jetzt komm!« Er nahm sie am Arm und öffnete die Tür. Ein Glockenspiel ertönte. Sie standen im Laden.

An den Wänden grauweiße Regale, die bis an die niedrige Decke reichten. In der Mitte des Raumes Regale. Und alle Regale voll von Uhren aller Art. Niemand zeigte sich.

Sie hörten eine Stimme. Schwach und hüstelnd. »Buon giorno!« Der Mann war schmächtig, und sein blasses Gesicht, eingerahmt von glatt gekämmten weißen Haaren, sah zwischen zwei Tischuhren hindurch, die auf einem Regal in der Mitte des Raumes standen.

»Buon giorno«, sagte Robert, »wir wollen uns eine besonders schöne Uhr für die Signora zeigen lassen. Eine, die um den Hals zu tragen ist.«

»Ich sehe es als große Ehre an, daß Sie gerade zu mir gekommen sind, Signora«, sagte der kleine alte Mann zu Vera und kam hinter dem Regal hervor. »Ich werde mich bemühen, Ihnen eine Uhr zu zeigen, die Ihren Gefallen findet.«

Er ging nach hinten und kam mit einem kaum handtellergroßen Etui aus Leder zurück. Er legte es vor Vera auf eine schmale Anrichte und ließ es aufspringen.

Auf einem Polster aus weißer Seide lag eine winzige Laute. Sie war aus Gold.

»Echte Stücke sind sehr selten«, begann der kleine alte Mann und hüstelte ein paarmal, ehe er weitersprach. »Die meisten Stücke sind in festen Händen, Museen, Privatsammlungen. Im Besitz von Einzelgängern. Oder von...« Er vollführte eine Geste der Hochachtung vor Vera. »...von einer bezaubernden Frau.«

Er nahm die Laute aus dem Etui und ließ das Gehäuse aufspringen. Ein Zifferblatt mit fein ziselierten Zeigern wurde sichtbar.

Vera hob den Blick zu Robert. »Wunderschön.«

»Ein Kunstwerk«, sagte Robert und wandte sich an den alten Mann. »Kommt sie nicht aus Genf?«

»Oh, der Herr sind Fachmann!« sagte der Alte voller Ehrfurcht.

Doch Robert wehrte ab. »Nur was man so aufschnappt im Lauf der Zeit.«

»Woher man sein Wissen bezieht, ist gleichgültig«, sagte der Alte, und es klang weise, »entscheidend ist nur, daß man sich das Wissen erwirbt.« Er wog die Uhr in seiner offenen Hand. »Ja, sie kommt aus Genf. Eine Genfer Formuhr. Man trug sie am Hals. Sie stammt etwa aus der Zeit um achtzehnhundertzehn.« Seine Augen wurden schmal, und sein Blick schien ins Weite zu gehen. »Die Genfer Uhrmacher erlebten gegen Ende des achtzehnten Jahrhunderts einen großen Aufschwung. Sie führten, neben Paris, die sogenannten Hakenuhren ein. Haken ist gleich Bügel. Man trug die Uhr am Bügel. Die Genfer gründeten bald Zweigstellen in London, Paris, Wien und Petersburg.«

Er unterbrach sich: »Aber ich komme schon wieder ins Erzählen.« Und mit einer Geste der Entschuldigung zu Vera: »Verzeihen Sie mir bitte, Signora.«

»Ich höre Ihnen gerne zu«, sagte Vera, »ich verstehe von Uhren nicht allzuviel. Mir gefallen sie nur.«

»Oh, das ist schon sehr viel, Signora! Wenn einem ein Kunstwerk gefällt, eine Uhr, ein Bild, ein Musikstück, bedeutet es für einen mehr als die fachmännische Kritik eines Kenners.« Er hielt ihr die Lautenuhr hin, drückte gegen den Rand des Zifferblattes, so daß der Boden aufsprang.

»Das ist das Uhrwerk, und hier, die Spirale dahinter, das ist das Musikwerk. Von Meisterhand geschaffen.«

»Sie gefällt mir sehr«, sagte Vera, aber aus ihrem Ton war die Einschränkung herauszuhören.

»Einen Moment, Signora, ich kann Ihnen auch noch ein anderes Kleinod präsentieren. Eine Augsburger Schlaguhr! Einen Moment, Signora!« Noch bevor Vera antworten konnte, war er wieder im hinteren Teil des Ladens verschwunden.

»Ist sie aus Email?« rief sie ihm nach.

»Ah, Signora wollen eine Emailuhr! Sofort, Signora!«

Es dauerte eine Weile, ehe er zurückkam, erneut mit einem Etui in der Hand. Er sagte, ohne es zu öffnen: »Die Augsburger Schlaguhren waren klein und rund und wurden, Mitte des sechzehnten Jahrhunderts, von reichen, modebewußten Augsburger Herren auf der Brust getragen. Sie waren aber nicht aus Email. Gehäuse aus Maleremail gibt es frühestens seit Anfang des siebzehnten Jahrhunderts.«

Er hielt das Etui noch immer geschlossen und sagte, zu Robert gewandt: »Signore, Sie wissen, daß die Augsburger Schlaguhren so gut wie gar nicht mehr erhältlich sind. Daß ich noch eine habe, ist reiner

Zufall. Ich habe sie vor vier Jahren auf einer Auktion in London ersteigert. Eine Sternstunde!«

Er legte das Etui neben das der Genfer Formuhr, ließ es aufspringen und fuhr hüstelnd, mit dem Blick zu Vera, fort: »Das ist mein Prunkstück. Eine Uhr aus der berühmten Marfels-Sammlung. Das Gehäuse aus Gold und Maleremail, reich verziert.«

Er schwieg und wartete darauf, daß Vera ihren Eindruck wiedergab. Sie sah die Uhr an, sah zu Robert hin, sah wieder die Uhr an und sagte schließlich kaum vernehmbar: »Sie gefällt mir sehr.« Und zu dem alten Mann: »So sehr, wie noch nie eine.« Und zu Robert: »Aber ich will sie nicht. Ich will sie nur anschauen.«

»Und warum willst du sie nicht?« fragte Robert leise.

»Nein, keine so teure!« Ihr Blick bat, er solle sie auf keinen Fall kaufen.

Aber Robert übersah ihren Blick und fragte den Alten nach dem Preis.

»Sie kommt aus Blois. Ende des siebzehnten Jahrhunderts. Damals gab es viele hochqualifizierte Künstler, die sich der Goldemailmalerei annahmen.« Der Alte sprach, als seien Robert und Vera für ihn nicht vorhanden, und sie spürten beide, wie gerne er sich in der Erinnerung an die Entstehungszeit dieser Uhr erging.

»Attemstätter in Augsburg, zum Beispiel«, sagte er, mit dem Blick ins Leere, »Jean Toutin in Châteaudun oder die Brüder Dinglinger in Dresden. Und dann natürlich die großen Namen in Blois! Paul Viet! Charles Salomon Pairas! Na ja, und eben Huaut le puiné!« Wie zu seiner eigenen Erklärung setzte er schwärmerisch hinzu: »Huaut der Jüngere!«

Er war jetzt wieder bei Robert und Vera und fuhr fort: »Der jüngere der beiden Huauts war ein Genie! Und von ihm ist auch diese Uhr.«

Er nahm die Uhr aus dem Etui heraus und hielt sie Vera hin: »Eine herrliche Arbeit! Das Bildnis einer Schönen vor rund vierhundert Jahren! Signora, sehen Sie nur, diese exakte Ausführung! Punkt für Punkt! Wie gestochen!«

Robert schnitt dem anderen das Wort ab: »Was kostet sie?«

Der Alte klappte den Deckel auf. »Auch die Kloben und Platinen sind graviert!« Er wandte sich an Robert: »Im Louvre liegen ein paar davon. Im Guildhall Museum in London. Eine in der Rôtisserie Zur Kathrein, in Oerlikon bei Zürich. Und eine im Uhrenmuseum von Old Sturbridge Village in Nordamerika.«

»Mich interessiert der Preis«, unterbrach ihn Robert erneut.

»Oh, Signore, ich höre bei Ihnen den Akzent des Amerikaners heraus, habe ich recht?«

»Sie haben recht. Aber trotzdem interessiert es mich, was die Uhr kostet.«

»Das Clock Museum in Old Sturbridge Village, kennen Sie es? Es ist eine wahre Fundgrube von seltenen Einzelstücken! Die Waterbury Uhr! Eine Stunde Umlaufzeit! Die billigste Karusselluhr der Welt! Oder eine Hampton-Uhr aus Ohio!«

»Okay!« sagte Robert trocken, um die Ausführungen des alten Mannes zu beenden. »Wir nehmen die Uhr! Sie brauchen sie nicht einzupacken, die Signora hängt sie sich gleich um den Hals.«

»Nein, Robert, nein!«

»Aber Signore«, sagte der Alte ein wenig beleidigt und hüstelte, »ich habe Ihnen ja noch gar nicht den Preis genannt!«

»Dann sagen Sie ihn endlich.« Robert war ungeduldig.

»Bitte, Robert, nicht!«

»Die Uhr ist nicht billig«, sagte der Alte zögernd.

»Geben Sie sie mir.« Robert hielt ihm seine Hand offen hin: »Ich hänge sie der Signora um.«

»Nein, Robert! Ich will sie nicht!«

»Aber Liebling! Spielt Geld denn eine Rolle? Wichtig ist nur, daß sie dir gefällt.«

»Fünf Millionen Lire«, sagte der alte Mann und hüstelte.

»Drei Millionen«, entgegnete Robert.

»Aber, Robert, das sind ja fast zwanzigtausend Mark!«

»Bitte, Liebling, laß mich.«

»Viereinhalb Millionen«, sagte der Alte, »mehr kann ich beim besten Willen nicht nachlassen.«

»Dreieinhalb«, sagte Robert, »und Sie brauchen sie nicht einzupacken.«

»Es ist mein Lieblingsstück«, sagte der andere.

»Dreieinhalb ist mein letztes Angebot«, beharrte Robert und nahm Vera am Arm, als wolle er gehen.

»Sie brechen mir das Herz, Signore!« Ein Jammern, vermischt mit Hüsteln.

»Buon giorno!« sagte Robert und führte Vera zur Tür.

»Vier«, gab der Alte nach.

»Okay!« sagte Robert. Er nahm die Uhr entgegen und ließ sich ein samtenes Halsband geben.

»Bitte, Robert, nicht!«

»Liebling, glaub mir, sie ist an dir noch schöner!« Liebevoll hängte er ihr die Uhr um den Hals.

Dann griff er in die Innentasche seines Jacketts, entnahm ihr einen großen Packen Lirascheine, sagte zu Vera, mit einem entschuldigenden Blick auf den Packen Bargeld: »Wir sind nach Rom gekommen, um dir eine passende Uhr zu kaufen«, und zählte dem verdutzten Alten vier Millionen auf die Theke.

Sie verließen den Laden und gingen vor auf den Corso Vittorio Emanuele.

»Robert, du beschämst mich.«

»Es zählt nur, ob sie dir gefällt.«

»Und ob sie mir gefällt! Es ist die schönste Uhr, die ich jemals gesehen habe. Aber sie ist zu wertvoll. Viel zu wertvoll, Robert.«

»Wenn du Freude daran hast.«

»Natürlich habe ich Freude daran. Aber genauso wie ich vielleicht auch keine habe. Ich finde das Geschenk einfach viel zu groß.«

»Es ist winzig.«

»Du weißt sehr gut, was ich meine. Ich mache mir schon seit einiger Zeit Gedanken, wovon wir eigentlich leben.«

»Darüber muß ich mir den Kopf zerbrechen. Nicht du.«

»Trotzdem, Robert. Es hätte nicht diese Uhr sein müssen.«

»Aber sie ist es nun mal. Und sie soll dich froh stimmen.« Er hakte sich bei ihr unter. »So, und jetzt wollen wir darüber nicht mehr reden.«

Sie schmiegte im Gehen ihren Kopf an seine Schulter. »Danke, Liebling. Weil du mir vor Augen führst, wie unbegreiflich schön das Leben sein kann.«

»Wegen einer kleinen Aufmerksamkeit?«

»Nicht nur wegen einer Aufmerksamkeit. Ich sehe darin auch etwas anderes. Ich war daran gewöhnt, Dinge nur noch nach ihrem materiellen Wert zu beurteilen. Ich hatte mich darin schon völlig meiner Umgebung angepaßt. Es zählte nur die Zahl. Der Preis. Ohne einen Mann wie dich hätte ich mich davon nicht mehr lösen können. Und dafür das Danke.«

»Das sollten wir feiern. Bei Nino. Dort treffen wir Gott und die Welt.«

Als Vorspeise Cocktail alla mare, mit Krabben, Muscheln und Hummer. Anschließend eine Zuppa di agnello, eine Lammfleischsuppe auf römische Art. Dann zwei Dutzend Ostriche fritte, gebackene Austern. Als Fleischgang Salt'im bocca alla romana, Kalbsvögelchen, römisch zubereitet, mit Schinken und frischen Salbeiblättern. Danach Quaglie con risotto, Wachteln in Wein- und Cherry-Brandy-Sauce. Und zum Abschluß Zabaione, heiße Weinschaumcreme im Kelchglas.

Den Espresso stürzte Robert auf einen Zug in sich hinein und fragte unvermittelt: »Ißt du Hummer gern?« und als sie bejahte, nahm er es als Aufforderung, das Thema ausführlich zu behandeln.

»Weißt du, daß der Hummer früher in Nordamerika zur Speisung der Armen verwendet wurde?«

»Nein«, sagte sie und dachte: Er will ablenken, aber wovon? Und sie fuhr fort: »Das einzige, was ich vom Hummer weiß, ist, daß sein Fleisch als Delikatesse gilt.«

»Ein Hummer kann bis zu fünfzig Jahre alt werden«, begann er und lehnte sich dabei genußvoll zurück, »aber als Delikatesse gilt sein Fleisch nur, wenn er nicht älter als acht Jahre ist. Da ist er ungefähr fünfundzwanzig Zentimeter lang und ein halbes Kilo schwer. Das Weibchen will sich alle zwei Jahre paaren. Es verhält sich dann nicht sehr viel anders als jede Dame, die Lust auf einen Mann bekommt.«

»Sag bloß, sie umgirrt ihn!«

»Sicher. Sie streicht ihm mit ihren Fühlern beinahe zärtlich über den Kopf, und beide beginnen den Hochzeitstanz und klappern dabei ausgelassen mit ihren Scheren. Dann vereinigen sie sich, und der Mann deponiert seinen Samen zwischen den beiden hinteren Beinpaaren der Dame. Es dauert ziemlich lange, etwa eineinhalb Jahre, bis die Dame endlich an die fünfundsiebzigtausend mückengroße Larven abschüttelt, die im Wasser sofort an die Oberfläche steigen.«

»Fünfundsiebzigtausend?« Allmählich begann das Thema sie zu interessieren.

»Ja, aber nur jede Zehntausendste überlebt und wächst zu einem Hummer heran, und nur jede Millionste wird alt. Die anderen werden die Beute von Fischen oder anderen Hummern. Es ist also begreiflich, wenn der Hummer als eines der vorsichtigsten, reizbarsten und abweisendsten Tiere gilt.«

»Deshalb packt er mit seinen Scheren wohl auch gleich zu? Ähnlich wie du?«

Er lachte. »Er ist in ständiger Abwehrstellung und greift sofort an, wenn sich in seiner Nähe etwas bewegt. Er hört alles mit seinen acht spindeldürren Beinen.«

»Mit den Beinen?«

»Sie sind von Sinneshärchen übersät.«

»Mit den Beinen hören! Das kannst du nicht!«

»Und er kaut mit dem Magen. Die Geschmacksempfindung nimmt er mit den Füßen wahr. Das Gehirn besteht aus zwei stecknadelkopfgroßen Teilen und sitzt unterhalb des Schlundes. Die Nieren liegen hinter der Stirn. Und die Knochen hat er nicht im Körper, sondern er steckt in ihnen drin.«

»Und warum erzählst du mir das Ganze?« Sie legte ihre Hand auf seine Hand.

»Interessiert es dich nicht?«

»Doch. Aber trotzdem nehme ich an, daß du nicht ohne Absicht davon angefangen hast.«

»Okay. Ich wollte eigentlich über etwas anderes mit dir reden. Aber im letzten Moment wollte ich es nicht mehr. Und da kam mir der Hummer gerade recht.«

»Worüber wolltest du mit mir reden? Über etwas Unangenehmes?«

»Nein, im Gegenteil. Vielleicht hätte ich es auch gleich tun sollen.« Er zögerte. »Na ja, ich habe dir doch damals gesagt, daß ich dich auf der Stelle heiraten würde.« Er sah sie gedankenversunken an.

»Jetzt verstehe ich dich.« Sie küßte flüchtig seinen Handrücken.

»Wir sind jetzt über ein Vierteljahr zusammen und haben das Thema nie mehr berührt.«

»Eilt es dir denn damit?«

»Nicht mir. Ich dachte dir.«

»Nein, Robert. Nicht unbedingt. Wir haben uns. Wir lieben uns. Wir wissen, daß wir füreinander bestimmt sind. Ein Stempel ändert nichts daran.«

»Aber du läßt es mich wissen, wenn du diesen Stempel haben willst?«

»Ich komme darauf zurück, sobald ich dir einen Erben präsentiere.«

»Und wenn es ein Mädchen wird?«

»Willst du denn auch ein Mädchen?«

»Irgendwann will ich vielleicht sogar drei oder fünf.«

»Dann kann ich nur hoffen, daß du es dir überlegst, solange meine Konstitution noch annehmbar ist.«

Sie alberten. Aber beiden war klar, daß sich dahinter tiefer Ernst verbarg.

Er schloß das Gespräch ab: »Irgendwann heiraten wir also. Irgendwann kriegen wir auch Kinder. Aber heute und morgen und auch noch übermorgen genießen wir uns in freier Wildbahn.«

37

Das Schnellboot legte ab und nahm rasch Fahrt auf. Die Molo Mergellina, die Via Caracciolo mit den unzähligen kleinen Bars, Cafés und Lokalen, das Castel di Sant'Elmo und das Castel dell'Ovo wurden kleiner und kleiner, und schließlich versank die ganze, immer wieder von neuem beeindruckende Silhouette der Stadt im Dunstschleier der Januarsonne die hohen auf den Hügeln übereinander gestaffelten Mietskasernen mit ihren flachen, roten Dächern und den rotbraunen, verwaschenen Fassaden, der Hafen mit dem Gewirr von Schiffsmasten und der Vesuv.

Neapel lag hinter ihnen. Sie saßen unter Deck, im niedrigen Passagierraum. Die weich gepolsterten breiten Sessel nahmen in sieben Reihen den ganzen Raum ein, mit einem Mittelgang, ähnlich der Bestuhlung eines Theaterparketts. Außer ihnen beiden waren nur noch vier Passagiere da.

»Die Tage in Rom waren schön«, sagte sie gedankenverloren.

»Freust du dich trotzdem wieder auf die Insel?«

»Ja.« Sie wandte sich ihm zu. »Robert, warum bist du auf die Idee gekommen? Ich meine mit Rom. Es war doch nicht nur die Uhr?« Er antwortete nicht, und sie richtete sich auf. »Ich wollte es dich schon fragen, als wir losfuhren.«

»Warum sollten wir nicht ein paar Tage nach Rom fahren? Mal was anderes sehen? Luftveränderung!«

»Ich bin ganz deiner Meinung. Aber ich glaube, die Antwort ist nicht vollständig. Bist du nicht auch jemandem aus dem Weg gegangen?«

»Claus? Glaubst du das wirklich?«

»Vielleicht wolltest du nicht, daß er auf Ischia mit mir zusammentrifft?«

»Er sagt mir nichts.«

»Bitte, Robert, weiche nicht aus. Sind wir wegen Claus weggefahren?«

»Okay, vielleicht habe ich mit ein paar meiner Gehirnzellen auch an Herrn Forst gedacht. Im Unterbewußtsein. Zufrieden?«

»Hast du befürchtet, er könnte mich beeinflussen? Gegen dich beeinflussen? Gegen uns?«

»Nein, ich glaube nicht, daß ich das befürchtet habe.«

»Also, was hast du dann befürchtet? Daß er mich nachdenklich stimmen könnte?«

»Bist du denn nicht nachdenklich?«

»Robert, du weichst mir aus! Du verstehst mich sehr gut. Bist du dir meiner nicht sicher?« Sie sah ihn an, und ihre Blicke trafen sich. Eindringlich leise sagte sie: »Weißt du noch immer nicht, daß ich für alle Zeiten zu dir gehöre?«

»Doch, Vera, ich weiß es. Aber ich wollte nicht, daß du von neuem mit Diskussionen belastet wirst. Ich wollte einfach, daß er dich in Ruhe läßt. Uns in Ruhe läßt. Ich sah keinen Anlaß, daß du ihm Rede und Antwort stehst. Ich habe geglaubt, auch in deinem Sinne zu handeln. Ich wollte, daß es Claus für uns einfach nicht mehr gibt. Deshalb bin ich ihm aus dem Weg gegangen. Wenn du mir aber sagst, du wärst gerne mit ihm zusammengetroffen, aus welchem Grund auch immer, dann akzeptiere ich deinen Wunsch, und er soll noch mal herkommen.«

»Danke, Robert, daß du offen zu mir bist. Nein, ich suche mit ihm kein Zusammentreffen. Nur...« Sie zögerte, ehe sie weitersprach. »...wenn sich ein Zusammentreffen ergeben hätte, wäre ich ihm nicht aus dem Weg gegangen. Ich habe nichts gegen ihn, verstehst du? Ich hätte die Begegnung dazu benutzt, um ihm Mut für die Zukunft zu machen. Mut zu einer anderen Frau. Zu einer neuen Liebe. Ich glaube, das wäre ich ihm schuldig gewesen.«

38

Es war Anfang April, an einem Montagmorgen. Robert schlief noch tief. Vera erwachte von einem anhaltenden, donnernden Getöse, das von weitem an ihr Ohr drang. Verschlafen schob sie sich die Bettdecke aus dem Gesicht. Ihr Blick ging zum Fenster, das hinaus auf die Marontiseite führte. Draußen tobte ein Sturm. Regenböen peitschten über das Land. Das Meer war aufgewühlt, wie sie es noch nie erlebt hatte. Haushohe Wellen, mit mächtigen, schneeweißen Kämmen, rollten gegen das Ufer und brachen sich donnernd an den Felsen.

Vera warf einen Blick auf ihre Armbanduhr, die auf dem Bord neben dem Bett lag. Sie zeigte kurz nach neun. Ihr erster Gedanke war: Carla! Sie hatte sich um zehn mit ihr in Porto verabredet. Zu einem Spaziergang durch die Weingärten. Es war sinnlos, die Verabredung einzuhalten.

Sie rieb sich den Schlaf aus den Augen und glitt behutsam aus dem

Bett. Sie wollte Robert nicht aufwecken. Im Wohnraum nahm sie den Hörer vom Telefon und wählte Carlas Nummer. Das Telefon war tot. Unschlüssig hielt sie den Hörer.

»Wir können nicht telefonieren«, ertönte Roberts verschlafene Stimme hinter ihr.

Sie fuhr herum. »Oh, hast du mich erschreckt!«

»Verzeih, das wollte ich nicht.« Er hatte den Morgenmantel in der Hand und zog ihn sich über den nackten Körper.

Wie muskulös er ist, dachte sie, muskulös und doch so schlank, mit breiten Schultern und festem Brustkasten, ein Anblick, der sie immer wieder erfreute. Sie sagte: »Hat der Sturm die Leitung unterbrochen?«

»Nein. Es ist gesperrt.«

»Gesperrt? Wieso? Seit wann?«

»Seit heute. Ich wollte dich nur vorher nicht damit belasten.«

»Und warum ist es...?«

»Wer zwei Monate die Rechnung nicht bezahlt, der...«

»Und warum haben wir sie nicht bezahlt?«

»Brauchen wir denn unbedingt ein Telefon?«

In der Enge des Raumes standen sie sich auf einen Schritt gegenüber. Sie spürte beinahe körperlich, wie er litt. Er sah sie an, als fühle er sich tief in ihrer Schuld. »Komm!« sagte sie und legte liebevoll ihren Arm um ihn. »Laß uns die Sache im Bett besprechen. Dort spricht es sich angenehmer.«

Sie lagen nebeneinander, und sie lehnte mit dem Kopf an seiner Schulter. Er ließ sich Zeit, ehe er begann: »Du kannst mir vertrauen, Liebling. Irgendwie habe ich es immer wieder geschafft.«

»Haben wir... deswegen... in Rom in dem billigen Hotel gewohnt?«

»Ja. War es schlimm?«

»Zusammen mit dir ist gar nichts schlimm. Haben wir noch andere Schulden?«

»Ein paar.«

»Ich werde sie bezahlen. Ich habe noch etwas auf dem Konto.«

»Nein, das wirst du nicht!«

»Ich kann ja auch arbeiten. Ich arbeite sehr gern.«

»Nein. Ich werde Geld verdienen. Irgendwie. Ich habe immer Geld verdient, wenn ich es gewollt habe.«

»Aber bis dahin kann ich doch helfen. Schließlich gehören wir zusammen.«

»Bitte, Liebling, ich möchte es nicht! Es war nur... ich fand unser Leben viel zu schön, als daß... es wäre schade gewesen, es durch Arbeit zu zerstören.«

»Ich kann die Uhr verkaufen.«

»Nein, Vera. Die Uhr darf nicht zur Geldanlage degradiert werden. Sie ist ein Geschenk.«

Sie dachte laut: »Du hast mir die teure Uhr geschenkt und gleichzeitig die Telefonrechnung nicht bezahlt.«

»Das trifft die Sache genau. Man lebt nicht, nur um seinen täglichen Verpflichtungen nachzukommen. Meine Frage ist gar nicht so absurd: Brauchen wir denn unbedingt ein Telefon?«

»Brauche ich denn unbedingt eine Uhr?«

»Nein, natürlich brauchst du sie nicht. Aber du brauchst Freude. Du brauchst das Gefühl von Großzügigkeit. Du brauchst ein weites Herz. Und dafür hast du die Uhr. Und für unsere Liebe.« Er küßte sanft den Ansatz ihres Halses. »Denkst du nicht genauso?«

39

Die Insel Capri war zu sehen, pastellfarben schimmernd, die Insel Procida, schmal und langgezogen, Neapel, der Vesuv, die Halbinsel Sorrent. Es war ein glasklarer, windstiller Tag. Der Sturm, der drei Tage und drei Nächte getobt hatte, war vergessen.

Vera hatte die Verabredung mit Carla nachgeholt. Bewußt hatte sie ihr vorgeschlagen, auf den Epomeo zu gehen. Nicht nur der weitreichenden Aussicht wegen, sondern weil sie sich sicher war, daß sie dort oben, in der stillen Abgeschiedenheit des Berggipfels, ungezwungen mit ihr reden konnte.

Ja, sie wollte mit ihr reden. Sie wollte Carla ihr Herz ausschütten. Aber sie wollte besonnen vorgehen und ihr Leben mit Robert nicht vor ihr ausbreiten. Das Leben mit Robert gehörte ihr allein. Es ging niemand etwas an. Sie wollte nur Carlas grundsätzliche Meinung darüber hören, sie gleichsam aushorchen, ohne sie Einzelheiten wissen zu lassen.

Sie hatten die Weinberge und die Kastanienwälder hinter sich, den weitläufigen Wall aus großen Tuffsteinen und die Felsengebilde, die sich, im Lauf der Jahrhunderte, durch Auswaschungen der Lava geformt hatten, denn der Epomeo ist ein alter, erloschener Vulkan.

Sie standen, jede an den Stamm einer Pinie gelehnt, hoch über den Orten der Insel und sahen hinüber nach Capri. »Glaubst du, Carla, daß ein Mensch aufgrund seines Charakters nur für ein bestimmtes Leben geschaffen ist?«

»Absolut. Ich zum Beispiel. Mein Leben ist klar vorgezeichnet. Irgendwann werde ich meinen Beruf als Lehrerin aufgeben und heiraten. Wenn nichts dazwischenkommt, wird es Fabrizio sein. Wir werden uns ein Heim schaffen, Kinder bekommen. Zwei oder drei. Vielleicht auch vier. Ich werde mich der Familie widmen. Ab und zu werden Fabrizio und ich verreisen und die Kinder entweder bei seiner oder bei meiner Mutter unterbringen. Und vielleicht...« Sie stockte. »...vielleicht werde ich sehr glücklich sein.«

»Und für welches Leben bin ich berufen?« fragte Vera und beobachtete die andere aus den Augenwinkeln heraus.

»Du? Du hast Robert. Einen idealeren Mann kannst du dir nicht wünschen.« Carla wurde hellhörig. »Warum fragst du? Stimmt zwischen euch etwas nicht?«

»Ich frage nur im allgemeinen.« Vera löste sich von der Pinie und sagte, wie vor sich hin: »Nehmen wir an, Robert gäbe es nicht. Für welches Leben wäre ich berufen? Für das gleiche, das Robert führt? Oder für eins wie deines?«

»Keine leichte Frage.«

»Genauer: Könntest du mein Leben führen?«

»An der Seite von Robert?«

»An der Seite eines Mannes, der ein ähnliches Leben führt wie er. Ehrlich, Carla!«

»Laß mich nachdenken.« Carla ging ein paar Schritte von Vera weg und blieb, mit dem Rücken zu ihr, in sich versunken stehen. Nach einer Weile drehte sie sich ruckartig zu ihr um. »Nein, dieses Leben bin ich nicht. Ich stelle es mir zwar sehr schön vor, vielleicht sogar ideal, aber ich weiß, daß ich es auf die Dauer nicht leben könnte.« Sie überlegte kurz und setzte dann zögernd hinzu: »Es sei denn...«

Vera sah sie gespannt an.

»Robert«, sagte Carla sachlich. »Es sei denn, der Mann, mit dem ich dieses Leben teilen sollte, führt nicht nur ein Leben wie Robert, sondern ist Robert.«

»Ja«, sagte Vera nachdenklich, »das ist die Antwort«, und dann lebhaft: »Mein Leben könntest du also nicht ertragen? Nur Robert?«

»Du wolltest eine ehrliche Antwort.«

Kurz bevor sie wieder in Fontana waren, kam Vera noch einmal darauf zu sprechen.

»Versteh mich recht, Carla! Ich möchte mich ergründen. Roberts Einstellung zum Leben steht nur als Beispiel.«

Carla schwieg. Sie sahen schon die ersten Häuser des Ortes, als sie fragte: »Bist du denn nicht glücklich mit ihm?«

»Glücklich wie noch nie in meinem Leben«, antwortete Vera, »nur habe ich Angst, ob ich dieses Glück auch halten kann.«

Sie stiegen in Carlas Fiat, den sie im Ort abgestellt hatte, und Carla sagte: »Und warum kein Kompromiß? Robert und Familie? Robert und Kinder? Robert und Geborgenheit?«

Vera setzte sich zurecht, zog die Tür ins Schloß und wandte sich Carla zu. »Glaubst du wirklich, daß sich ein Mensch, von einem gewissen Alter an, noch grundlegend ändern kann? Auch wenn er es sich noch so sehr vornimmt? Glaubst du, daß man so etwas durchhalten kann?« Sie gab sich die Antwort gleich selbst: »Nein, das kann keiner. So etwas geht schief. Und bei einem Menschen mit Persönlichkeit schon ganz und gar.« Sie änderte den Ton und wurde eindringlich. »Kannst du dir Robert in einer abhängigen Position vorstellen? Mit regelmäßiger Arbeitszeit? Mit Sicherheit?«

»Vielleicht hast du recht«, sagte Carla, während sie Fontana hinter sich ließen, »wahrscheinlich ist Robert für jede Art von Kompromiß völlig ungeeignet. Aber wie willst du dein Problem lösen?«

»Ich glaube, es ist schon gelöst. An der Seite von Robert kann ich jedes Leben leben. Egal, ob ich dafür geschaffen bin oder nicht.« Und sie wiederholte mit Nachdruck: »Jedes!«

40

Es war schon Juni, und Robert hatte noch immer keine Gelegenheit gefunden, zu Geld zu kommen. Die Schulden waren höher, als Vera angenommen hatte. Ohne es ihn wissen zu lassen, hatte sie das meiste von ihrem eigenen Geld beglichen. Aber nun war auch davon nicht mehr viel da.

Seit Wochen zeigte sich der Himmel wolkenlos, und die Strände waren voller Urlauber. Das Geschäft für die Einheimischen blühte. Wie an den Tagen zuvor gingen Robert und Vera auch an diesem Vormittag ans Meer. Abgesondert von den Fremden lagen sie im Schatten einer kleinen Felsnische, nur wenige Schritte vom Wasser entfernt, das im monotonen Gleichmaß ans Ufer spülte.

Sie lagen nebeneinander, sie auf dem Rücken, er auf dem Bauch, hatten die Arme von sich gestreckt, die Augen geschlossen und dösten vor sich hin.

Ohne Vorrede begann er mit träger Stimme: »Ich wollte dir das schon lange auseinanderrechnen.«

»Was?« Apathisch wie er.

»Ich habe bei der Army nicht schlecht verdient. Achtzig Prozent meines Solds gingen direkt zur Chase Manhattan. Mein Konto wuchs und wuchs. Mir tat es in der Seele weh.«

Da er nicht weitersprach, fragte sie: »Macht dich Geld etwa krank?«

»Brachliegendes Geld, ja. Geld muß arbeiten. Muß sich vermehren. Ausgangspunkt für mich sind tausend Dollar. Aus tausend müssen mindestens zweitausend werden. Aus zweitausend viertausend. Und so fort.«

»Ist das nicht sehr hoch gegriffen?«

»Wer nichts einsetzt, kann nichts gewinnen.«

Ihr kam ein böser Verdacht. »Du hast es im Spiel verloren?«

Er zögerte: »Nicht allzuviel. Das andere mit Aktien. Einen Großteil bei einem an sich bombensicheren Geschäft. Warentermin. Zucker aus Martinique.«

»Heißt das, du hast dich an der Gewinnung beteiligt?«

»Ich habe den Verkauf beliehen.« Er merkte, daß sie mit dieser knappen Erklärung nichts anzufangen wußte, und ergänzte: »Eine Zuckerrohrplantage frißt Geld. Eine Ernte frißt Geld. Und die Zeit, bis die Ernte an den Mann gebracht ist und endlich Bargeld ins Haus kommt, frißt auch Geld. Der neue Anbau frißt zusätzlich Geld. Geld, das meistens nicht vorhanden ist. Na ja, und jetzt komme ich und strecke dem Plantagenbesitzer Geld vor. Geld auf den Gewinn aus der Ernte. Hm...« Er legte sich auf die Seite und ließ Sand durch seine offene Faust rinnen. »Na ja, und wenn dann irgend etwas mit dem Verkauf der Ernte schiefgeht, Unwetter und so, oder wenn auf dem internationalen Wirtschaftsmarkt mit einem Schlag die Preise für einen Waggon Zuckerrohr ins Uferlose fallen...«

»...dann bist du dein Geld los.«

»Genauso ist es.« Mit einem Ruck legte er sich auf den Rücken, verschränkte die Hände hinter dem Kopf und blickte gegen das Stück Himmel, das die Felsspalte freigab.

Beide schwiegen. Nach einer Weile nahm er das Gespräch wieder auf und sagte, als trauere er der Erinnerung nach: »Wenn aber nichts schiefgeht... wenn als glatt läuft... ein Gewinn von hundert, zweihundert Prozent ist keine Seltenheit...«

»Robert, versprich mir eins.«

»Daß ich keine Geschäfte mehr mache? Das kann ich nicht. Das liegt in mir drin.«

»Nein, ich meine das Spielen.«

»Spielen ist anders, Vera.«

»Ich weiß, es ist wie ein Rausch!«

»Aber nein. Nicht für mich. Ich nehme auch das Spiel als Geschäft. Ein Spiel muß man sachlich angehn. Mit klarem Kopf. Voll konzentriert. Da darf man sich keinem Rausch ergeben.«

»Ich will ja nur, daß du mir versprichst...«

»Zum Spiel darf man sich nicht hinreißen lassen. Da muß man scharf kalkulieren. Messerscharf. Wie bei jedem Geschäft, das großen Gewinn verspricht.«

»Bitte, Robert, versprich mir, daß du nicht mehr spielst!«

»Vorläufig habe ich gar keine Möglichkeit.«

»Nicht nur jetzt nicht. Du sollst es mir für alle Zeit versprechen.«

»Zum Spiel braucht man ein großes Kapital. Wer klein anfängt, ist schon verloren.«

»Bitte, Robert!«

»Wenn du es nicht ertragen könntest... okay!«

»Nein, ich könnte es nicht ertragen. Ich darf mir gar nicht ausmalen, wie ich gelitten hätte, wenn ich dich schon damals gekannt hätte!«

»Liebling, die Sache ist klar.« Für ihn war das Thema erledigt. Er schloß die Augen und träumte vor sich hin: »Martinique! Eine Insel, die einem den Atem nehmen kann. Endlose weiße Strände. Kokospalmen. Dattelpalmen. Bananenstauden. Wild und berauschend. Die Luft wie Champagner. Die Mädchen schön wie die Sünde. Kaffeebraune Haut. Geschmeidig. Mit bunten Kopftüchern. Geknotet mit großen Zipfeln. Ein Zipfel heißt, ich bin noch frei. Zwei Zipfel bedeuten, ich bin verlobt. Drei Zipfel, ich bin verheiratet. Und vier, ich bin zwar verheiratet, aber trotzdem zu haben.«

Vera war eingeschlafen. Ihr Atem ging ruhig und gleichmäßig. Er beugte sich über sie und küßte sie behutsam auf die Schulter.

Nach einiger Zeit schlug sie die Augen auf und sagte verschlafen: »Habe ich es nur geträumt, oder war ich wirklich auf Martinique?«

»Wir fahren hin«, sagte er und gab ihr noch einen Kuß auf die Schulter, »wir fahren hin, sobald ich das erste Geld verdiene. Einverstanden?«

»Einverstanden. Aber wir machen kein Warentermingeschäft mit einer Zuckerrohrplantage!«

»Hab keine Angst, Liebling. Ich bringe unsere Finanzen wieder in Ordnung. Du sollst ruhig schlafen können. Noch heute werde ich mit Fabrizio sprechen. Vielleicht weiß er Arbeit für mich.« Und wie nebenbei, abermals mit einem Kuß auf die Schulter: »Ich danke dir.«

»Wofür?«

»Daß du heimlich unsere Schulden bezahlt hast.«

41

Der Palazzo Terme Comunali liegt an der Via Roma, der schmalen, langen Hauptstraße von Ischia Porto. Das Büro war nüchtern. Weiße Wände, weiße Decke. Ein Schreibtisch, hell gebeizt. Dahinter und davor je ein harter Stuhl. Ein Regal, vollgestopft mit Aktenordnern, Fachbüchern über das Feuerwehrwesen, das Klinikwesen und die Arbeit eines Hafenbezirksamtes, mit gebundenen Statistiken über das Touristikwesen und Prospekten in allen Größen und Farben, die sich ungeordnet zwischen den Ordnern und Büchern stapelten und überzuquellen drohten. Und an der Wand gegenüber dem Schreibtisch, gleichsam als Zierde des Raumes, ein großes Plakat mit der Aufschrift ›Benvenuto a Ischia‹.

Draußen war es schon dunkel. Fabrizio hatte die Schreibtischlampe angeknipst. Wie fast immer in der Saison machte er auch an diesem Tag Überstunden.

Jetzt stützte er sich mit beiden Händen an der Tischplatte ab, schob seinen massigen, untersetzten Körper hoch, fuhr sich seufzend durch das dichte, schwarzblaue Haar und ging dem Freund zur Tür entgegen. Er war abgearbeitet und empfand Roberts Besuch als willkommene Unterbrechung. Sie setzten sich, Fabrizio zündete sich genüßlich eine Zigarette an, und Robert kam nach ein paar allgemeinen Sätzen auf sein Problem zu sprechen.

Fabrizio hörte interessiert zu. Er hatte die Zigarette noch nicht ganz zu Ende geraucht, da zündete er sich an ihr eine neue an. Als der Freund zum Schluß gekommen war, dachte er eingehend nach. Er zündete sich eine weitere Zigarette an, sog den ersten Zug genußvoll in sich hinein und wiegte bedenklich den Kopf: »Es ist zum Verzweifeln! Gerade jetzt bin ich schlecht bei Kasse!«

»Nein, Fabrizio, so meine ich das nicht. Du sollst mir nichts borgen.«

»Ich könnte dir...« Fabrizio rechnete stumm und sagte: »Hunderttausend. Ich könnte dir Hunderttausend geben. Das ist alles.«

»Fabrizio, du bist ein echter Freund! Aber ich will nichts von dir geliehen. Es bringt mich nicht weiter. Und hunderttausend Lire...«

»Du brauchst es mir nicht zu erklären. Es ist eben Pech. Manchmal bin ich flüssiger.«

»Nein, Fabrizio, begreif doch! Ich will verdienen! Nicht leihen!«

Fabrizio hörte nicht hin, seine Gedanken nahmen einen anderen Weg, und er sagte: »Ich könnte meinen Wagen beleihen. Oder meine Wohnung. Ja, die Wohnung bringt vielleicht eine Million!«

»Fabrizio! Das kommt nicht in Frage! Versteh mich doch! Ich will tätig sein! Hier!« Robert hielt ihm seine Hände entgegen: »Mit diesen Händen! Oder hier!« Er tippte sich an die Stirn: »Manchmal wird auch der Verstand entlohnt.«

»Oh, es ist mir schon klar!« sagte Fabrizio, stemmte sich hoch und begann im Raum mit gesenktem Kopf auf und ab zu schreiten. »Ich bin kein Idiot, Robert!« Er hob den Blick und machte eine Geste der Abwehr. »Nein, nein, ich bin ganz deiner Meinung!« Er blieb vor dem Freund stehen. »Aber hast du nicht schon öfter aus hundert Dollar zweihundert gemacht? Und vierhundert? Und tausend? Na, bitte! Mein Angebot ist also gar nicht so absurd! Ich leihe dir die hunderttausend Lire, und du gibst sie mir in ein paar Tagen wieder zurück.«

»Gib dir keine Mühe, Fabrizio. Ich spiele nicht mehr.«

»Du spielst nicht mehr? Bist du krank?« Fabrizio sah ihn ungläubig an.

»Ich habe es Vera versprochen.«

»Hm.« Fabrizio atmete tief durch. »Dann weiß auch ich dir keinen Rat.«

»Ich dachte... jetzt in der Saison... habt ihr nicht alle Hände voll zu tun? ...du machst Überstunden... kannst schon gar nicht mehr aus den Augen schauen...«

»Du bist zwar mein Freund, Robert. Aber du bist kein Ischietaner. Solange es noch Ischietaner gibt, die nichts verdienen, und es gibt davon mehr als du ahnst, solange kann ich keine Arbeit an Fremde vergeben.« Fabrizio setzte mitfühlend hinzu: »Robert, du mußt das einsehen. Ich wäre keinen Tag mehr länger im Amt. Das ist auch nicht mehr als recht, oder?«

Robert erhob sich und streckte dem anderen die Hand zum Abschied hin: »Okay, Fabrizio. Wie wäre es mit morgen abend? Du kommst mit Carla. Und Vera kocht eine exzellente Minestrone. Ist das eine Idee?«

»Un momento!« Fabrizio schlug sich mit der flachen Hand gegen die Stirn. »Ich bin tatsächlich ein Idiot. Daß ich daran nicht gedacht habe! Mann, Robert, das könnte es vielleicht sein!«

»Arbeit für mich?« Robert war ganz bei der Sache.

»Nicht unbedingt.« Fabrizio wußte nicht, wie er sich ausdrücken sollte. »Arbeit ist zuviel gesagt. Nur so eine Idee. Du hast mir doch schon öfter mal mit einer Werbeidee geholfen.«

»Werbung? Es gibt für mich nichts Interessanteres!« Robert wurde hellhörig.

Fabrizio gestikulierte leidenschaftlich. »Morgen abend hast du deine Chance.«

»Morgen abend?«

»Ja. Auf einem Fest!« Fabrizio trat dicht an Robert heran. Seine Augen glühten vor Begeisterung. Er preßte die Kuppen von Daumen und Mittelfinger gegeneinander und hielt sie dem Freund vor das Gesicht, um seinen Ausführungen Gewicht zu geben: »Ein Fest für fünfhundert Personen! Fünfhundert! Mit Essen, Trinken und Musik! Ein Fest für seine fünfhundert besten Zwischenhändler von ganz Italien! Na, was sagst du!«

Robert blieb unbeeindruckt: »Zwischenhändler von wem?«

»Von Facchetti! Kennst du doch! Facchetti Schnaps. Facchetti Likör. Facchetti Aperitif.«

»Facchetti in Modena?«

»Genau der! Kommt persönlich her! Die fünfhundert haben alles frei! Reise! Hotel! Und das Fest! Händlerwerbung nennt man das doch, oder?«

»Ich sehe noch nicht ganz klar, was ich dabei...«

»Ich mache dich mit Facchetti bekannt. Ein gerissener Bursche. Aber seine Werbung ist unter aller Kritik. Provinziell. Ungekonnt. Und das ist deine Chance!«

42

Die Straße ist ein Teil der Mole von Ischia Porto. Segelyachten und Motorboote hatten hier festgemacht. Ihre schmalen, federnden Gangways führten auf das von den Jahren blankpolierte Kopfsteinpflaster. Es waren meist große Boote, in strahlendem Weiß und sehr teuer, Einmaster, Zweimaster, manche mit einer Besegelung von über hundert Quadratmetern, die Motorboote mit blitzendem Messinggestänge und Kabinen für mehrere Gäste. Auf vielen Decks waren, auch jetzt am Abend, Sonnensegel gespannt, marineblau oder weiß, um die hereinbrechende Kühle abzuhalten, und auf ein paar Schiffen langweilten sich dunkelhäutige Diener in goldbetreßter Uniform und warteten darauf, daß ihre Herrschaft vom abendlichen Stadtbummel zurückkommen würde.

An der Straße lag ein Lokal am anderen. Restaurants mit kleinen überdachten Vorplätzen, Lokale, die Spezialitäten anpriesen, Fische, Pizze, Steaks oder die gutbürgerliche italienische Küche.

An diesem Abend nun hatte man aus jedem Lokal lange Tische und Bänke auf die Straße gestellt und so eine endlos lange Tafel für über fünfhundert Personen unter freiem Himmel geschaffen.

Essen und Getränke wurden serviert, Musikkapellen wechselten sich im Spiel ab, ischietanische Trachtengruppen sangen und tanzten die n'drezzata, und Lorenzo Facchetti begrüßte seine Gäste mit einer launigen Rede.

Robert kam mit ihm gegen Ende des Abends ins Gespräch. Vera hatte sich mit Carla an den Nebentisch zurückgezogen. Lorenzo Facchetti war ein stattlicher Mann, dem man den Prinzipal ansah, grauhaarig und modisch gekleidet. Er sprach betont leise, um seine Gesprächspartner zu besonderer Aufmerksamkeit zu zwingen.

Fabrizio hatte Robert als erfolgreichen amerikanischen Werbemanager vorgestellt. Facchetti war davon nicht beeindruckt. Er hatte mit Robert ein paar freundliche Worte gewechselt und sich dann wieder anderen Gästen gewidmet.

Nachdem die Nachspeise, Zuppa Romana, serviert war, hatte Robert es einzurichten gewußt, daß er Facchetti an einem der langen Tische gegenübersaß. Er verwickelte ihn in eine Unterhaltung über amerikanische Werbestrategie. Doch auch jetzt noch war Facchetti zurückhaltend. Als Robert aber auf die Werbemethoden seines Konzerns zu sprechen kam und sie schonungslos kritisierte, beugte sich der große Mann interessiert vor.

»Wollen Sie etwa behaupten, unsere Werbung sei unvollkommen?«
fragte er mit seiner dünnen Stimme.

»Nein«, sagte Robert, »sie ist nicht unvollkommen, sie ist ausgesprochen schlecht und ungekonnt.«

»Das ist sehr hart gesagt.«

»Die Wirklichkeit ist noch viel härter.«

»Erklären Sie, was Sie meinen. Beweisen Sie es!«

»Haben Sie ein paar Minuten Zeit, Facchetti?« Robert wählte absichtlich diese unhöfliche Anrede, ohne das ›Signore‹, um dem anderen zu verdeutlichen, daß er in ihm nicht den großen Prinzipal sah,
sondern den gleichberechtigten Gesprächspartner.

»Wenn Sie mir etwas Neues sagen können, werde ich sogar ein
paar Minuten mehr dranhängen. Aber nur, wenn Sie wirklich etwas
Neues wissen!« Facchetti lehnte sich zurück, verschränkte abwartend
die Arme vor der Brust und sah Robert herablassend an.

»Punkt eins«, hob Robert zu einer längeren Ausführung an, »ein
detaillierter Beweis ist von mir nur zu führen, sobald ich Ihre Zahlen
kenne. Okay?«

»Ich gebe Ihnen recht. Dann legen Sie Ihre Argumente dar. Aber
nur neue!« Es klang wie eine Drohung.

»Punkt zwei«, sagte Robert, als sei Facchettis Einwand für ihn unbedeutend, »haben Sie sich jemals mit Psychologie befaßt?«

»Psychologie!« Facchetti lächelte gequält.

»Ja, Psychologie! Oder hat es sich etwa noch nicht bis zu Ihnen
herumgesprochen, daß Werbung ausschließlich auf der psychologischen Beeinflussung der Menschen aufbaut?«

»Ich dachte, von Ihnen etwas Neues zu erfahren.«

»Offenbar ist diese uralte Erkenntnis neu für Sie.« Robert dozierte:
»Wir müssen also davon ausgehen, daß wir Menschen veranlassen
wollen, ihre Ansichten zu ändern. Daß sie sich nicht mehr das Gesöff
von Signore X. in den Rachen schütten, sondern die ausgewählten Al-
koholika der Firma Facchetti. Stimmen Sie mir zu?«

»Ja. Weiter!«

»Die Sinnesänderung ist eines der Hauptziele der Werbung. Manche Menschen trinken ein anderes Produkt, als wir wollen. Die anderen trinken überhaupt nicht. Auch diese Gruppe wollen wir beeinflussen. Sind die Elemente einer bestimmten Situation erkannt, kann
man sie vereint berücksichtigen. Das klingt vielleicht im Augenblick
etwas theoretisch, kann aber sofort in die Praxis umgesetzt werden.«

»Und wie stellt sich diese Praxis dar?«

»Wir kreisen ein. Die Gruppen von Menschen, die wir für unsere Sache gewinnen wollen. In Ihrem Fall diejenigen, die bisher die Produkte einer anderen Firma trinken, diejenigen, die überhaupt noch keinen Alkohol trinken, und dann natürlich auch diejenigen, die Sie als Ihre festen Kunden betrachten, denn die gilt es ja als solche zu behalten.«

»Ich habe nach der Praxis gefragt!«

»Wir sind schon mittendrin. Aber ich glaube, Sie wollen mehr das Endprodukt kennenlernen. Nicht den Weg, der uns schlüssig zu ihm führt.« Robert sah den anderen scharf an.

Facchetti blieb undurchdringlich: »Sprechen Sie weiter!«

»Wir haben also die drei Hauptgruppen. Nächste Frage: Aus welcher Art von Menschen setzen sich diese Gruppen zusammen? Sind es mehr Männer als Frauen? Sind es mehr alte als junge? Kann man sie zwischen vierzig Jahren und sechzig Jahren einstufen? Oder zwischen zwanzig und vierzig? Oder zwischen zwanzig und sechzig? Oder gar zwischen zwanzig und achtzig?«

»Zwischen zwanzig und achtzig natürlich!«

»Nicht voreilig, Facchetti! Die Achtzigjährigen, oder sagen wir genauer: die sehr alten Menschen können wir mit einer Werbung für den Genuß von Alkohol wohl kaum mehr beeinflussen. Sie trinken entweder, oder sie trinken nicht. Und wenn sie trinken, sind sie von ihrer Gewohnheit nicht mehr abzubringen. Trinken sie das Produkt von Signore X., sind wir dagegen machtlos. Trinken sie Facchettis Erzeugnisse, sind sie uns als Kunden bis zu ihrem Lebensende sicher. Wir brauchen sie also in unserem Konzept nicht zu berücksichtigen.«

»Kommen Sie zu einem Schluß!«

»Haben Sie es denn eilig, Facchetti? Oder erlaubt es Ihre Zeit, mir zuzuhören?« Robert spürte, daß er den anderen in der Hand hatte.

»Meinetwegen! Erzählen Sie weiter!«

»Okay. Woher kommen die Menschen unserer drei Hauptgruppen? Im wesentlichen aus den großen Städten? Aus Rom? Florenz? Aus den Industriestädten, wie Bologna, Mailand, Catania, Neapel? Aus den Mittelstädten? Oder mehr aus der Landbevölkerung? Sind es Intellektuelle? Beamte? Angestellte? Arbeiter? Sportbegeisterte? Naturliebhaber? Und so weiter. Das würde jetzt wirklich ins Uferlose führen. Aber all diese Fragen sind zu beantworten, ehe man überhaupt daran geht, sich den Kopf über einen Slogan zu zerbrechen oder den ersten Gedanken für einen Werbeeinfall zu verschwenden.«

»Und die Fragen werden von Umfrageinstituten beantwortet!« sagte Facchetti fachmännisch.

»Ich gebe zu, die Sache kostet einiges. Aber ich halte jede Wette, daß Ihr Umsatz steigt.«

»Sind Sie dessen so sicher?« Facchetti sah ihn herablassend an.

»Absolut.«

»Und woher nehmen Sie diese Sicherheit? Ohne unsere Zahlen zu kennen!«

»Ich kenne Ihre zwei wichtigsten Werbeslogans und die dazugehörige Werbung – das genügt für eine allgemeine Betrachtung.«

»Jetzt beginnt die Sache interessant zu werden!«

Facchetti meinte es ironisch, doch Robert ging nicht darauf ein. Er antwortete kühl: »Mit Ihren Slogans bekämen Sie bei uns kein Bein auf die Erde.«

»Lassen Sie hören!«

»›Alle trinken Facchetti‹ und ›Facchetti – nichts als Facchetti!‹ sind zwei Schulbeispiele von völlig unausgegorener, willkürlicher und deshalb schlechter und wirkungsloser Werbung. Wollen Sie die Menschen etwa verunsichern, wenn sie nicht Facchetti trinken?«

»Junger Mann, Sie übernehmen sich! Unser Umsatz beweist das Gegenteil!«

»Haben Sie sich denn noch nie überlegt, wie hoch Ihr Umsatz bei einer durchdachten und wirkungsvollen Werbung sein könnte? Liegen Sie denn nie abends im Bett und machen sich Gedanken, warum Ihr Umsatz nur so hoch ist wie zur Zeit und nicht höher? Machen Sie sich nie eine Bilanz des Erfolgs auf? Stagniert Ihr Umsatz, oder steigt er? Steigt er kontinuierlich? Steigt er ruckartig? Steigt er zu Ihrer Zufriedenheit? Oder zu Ihrem Mißbehagen?«

Die beiden Männer hatten sich in die Diskussion geradezu verbissen. Ihre Umwelt war für sie nicht mehr vorhanden. Sie nahmen weder die bizarren Lichter der Boote wahr, die wenige Schritte von ihnen entfernt ankerten, noch den Sternenhimmel noch die inzwischen angeregt plaudernden Gäste noch die Tänzer und die Musikkapellen, die unermüdlich ihr Programm darboten, ja Robert hatte nicht einmal einen Blick für Vera übrig, die sich einen Tisch weiter mit Fabrizio und Carla unterhielt.

Facchetti hatte sich jetzt über den Tisch gelehnt und sagte auf seine leise Art eindringlich: »Warum sind die Slogans schlecht?«

»Aber Facchetti! Nach meiner Vorrede können Sie sich die Frage zum großen Teil selbst beantworten. Aber ich will es Ihnen sagen!

Punkt eins.« Robert sah den anderen entschieden an: »Beide Slogans sind so unpersönlich, wie es unpersönlicher wohl nur schwer möglich ist. Punkt zwei: Beide strotzen nur so von Hochmut. Punkt drei: Sie sind muffig, als kämen sie geradewegs aus der Mottenkiste.«

»Aber sie haben Erfolg!« Facchetti stand der Ärger im Gesicht. Seine Stimme klang metallen.

»Erfolg ist relativ. Streben Sie nicht den größtmöglichen Erfolg an?«

»Woher nehmen Sie den Mut, mir zu sagen, daß wir nicht den maximalen Erfolg haben?«

»Weil Sie ihn mit dieser Werbung einfach nicht haben können! Weil Ihre Werbung über menschliche Verhaltensweisen hinweggeht, als wollten Sie Ihre Waren nicht an Menschen, sondern an irgendwelche selbskonstruierten Wesen loswerden! Weil Ihre Werbung alles außer acht läßt, was für die Wissenschaft der Werbung schon lange zum täglichen Einmaleins gehört!«

»Hm.« Facchetti dachte kurz nach und sagte schroff: »Sagen Sie mir dieses Einmaleins auf!«

»Okay. Aber es dauert länger als ein paar Minuten.«

»Fangen Sie schon an!«

Robert ließ sich Zeit. Er fixierte den anderen aus den Augenwinkeln heraus, als denke er angestrengt nach. In Wirklichkeit wollte er ihn hinhalten, bis er nervös wurde. Er wußte, daß er Facchetti an der Angel hatte. Jetzt galt es nur noch, den Fisch kräftig zubeißen zu lassen, damit er nicht mehr auskommen konnte.

»Los, das Einmaleins!« Facchetti hob die Stimme an, was gewöhnlich nicht seine Art war. Ein paar seiner Mitarbeiter, die einige Plätze weiter saßen, wurden aufmerksam. Facchetti streckte sein kräftiges Kinn vor und sagte zu Robert im Befehlston: »Ich höre!«

Robert ging darüber hinweg und begann betont gleichmütig aufzuzählen: »Punkt eins: Zwischen dem Produkt und dem Käufer muß eine Verbindung geschaffen werden. Eine solche Verbindung besteht aus vier Stufen – Absender, Mitteilung, Media und Empfänger, also potentieller Käufer. Wer nun glaubt, eine dieser vier Stufen übergehen zu können und zum Beispiel das Hauptgewicht auf die Media legt, also auf den Mitteilungsträger, vernachlässigt die anderen Stufen und verhindert dadurch den größtmöglichen Erfolg.«

»Übersetzen Sie es in die Praxis unserer Firmenwerbung.«

»Vereinfacht gesagt, berücksichtigt Ihre Werbung keine der vier Stufen.«

»Deutlicher!«

»Wollen Sie etwa behaupten, Ihre Werbestrategen schöpfen den Absender aus, also das Produkt? ›Facchetti – nichts als Facchetti‹ – kann dieser idiotische Spruch nicht genauso für Waschmittel gelten oder für Büromöbel?«

»Hm. Einverstanden. Und die anderen drei?«

»Zweite Stufe: die Mitteilung. Das ist der Werbeslogan! Gedankenlos erfunden. Gedankenlos genehmigt. Gedankenlos unter die Leute gebracht. Drittens: die Media, die Mitteilungsträger! Eine Ihrer wesentlichen Werbeflächen, Facchetti, ist die einzelne Flasche, in der Sie Ihre Erzeugnisse verkaufen. Das Etikett mit dem Aufdruck ›Facchetti‹ füllt aber auf der Flasche allerhöchstens die Hälfte der Rundung aus, wenn nicht noch weniger! Steht aber die Flasche ein wenig verdreht oder gar völlig mit dem Rücken zum Beschauer, wo bleibt dann Ihre Werbung für ›Facchetti‹? Das fällt besonders ins Gewicht in den großen Kaufhäusern und Supermärkten, wo die Regale mitten im Raum stehen, so daß der Kunde die Ware von allen Seiten betrachten kann. Steht Ihr Kunde aber auf der falschen Seite, sieht er nichts von Facchetti und kauft das Gesöff von Signore X.! Geben Sie das zu?«

»Ja.« Das Eingeständnis fiel Facchetti schwer, Robert merkte es genau.

Er fuhr fort: »Na, und der Empfänger spielt bei Ihren Strategen offenbar überhaupt keine Rolle. ›Alle trinken Facchetti‹! Alle! Die Frauen, die Männer, die Opas, die Jugendlichen, die Kinder, die Antialkoholiker, die Schwerkranken, die...! Muß ich noch deutlicher werden?«

»Es genügt. Weiter im Einmaleins!«

»Punkt zwei: die Wahrnehmung. Wie sagt eine Redensart? Der erste Eindruck ist entscheidend! Das trifft zum Teil auch in der Werbung zu. In Ihrem Fall bezieht sich meine Kritik – abgesehen von den Slogans – auf die Schriftzüge, auf die Farben und vor allem – ich habe es auf dem Flughafen von Rom sehr stark empfunden – auf die Darstellung des Produkts, also hier auf die fotografische Darstellung auf dem Werbeplakat. Eine Flasche im Liegen! Eine fest verkorkte Flasche! Nein, Facchetti, das müssen Sie doch selbst erkennen! So kann man nicht für Alkohol werben!«

»Warum sollen Flaschen nicht liegen? Im Weinkeller liegen sie ja auch!«

»Ein winziger Teil unserer Wahrnehmung beeinflußt unseren Gesamteindruck! Der Signore Soundso lacht so herzlich! Schon glauben wir, der Signore sei humorvoll oder gesellig. Nichts von beidem muß zutreffen. Die Teilwahrnehmung überdeckt den Gesamteindruck! Um Ihre Frage zu beantworten: Wir sollten davon ausgehen, daß der Käufer Ihre Flaschen trinken soll und nicht lagern! Eine liegende Flasche animiert sicherlich weniger zum Trinken als eine stehende oder als eine Flasche in der Hand eines Mannes, der gerade im Begriff ist, ein Glas vollzuschenken. Sind wir uns einig?«

»Ja.« Facchetti seufzte. »Ist das alles?«

»Wo denken Sie hin! Punkt drei: Wir sollten die Mitteilung, also den Slogan oder die Information, mit Worten formulieren, die dem Empfänger, also dem späteren Kunden, geläufig sind. Hier!« Robert nahm die Flasche eines Facchetti-Aperitifs, die auf dem Tisch neben ihm stand, und hielt sie dem anderen hin.

»Hier steht zum Beispiel: ›Aus gespritetem Wein hergestellt‹. Wer weiß schon, was ›gespritet‹ bedeutet? Nimmt man nicht unwillkürlich etwas Negatives an? Und wen interessiert es schon, daß dem verwendeten Wein vor oder während der Gärung ein Weindestillat oder Sprit zugesetzt wurde, um seinen Zuckergehalt zu erhöhen? Wenn Sie aber unbedingt auf der Mitteilung bestehen, warum dann nicht in verständlichen Worten? Etwa: ›Aus Süßwein hergestellt.‹ Am besten wäre aber, sie ließen die Sache ganz weg. Geben Sie mir recht?«

Facchetti nickte unmerklich.

Robert fuhr fort: »Punkt vier: Werbung sollte keine Bevormundung sein. Der Käufer sollte die Befriedigung erhalten, wählen zu können, was er kaufen will. Also nicht ›Facchetti – nichts als Facchetti‹! Damit ist erstens überhaupt nichts über das Produkt ausgesagt, und zweitens wird der Käufer noch zu direkt beeinflußt!«

»Ich verstehe.« Facchetti wurde allmählich zugänglicher. Er sagte leise: »Und was sollte ich noch bedenken?«

»Wollen Sie wirklich noch mehr hören?«

»Wenn es Ihre Zeit erlaubt, ja.«

»Okay. Punkt fünf: die Berücksichtigung von Farbe und Wortwahl. Ich glaube, da kann ich mich kurz fassen. Daß es warme und kalte Farben gibt, ist bekannt. Daß Worte anziehend wirken können, wie zum Beispiel die Worte ›Wunsch‹ oder ›Erfüllung‹, ist so selbstverständlich, wie daß die Worte ›Sterben‹ oder ›Tod‹ abstoßen. Daß die Formulierung eines Satzes entscheidend dafür ist, ob der Satz beim Empfänger ein Gefühl des Vertrauens bewirkt, geht sicher ein. Daß starke und leuchtende Farben die Aufmerksamkeit eher auf sich ziehen als gedämpfte, bedarf keiner Erwähnung. Daß die Bedeutung von Farben in manchen Ländern verschieden ist, hat die amerikanische Firma erfahren, die nach China billige Sonnenbrillen mit weißem Gestell exportiert hat. Das Geschäft war gleich Null. Denn Weiß gilt in China als Farbe der Trauer. Daß man Frische mit einem freundlichen Grün verkauft und daß Schwefelgelb oder Violett unangenehm wirken, ist klar. Und daß für Ihre Produkte die richtigen Farben noch gefunden werden müssen, versteht sich von selbst. Denn Ihr Blau in allen Schattierungen wirkt viel zu kalt. Wissen Sie zum Beispiel, daß bei der Nahrungsaufnahme bestimmte Farben, vor allem die Töne in Rot, die Verdauung hemmen und andere Farben, zum Beispiel die Töne des Sonnenlichts, die Verdauung anregen?«

»Das ist mir nicht bekannt.«

»Die Wissenschaft hat es bei einem ihrer unzähligen Meerschweinchentests ermittelt. Tausende von Meerschweinchen erhielten das gleiche Futter, nur in verschiedenfarbigen Käfigen.«

»Hm.« Facchetti ging nicht näher darauf ein und sagte: »Sonst noch etwas im Einmaleins?«

»Die Einführung eines neuen Artikels. Das wäre Punkt sechs. Ihre Firma bringt zum Beispiel eine Kollektion von verschiedenen Getränken auf den Markt, und Sie fragen sich vielleicht, warum sich das eine alteingeführte Getränk wesentlich besser verkauft als das andere, neue. Ein neuer Artikel ist nur mit genauer Marktanalyse zu entwickeln. Der Käufer wird auf der einen Seite von allem Neuen angezogen, sein Unterbewußtsein aber sträubt sich gegen das Fremde. Ein Mann namens Kettering hat diese Erkenntnis auf den einfachen Nenner gebracht: Die Menschen sind für alles Neue aufgeschlossen, solange es sich ihnen genauso darbietet wie das Alte. Bei diesem Problem gibt es verhältnismäßig gleichbleibende Regeln. Mein amerikanischer Kollege Loewy hat sie zusammengefaßt. Interessieren die Regeln Sie?«

»Aber natürlich.«

»Die Jugend ist für das Neue besonders aufgeschlossen. Aber die älteren Jahrgänge lassen sich immer mehr vom Geschmack der Jugend beeinflussen. Diese Entwicklung greift von Jahr zu Jahr sichtlich rascher um sich. Heiraten zwei Menschen, die beide allem Neuen gegenüber aufgeschlossen sind, so verflacht dieser Geschmack im Laufe der Ehe, und sie empfinden nach und nach konservativer. Die Ehefrau hat auf einen Kauf einen stärkeren Einfluß als ihr Mann. Ihr Einfluß nimmt mit den Jahren zu, erreicht ein Höchstmaß und nimmt später dann wieder ein wenig ab. Ein neues Produkt wird in Großstädten, Universitätsstädten und Fremdenverkehrszentren besser aufgenommen als auf dem Land oder in Kleinstädten. Genug?«

»Wenn Sie noch etwas zu sagen haben, nein.«

»Okay, dann kommen wir zu Punkt sieben: Wie viele Werbeanstöße sind notwendig, bis ein Empfänger endlich dem Gedanken nähertritt, ein Produkt womöglich zu kaufen?«

»Lassen Sie hören!« Facchetti ließ keinen Blick mehr von Robert.

»In der Regel sechs bis sieben«, sagte Robert und hielt Facchettis Blick stand. »Der erste Anstoß wird gut wahrgenommen, der zweite eine Spur besser. Der dritte Anstoß aber wirkt negativ. Das Unterbewußtsein widersetzt sich. Der Anstoß erregt Ärgernis. Der Mensch fühlt sich belästigt. Der vierte Anstoß überzeugt durch seine Hartnäckigkeit. Der fünfte bewirkt ein Gefühl des angenehmen Wiedersehens. Und der sechste und siebente schließlich wecken die Neugierde. Der Mensch befaßt sich mit dem Produkt, sagt sich, wieder unterbewußt, dieses Produkt muß gut sein, sonst hätte ich es nicht so oft wahrgenommen. Er nimmt das Produkt in die Hand, prüft es. Hält es seiner Prüfung stand, kauft er es. Aber auch hier gibt es Unterschiede in den Verhaltensweisen der einzelnen Jahrgänge. Am stärksten und schnellsten angesprochen werden die Dreißig- bis Fünfundfünfzigjährigen, also die mittleren Jahrgänge. Sie benötigen, in der Regel, sechs Anstöße. Die Jugend und Älteren brauchen sechs oder sieben, unter Umständen noch mehr. Die Jugend, weil sie Werbung grundsätzlich nicht so in sich hineinsaugt wie die Erwachsenen. Und die Älteren, weil sie, aufgrund ihrer vermehrten Freizeit, zuviel Werbung in sich aufnehmen und deshalb das einzelne neue Produkt in dem Wust von Werbeangeboten später wahrnehmen als die mittleren Jahrgänge. Habe ich nun Ihre Bedenken zerstreut und Ihnen etwas Neues gesagt?«

Robert lehnte sich zurück. Für ihn war der Vortrag beendet. Gewiß, es war ihm gelungen, Facchetti zu fesseln. Ob er ihn aber auch überzeugt hatte?

Facchetti wischte sich mit der Innenhand flüchtig über die Augen, als wolle er zu sich kommen. Er sagte mit gedämpfter Stimme: »Was Sie sagen, klingt nicht schlecht. Aber es ist viel Wissenschaftliches.«

»Die wissenschaftlichen Erkenntnisse sind das Fundament der Werbung, auf dem die Fantasie zu voller Blüte gelangen kann.« Um Roberts Mundwinkel spielte ein überlegenes Lächeln.

»Kehren wir lieber zur Praxis zurück!« Facchetti war jetzt nicht mehr der liebenswürdige Zuhörer. Seine Stimme klang metallen wie zuvor: »Sie behaupten, unsere Werbung sei nicht gut!«

»Sie ist stümperhaft. Ungekonnt, wie man es einem Konzern wie dem Ihren wirklich nicht zutraut.«

»Und Sie sind überheblich und eingebildet!«

»Eitel, Facchetti! Ich bin eitel wie Sie. Eitel, aber nicht eingebildet!«

»Sie stellen Behauptungen auf, ohne Zahlen zu kennen!«

»Ich habe einen Blick für Menschen! Spaß beiseite: Sind meine Behauptungen denn völlig aus der Luft gegriffen?«

»Sie nehmen doch nicht an, daß ich Ihnen darauf antworte?«

»Nein, natürlich nicht. Aber nachdenken sollten Sie. Ihre Slogans sind wirklich nicht gut.«

»Hm.« Facchetti kämpfte mit sich. Seine Finger spielten ungeduldig mit einem Zahnstocher.

»Facchetti!« Robert sagte es beschwörend leise, wie um den anderen für seine Gedanken zu gewinnen: »Vergessen Sie Ihre Slogans!«

Facchetti hob den Blick und sagte aufgebracht: »Wissen Sie etwa bessere?«

»Wenn es so einfach wäre, hätte ich mich mit Ihnen gar nicht unterhalten. Dann gäbe ich meine Tips nur durchs Telefon und ließe mir das Honorar im voraus überweisen. Aber sachlich: Wenn Sie wollen, daß ich mir meinen Kopf für Sie zerbreche, könnten wir unter gewissen Umständen zusammenkommen.«

Facchetti zögerte, ehe er grob sagte: »Nennen Sie die Umstände!«

»Mein Arbeitshonorar beträgt dreitausend Dollar. Ich bekomme es im voraus. Sagen Ihnen meine Vorschläge nicht zu, sind Sie an nichts gebunden, und ich habe mit Zitronen gehandelt.«

»Und wenn mir Ihre Vorschläge... hm... zusagen?«

»Dann können Sie sie kaufen. Das heißt, wenn wir uns über die Bedingungen einig werden.«

»Nennen Sie die Bedingungen!«

»Da spielen verschiedene Dinge zusammen. Wollen Sie zum Beispiel meinen Vorschlag nur für eine bestimmte Zeit auswerten? Wollen Sie ihn unbeschränkt berücksichtigen? Wollen Sie ihn auf Ihre gesamte Werbung ausdehnen? Ihn abwandeln? Ihn für alle Medien benutzen, für Plakatwerbung, Zeitungen, Funk, Fernsehen? Vielleicht auch an Ihren Lieferwagen? Auf Ihren Streichholzschachteln? Das heißt, falls Sie überhaupt so etwas haben?«

Facchetti lehnte sich zurück und verschränkte erneut die Arme vor der Brust. Bedächtig sagte er: »Sie interessieren mich. Wie war doch Ihr Name?«

Robert sagte es ihm.

»Jansen?« sagte Facchetti ungerührt. »Kommt der Name aus dem Deutschen?«

»Sie machen sich ja mehr Gedanken, als ich angenommen habe«, sagte Robert und setzte versöhnlich hinzu: »Ja, der Name kommt aus dem Deutschen. Aus der Gegend um Frankfurt. Und ursprünglich aus dem Norden.«

»Haben Sie noch ein paar Minuten Zeit für mich, Signore Jansen?«

»Es kommt ganz darauf an, was Sie von mir wollen. Ich bin in Begleitung.«

»Oh, ich wollte Sie nur auf ein Glas Champagner zu mir einladen. Selbstverständlich mit Ihrer Begleitung. Meine Yacht liegt am anderen Ende des Hafens.«

Es wurde eine lange Nacht. Als sich Robert gegen drei Uhr morgens von Facchetti an der Gangway seiner Yacht verabschiedete, hatte er einen Scheck über zwei Millionen Lire in der Tasche, der in etwa dem Gegenwert von dreitausend Dollar entsprach.

Laut singend fuhr er mit Vera nach San Angelo zurück. Hinter dem Epomeo dämmerte der neue Tag herauf.

43

An den folgenden Tagen fühlte sich Vera gelöst wie schon lange nicht mehr. Robert hatte ihr bewiesen, daß er Geld verdienen konnte. Sie war stolz auf ihn. Und etwa drei Wochen nach Roberts Unterredung mit Facchetti brachte Luigi ein großes Kuvert: Die Ergebnisse eines Umfrageinstituts, das Facchetti beauftragt hatte.

Ihr Leben spielte sich weitgehend am Strand ab. Sie lagen faul im Sand von Maronti, am frühen Vormittag und am späten Nachmittag in der Sonne, in der Mittagszeit im Schatten. Vera zeichnete oder las, und Robert hatte jeden Tag Papier und Bleistift bei sich, um unvermittelte Einfälle für Facchetti sofort festhalten zu können.

Sie frühstückten am Strand, sie aßen am Strand zu Mittag, gewöhnlich bei Franco, sie hielten am Strand ihren Nachmittagsschlaf, sie träumten, sie unterhielten sich angeregt, und sie schwiegen, in stiller Vertrautheit, Arm in Arm liegend, am Strand.

Noch in der Nacht, als sie von Facchettis Yacht nach Hause gefahren waren, hatte sie ihm zu verstehen gegeben, daß sie seine Ausführungen gegenüber Facchetti fassungslos bewundert und ihm ein derart fundiertes werbefachliches Wissen nie zugetraut habe. Er hatte gelacht und auf sein Psychologiestudium verwiesen und auf das schon seit seiner frühen Jugend in ihm vorhandene Interesse an der Werbepsychologie.

Am fünften Tag, den sie am Strand verbrachten, fragte sie ihn, ob ihm für Facchetti schon etwas eingefallen sei. Er verneinte.

»Nicht ein einziger Einfall?«

»Absolute Flaute.«

»Nicht einmal ein unbrauchbarer?«

»Nein. Facchetti ist weit. Ich will mich nicht mit ihm belasten.«

»Aber irgendwann wirst du an ihn denken müssen.« Sie schmiegte sich an ihn.

»So? Muß ich?«

»Reichen die dreitausend Dollar denn für die Ewigkeit?«

»Noch dazu, da die Hälfte davon schon für die lieben Gläubiger draufgegangen ist! Nein, sie reichen nicht.«

»Na bitte! Also, sieh zu, daß dich die Muse küßt!« Sie beugte sich zu ihm und hielt ihm, mit geschlossenen Augen, ihre Lippen entgegen.

Er nahm ihr Gesicht in beide Hände und küßte sie hingebungsvoll. Sie ließen sich viel Zeit, auch mit dem Dialog.

»Ich werde ihn schmoren lassen.« Er küßte ihren Brustansatz.

»Facchetti ist ein harter Bursche!«

»Und ich bin aus Manhattan!« Er strich mit seinen Lippen zärtlich an ihrem Arm entlang. Sie schnurrte wie eine Katze, die sich wohl fühlt. »Und wenn er genug geschmort hat, fliege ich zu ihm.« Er fuhr mit der Zunge über ihre Kniekehle.

»Du fliegst zu ihm – ohne Einfall?« Sie streichelte mit den Fingerkuppen seine Fußsohle.

»Wirklich gute Einfälle soll man nicht erdenken. Man soll sie nur festhalten, wenn sie einen anfliegen.« Er legte sein Gesicht in ihre Armbeuge.

»Und wann glaubst du, wird dich einer anfliegen?« Ihre Fingerkuppen strichen sanft über seinen Nacken.

»Na, das ist eine Frage! Natürlich im Flugzeug zu Facchetti!« Seine Hand fuhr liebevoll an ihrem Rückgrat hinunter.

»Und warum nimmst du täglich Papier und Bleistift mit an den

Strand?« Ihre gespreizten Finger wischten ihm gefühlvoll durch die struppigen Haare.

»Als Alibi. Schlicht und einfach als Alibi.« Mit dem Gewicht seines Körpers stieß er sie in den Sand, warf sich neben sie, schnellte zu ihr herum, nahm sie fest in seine Arme und küßte sie nachhaltig auf den Mund, bis sie nach Luft rang.

44

Modena. Bischofssitz in der Poebene. Eine Basilika aus dem elften Jahrhundert. Ein Schloß. Ein Palazzo Comunale aus dem dreizehnten Jahrhundert. Eine ausgedehnte Industrie. Die Fassaden der alten Häuser schmal und in verwaschenem Ocker, die Dächer beinahe flach und rötelfarben. Moderne Wohnsilos, nüchtern und abstoßend wie überall auf der Welt.

Facchettis Fabrikgelände lag in der Nähe des Botanischen Gartens. Eine hohe Mauer. Ein breites, schmiedeeisernes Tor.

Das Büro glich einem großen Salon aus der Zeit des Rokoko. Der Fußboden aus poliertem Rosenholz, darauf in Intarsien die Initialen ›LF‹, Lorenzo Facchetti. Die Decke mit Stuck überladen. Schwere, faltenreiche Vorhänge an den hohen Fenstern. Zwei Gobelins, die Jagdszenen darstellten. In der Ecke ein Ofen aus Porzellan. Auch die Stühle und Sessel aus der Zeit, mit geschwungenen Beinen und Lehnen, die Sitzfläche mit Brokat überzogen. Und mitten im Raum der ausladende Schreibtisch. Darauf eine grazile Tischlampe mit seidenem Schirm und eine Uhr aus Porzellan mit goldenem Zifferblatt.

Alles stilecht. Bis auf das Telefon. Es war aus weißem Kunststoff.

Facchetti gab sich aufgeschlossen. Er wechselte mit Robert ein paar persönliche Worte, fragte nach Veras Befinden, sprach über das angeblich ungesunde Klima von Modena, über die Menschen im allgemeinen, ihre Hoffnungslosigkeit und ihre Zähigkeit, die Hoffnungslosigkeit aus ihrem Bewußtsein zu verdrängen.

Dann kam er auf sich zu sprechen. »Viele nennen mich versponnen. Weil ich ein Hobby habe, das Wohnen. Aber es ist mein einziges. Die Menschen verwünschen mich, weil ich mir einen zweihunderttausend Quadratmeter großen Park habe anlegen lassen. Dabei kommt die gute Luft, die mein Park erzeugt, der ganzen Stadt zugute! Man neidet mir fünf Gärtner, schimpft mich einen Großkapitalisten! Ecco, ich bin einer! Aber soll ich die zweihunderttausend Quadratmeter allein in Ordnung halten? Irgendwann werde ich sie der Stadt vermachen, und dann sollen sie schließlich ansehnlich sein! Man rümpft die Nase wegen dem hier!« Mit einer weiten Geste umschrieb er den großen Raum seines Rokokobüros. Er sah Robert herausfordernd an. »Können Sie das begreifen?«

»Manche Leute fühlen sich von jedem, der reich ist, provoziert«, antwortete Robert gelassen, und Facchetti pflichtete ihm bei.

Er bot Robert Platz an, setzte sich umständlich hinter den Schreibtisch und fuhr fort: »Ich komme aus dem Süden des Landes. Aus Bari. Mein Vater war Angestellter bei der Hafenbehörde. Ist es da verwunderlich, daß ich Matrose werden wollte? Ein Onkel richtete anläßlich meiner Geburt ein Konto auf meinen Namen ein. Darüber konnte bis zu meinem einundzwanzigsten Lebensjahr nur mein Vater verfügen. Zu jedem meiner Geburtstage überwies der Onkel auf das Konto zehntausend Lire. Als ich zehn Jahre alt war, fälschte ich die Unterschrift meines Vaters und hob das ganze Geld auf einmal ab. Einhundertzehntausend Lire! Mit ihnen kaufte ich ein altes, gesunkenes Boot und ließ es heben. Ich reparierte es ganz allein und vermietete das fahrtüchtige Boot für zweihundertzwanzigtausend Lire im Jahr. Mit einundzwanzig Jahren besaß ich ein Kapital von zwei Millionen vierhundertzwanzigtausend Lire! Ist das verwerflich oder nicht?«

»Was hat Ihr Vater dazu gesagt?«

»Er hat den Braten erst gerochen, als ich einundzwanzig wurde und auf dem Konto einhundertzehntausend Lire fehlten. Ich habe sie anstandslos zurückgezahlt, mit Zinseszinsen! Ach so, mein Vater! Der hat sich halb totgelacht und wollte in mein Geschäft mit einsteigen.«

»Haben Sie ihn aufgenommen? Als Teilhaber?«

»Er war lange Jahre meine rechte Hand. Die Bootsvermietung hatte sich allerdings schon ein Jahr später von selbst erledigt. Das Boot ging endgültig in die Brüche. Ich stieg um auf die Herstellung von Fruchtextrakten.«

»Für Marmelade?«

»Für Limonade. Die kleineren Limonadenfirmen stellten den Extrakt nicht selbst her, sondern bezogen ihn von uns. Ein ganz guter Gewinn.«

»Und wann fingen Sie mit der Facchetti-Kellerei an?«

»Vor genau dreiundvierzig Jahren und fünf Monaten. Ich braute Weinbrand. ›Facchetti-Esclusivo‹! Ein Teufelsgetränk! Aber es wurde getrunken! Und nicht zu wenig!« Facchetti hieb mit der flachen Hand übermütig auf die Schreibtischplatte.

»Gibt es diese Marke noch?«

»Wo denken Sie hin! Ich habe sie schon nach drei Jahren durch den ›Facchetti-Speciale‹ ersetzt. Und den gibt es noch heute! Kein großer Umsatz zwar, aber immerhin!« Facchetti fletschte die Zähne vor Zufriedenheit.

Mit einemmal aber fragte er mit leiser, scharfer Stimme im Befehlston: »Was haben Sie mir für meine dreitausend Dollar zu bieten?«

Einen Augenblick lang war Robert verwirrt. Der Übergang vom zwar selbstherrlichen, aber amüsanten Erzähler Facchetti zum knochenharten Geschäftsmann Facchetti kam für ihn zu überraschend.

Er ließ sich mit seiner Antwort Zeit und sagte dann, ohne eine Regung zu zeigen: »Wenn Sie Pech haben, gar nichts.«

»Aber ich habe Sie bezahlt!« Es war kaum vernehmlich und klang drohend.

»Sie haben mich nur dafür bezahlt, daß ich mal über Ihren Laden nachdenke, Facchetti. Für mehr nicht. Eine Garantie, daß mir ein zündender Gedanke kommt, ist in den paar Dollars nicht enthalten. Das habe ich Ihnen klar und deutlich gesagt! Läßt Sie Ihr Gedächtnis etwa im Stich?«

Facchetti wurde ungehalten. »Ist Ihnen nun etwas eingefallen oder nicht?«

»Ja. Aber nicht eine ganze Kollektion von Ideen zur Auswahl, sondern nur eine einzige Idee. Sie können sie nehmen oder ablehnen.«

»Sagen Sie sie endlich!«

»Die Idee ist gekoppelt mit mehreren anderen Vorschlägen. Ohne Berücksichtigung dieser anderen Vorschläge ist die Sache nichts wert. Es bleibt Ihnen natürlich unbenommen, die einzelne Idee allein zu erwerben. Sie sozusagen nackt durchzuziehen. Das würde ich, wie gesagt, für falsch halten. Deshalb müßte ich in dem Fall einen Preis ansetzen, der Sie vor diesem Alleinkauf zurückschreckt.«

»Sagen Sie endlich die Idee!«

»Ich habe noch gar keine schriftliche Ausarbeitung gemacht, Facchetti. Deshalb bin ich auf das Funktionieren Ihrer Fantasie angewiesen. Sie müssen verstehen, daß ich mich dabei nicht auf das Risiko einlassen kann, die Sache von hinten aufzuzäumen und so Ihre Fantasie nur unnötig zu belasten.«

»Jansen, Sie gehen zu weit!«

»Ich weiß sehr gut, wie weit ich gehen kann. In diesem Fall sehr weit, denn meine Karte sticht! Wer das nicht erkennen würde, den würde ich, an Ihrer Stelle, von einer Stunde auf die andere vor die Tür setzen.«

»Jansen!« Facchettis Augen waren nur noch zwei Striche. Sein Gesicht war rot angelaufen.

»Okay, um Sie nicht zu sehr auf die Folter zu spannen. Punkt eins: Mein Slogan löst alle Ihre anderen Slogans ab und wird der ausschließliche Slogan für alle alkoholischen Facchetti-Erzeugnisse.«

»Jansen, das ist ausgeschlossen! Wir haben allein zwei Sorten Cognac, vier Sorten Aperitif, zwei Sorten... nein, das müssen Sie sich aus dem Kopf schlagen! Der Mann, der unseren ›Erbe-Facchetti-Speciale‹ trinkt, ist an den Slogan gewöhnt: ›Auch bei Kräutern nur Facchetti!‹ Nein, Jansen, so haben Sie keine Chance!«

»Ich brauche auch gar keine zu haben. Sie, Facchetti, Sie müssen die Chance ergreifen! Um Ihren Umsatz geht es! Nicht um meinen! Also, Punkt zwei: Die Farben müssen geändert werden. Sie sollten sich auf einen Grundfarbton einigen. Für alle Produkte. Und die Grundfarbe nur im einzelnen variieren.«

»Jansen, das können Sie alles vergessen! Ich habe Sie bezahlt, damit Sie mir ein paar Slogans liefern! Nicht, damit Sie mir meinen Betrieb durcheinanderbringen! Abschließende Frage: Ist Ihnen ein Slogan eingefallen oder nicht? Im letzteren Fall sehe ich unser Gespräch für beendet an. Also?«

»Facchetti, seien Sie nicht so kindisch! Außerdem habe ich Ihnen die Frage schon längst beantwortet.« Im Gegensatz zum anderen blieb Robert ruhig und besonnen und sprach unbeeindruckt weiter: »Punkt drei: Die Schriftzüge müssen vereinheitlicht und nur, wie die Farbtöne, im einzelnen abgewandelt werden.«

»Jansen, es tut mir leid, aber meine Zeit erlaubt es nicht, Ihnen noch länger...« Facchetti stützte sich mit beiden Händen auf die Schreibtischplatte, als wolle er sich erheben.

»Facchetti, denken Sie nur an die Steigerung Ihres Umsatzes, an nichts sonst! Schlucken Sie jede Gefühlsregung gegen mich hinunter. Hören Sie mich wenigstens zu Ende an. Danach werde ich Ihrer Sekretärin die ganze Sache in die Maschine diktieren. Und Sie können sich alles noch einmal schriftlich vornehmen. Und Ihre großartigen Werbestrategen befragen.« Robert konnte sich die Ironie nicht verkneifen.

»Kommen Sie endlich zum Schluß!« Facchettis dünne Stimme kippte um.

»Punkt vier, aber der versteht sich wohl von selbst: Natürlich sollte auch in allen Medien nur mit dem einen Slogan geworben werden. Im Text immer gleichbleibend, in der Darstellung dem einzelnen Medium angepaßt. Also bei der Radiowerbung zum Beispiel mit einer Stimme über Hall. Mit einer möglichst neutralen Stimme. Keine volle Männerstimme, aber auch keine typisch weibliche.«

»Jansen! Kommen Sie endlich zum Schluß!« Facchetti hatte sich kaum noch in der Gewalt. Seine Hände zitterten. Seine Augen waren wäßrig. Um seine Mundwinkel zuckte es.

Ein Häufchen Elend! dachte Robert. Nur weil man ihm sein Spielzeug vorenthält! Erstaunlich, daß der Mann einen solchen Konzern führen kann! Doch es bereitete ihm Spaß, den anderen psychologisch richtig angepackt und in der Hand zu haben.

Den Slogan, den er ihm anbieten wollte, hatte er sich tatsächlich in letzter Minute, während des Fluges, ausgedacht. Ein Einfall, der es wirklich in sich hatte. Er würde der Facchetti-Werbung zum Durchbruch verhelfen.

Aber zunächst einmal mußte Robert seinen Gesprächspartner darauf einstimmen, damit er die volle Tragweite dieser Idee auch richtig erfaßte.

Werbung und Psychologie waren für Robert eine Einheit. Und nicht nur der Käufer war psychologisch zu behandeln, sondern auch der Auftraggeber.

Er dämpfte die Stimme und sagte wie nebenbei: »Das wäre es im wesentlichen. Wenn Sie alle vier Punkte berücksichtigen, haben Sie gewonnen. Aber nur wenn Sie keinen der vier außer acht lassen. Also, Facchetti, alle vier!«

»Jansen!«

»Sparen Sie sich Ihre Worte, Facchetti, jetzt kommt der Slogan! Sie müssen sich aber darüber im klaren sein, daß es überhaupt keinen Slogan gibt, den man einfach so dahinsagen kann und der den anderen sofort vom Stuhl reißt. Slogans bedürfen einer Aufbereitung.«

»Fangen Sie nicht noch mal von vorn an!«

»Keine Angst! Dann wäre ich ja ein schlechter Werbepsychologe!« Robert lachte und wurde gleich darauf wieder sachlich: »Ich gebe Ihnen nur ein paar Beispiele: ›Mach mal Pause...‹ Na, Sie kennen ihn! Einer der besten Slogans überhaupt. Aber einfach so dahingesagt, ohne Bild und schmückendes Beiwerk, ist seine Wirkung gering, wenn nicht gleich Null. Oder: ›Was es auch sei – Siebenundvierzigelf immer dabei.‹ Klingt der etwa durch das einfache So-dahin-Sagen?«

»Genug, Jansen! Ich bin darauf eingerichtet.«

»Okay. Lassen Sie den Slogan auf sich wirken. Vergessen Sie ihn. Holen Sie ihn morgen wieder hervor. Prüfen Sie ihn von allen Seiten. Lassen Sie ihn testen! In allen Tonarten. Und dann entscheiden Sie sich. Der Slogan lautet schlicht und einfach: ›Facchetti regt zum Leben an‹.«

Robert machte eine Pause, um seinen Worten Gewicht zu verleihen. Er ließ den anderen nicht aus den Augen und wartete darauf, die Wirkung seiner Worte von dessen Gesicht ablesen zu können.

Aber Facchetti verzog keine Miene. Steinern sah er sein Gegenüber an. Das leise Ticken der Porzellanuhr war zu hören. In weiter Ferne flog ein Flugzeug.

Robert schlug gelangweilt die Beine übereinander und schnippte sich mit den Fingern einen vermeintlichen Fussel von der Hose.

In die Stille hinein fragte Facchetti provozierend: »Wie war noch mal der Slogan?«

Robert blieb ungerührt. Er wiederholte den Slogan, als habe er den aufreizenden Unterton nicht herausgehört.

Wieder blieb Facchettis Gesicht ausdruckslos. Robert tat weiterhin gelangweilt. Es war, als spielten zwei ausgebuffte Profis Poker.

Endlich ließ sich Facchetti zu einem unbestimmten »Na ja« herab. Er stand auf und durchschritt den Raum, mit den Händen am Rücken.

Robert schwieg noch immer. Sein Blick verfolgte den anderen. Er hatte Zeit. Er lehnte sich tief in den Sessel hinein.

»Na ja«, wiederholte Facchetti im Gehen und sah mißbilligend auf Robert herunter.

»Das bedeutet alles oder nichts«, sagte Robert, ohne seine Haltung zu ändern.

»Das bedeutet, der Slogan gefällt mir nicht! Nicht für zwei Millionen Lire!«

»Ich muß Sie leider korrigieren, Facchetti. Der Slogan kostet mehr! Die zwei Millionen waren nur das Arbeitshonorar.« Und mit Nachdruck: »Das Arbeitshonorar!«

»Egal, er gefällt mir nicht.«

»Das ist Ihr gutes Recht. Aber Ihnen soll er auch gar nicht gefallen.« Robert erhob sich und stand dem anderen gegenüber. Er sah ihm betont in die Augen und sagte hart: »Den Käufer soll er anlocken! Sonst keinen!«

»Dem Käufer gefällt, was mir gefällt!« sagte Facchetti aufgebracht.

»Über den Gedanken sollten Sie doch mal ausgiebig nachdenken.«

»Da brauche ich nicht nachzudenken, das ist erwiesen!«

»Und warum sind wir dann eigentlich hier zusammen? Warum wollen Sie dann eigentlich einen neuen Slogan? Haben Sie etwa die zwei Millionen aus einer sozialen Anwandlung heraus in mich investiert?«

»Ihr Slogan gefällt mir nicht, Jansen! Basta!«

»Haben Sie schon einmal was von einer Marktanalyse gehört, Facchetti? Wissen Sie, daß andere Industrien Millionen dafür ausgeben, damit sie erfahren, wie und warum der einzelne Käufer so oder so denkt, was er bei dem einen Wort eines Slogans empfindet und was bei dem anderen? Haben Sie noch nie überlegt, warum diese Millionen eingesetzt werden? Millionen von Dollars natürlich! Keine Lire! Glauben Sie etwa, die anderen werfen das Geld zum Fenster hinaus? Oder geben es nur aus, weil sie alle dümmer sind als Sie, der große Facchetti? Alle mitsamt?«

Robert nahm seinem Ton die Schärfe. »Facchetti, manchmal bezweifle ich, ob Sie wirklich Ihren Konzern selbst führen. Oder ob Sie für ihn nur eine Art Galionsfigur sind. Eine Puppe fürs Schaufenster.«

Er wurde erneut hart. »Lassen Sie den Slogan prüfen! Nicht nur von Ihren großartigen Strategen. Trennen Sie sich von ein paar Millionen und erforschen Sie die Meinung Ihrer möglichen Käufer! Es wird sich lohnen!«

Sachlich zählte er auf: »Lassen Sie prüfen, ob der Slogan das Lebensgefühl weckt. Ob er nachdenklich stimmt, vielleicht bisher zu wenig für dieses Gefühl getan zu haben. Ob er anreizt, es den sogenannten Lebenskünstlern gleichzutun und sein Leben stärker zu genießen, es mit beiden Händen zu erfassen, es voll und ganz auszuschöpfen. Ob er ein wohliges Gefühl verspricht. Ob er jedem die Entscheidung offenläßt, sich dieses Gefühl zu eigen zu machen. Ob er...« Er winkte ab. »Das alles wird Ihnen das Umfrageinstitut im einzelnen auseinanderlegen.«

Er wurde versöhnlich: »Ich überlasse Ihnen den Slogan zur Prüfung – kostenlos. Aber nur zur Prüfung! An die Öffentlichkeit dürfen Sie sich mit ihm nicht wenden. Und sobald Sie das Prüfungsergebnis in Händen haben, geben Sie mir Bescheid.«

Facchetti brauchte eine Weile, bis er sich zu einer Antwort durchrang. »Einverstanden. Und was verlangen Sie, wenn ich ihn nehme?«

»Mit den Bedingungen der vier Punkte?«

»Mit allen Bedingungen.«

»Für die ersten drei Jahre zwanzigtausend. Natürlich Dollar.«

»Was heißt, für die ersten drei Jahre?«

»Das heißt, pro Jahr.«

»Und dann gehört er mir!«

»Dann nur noch fünfzehntausend für die nächsten drei Jahre.«

»Sind Sie verrückt?«

»Die Bedingungen sind gar nicht so absurd, wie Sie denken. Ab dem siebenten Jahr nur noch zehntausend. So lange, wie Sie den Slogan benutzen.«

»Verrückt! Damit kommen Sie nicht durch, Jansen!«

»Wo soll ich denn durchkommen? Doch wohl nur bei Ihren möglichen Käufern! Und das lasse ich Sie sogar kostenlos prüfen. Kostenlos!«

»Und wenn ich den Slogan nicht nehme?«

»Dann nehmen Sie ihn eben nicht. Kommen Sie aber bloß nicht auf die ausgefallene Idee, ihn abzuwandeln! Zum Beispiel: ›Facchetti gibt ein Lebensgefühl‹ oder so einen Quatsch.«

»Und wenn ich ihn mir einfach nehme, ohne auf Ihre verrückten Forderungen einzugehen? Wenn ich einfach behaupte, der Slogan sei von mir und nicht von Ihnen?«

»Vor diesem Prozeß bewahre Gott Sie, Facchetti!«

»Prozeß? Ohne Beweisführung?«

Robert blieb ruhig. Er log, ohne die Stimme anzuheben: »Der Slogan ist beim Notar hinterlegt. Mit Datum und Fußnote, daß wir uns heute nachmittag hier in Ihrem Büro treffen. Und mit der Bestätigung der Bank, bei der ich Ihren Scheck mit Ihrer eigenhändigen Unterschrift eingelöst habe. Genügt Ihnen das?«

Facchetti hatte den Kopf gesenkt. Er schien die Intarsienarbeit auf dem Fußboden zu studieren. Er schwieg. Dann ging er entschlossen zur Tür, die in sein Vorzimmer führte, öffnete sie und rief hinein, ohne den Blick von seinem Gesprächspartner zu wenden: »Signorina Foranio! Signore Jansen wird Ihnen ein Schriftstück diktieren!«

45

Wochen vergingen. Von Facchetti kam keine Nachricht. Robert gab sich abgeklärt, ja beinahe unbeteiligt. Nur hin und wieder, wenn Vera die Rede auf Facchetti brachte, brummte er kaum verständlich: »Es wird schon werden« oder ein knappes »Na und?«

Sie spürte, wie sich ihre Nerven von Tag zu Tag stärker anspannten. Unerfreuliche Gedanken bedrängten sie. Gedanken, denen sie sich mit ganzer Kraft entgegenstemmte und gegen deren Gegenwart sie dennoch machtlos war. Hat Robert richtig gehandelt? Waren seine Forderungen nicht zu hoch? Hätte er auf Facchettis Einwände hören sollen? War er sich wirklich seiner Sache so sicher, oder reizte es ihn nur, mit vollem Einsatz zu spielen? War er wirklich nur sonnig und sorglos, der unverbesserliche Optimist? Oder war er leichtfertig? Von Grund auf leichtfertig? Scheute er allgemein jede Art von Verantwortung? Würde er das Vertrauen, das sie ihm nach wie vor blind entgegenbrachte, aufs Spiel setzen und mit ihm auch ihre Liebe?

Es waren stets die gleichen Gedanken, unkontrollierbar und verwegen, die sie nicht mehr ruhig schlafen ließen und auch ihre Zweifel an sich selbst verstärkten.

»Robert? Hast du ihm denn wirklich Marias Nummer hinterlassen?«

»Ja. Wie oft soll ich es dir noch sagen?« Er beugte sich zu ihr und küßte liebevoll ihr Haar.

Es war kurz vor Mittag, und sie lagen noch im Bett. Durch die Fenster sahen sie auf einen verhangenen, dunklen Himmel und hörten das gleichmäßige Plätschern des Regens. Sie hatten im Bett gefrühstückt. Danach war Robert noch mal eingeschlafen, und Vera hatte wachgelegen, gegen die Decke gestarrt und vergeblich versucht, ihre ungebetenen Gedanken zu vertreiben.

»Robert, du mußt mich verstehen. Ich bin etwas durcheinander. Ich höre manchmal schon Marias Stimme, wie sie dich ans Telefon ruft, und stelle fest, daß ich träume.«

»Du machst dich verrückt, Liebling! Entweder er ruft an, oder er läßt es bleiben.«

»Und wenn er nicht anruft? Wenn er nichts mehr hören läßt?«

»Es gibt dafür keinen Grund.«

»Es sei denn, er nimmt deinen Slogan nicht.«

»Glaubst du plötzlich nicht mehr daran?«

»Es kommt nicht auf mich an.«

»Doch, Vera. Es kommt immer darauf an, daß man an sich glaubt. Oder an den Menschen, den man liebt.«

»Deshalb muß ich noch lange nicht deinen Slogan gut finden.«

»Er ist gut. Du kannst dich auf mein Urteil verlassen. Er ist sogar ausgezeichnet. Obwohl er mir innerhalb von nur wenigen Minuten eingefallen ist. Aber vielleicht stimmt das gar nicht. Vielleicht habe ich ihn schon lange im Unterbewußtsein mit mir herumgeschleppt. Vielleicht habe ich ihn so ausdauernd eingekreist, daß er sich zwangsläufig daraus ergeben mußte. Ein exzellenter Slogan! Wenn Facchetti ihn ablehnt, dann hat er keine Ahnung.«

»Und wenn der Test negativ ausfällt?«

»Dann hat das Umfrageinstitut Mist gebaut! Dann haben sie eine irreführende Fragestellung gewählt. Die richtige Fragestellung ist alles! Und richtig ist eine Fragestellung nur, wenn sie völlig neutral ist.«

»Und wenn es an deinen Forderungen scheitert?«

»Dann ist Facchetti kein Kaufmann! Der Slogan bringt ihm unter Garantie eine Steigerung des Umsatzes.«

»Bist du dir dessen so sicher?«

»Ich weiß, daß ich richtig liege. Ich spüre es. Ich kann nicht erklären, warum, aber ich spüre es. Ist es dir denn noch nie so ergangen, daß du, noch bevor du eine Sache zu Ende geführt hast, genau gespürt hast, daß du auf dem richtigen Weg warst? Bei Entwürfen zum Beispiel?«

»Vielleicht hast du recht. Aber es ging für mich nie um Kopf und Kragen.«

»Geht es denn für uns um Kopf und Kragen?«

»Ist denn von den dreitausend Dollar noch etwas übrig?«

»Das ist nicht entscheidend. Auch wenn wir jetzt schon wieder Schulden haben.«

»Es belastet uns jedenfalls.« Sie kuschelte sich an ihn.

»O ja, Robert! Du willst es nur nicht wahrhaben.«

»Die alte Litanei«, sagte er verdrossen und führte auf: »Zuviel Geld kann den Charakter verderben. Zuwenig Geld die Unzufriedenheit schüren. Falsch verteiltes Geld kann Abhängigkeit hervorrufen. Bringt die Frau zuviel Geld mit in die Ehe, wird der Mann unfrei. Bringt nur der Mann Geld mit, glaubt er sich vielleicht nur des Geldes wegen geliebt. Ja, es ist schon eine vertrackte Sache, die Sache mit dem Geld!«

Er sagte es voll Ironie, doch Vera antwortete ernsthaft: »Ja, Geld kann eine Liebe zerstören.«

»Dann war die Liebe nichts wert.«

»Du machst es dir zu leicht, Robert. Du kannst nicht ständig das Ideal fordern. Auch ein Ideal wird ab und zu mit der Realität konfrontiert. Auch wir müssen essen, trinken, wohnen, leben. Ich bin eine Frau, die dir gefallen möchte, Robert. Die sich für dich hübsch machen möchte. Die sich nicht ausschließlich mit Träumen abfinden kann. Die auch ganz reale tägliche Bedürfnisse hat. Parfüm. Lippenstift. Oh, Träume sind wunderschön! Aber nur in Träumen leben... ich glaube, das kann auf die Dauer eine Liebe zerstören. Und mit ihr den Traum.«

»Vera! Habe ich dir nicht bewiesen, daß ich real handeln kann? Habe ich mich nicht an Fabrizio gewandt? Habe ich Facchetti nicht geknetet und geformt, bis er aufnahmefähig war? Habe ich ihm nicht eine ausgefeilte werbepsychologische Lektion erteilt? Habe ich nicht alles versucht, dir deine kleinen täglichen Bedürfnisse zu erfüllen?« Er fuhr ihr mit dem Finger zärtlich über die Lippen und sagte: »Ich möchte, daß du glücklich bist. Restlos glücklich. Dafür tue ich alles.« Und mit gedämpfter Stimme: »Wenn Facchetti nicht mitzieht, dann...« Er stockte.

»Was dann?« Sie hob den Kopf und stützte sich auf die Ellenbogen. »Du kannst ihn nicht zwingen.«

»Nein. Aber wenn nicht er, dann ein anderer.«

»Und in der Zwischenzeit? Wovon leben wir in der Zwischenzeit?«

»Du mußt nur an mich glauben, Vera. Dann ist alles gut. Wir werden einen Kredit aufnehmen. Wir werden...«

»Worauf sollten wir einen Kredit bekommen? Auf die paar Möbel? Auf den alten Fiat?«

»Dann werden wir eben noch ein paar Schulden mehr machen. Aber die Zwischenzeit werden wir überbrücken! Ich werde Geld verdienen! So wahr ich Robert Wayne Jansen heiße! Viel Geld! Genug Geld, um dir die Sorgen zu nehmen. Glaub mir, Liebling, ich werde mich voll in die Arbeit stürzen. Du sollst deswegen nie mehr durcheinandersein und im Wachtraum Marias Stimme hören, die mich zum Telefon ruft. Wir werden wieder unser eigenes Telefon haben. Uns eine Wohnung kaufen. Wenn du willst, auch ein Haus. Und wir werden das leidige Thema Geld für uns ein für allemal aus der Welt schaffen. Sieh mich bitte an! Traust du mir das zu?«

Sie hob den Blick und sah ihn nachdenklich an. Nach einer Weile sagte sie zögernd, als müsse sie die Worte suchen: »Ja, Robert, ich glaube an dich.« Sie legte ihre Wange an seine und fuhr im Scherz fort: »Und warum stürzt du dich noch nicht heute in die Arbeit? Nur weil es regnet?«

»Ist das etwa kein Grund?« ahmte er ihren Tonfall nach und wurde gleich darauf sachlich: »Wir geben Facchetti noch zehn Tage. Ich wette, er meldet sich bis dahin. Einverstanden?«

»Mit der Zehn-Tage-Frist, ja. Mit der Wette, nein.« Sie küßte ihn auf den Mund. »Robert, ich habe eine Bitte.«

»Sie ist schon erfüllt.«

»Vergiß meine dummen Gedanken von eben. Geld ist kein Thema für uns. Und soll es auch nie werden. Ja?«

»Okay.« Er nahm sie fest in seinen Arm und sagte mehr zu sich: »Aber ich werde trotzdem welches heranschaffen.«

46

Es war am zehnten Tag, gegen neun Uhr vormittags. Robert stand nackt im Badezimmer vor dem Spiegel und schaltete gerade den Rasierapparat an.

Das stürmische Klopfen war nicht zu überhören. Dennoch unterstützte Giuseppe es, indem er aufgeregt rief: »Signore Jansen! Signore Jansen! Telefono!«, so laut, daß an den umstehenden Häusern Fenster geöffnet wurden, da alle glaubten, es sei etwas Schreckliches passiert.

Der einzige, der Giuseppe nicht hörte, war Robert. Er war beim Rasieren. Vera kam ins Badezimmer gestürzt, außer Atem, da sie schon aus dem Haus war, um frisches Weißbrot zu holen, und Giuseppes lautes Rufen bis hinunter auf die Piazza gehört hatte.

»Robert, beeil dich. Facchetti ist am Telefon!«

»Okay, ich komme.« Er zog sein Hemd über, brach sich ein Stück von dem Weißbrot ab, steckte es in den Mund, drückte Vera flüchtig an sich und ging hinüber zu Marias Pension.

Er nahm den Hörer und meldete sich.

»Signore Jansen, sind Sie es selbst?« Es war die Stimme der Sekretärin Foranio. »Einen Moment, Signore Facchetti möchte Sie sprechen!«

Ein Knacken in der Leitung. Eine Weile Stille. Dann Facchettis dünne Stimme, kaum zu verstehen: »Jansen, ich habe jetzt das Ergebnis des Tests.«

»Und?« Robert blieb unbewegt.

»Wie, glauben Sie, ist er ausgefallen?«

»Das habe ich Ihnen schon neulich gesagt.«

»Ihr Selbstvertrauen schreit zum Himmel!«

»Rufen Sie mich an, um mir das zu sagen?«

»Wir könnten zusammenkommen.«

»Was heißt, könnten?«

»Es geht nur noch ums Honorar.«

»Nein. Die Honorarfrage ist geklärt.«

»Hören Sie, Jansen, seien Sie nicht zu überheblich! Sie kennen nicht einmal das Ergebnis und sind störrisch wie ein Esel!«

»Natürlich kenne ich das Ergebnis. Sie haben es mir doch eben bestätigt.«

»Ich zahle zehn.«

Robert antwortete nicht, und Facchetti wiederholte mit Nachdruck: »Zehn! Hören Sie, Jansen?«

»Es gibt nichts zu hören.«

»Gott sei Dank, ich dachte schon, Sie seien aus der Leitung. Also, zehn in den ersten beiden Jahren. Macht zusammen zwanzig. Dann gehört der Slogan den Facchetti-Werken.«

»Facchetti, Sie können sich die weiteren Telefongebühren sparen. Ich wünsche Ihnen viel Glück.«

»Jansen, Sie sind unklug! Oder wollen Sie mir nie mehr etwas verkaufen?«

»Sie wollen etwas von mir, Facchetti! Nicht ich von Ihnen!«

»Jansen, seien Sie gescheit! Facchetti wird es länger geben als Sie!«

»Für Ihre pseudophilosophischen Zukunftsbetrachtungen ist mir die Zeit zu kostbar. Schicken Sie mir mein Angebot zurück. Sie können es auch behalten. Ich lasse es von meinem Anwalt sperren.«

»Jansen, Sie machen einen Fehler! Einen großen Fehler! Sie werden ihn sicher bereuen. Aber das ist Ihre Angelegenheit. Zehn für die ersten beiden Jahre, das ist mein letztes Angebot. Haben Sie meine Nummer, falls Sie es sich noch anders überlegen?«

»Nein, und ich will sie auch nicht haben. Denn ich werde es mir nicht anders überlegen.«

»Also, meinetwegen.« Facchetti atmete hörbar gedrückt: »Zehn in den ersten drei Jahren! Aber weiter kann ich nicht gehen!«

»Stecken Sie sich Ihre dreimal zehntausend an den Hut, Facchetti. Wir kommen nicht zusammen. Buon giorno!«

»Halt, Jansen! Einen Moment noch! Mir fällt da ein, wir könnten vielleicht eine Erfolgsklausel einbauen.«

»Wollen Sie mich etwa am Gewinn beteiligen?« Roberts Stimme troff vor Ironie.

»Ihre Witze sind unangebracht, Jansen. Erfolgsklausel heißt, wenn der Slogan tatsächlich einschlägt, bekommen Sie im vierten Jahr noch mal fünftausend!«

»Hat Signorina Foranio Ihnen mein Schriftstück ausgehändigt?«

»Ja. Warum?«

»Darin können Sie meine Bedingungen nachlesen, Facchetti. Entweder Sie entscheiden sich bis morgen dafür, oder ich lasse mein Angebot sperren.«

»Moment mal, Jansen! Haben Sie eigentlich schon einmal darüber nachgedacht, daß Sie nicht der erste Werbefachmann sind, mit dem ich es zu tun habe?«

»Damit rühren Sie mich nicht.«

»Wissen Sie, daß sich noch keiner Ihrer Kollegen mir gegenüber einen derartigen Ton erlaubt hat?«

»Es waren nicht meine Kollegen. Ich habe nämlich keine.«

»Es waren gute Leute. Genauso wie Sie, Jansen.«

»Dann bleiben Sie doch bei ihnen. Zahlen Sie ihnen Ihre paar windigen Lire, und lassen Sie sich von ihnen Honig um den Bart schmieren. Alles Gute, Facchetti!«

»Einverstanden, Jansen, Sie haben gewonnen.«

»Heißt das, daß Sie...?«

»Das heißt, zwanzigtausend im ersten Jahr, zehntausend im zweiten und im dritten, und fünf im vierten und der Slogan gehört mir. Oder als Pauschale, sagen wir, vierzigtausend auf die Hand.«

»Geben Sie die Leitung frei, Facchetti, andere Leute wollen auch noch telefonieren.«

»Heißt das, Sie nehmen an?«

»Das heißt, ich lehne ab.« Und ohne eine weitere Erklärung abzugeben, legte Robert den Hörer auf.

Maria stand in der Tür zur Küche. Sie wischte mit der Hand über die Schürze, die sich über ihren fülligen Busen spannte, strich sich eine Strähne ihres grauen Haares von den Augen und sagte mitfühlend: »Haben Sie Ärger gehabt, Signore Jansen?« Sie hatte die letzten Sätze des Gespräches mitgehört.

»Nicht der Rede wert«, sagte Robert, »wie läuft die Pension?«

»Oh, ich bin zufrieden. Ich bin jetzt dreiundsechzig. Was kann ich vom Leben noch verlangen?«

»Aber Maria! Man kann immer alles verlangen. Alles! Oder traust du dir das etwa nicht zu?«

»Doch, doch. An Selbstvertrauen fehlt es mir nicht. Nur wird das allein nicht honoriert.«

»Ich werd's mir merken. Ciao, Maria.«

»Buon giorno, Signore Jansen. Und viele Grüße an Ihre Frau!«

Robert ging die Gasse vor zu seiner Wohnung. Maria hatte von Vera zum erstenmal als von seiner Frau gesprochen! Die Bürger von San Angelo hatten Vera und ihn akzeptiert! Ein wohliges Gefühl durchströmte ihn. Er ging die weißen Stufen hinauf, die zur Wohnung führten. Er wollte es Vera gleich sagen, daß Maria sie seine Frau genannt hatte. Sie sollte sich mit ihm freuen!

»Signore Jansen! Signore Jansen!« Die Stimme Giuseppes, in seinem Rücken. Der Hausdiener kam angehetzt: »Signore Jansen, noch einmal Telefon für Sie!«

»Danke, Giuseppe! Ich komme gleich.« Robert lächelte still in sich hinein, drückte die Klinke und rief nach Vera. Sie erschien, und er richtete ihr Marias Grüße aus: »Na, was sagst du? Bist du nicht ein bißchen stolz?«

»Doch, schon. Aber was ist mit Facchetti?«

»Der kann warten. Ich will vorher von dir hören, daß du dich freust.«

»Ja, ich freue mich. Ich freue mich sehr, Liebling!« Sie gab ihm einen Kuß auf die Wange.

Als er wieder in die Pension kam, hielt ihm Paolo den Hörer entgegen. Er nahm ihn und sagte in die Membrane: »Ja, Facchetti?«

»Jansen, ich will Ihnen nur sagen, daß...«

»Es freut mich, daß Sie auf meine Bedingungen eingehen. Wann soll der Vertrag unterzeichnet werden?«

»Können Sie morgen kommen?«

»Ja. Bis morgen, Facchetti.«

47

»Liebling, ich...« In ihren Augen standen Tränen der Freude.

»Nur weil Geld ins Haus kommt?« Er legte seinen Arm um ihre Schultern und drückte sie behutsam an sich.

»Nicht weil Geld... weil du recht behalten hast... weil ich mich bei dir geborgen fühle... weil du groß und stark bist... nicht nur äußerlich... weil du das bist, was sich wahrscheinlich jede Frau irgendwann mal wünscht... und weil ich es bekommen habe.«

Sie standen am Pier, und er löste sich von ihr mit einem Abschiedskuß und ging über die wippende Gangway, die auf das Schnellboot führte. Auf Deck drehte er sich noch einmal um und rief ermunternd zu ihr hinunter: »Willst du nicht doch mitkommen?«

Sie rief hinauf: »Ich genieße schon jetzt unser Wiedersehen.«

»Aber es wäre schön, wenn du mitkommen ... wenn ich dich bei mir hätte.«

»Wirst du auf dem Rückweg in Rom Station machen?«

»Kommt darauf an, ob ich die letzte Maschine bekomme. Ich rufe Maria an.«

»Wenn du in Rom bleibst, grüß das ›Ingleterra‹.«

Zwei Tage später stand sie wieder am Pier, beinahe an der gleichen Stelle, als das Schnellboot aus Neapel einlief.

Sie stand in einer Traube von Menschen. Alle diese Menschen holten jemanden ab. Sie war eingekeilt zwischen einem gutgekleideten, schlanken Mann, der eine kleine Ledermappe unter dem Arm trug und wie ein Advokat aussah, und dem Hoteldiener vom ›Parco Aurora‹, in seiner goldbetreßten Uniform. Die Sonne schien heiß.

Vera hatte sich vorgenommen, sich durch die Menge zu drängen, Robert an sich zu drücken, ihn festzuhalten, ihn zu spüren mit jeder Faser. Das Boot legte an. Die Fahrgäste schoben sich auf Deck und zur Gangway. Einer nach dem anderen kam herunter, wurde von Angehörigen stürmisch begrüßt, von anderen höflich in Empfang genommen oder ging allein seines Weges. Die Traube der Wartenden wurde zusehends kleiner, bis Vera schließlich allein übrigblieb. Robert kam als letzter.

Die Männer der Bootsbesatzung, einheitlich in dunkelblauen Trikothemden mit kurzen Ärmeln, schafften schon, einander laut zurufend, das Ladegut für die Rückfahrt an Deck, da standen sich Robert und Vera zwischen der Gangway und der Wand des Terme Comunale gegenüber.

Vera bewegte sich nicht von der Stelle. Sie war nicht fähig, einen Schritt auf ihn zuzugehen. Sie blieb wie angewurzelt auf dem gleichen Stück Kopfsteinpflaster, auf dem sie eingekeilt in der Menge gestanden hatte. Ihre Vorsätze schienen wie weggewischt. Sie drängte nicht zu ihm, drückte ihn nicht an sich, ja sie war nicht einmal imstande, ihm ein Lächeln zu schenken.

Sie sah ihn nur an, stumm und gefaßt. Er kam heran und nahm sie in den Arm. Wie leblos ließ sie es über sich ergehen.

»Liebling, was ist dir?« Er hielt sie erstaunt an den Schultern von sich weg.

»Nichts. Gar nichts. Ich freue mich.«

»Du bist so... so anders.«

»Ich freue mich so sehr, daß mir fast das Herz zerspringt. Daß ich wie gelähmt bin vor Glück. Daß ich kaum Luft bekomme.« Sie hakte sich bei ihm unter. Sie gingen hinüber zu der Ecke des Piers, an der die Taxis dichtgedrängt standen, und nahmen sich eines.

Sie fuhren schon die Straße hoch, die über den Hügel hinweg nach Casamicciola führte, als sie sich weich an ihn schmiegte und flüsterte: »Ich hatte plötzlich Angst vor unserem Wiedersehen.« Und dann: »Ich habe nie gewußt, daß man sich auf einen Menschen so freuen kann.«

Zu Hause wich auch der letzte Hauch einer Wiedersehensangst von ihr. Als fühle sie sich mit einemmal wie befreit, fiel sie ihm um den Hals, küßte ihn auf den Mund, liebkoste ihn, nahm ihn um die Hüften und tanzte um ihn herum, schneller und schneller, mit glänzenden Augen und glühenden Wangen, und rief immer wieder: »O Robert!« und: »Oh, wie ich mich freue!«

Abrupt ließ sie von ihm. Er hatte nicht mitgemacht, hatte sich nicht anstecken lassen von ihrem Begeisterungstaumel, war merkwürdig kühl geblieben. Da spürte sie, daß er es war, der sich verändert hatte. Sie hatte es die ganze Zeit nur nicht bemerkt.

»Robert, was ist? Freust du dich nicht?«

»Doch. Sehr.«

»Aber?«

»Nichts aber.«

»Robert, ich kenne dich zu gut. Dich bedrückt etwas. War etwas mit Facchetti? Ist etwas schiefgelaufen?«

»Nein, nichts mit Facchetti.«

»Was dann?« Ein eigenartiges Gefühl überkam sie. Ein Gefühl, wie sie es noch nie gekannt hatte. Sie wußte es sich nicht zu erklären. Ein Gefühl zwischen Angst und Argwohn. War es Eifersucht? War Robert in der einen Nacht, in der er weg war, mit einer anderen zusammengewesen? Nein, daran wollte sie nicht denken! Nein, zwischen sie beide konnte sich niemand drängen! Niemand! Sie verwünschte ihre absurden Gedanken und sah ihm offen in die Augen.

Er schlug den Blick nieder und sagte: »Ich habe dir etwas mitgebracht.« Er griff in die Außentasche seines Jacketts und holte zwei kleine Päckchen hervor.

»Du hast mir...?« Mit einem Geschenk hatte sie nicht gerechnet. Hastig öffnete sie die Verschnürung und riß das Papier herunter, als könne ihr der Inhalt Aufschluß geben über Roberts Anderssein.

»Arpège! Und ein Lippenstift von Lancaster! Ach, Robert, du bist ein… und ich dachte schon, du hast… o Liebling, ich fühle mich in deiner Schuld!«

»Parfüm und Lippenstift«, sagte er wie nebenbei, »sind nur die ganz realen täglichen Bedürfnisse einer Frau, die ihrem Mann gefallen möchte.«

»O Robert!« Sie umarmte ihn, außerstande, mehr Worte zu finden, und unterdrückte ein Schluchzen.

Ihr Blick fiel auf die Hülle des Lippenstiftes, und sie erstarrte. Ihre Stimme gehorchte ihr nur schwer: »Ist das Gold?«

»Ja.«

»Echtes Gold?«

»Achtzehn Karat.«

»Und… das hier?« Sie meinte eine Reihe Brillanten, die sich rund um die Hülle zog.

»Kein Glas.«

»Also…?«

»Echt wie das Gold.«

»Robert, nein… das sollst du nicht… das darfst du nicht… du darfst mich nicht so beschenken… nicht in dem Ausmaß… bitte, Robert, sag, daß es kein Gold ist und daß die Diamanten Glas sind!«

»Diamantensplitter«, verbesserte er, »das ist halb so wild!«

»Aber das Gold! Achtzehn Karat!«

»Ich habe das Ding sofort gekauft, als ich das Geld hatte. Schon eine Stunde später.«

»Robert, bitte, tu das nie wieder!«

»Aber warum denn? Gefällt es dir nicht?«

»Doch. Ja. Natürlich. Aber…«

»Es war leichtverdientes Geld, Liebling.«

»Es ist unser einziges. Wir müssen von ihm leben. Mindestens ein Jahr.«

»Wir werden nicht von ihm leben. Ich werde wieder neues verdienen.«

Sie sah ihn entgeistert an. Eine düstere Ahnung stieg in ihr hoch. Ihre Kehle schnürte sich zusammen. Sie versuchte etwas zu sagen, doch ihre Stimme versagte. Nur mühsam stieß sie hervor: »Du hast…?« Es klang hohl.

»Bitte, Liebling, verzeih mir!«

Ihr kam ein Gedanke: »Aber die Hülle… kostet denn die Hülle…?«

»Ich kann dich beruhigen. Die Hülle macht nur einen Bruchteil von Facchettis Honorar aus.«

»Danke, Robert.« Sie war erleichtert: »Ich dachte schon, du hast das ganze... aber so teuer hätte sie doch nie sein können?«

»Nein, wohl kaum.«

Sie atmete tief durch: »Du hast mir einen richtigen Schrecken eingejagt.«

»Dann verzeih mir bitte.«

»Ist ja alles gut.« Sie hing sich an seinen Arm und verkroch sich mit dem Gesicht in seiner Achselhöhle. Ihre Worte kamen nur undeutlich: »Du warst... so bedrückt... dann die Hülle... dann deine Anspielung...«

»Welche Anspielung?« Er strich ihr übers Haar.

»Die Anspielung, daß wir von dem Honorar nicht...« Sie sah wieder auf und küßte ihn auf den Hals. »Ich habe richtig Angst bekommen.«

»Vera, schau mich bitte an.«

Er drehte ihr Gesicht mit beiden Händen zu sich. Sein Ausdruck war ernst.

»Robert!« Es war wie ein unterdrückter Hilfeschrei.

»Vera! Wir sind erwachsene Menschen. Und wir glauben aneinander. Es kann nicht immer alles gutgehen.«

»Du hast...?« Ihre Augen flehten, es möge nicht wahr sein, was sie dachte, es mögen die schlimmen Gedanken wie ein böser Spuk verwehen.

»Ja«, sagte er, »ich habe.«

Er sagte es leise und einfühlsam, doch für sie klang es wie ein Donnerschlag, grell und ohrenbetäubend. Sie klammerte sich an ihn, und er spürte, wie sie am ganzen Körper zitterte.

»Vera, deshalb geht die Welt nicht unter! Bitte, Vera, weine nicht! Bitte!«

»Ich... weine... ja nicht.« Nur unter Schluchzen gelang ihr der Satz.

»Nein, du bist tapfer, ich weiß. Ich kann natürlich nicht verlangen, daß du mich verstehst. Ich kann dir nur versprechen, daß ich nie mehr... ich kann es dir nur hoch und heilig versprechen...«

»Und warum hast du gespielt?« Sie wischte sich mit dem Handrücken über die Augen.

»Das weißt du doch. Aus eintausend müssen zweitausend werden.«

»Mit dem... ganzen...?«

»Ja. Ich wollte, daß wir mit einemmal heraus sind aus allem... daß du dir keine Sorgen mehr... mit fast vierzigtausend wären wir prima über die Runden... glaub mir, Liebling, ich habe vor allem an dich gedacht...«

»Aber das Ganze! Robert, das Ganze!«

»Ich habe wirklich nichts Unüberlegtes getan. Aber Glück gehört nun mal dazu.«

»Robert, sei ehrlich!«

»Ja?«

»Du hast mit dem Gedanken schon gespielt, als du abgefahren bist.«

»Vielleicht. Vielleicht habe ich dich deshalb gebeten, mit mir zu kommen. Als mein guter Geist. Ja, du hast recht. So war es.«

Er preßte sie an sich, und sie schlang ihre Arme fest um ihn. So standen sie eine Weile, wie Kinder, die angesichts einer Katastrophe beieinander Schutz suchen.

48

Frühstück im Bett. Bei schönem Wetter zum Strand. Bei schlechtem zu Hause in Zeitungen und Bücher vergraben. Abends ein Aperitif auf der Piazza, beim ›Pescatore‹ anschreiben lassen. Im Bett die Nähe des anderen genießen. Versuchen zu schlafen. Mit den Gedanken allein sein.

Tage, die Vera eben noch als Geschenke des Himmels erschienen, boten sich jetzt eintönig und leer dar. Sie wollte es sich nicht eingestehen. Von Tag zu Tag aber drängte es sich ihr deutlicher auf.

Nicht, daß Robert ihr keine Hilfe war. Er war aufmerksam, las ihr nach wie vor jeden Wunsch von den Augen ab, war ein Mann, in dessen Nähe sie sich beschützt fühlte, war zärtlich, wie sie ihn sich zärtlicher nicht zu wünschen vermochte, war einfach der Mann, den sie sich ein zweites Mal nicht vorstellen konnte.

Dennoch fühlte sie sich in letzter Zeit manchmal einsam, ja entwurzelt. Sie hatte alle Brücken hinter sich abgebrochen. Sie hatte ihr früheres Leben ganz und gar von sich abgestreift und war in ihr jetziges geschlüpft wie in eine zweite Haut.

Kann man aber ein zweites Leben führen, ohne auf dem vorherigen aufzubauen? Kann man wirklich alle Vergangenheit ausschalten? Sie fand keine Antwort.

Sie ließ Robert diese Gedanken nicht wissen. Sie hätten ihn nur unnötig belastet. Seit er von Modena zurück war, schien er bedrückt.

»Ich schwöre dir, daß ich nie mehr einen Spielsaal betrete! Nie mehr! Egal, ob du dabei bist oder nicht!«

»Ja, Robert.« Und dann kaum vernehmlich: »Du weißt, daß ich dir vertraue.«

»Wie kannst du mir noch vertrauen! Ich habe dein Vertrauen mit Füßen getreten!«

»Nein. Du hast in bester Absicht gehandelt.«

»Ich habe leichtfertig gehandelt. Ich habe mir nicht ausgemalt, was sein würde, wenn ich mit leeren Händen nach Hause komme.«

»Nichts war, Robert, gar nichts. Ich war nur einen Augenblick ratlos. Nur einen Augenblick. Alles andere war wie immer. Denn wir gehören zusammen. Das darfst du nie vergessen.«

Die Schulden wuchsen. Auch Fabrizio konnte nicht helfen. Er befand sich gerade selbst in einem finanziellen Engpaß.

Robert fuhr nach Neapel. Zu Marosa. Waschmittel. Er hatte sich einen Slogan für ihn ausgedacht: ›Marosa liebt die Frauen.‹ Er wurde vertröstet.

Er fuhr zu Garofalo nach Rom. Lederwaren. Auch hier wurde er vertröstet.

Eines Abends stand Fabrizio vor der Tür. Mit Carla. Er stellte zwei Flaschen Wein auf den Tisch: »Das geht so nicht weiter! Ihr verkriecht euch!«

»Wir verkriechen uns nicht.« Robert holte Gläser.

Carla wandte sich an Vera: »Früher haben wir uns fast jeden zweiten Tag gesprochen.«

»Da war auch unser Telefon nicht außer Dienst«, ließ sich Robert von hinten hören und entkorkte eine Flasche.

»Jeder kommt mal in Schwierigkeiten«, sagte Fabrizio, »deshalb darf man nicht seine Freunde aufgeben!«

Es wurde ein beschaulicher Abend. Beinahe ein Abend wie in alten Zeiten, ging es Vera durch den Kopf. Sie diskutierten miteinander, sie lachten miteinander, sie freuten sich, daß sie beisammen waren.

Beim letzten Glas sagte Fabrizio: »Ihr solltet mal ein paar Tage nicht an eure Schulden denken. Seit gestern ist ein Bekannter von mir mit seinem Boot im Hafen. Enrico Monti. Großaktionär.« Und zu Robert: »Nicht viel älter als wir.« Und zu Vera: »Ein Boot mit allen Schikanen!«

»Eine Segelyacht!« warf Carla ein.

»Ecco!« sagte Fabrizio gutgelaunt. »Eine Motorsegelyacht! Enrico will morgen auslaufen. Ein paar Tage die Küste entlanggondeln. Vielleicht hinunter nach Sizilien. Ohne festes Programm. Einfach sich treiben lassen.«

»Gib dir keine Mühe, Fabrizio«, sagte Robert, »der Mann bringt uns nichts.«

»Oh, sag das nicht!« Fabrizio machte eine große abwehrende Geste und steigerte sich in eine Lobeshymne für seinen Bekannten hinein: »Ein großartiger Mann! Charmant! Nicht auf den Kopf gefallen! Lustig! Großzügig! Ein brillanter Gastgeber! Na, und erst die Yacht! Wie aus dem Bilderbuch! Mit Kapitän, Steuermann, Koch und Vollmatrose, mit Superkajüten, Duschen und eins, zwei...«, er dachte kurz nach, »drei Sonnendecks! Ein Paradies! Ich bin selbst schon mitgefahren, na, ich sage dir... mmh!... Klasse!«

»Zwecklos, Fabrizio. Das ist nichts für uns.« Robert winkte ab.

»Aber Robert! Du kannst dich nicht eingraben! Nur, weil es mal nicht so läuft! Nein, ihr kommt mit! Ich habe schon alles geregelt.«

»Dann mußt du es eben wieder zurückregeln«, sagte Robert verstimmt.

»Robert, sei nicht verbohrt! Du tust gerade so, als wenn du für eine Bootsfahrt nichts übrig hättest! Robert! Haben wir etwa nicht schon bombige Zeiten auf so einem Kahn verbracht?«

»Wir fahren nicht mit«, sagte Robert abweisend.

»Das hast du jetzt schon oft genug gesagt.«

»Dann sage ich es noch mal!« Robert konnte seinen Ärger kaum unterdrücken und wiederholte laut, jedes Wort betonend: »Wir... fahren... nicht... mit!«

»Ecco, ich habe gute Ohren!« Im Scherz hielt sich Fabrizio flüchtig die Ohren zu. Dann sagte er ruhig: »Du sprichst auch für Vera. Hast du sie denn schon gefragt? Vielleicht würde sie gerne mitkommen? Soll ich sie mal fragen?«

»Du kannst das Thema beenden!« sagte Robert. »Es wird nicht besser. Auch wenn du noch so lange darauf herumtrampelst.«

Fabrizio wandte sich an Vera. »Bist du seiner Meinung? Oder hast du Lust mitzukommen?«

»Wenn Robert nicht mit will...« Vera zögerte.

»Ihn lassen wir jetzt mal aus dem Spiel«, sagte Fabrizio, »jetzt frage ich dich allein: Signorina Vera Brahms, würde es Ihnen Vergnügen bereiten, ungefähr acht Tage auf der Luxusyacht...«, er sah zu Carla, die sich im Hintergrund hielt, und fragte: »Wie heißt der Dampfer?«, und Carla sagte teilnahmslos: »Diana drei«, und er sprach weiter zu Vera: »Auf der Luxusyacht ›Diana drei‹ bis hinunter nach Sizilien zu schippern, mit freundlichen Menschen an Bord, die eine freundliche Stimmung verbreiten und von Ihnen, Signorina, nichts anderes verlangen als eine ebenso freundliche Miene. Sollten Sie aber keinen gesteigerten Wert auf eine freundliche Miene legen, bleibt es Ihnen selbstverständlich überlassen, sich auf eines der drei Sonnendecks oder in Ihre Kabine zurückzuziehen und sich vom Steward nach Herzenslust bedienen zu lassen. Also, Signorina, wollen Sie, oder wollen Sie nicht?«

Vera versuchte Zeit zu gewinnen. Sie sah Robert abwartend an. Doch er drehte ihr betont den Rücken zu.

»Ecco!« sagte Fabrizio zu Vera. »Du bist jedenfalls nicht dagegen! Also kannst du nur dafür sein! Und das ist klug!« Er schloß Robert mit ein: »Ihr müßt einfach mal ausspannen! Eure Gehirne auslüften! Nicht an Ischia denken!«

»Noch ist nichts entschieden«, sagte Vera kaum vernehmlich.

»Alles ist entschieden!« fiel Robert ihr ins Wort und sah sie an. »Oder glaubst du etwa, ich lasse dich allein fahren?«

»Robert!« Sie fiel ihm um den Hals: »O Robert, danke!«

Er blieb ungerührt. »Ich fahre nur dir zuliebe mit.«

»Warum du mitfährst«, sagte Fabrizio, »interessiert nicht einmal den Kapitän. Wichtig ist nur, daß du mitfährst!« Und zu beiden: »Ihr werdet sehen, wenn ihr zurückkommt, seid ihr andere Menschen!«

49

In Caltagirone erhielt Vera, wie alle Damen an Bord, eine wertvolle Vase aus Ton, eine Puppe und bunte, mit Tiermotiven handbemalte Teller vom Schiffseigner zum Geschenk, in Santo Stefano di Camastra einen wunderschönen Krug und in Collesano eine kunstvolle kleine Dose.

Sie fuhren mit drei gemieteten Landrovers quer über die Insel und lernten Sizilien kennen, wie es den Touristen gewöhnlich verschlossen bleibt. Sie schliefen in Taormina eine Nacht im feudalen San Domenico, einem ehemaligen Kloster, aßen in Siracusa Schnecken à picchi pacchi und mit einigen Bauern in Linguaglossa Schwertfisch.

Sie lagen auf den Klippen von Acireale in der Sonne und im seidigen Sand von Gela und kauften sich in Palme di Montechiaro eine Tüte voll Mandelmehlkuchen.

Auf dem Schiff wurden sie verwöhnt, so sehr, wie Fabrizio es ihnen nicht einmal andeutungsweise geschildert hatte.

Ihre Kajüte war mit Mahagoni verkleidet. Die Militärkommode aus der Edwardian-Periode hatte noch Thomas Sheraton, der berühmte Möbelzeichner des achtzehnten Jahrhunderts, entworfen. Der Kartentisch auf Messingrollen, das Bett, die Stühle – alles war aus Mahagoni.

Das Silber, auf dem der Steward die Mahlzeiten servierte, war an die zweihundert Jahre alt und trug die Stadtmarke von Sankt Petersburg, zwei gekreuzte Anker. Es gab Austern und Hummer, die erlesensten Weine, eisgekühlten Kaviar und die Spezialitäten der jeweiligen Häfen.

Am Abend saßen sie gewöhnlich an Deck. Manchmal wölbte sich das Sonnensegel über dem Kapitänstisch unter einer leichten Brise. Dann teilte der Steward Decken aus und stülpte gläserne Zylinder über die brennenden Kerzen. Und wenn alle anderen schon schlafen gegangen waren, saß Vera noch immer in ihrem Sessel aus Segeltuch und beobachtete schweigend den Sternenhimmel, und Robert saß an ihrer Seite.

Nach zwölf Tagen waren sie wieder zu Hause in San Angelo. Sie betraten den kleinen Windfang vor der Küche. Robert hatte das Gepäck noch nicht abgestellt, da umarmte sie ihn.

»Ich danke dir, Liebling! Ich danke dir, daß wir auf Fabrizio gehört haben und mitgefahren sind!« Und obwohl er sein Gesicht wegdrehte, gab sie ihm einen Kuß auf die Wange.

»Bitte, nicht jetzt!« Er schob sie sanft, aber bestimmt zur Seite und stellte das Gepäck ab. Dann ging er wortlos in den Wohnraum, ließ sich aufatmend in einen Sessel fallen und streckte die Beine von sich.

Sie kam ihm nach. »Bist du froh, wieder da zu sein?«

»Ja.« Er gab sich wortkarg.

»Aber es war schön. Sehr schön. Ja?«

»Hm.«

»Was hast du?«

»Nichts.«

»Habe ich etwas Falsches gesagt?«

»Nein.«

»Robert!«

»Es ist nichts.«

»Das kannst du mir nicht einreden.« Sie setzte sich auf die Lehne des Sessels und schmiegte sich an ihn. Unbeteiligt ließ er es über sich ergehen. Sie dachte nach. »Ist dir die heutige Fahrt nicht bekommen?«

»Nicht nur die heutige.«

»Die ganze Fahrt hat dir nicht gefallen? Aber du warst doch so guter Laune.«

»Was soll mir denn gefallen haben? Vielleicht die Militärkommode, weil sie Mister Sheraton entworfen hat? Oder das klotzige Auftischen von Kaviar?«

»Robert, du bist ungerecht!« Sie küßte ihn besänftigend auf die Stirn.

Er drehte sich weg. »Soll ich vielleicht beeindruckt sein, weil sich Monti altes Petersburger Silber zusammengekauft hat?«

»Das Silber war wirklich sehr schön.«

»Oder weil er jeder Dame die gleichen Geschenke gemacht hat? Eine idiotische Puppe!«

»Sollte er mir denn besondere Geschenke machen? Hättest du das gewollt? Und die Puppe ist lustig.«

»Die Puppe ist total verblödet! Im Abendkleid!«

»Mir gefällt sie.«

»Und mir nicht!« Er betonte jedes Wort.

»Robert, sei nicht albern.« Sie versuchte, die Unterhaltung ins Lächerliche zu ziehen, und kraulte ihm die Nackenhaare.

»Bitte, laß mich!« Er blieb ausdruckslos. »Die stumpfsinnigen Gespräche abends an Deck! Zum Davonlaufen!«

»Wir hätten uns ja nicht zu ihnen setzen müssen.«

»Und die naive Anbiederei von Monti bei den Bauern! Zum Kotzen!«

»Er hat es doch nur gut gemeint. Er wollte uns etwas bieten.«

»Und der Steward mit den Generalstressen? Und der Kapitän mit dem Zeichen EM, Enrico Monti, an der Brust? Und die drei Landrover?«

»Wärst du denn lieber zu Fuß gegangen?«

»Vera, bleib bei der Sache! Hat dir wirklich dieses ganze großkotzige Getue imponiert?«

»Das Getue war mir egal. Es hat mich nicht gestört. Ich habe die

Fahrt genossen. Die Sonne. Das Meer. Die Sorglosigkeit. Das Verwöhntwerden. Und...« Sie überlegte, ob sie es sagen sollte, und entschloß sich, es zu tun: »...und das Gefühl der Geborgenheit.« Und setzte hinzu: »Nicht, daß ich mich nach Luxus sehne. Daß ich ohne Luxus nicht leben kann.« Sie sah ihn nachdenklich von der Seite an. »Aber es ist einfach einmal beruhigend, nicht von Sorgen umgeben zu sein. Und wenn es auch nur für ein paar Tage ist.« Sie schloß halb die Augen. »Nicht an Schulden denken. Nicht an morgen. Sich einfach treiben lassen und wissen, daß einem nichts passieren kann.«

»Vera!« Er sagte es zärtlich.

»Ja?« Sie beugte sich zu ihm, so daß ihre Wangen aufeinanderlagen.

»Du redest Unsinn.« Er strich ihr mit dem Finger sanft über die Lippen.

»Robert, das darfst du nicht sagen!«

»Du redest Unsinn, weil dir auch der größte Luxus kein ruhiges Leben garantieren kann.«

»Jetzt redest du Unsinn. Denn so schlau bin ich selber. Ich habe den täglichen widerwärtigen Kleinkram gemeint. Das unbezahlte Telefon. Das fehlende Geld für Benzin. Den daraus entstehenden Streit!«

»Geht dir das so nahe?«

»Ich möchte nicht ewig so leben.«

»Du meinst... nicht mit mir?«

»Ich... ich möchte manchmal, daß du anders wärst.«

»Man kann Menschen nicht grundlegend ändern. Nicht einmal sich selbst. Es führt zu nichts.«

»Aber... hast du dich denn nicht schon geändert? Wenn auch nur wenig?«

»Ich bin immer noch ich. Genauso, wie du mich kennengelernt hast.«

»Ja, Robert. Und das ist gut. Denn ich mag dich ja wie du bist.«

Er senkte den Kopf. Es sah so aus, als gelte sein Interesse ausschließlich der Streichholzschachtel, die vor ihm auf dem Tisch lag. Er nahm sie in die Hand, spielte damit und sagte wie nebenher: »Magst du auch das Leben, das ich führe?«

»Du meinst, das Leben aus der Hosentasche?«

»Ja. Magst du es?«

»Ich glaube schon.« Ihr Blick ging zum Fenster hinaus. Es wurde allmählich dunkel. Sie sagte leise: »Ich bin mir nur nicht darüber im klaren, ob ich dir ähnlich bin. Ob ich dieses Leben leben kann. Ob ich es wirklich ausfüllen kann. Oder ob ich nur ständig darauf bedacht sein muß, daß ich es durchstehe. Daß ich es ertrage.«

Sie strich ihm von neuem übers Haar. »Ich mag dich, Robert. Ich mag dich mehr als alles andere auf der Welt. Und ich weiß, daß wir zusammengehören. Aber...« Sie stockte, als müsse sie sich sammeln, und fuhr nach einer Weile fort: »...diese zwölf Tage... bitte, glaub mir, ich habe mich nicht beeindrucken lassen... aber es wurde mir schlagartig bewußt, wonach ich mich sehne... was ich brauche, wie das tägliche Brot... nein, keinen Luxus... ganz sicher nicht... Was mir in letzter Zeit gefehlt hat, war die Ruhe... war die innere Ausgeglichenheit, das seelische Gleichgewicht.« Sie hatte ihre Hand reglos auf seinem Kopf liegen. Einen Augenblick lang schien sie ihre Umwelt zu vergessen. »Ja«, sagte sie, »das ist mir in den zwölf Tagen klargeworden. Schlagartig klargeworden«, und setzte, beinahe unhörbar, nur für sich selbst, hinzu: »Erschreckend klargeworden.«

Er schwieg. Er hatte aufgehört, mit der Streichholzschachtel zu spielen, hielt sie aber nach wie vor in der Hand, die jetzt ruhig auf dem Tisch lag. Ganz allmählich schloß er die Hand zur Faust und zerdrückte die Schachtel.

Stille umfaßte den Raum. Von draußen war herzzerreißendes Kindergebrüll zu hören, vermischt mit den kreischenden Stimmen von Müttern und dann übertönt vom Wutanfall eines Vaters.

Vera stand von der Lehne des Sessels auf. Sie hatte gesagt, was sie bedrückte. Es wurde ihr blitzartig klar, daß es nur eines geringfügigen Anstoßes bedurft hatte, damit sie endlich mit sich selbst ins reine kam.

Sie ging hinüber ins Badezimmer. Robert kam ihr nach. Er lehnte sich an den Türpfosten und verschränkte die Arme vor der Brust: »Hab Geduld mit mir.«

Sie hantierte am Waschbecken und sah flüchtig hoch: »Ach, Robert!«

»Der September ist noch nicht vorbei.«

Sie hob den Blick und sah Robert im Spiegel an: »Was meinst du damit?«

»Im September haben wir uns kennengelernt. Im September hat alles angefangen. Im September haben wir uns füreinander entschieden. Da bist du bei mir geblieben.«

»Ja.« Sie war verwundert. »Ich verstehe aber trotzdem nicht...«

»Der September ist unser Glücksmonat. Außerdem ist er der schönste Monat auf der Insel.«

»Und?«

»Du wirst sehen, er wird uns immer Glück bringen. Immer! Warum nicht auch in diesem Jahr?«

»Aber Robert!« Sie lächelte in sich hinein.

»Aber ja! Der September ist unser Monat. Du solltest es nie vergessen!«

»Mag sein. Aber er wird uns nicht helfen können.«

»Sag das nicht!« Mit einer ausladenden Geste unterstrich er seine Zukunftsvision. »Du wirst sehen, noch ehe der September vorbei ist, stehen wir wieder auf beiden Füßen!«

Sie schwieg. Sie drehte den Wasserhahn auf und begann sich die Hände zu waschen.

»Glaubst du mir etwa nicht?« Er war neben sie getreten.

Sie beugte sich über das Becken und schöpfte sich mit beiden Händen Wasser ins Gesicht.

»Du glaubst mir nicht, ja?« Er berührte mit den Lippen flüchtig ihre Schulter.

Sie ließ sich nicht stören.

»Du wirst sehen, daß ich recht habe. Noch ehe der September vorbei ist...«

»Ja, ja, ist ja schon gut.« Sie nahm das Handtuch vom Halter und trocknete sich Gesicht und Hände.

»Okay, dann glaubst du mir eben nicht. Dann werde ich es dir beweisen.« Er ging zur Tür, drehte sich um und begann von neuem mit eindringlichen Gebärden. »Wenn Menschen einmal so viel Glück gehabt haben, wie wir beide, verläßt es sie nicht mehr! Und schon gar nicht in ihrem Glücksmonat! Merk es dir: Der September wird uns immer retten! Er hat es einmal getan, und er wird es auch in Zukunft tun!«, und als ihre Miene ihm zu erkennen gab, daß sie ihn noch immer nicht ernst nahm, wurde er ärgerlich: »Jawohl, der September! Wir müssen nur daran glauben!«

Von San Michele schlug es die elfte Abendstunde. Sie saßen sich vor dem leeren Kamin gegenüber. Er starrte in ein Buch, ohne es zu lesen. Sie hatte sich tief in den Sessel gelehnt und war dabei, ihre Gedanken zu ordnen.

Der Abend war einsilbig verlaufen. Hatten sie wirklich einmal ein Wort aneinander gerichtet, hatte es sich um eine Nichtigkeit gehandelt. Die Diskussion von vorher hatten sie nicht mehr berührt.

»Ich gehe schlafen.« Er legte das Buch weg und erhob sich: »Kommst du mit?«

»Nein. Ich bleibe noch etwas hier.«

»Dann sage ich schon mal gute Nacht.« Im Vorbeigehen beugte er sich zu ihr hinunter und küßte sie flüchtig auf die Stirn.

Es dauerte keine halbe Stunde, und er schlief tief. Sie war noch angezogen. Mit einem Blick ins Schlafzimmer überzeugte sie sich, daß er nicht mehr wach war. Dann holte sie sich ein Glas und eine der beiden letzten Flaschen Wein, die sie noch hatten, und ging damit in den Wohnraum. Vom Regal nahm sie das Briefpapier und einen Füllfederhalter.

Einige Zeit später hatte sie die Flasche gut bis zur Hälfte ausgetrunken. Sie zog sich einen Briefbogen heran, dachte ausgiebig nach und begann schließlich zu schreiben.

Mit großer, klarer Schrift setzte sie die Anrede: *Mein Geliebter.*

50

Er schlief, bis die Sonne ihn weckte. Er räkelte sich, drehte sich auf die andere Seite und rieb sich verwundert die Augen. Das Bett neben ihm war leer.

Er rief ihren Namen, zunächst fragend, dann laut und bestimmt, doch nichts rührte sich. Noch halb verschlafen stemmte er sich hoch, saß eine Weile bewegungslos auf der Bettkante, rief noch einmal ihren Namen, und als erneut keine Antwort kam, griff er sich den Morgenmantel und zog ihn sich über seinen nackten Körper.

Das Kuvert war nicht zu übersehen. Es steckte in der geschlossenen Tür des Kühlschranks und ragte weit heraus. Er nahm es an sich. Quer über die ganze Vorderseite standen zwei Worte: *Für Robert.*

Er ging mit dem Brief in den Wohnraum, rief wieder mit rauchiger Stimme nach ihr, ohne daß er eine Antwort erwartete, und ließ sich in den Sessel fallen.

Er riß das Kuvert auf und begann zu lesen.

Mein Geliebter!

Nimm bitte nicht an, daß Du das, was ich Dir schreibe, meiner Volltrunkenheit verdankst. Ja, ich bin betrunken. Und wie! Du weißt ja, daß ich nicht viel vertrage. Zwei Glas Wein stimmen mich heiter, und drei genügen gewöhnlich, daß ich die Kontrolle über mich verliere. Und eben habe ich vier getrunken. Was heißt getrunken! In mich hineingeschüttet! Eins nach dem anderen!

Denn ich habe mir Mut angetrunken, daß ich das, was ich Dir sagen muß, auch zu Papier bringen kann. Und zu Papier bringen muß ich es, weil es mir unmöglich wäre, es Dir von Angesicht zu Angesicht zu sagen.

Du siehst, ich bin jetzt feige. Ich gebe es zu. Denn ich weiß, daß mein Herz stillstehen würde, wenn ich vor Dich hinträte und Dir sagen würde, daß ich...

Ich kann es Dir auch jetzt kaum sagen. Bitte, Robert, laß mich ausholen.

Schon wenige Stunden, nachdem Du mich in der Cavascura angesprochen hattest, habe ich über Dich nachgedacht. Über Dich und das Leben, das Du führst. Gewiß, ich habe damals von euch beiden noch nicht allzuviel gewußt, von Dir und Deinem Leben. Und doch, Robert: Die Ansicht, die ich mir damals, nach den ersten Stunden unseres Zusammenseins, zu eigen machte, hat sich im Lauf der Zeit von Mal zu Mal mehr erhärtet.

Ich meine nicht Deine völlige Mißachtung der Frauen. Nein, die hat sich gelegt. Wenigstens, was meine Person betraf. Ja, für mich wurdest Du zum Mann, den ich mir immer gewünscht hatte, zum Mann, den es für mich wahrscheinlich nie wieder geben wird.

Nein, ich meine Deine durch nichts zu überbietende Unbekümmertheit. Deine fast dickfellige Unbesorgtheit, die hart an Verantwortungslosigkeit grenzt.

Solange Du Dich natürlich nur für Dich selbst verantwortlich gefühlt hast, konntest Du tun und lassen, was Du wolltest. Da wir aber jetzt schon beinahe ein Jahr zusammenleben, hättest Du Deine Verantwortung doch wohl auch auf mich ausdehnen müssen.

Robert, glaube mir, ich stelle diese Behauptung nicht leichtfertig auf. Ich habe nächtelang neben Dir wachgelegen und über dieses, unser wirklich einziges Problem nachgedacht, bis ich oft vor Erschöpfung nicht mehr konnte. Und ich bin zu dem Ergebnis gekommen, daß dieses Problem wohl für alle Zeiten unser Problem bleiben würde. Du hast es mir heute selbst bestätigt, als Du sagtest, ein Mensch könne sich nicht grundlegend ändern, und wenn er es täte, würde es zu nichts führen.

Genau das ist unser Problem. Wir haben keine gemeinsame Zukunft. Du bist Du, wirst für immer Du bleiben und sollst auch immer

Du bleiben. Und mir steht für ein Leben, wie Du es meisterst, offenbar meine Veranlagung im Weg. Die Veranlagung einer normalen Frau.

Ich höre Dich jetzt direkt sagen, das sei Unsinn, ich sei etwas Besonderes. Ich selbst sehe mich anders.

Zugegeben, auch ich liege gern in der Sonne. Aber nicht ausschließlich. Und auch ich liebe das unbekümmerte Leben. Aber wenn es darauf ankommt, dann muß ich einfach etwas tun. Dann macht mich die Unbekümmertheit krank. Dann muß ich arbeiten, aktiv werden.

Du aber wolltest nicht, daß ich meinen Teil dazu beitrage, damit wir aufatmen hätten können. Und die vielen kleinen Sorgen losgeworden wären. Auf die Dauer aber kann ich nicht träge in den Tag hineinleben. Ja, ich sehne mich nach einem aktiven Leben, das in gleichmäßigen Bahnen verläuft.

Robert, ich fürchte, daß Du mir ein solches Leben nie wirst bieten können. Nicht zuletzt deswegen nicht, weil Du ja ein solches Leben als ›Leben ohne Höhen und Tiefen‹ abtust und weil ich Dir nie zumuten würde, es zu leben.

Sage jetzt nicht, daß Du es warst, der vom Heiraten gesprochen hat, daß Du es warst, der mir auch irgendwann einmal Kinder, eine Familie, ein geordnetes Leben in Aussicht stellte. Denn Du warst es auch, der mich im gleichen Atemzug geradezu beschworen hat, vorläufig das Leben so zu genießen, wie Du es für angebracht hältst. Ich befürchte nur, dieses ›vorläufig‹ ist nicht abzusehen.

Gewiß, ich träume gern von unbeschwerten Tagen, vom Abenteuer, wie Du es mir mit jeder Stunde geboten hast. Aber ich habe Angst, den Traum auf die Dauer zu träumen. Ja, Robert, ich habe richtige Angst, ich könnte mich in dem Traum mit Dir verlieren.

Ich habe Angst, weil ich mich dem Traum nicht gewachsen fühle. Weil ich fest daran glaube, daß ich nicht der Mensch bin, der diesen Traum unbefangen genießen kann. Weil ich mich das ganze Jahr, das wir zusammen waren, mit der Frage auseinandersetzen mußte, wohin ich in Wirklichkeit gehöre. Und weil mir allein diese ständige Auseinandersetzung mit mir selbst bewies, daß ich nur mit halbem Herzen, oder sagen wir besser, mit angstvollem Herzen das Leben an Deiner Seite gelebt habe.

Robert, Du erinnerst Dich gewiß an den Morgen des Jahresbeginns. Wir waren von der Silvesterfeier mit Fabrizio und Carla nach Hause gekommen. Vom Silvester, das ich mit einem Tanz abschloß, bei dem ich mich fast bis zur Ohnmacht verausgabte. Du lagst schon im Bett, und ich war noch im Bad. Und Du fragtest mich durch die offene Tür, ob mich etwas bedrücke, ob ich etwa unzufrieden sei, mit Dir und mit unserem Leben. Du stelltest die Frage aus fast heiterem Himmel. Ich sage ›fast‹, weil Dich natürlich mein wilder Tanz auf den Gedanken gebracht hatte. Ich habe damals diese Unzufriedenheit abgestritten, habe behauptet, ich sei nur fröhlich und übermütig gewesen.

Natürlich habe ich Dich nicht angelogen, Robert, und habe den Tanz in der Tat nur als Ausdruck meines Übermuts empfunden. Heute aber ist mir klargeworden, daß Du recht gehabt hast mit Deiner Frage. Ja, heute glaube ich, daß ich damals schon unzufrieden damit war, untätig neben Dir dahinleben zu müssen.

Du siehst, die Unruhe saß in mir von der ersten Stunde an. Nur kam sie jetzt, in den vergangenen Tagen zum Ausbruch.

Robert, ich muß mich von Dir trennen.

Ich sehe Dich jetzt genau vor mir. Wahrscheinlich sitzt du halbverschlafen im Wohnraum, im Sessel vor dem Kamin, hast Deinen Morgenmantel halb offen, hältst den Brief in der Hand und glaubst noch zu träumen.

Doch es ist kein Traum, Robert, es ist die unumstößliche Wirklichkeit. Ein Traum war es für mich. Ein wunderschöner, tief empfundener, nie mehr zu wiederholender Traum.

Jetzt aber ist er für mich zu Ende. Jetzt weiß ich, daß sein Ende schon an unserem ersten Abend vorgezeichnet war. Natürlich nur für mich, Robert. Ganz allein für mich. Für Dich hätte er bis in alle Ewigkeit dauern können. Denn es ist Dein Traum, Robert. Du bist für ihn wie geschaffen.

Ich fragte mich aber auch, vor allem in letzter Zeit, beinahe jeden Tag: Tötet dieser Traum nicht nach und nach unsere Liebe?

Aber ich will nicht, daß unsere Liebe stirbt, Robert! Hörst Du, ich will nicht! Ich wehre mich dagegen mit meiner ganzen Kraft! Ich will, daß unsere Liebe für alle Zeit das bleibt, was sie war: die Liebe, um die ich als junges Mädchen Nacht für Nacht gebetet habe.

Deshalb trenne ich mich von Dir, Robert.

Bitte, versteh mich! Ich flehe Dich an!

Wenn Du den Brief aus der Hand legst, wirst Du sehen, daß ich mich beinahe lautlos aus Deinem Leben stehle. Fast alle meine persönlichen Dinge lasse ich hier. Ich will mein neues Leben nur mit leichtem Gepäck angehen. Nicht einmal die von mir sehr geliebte Uhr von Signore Ippolito Callandrelli gehört dazu und auch nicht die Lippenstifthülle von Deinem ersten großen Honorar als erfolgreicher

Werbemann. Nur die von Dir selbst gebastelte Margerite nehme ich mit. Ich habe sie die ganze Zeit im Seitenfach meines Koffers aufbewahrt. Vielleicht bringt sie mir Glück.

Frage bitte nicht, wohin mich mein neues Leben führt. Ich bin mir noch nicht schlüssig. Ich weiß nur eines: Zurück ins alte führt es auf keinen Fall. Paris, Düsseldorf, Claus – das wird es für mich nicht mehr geben. Ich will neu beginnen. Ganz von vorn.

Bitte, versuche nicht, mich von meinem Vorhaben abzuhalten. Du brauchst nicht nach Porto zu fahren! Wie ich Dich kenne, hast du mindestens bis neun Uhr geschlafen. Mein Boot aber hat schon um fünf Uhr abgelegt. Ich wollte einen ausreichenden Vorsprung vor Dir haben.

Bitte, Robert, versprich mir, daß Du nicht versuchst, mich aufzuspüren! Auch wenn Du mich fändest, ich würde nicht mit Dir kommen! Schenk mir mein neues Leben! Bitte, Robert, bitte!

Ich wünsche Dir von ganzem Herzen, daß Du mit dem September recht behältst. Wenn er schon nicht unser gemeinsamer Monat sein kann, so soll er wenigstens Deiner sein. Ich drücke Dir beide Daumen, daß er Dir Erfolg bringt.

Noch vor wenigen Tagen hätte ich es nicht für möglich gehalten, daß ich Dir je so einen Brief schreiben könnte. Jetzt aber fällt mir ein Stein vom Herzen, daß ich ihn geschrieben habe.

Ich wünsche Dir die Frau Deines Lebens. Wenn Du sie gefunden hast, kannst du vielleicht trotzdem einen Winkel Deines Herzens für die Erinnerung an uns freihalten. Als mein Geliebter.

Unterschrieben hatte sie die Zeilen nur mit einem großen ›V‹.

Er wollte den Brief schon aus der Hand legen, da entdeckte er auf der Rückseite den Nachsatz:

Robert, ich flehe Dich noch einmal an, spüre mir nicht nach! Laß mich in Ruhe! Laß mich frei atmen! Solltest Du mir diese Bitte nicht erfüllen, müßte ich mich Deiner erwehren! Und das könnte Dir weh tun, sehr weh! Bitte, Robert, laß es nicht soweit kommen!«

Drittes Buch

DER ERFOLG

Es schmähe nicht den Ruhm, wer ihn besitzt,
Er ist kein leer-bedeutungsloser Schall,
Mit Götterkraft erfüllet sein Berühren!

Franz Grillparzer, Sappho

1

Die Zimmermädchen im ›Bakoua Beach‹ auf der Insel Martinique waren offenbar nach ihrer Schönheit ausgesucht. Kreolinnen, keine über zwanzig, unvergleichlich gut gewachsen, die Haut samten und braun in vielen Schattierungen, mit tiefen, dunklen Augen und anmutigen, animalischen Bewegungen.

An einer von ihnen fand Robert Jansen besonderen Gefallen: Chloe, schokoladenbraun, nicht ganz sechzehn Jahre alt und jeden Tag mit einer frischen, brennendroten Hibiskusblüte im pechschwarzen Haar. Als Chloe ihm am dritten Tag das Frühstück pünktlich um neun Uhr aufs Zimmer servierte und er noch faul im Bett lag, zog er sie wortlos einfach zu sich heran, und sie ließ es ohne Widerspruch geschehen. Keine Minute später hatte sie ihr kurzes hellblaues Uniformkleid und den winzigen weißen Slip abgestreift und die Blüte aus dem Haar genommen, behend die Tür geschlossen und sich neben ihn gelegt.

Vom folgenden Tag an brachte sie ihm das Frühstück jeweils zehn Minuten früher und blieb zehn Minuten länger. Sieben Tage lang. Am achten Tag kam sie noch eher.

»Und wenn du von deiner Beschließerin vermißt wirst? Was dann?« Robert strich mit seinen Fingerkuppen sanft über ihre Schenkel.

»O Cherie!« Sie stöhnte vor sinnlichem Vergnügen.

»Na, was ist, wenn du vermißt wirst?« fragte er und streichelte weiter.

»Meine Kolleginnen...«, stieß sie unter lustvollem Stöhnen hervor, »meine Kolleginnen wissen... o Cherie, du machst mich verrückt!«

»Was wissen denn deine feurigen Kolleginnen?« Seine Hand lag jetzt zwischen ihren Beinen.

»Sie wissen... oh! ... sie wissen Bescheid.« Sie klammerte sich an ihn, kam mit ihrer Hand zu ihm und sagte mit schwankender Stimme: »Komm, Cherie... komm zu mir!«

Ihr Körper bäumte sich auf, wie elektrisiert, fünf-, sechs-, siebenmal, ihre Finger krallten sich in seinen Rücken, und ihre Stimme versagte fast, als sie die Worte hervorstieß: »Cherie, du bist... oh, du machst mich glücklich, Cherie!«

Sie lagen nebeneinander, ausgepumpt, und ihr Atem ging schwer.

»Chloe, du bist die Attraktion von Martinique. Der Gouverneur sollte dir einen Orden verleihen.«

»Mmmh.« Ihre Antwort erstickte in der Grube seines Bauches.

»Du bist ohne Konkurrenz.«

»Danke, Cherie. Halte bitte still.« Sie schmiegte sich mit dem Gesicht in seinen Schoß und streichelte ihn mit weichen Lippen.

»Oh, du machst das gut!«

»Still!«

Er schloß genießerisch die Augen, und sie trieb ihn in einen Sinnestaumel. Als sie von ihm ließ, lagen sie eine Weile schweigend, sie mit dem Gesicht auf seinem Bauch, er mit verschränkten Händen hinter dem Kopf.

»Du bist großartig, Chloe. Du hast Zukunft.«

»Danke, Cherie. Meine nahe Zukunft gehört dir.« Sie hob den Kopf, und ihre Blicke trafen sich. Und sie sprach den Satz, der ihn plötzlich erstarren ließ. Gehaucht und voller Eindringlichkeit: »Es wird unser September werden.«

»Was sagst du da?« rief er fassungslos. Ihm war, als habe sie ihn mit Eiswasser übergossen.

»Ist denn heute nicht der erste September?« erwiderte sie arglos.

»Heute?« Er war wie geschockt. »Heute?« fragte er ein zweites Mal. »Der erste September?«

»Ja«, sagte sie und küßte ihn auf den Bauch, »was ist daran so verwunderlich?«

Er gab ihr keine Antwort. Er schob sie grob von sich: »Geh! Verschwinde! Laß mich allein!«

»Du schickst mich weg?« Sie war völlig verstört.

»Los, geh schon! Ich muß allein sein!« Er drehte sich auf die andere Seite und schloß die Augen. Chloe, das Mädchen mit dem ebenmäßigsten Körper, den er sich vorstellen konnte, war für ihn nicht mehr vorhanden.

Ihm stand der Sinn nicht mehr nach den Vorzügen der Insel Martinique, einer der Perlen des Karibischen Meeres. Nicht mehr nach dem endlosen weißen, weichen Strand, der sich in der Nähe seiner Terrasse am smaragdgrünen Meer entlangzog, von Kokospalmen aufgelockert und von Mädchen besucht, eines schöner als das andere. Er verspürte keine Lust mehr auf Avocados, Ananas, Ham-and-eggs, die Chloe mit dem Frühstückswagen ins Zimmer geschoben hatte, ja er interessierte sich nicht einmal für die ›New York Times‹ von vorgestern, die wie gewöhnlich unter einem der Frühstücksteller für ihn bereitlag.

Er war auf Ischia. Es war jetzt fast ein Jahr her, daß Vera ihn verlassen hatte. Noch immer schien er den Brief in der Hand zu halten und verloren über die Dächer von San Angelo nach Maronti zu schauen. Ein Jahr! Eine Ewigkeit! Und doch war ihm, als sei es gestern gewesen.

»Cherie! Ein Monsieur Rodrigues! Dringend!« Chloe stand an der Tür und schwenkte ein Stück Papier in der Luft. Sie war angezogen und hatte die Haare geordnet. Nichts an ihr deutete darauf hin, daß sie noch vor wenigen Minuten, heiß an ihn gepreßt, bei ihm im Bett gelegen hatte.

»Cherie! Komm zu dir!« Ihre Stimme wurde eindringlich laut.

Er riß sich aus seinen Gedanken: »Was ist los? Warum bist du noch nicht weg?«

»Monsieur Rodrigues will dich sprechen! In der Halle! Er hat schon ein paarmal anrufen lassen. Aber du hast getan, als ginge dich das Telefon nichts an. Jetzt haben sie einen Pagen geschickt. Hier.« Sie reichte ihm das Stück Papier. Es war ein Formular von der Reception.

Mißmutig nahm er es und las: *Mr. Cesar Rodrigues aus Caracas ist mit Ihnen verabredet. Er wartet in der Halle.*

Er knüllte das Formular zusammen und warf es ärgerlich von sich. Es fiel vor Chloes Füße. Sie hob es auf: »Soll ich dir Badewasser einlassen?«

»Mister Rodrigues kann mich am Arsch lecken!« Cesar Rodrigues besaß die größte Konservenfabrik von Venezuela. Für die Werbung seiner Produkte wollte er sich von Robert beraten lassen. Robert hatte eine doppelte Chance gesehen. Ein angemessenes Honorar. Und wieder einmal auf Martinique sein. So hatte er die Insel als Treffpunkt festgelegt, obwohl sie an die tausend Meilen von Caracas entfernt liegt. Rodrigues hatte den Termin kurzfristig verschieben müssen, und Robert war in den Genuß von vierzehn unbeschwerten Tagen gekommen.

Jetzt fühlte er sich durch Rodrigues in seiner Erinnerung gestört. Er brüllte Chloe an: »Los, sag ihm, daß er mich am Arsch lecken kann! Daß er seine Konserven selber fressen soll! Ich will ihn überhaupt nicht kennenlernen, den Idioten! Ich scheiß auf seine Dollars! Los, sag ihm, daß ich auf seine Dollars scheiße!«

»Aber Cherie…!«

»Cherie! Cherie! Ich scheiße auch auf den Cherie! Geh mir endlich aus den Augen!«

»Entschuldige.« Kleinlaut zog Chloe die Tür hinter sich zu.

Er lehnte sich in die Kissen und schloß die Augen. Ganz allmählich nahm Ischia von neuem Gestalt an.

Das Telefon schrillte. Er riß den Hörer von der Gabel und schrie in die Muschel, ohne eine Antwort abzuwarten: »Ich will nicht gestört werden! Kapieren Sie Idiot das doch endlich!«, und knallte den Hörer auf die Gabel zurück. Dann besann er sich anders. Er hob ab, wählte die Null und legte den Hörer neben den Apparat.

An dem Tag, als Vera ihn verlassen hatte, war ihm, als stürbe seine Seele. Wie lange er mit dem Brief in der Hand am Fenster gestanden und auf Maronti hinübergesehen hatte, vermochte er später nicht mehr zu sagen. Als er wieder zu sich gekommen war, hatte er sich notdürftig angezogen und war, alle Vorsicht außer acht lassend, in halsbrecherischem Tempo nach Ischia Porto gefahren.

Im Fahrkartenbüro für Autofähren hatte sich die Sekretärin erinnert, daß Vera mit der Fähre am frühen Morgen, um 5 Uhr 10, nach Pozzuoli gefahren war. Durch Fabrizios Vermittlung erfuhr er vom Flughafen Neapel, daß Signorina Vera Brahms für die Maschine 212, um 9 Uhr 35, nach Frankfurt am Main gebucht hatte und abgeflogen war.

Niedergeschlagen fuhr er zurück nach San Angelo. Er gab sich auf. Er wollte weder Fabrizio und Carla noch Maria oder sonst ein bekanntes Gesicht sehen. Er verkroch sich vor sich selbst.

Ein paar Tage danach brachte Luigi ihm ein Telegramm: *Vorschlag angenommen. Erwarte Ihren Anruf. Marosa.*

Er handelte mit dem Waschmittelfabrikanten für den Slogan ›Marosa liebt die Frauen‹ ein Pauschalhonorar von zehn Millionen Lire aus, was in etwa 15 000 Dollar entsprach.

Er beglich alle seine Schulden auf der Insel und gab Carla und Fabrizio ein großes Abschiedsessen. Dann verließ er Ischia. Wie er sich sagte, für immer.

Um zu vergessen, stürzte er sich wie verbissen in die Arbeit und erhielt Auftrag um Auftrag. Er erfand Slogans für Milchprodukte, für Küchenmöbel, für Motorräder und Zigaretten. Und seine Slogans brachten allen Unternehmen die großen Gewinne.

Er spielte, wo immer sich ihm ein Spieltisch bot, in Baden-Baden, Monte Carlo, Beirut, und nahm sich die Frauen, wie er sie sich früher genommen hatte, kalt und egoistisch und nie länger als für ein paar Tage.

Er schwamm geradezu in Geld, und auch der gewagteste Einsatz am Spieltisch vermehrte sein Kapital.

Von Vera wußte er nichts. Nicht, wo sie sich aufhielt, nicht, wie es ihr erging.

Er spielte einige Male mit dem Gedanken, ein Detektivbüro mit Nachforschungen über sie zu beauftragen, verwarf ihn jedoch jedesmal wieder. Was würde er von Nachforschungen haben, wenn sie ihn nicht mehr sehen wollte! Er erfüllte ihre Bitte und unternahm nichts, was ihre Liebe zueinander in der Erinnerung hätte zerstören können.

Es klopfte. Laut und nachhaltig. Er war wieder im ›Bakoua Beach‹. Als er nicht reagierte, schob ein Boy ein geschlossenes Kuvert unter der Tür durch.

Er drehte sich auf die Seite und versuchte, noch mal zu schlafen. Es gelang ihm nicht. Da stand er auf und holte sich das Kuvert. Es enthielt einen Briefbogen des Hotels. Cesar Rodrigues bat ihn handschriftlich um eine Unterredung, wann immer er auch wolle.

Robert lächelte in sich hinein. Dann nahm er den Hörer, wählte die vier und sagte der Vermittlung, daß er in einer Stunde bereit sei, Monsieur Rodrigues auf seiner Terrasse zu empfangen.

2

»Rodrigues, spielen Sie hier nicht den Heiligen!«

»Erlauben Sie, Mister Jansen, daß ich Sie darauf aufmerksam mache...«

»Nein, das erlaube ich nicht! Meine Zeit ist mir zu kostbar.«

Die Sonne schien prall auf die Terrasse. Ein großer, blau und rot gestreifter Schirm spendete den beiden Männern Schatten. Sie saßen sich an einem runden Tisch gegenüber. Auf einem Frühstückswagen standen, in silbernen Eiskübeln, Champagner und Whisky bereit.

Robert hatte sich einen umsatzschweren Konservenfabrikanten ganz anders vorgestellt. Er hatte einen gedrungenen Fetten erwartet, mit ungehobelten Manieren, vulgär und laut, oder einen schlaksigen Cowboytyp ähnlichen Schlages. Rodrigues aber konnte eher Diplomat sein oder feinnerviger Dirigent eines großen Orchesters. Er saß kerzengerade vor Robert, konzentriert und liebenswürdig. Der schmale, langgezogene Kopf verriet Rasse, die Halbglatze, die ein Kranz grauer Haare umgab, verlieh ihm geistige Würde. Weißer Anzug, die Hose mit exakten Bügelfalten, weißes Hemd mit schwarzer Krawatte, schwarzes Einstecktuch: Die elegante Kleidung unterstrich den Gesamteindruck.

Ganz anders Robert. Bermudashorts, darüber den offenen Morgenmantel, die Haare wirr wie immer, die nackten Füße in offenen Pantoffeln.

Er hatte Rodrigues warten lassen. Der andere war schon eine Viertelstunde da, ehe er die Flügeltür geöffnet hatte und auf der Terrasse erschienen war. Die schlechte Laune hatte Robert im Gesicht gestanden. Ihm hatte alles mißfallen, die grelle Sonne, der Anblick des gepflegten exotischen Gartens am Fuß der Terrasse, das entfernte Rauschen des Meeres, der tiefblaue Himmel und der Mann, der ihm freundlich lächelnd entgegengekommen war.

Als Rodrigues versucht hatte, dem geschäftlichen Teil eine allgemein gehaltene Konversation voranzustellen, hatte Robert ihn grob unterbrochen und ihm Heuchelei vorgeworfen. Ein Wort hatte das andere gegeben, bis Robert schließlich gesagt hatte: »Rodrigues, spielen Sie hier nicht den Heiligen!«

Um die Mundwinkel des anderen zuckte ein geringschätziges Lächeln. »Mister Jansen, wir sind hier, um Geschäfte zu machen. Und Geschäfte sollte man ohne Emotionen tätigen.«

»Meine Gefühle müssen Sie schon mir überlassen, Rodrigues.« Wie alle seine Geschäftspartner, nannte Robert auch Rodrigues nur bei seinem Namen, ohne Titel und Anrede, um die Nichtachtung des anderen zu unterstreichen.

Rodrigues überging es. Er behielt seine Verbindlichkeit bei. »Lassen Sie uns vom Geschäft reden. Sie sind mir als ein As in der Werbebranche empfohlen worden.«

»Von wem?« Es klang unhöflich.

»Die Branche hat viele Querverbindungen. Mir nannte ein Mann in Mexico City Ihren Namen.«

»Okay. Sie machen Ihr Geld mit Konserven. Welche Art von Konserven?«

»Alle Arten. Gemüse, Fleisch, Obst.«

»Ich meine die Qualität. Verkaufen Sie Pferdefleisch als Corned beef, mit Sehnen und Knorpeln und allem Dreck? Oder ist Ihr Corned beef wirkich vom Rind, also für Leute, die davon etwas verstehen?«

»Mister Jansen, ich bitte Sie!«

»Geben Sie sich keine Mühe! Sie sitzen hier, um Ihre Werbung auf Touren zu bringen. Und sie soll auf Touren kommen, damit Ihr Gewinn steigt. Den Gewinn aber erzielen die meisten der ehrenwerten Geschäftsleute, indem sie den Kunden Dreck in guter Verpackung andrehen. Sollten Sie das bestreiten, können wir das Gespräch sofort abbrechen.«

»Ich will nicht bestreiten, daß so etwas woanders vorkommt. Aber ich bestreite, daß ich...«

»Ich rede von Ihnen, Rodrigues! Nur von Ihnen! Welche Qualität vertreten Sie? Erste Klasse? Oder Scheißdreck? Wenn mir eine Werbung für Sie einfallen soll, die Erfolg hat, muß ich zunächst einmal Ihre Zielgruppe kennen. Wenden Sie sich also an Leute, die Sie nicht übertölpeln können, oder an die armen Schlucker, die Ihnen mit Haut und Haaren ausgeliefert sind?«

»Mister Jansen, Sie dürfen davon ausgehen, daß die Rodrigues-Werke gute Mittelklasse bieten.«

»Rodrigues, ich warne Sie! Sie öden mich an! Noch eine solche Lüge, und unsere Unterhaltung ist beendet! Das Märchen von der Mittelklasse können Sie Ihren Kunden erzählen! In Ihrer Branche gibt es nur gute Ware oder Dreck. Alles andere ist gelogen! Und zwar gelogen von unfähigen Werbeidioten!«

»Mister Jansen, ich bin nicht gewillt, mir Ihren Ton noch länger anzuhören.«

»Ihre Witze sind schlecht, Rodrigues. Sie fliegen tausend Meilen her und tausend zurück. Sie warten geduldig seit heute früh, bis ich ausgeschlafen habe. Und dann noch mal eine kleine Ewigkeit hier auf der Terrasse. Und Sie wollen mir einreden, daß Sie nicht mit beiden Beinen im Sumpf stehen? Entweder wollen Sie von mir etwas, oder Sie lassen es bleiben! Sie haben also zwei Möglichkeiten. Entweder meine Art zu ertragen! Oder zu gehen! Lassen Sie mich ausreden! Wenn Sie aber auf einer gepflegten Konversation bestehen und auf Anerkennung Ihrer Person, sind Sie bei mir an der falschen Adresse. Buenos tardes, Rodrigues!«

Robert stand auf und ging zur Flügeltür.

»Mister Jansen, ich bitte Sie!« rief der andere ihm nach. »So war es doch nicht gemeint! Lassen Sie uns wie zwei erfahrene Geschäftsleute unterhalten. Mister Jansen, ich bitte Sie!«

Robert kam an den Tisch zurück: »Okay, wie Geschäftsleute!« Sein Blick fiel auf den Frühstückswagen, auf dem die Eiskübel mit den

Flaschen standen. »Darf ich Ihnen einen Drink anbieten?« Ohne die Spur einer Freundlichkeit.

»Ja«, sagte Rodrigues, »ein Glas Champagner täte mir jetzt gut.« Robert goß zwei Gläser voll, reichte ihm eins davon, und sie tranken sich ausdruckslos zu.

»Welche Qualität also?« begann Robert von neuem.

»Für die Masse.«

»Also schlechte. Dreck.«

»Wenn Sie so wollen, ja. Aber ich stelle die Produktion um.«

»Die ganze?«

»Nein. Vorläufig nur rund zwanzig Prozent. Auf erstklassige Ware.«

»Auch unter der Bezeichnung ›Rodrigues Konserven‹?«

»Ja.«

»Davon würde ich Ihnen abraten. Sie machen sich Ihren Markt kaputt. Sie verunsichern die Kunden. ›Rodrigues Konserven‹ stehen für eine bestimmte Klasse von Waren. Das sitzt den Leuten in den Ohren. Sie müßten ganz vorn anfangen. Aber das ist Ihre Sache. Nur, mich müssen Sie dabei vergessen. Ich mache nur bei Produkten mit, die Erfolg versprechen. Umsatzerfolg, meine ich.«

Rodrigues überlegte eine Weile. »Ihr Argument ist richtig.«

»Kostet zwanzigtausend«, sagte Robert trocken.

»Zwanzigtausend?« Rodrigues tat, als habe er nicht verstanden.

»Aber keine Bolivars, sondern Dollars.«

»Hm.« Rodrigues trank sein Glas leer, und Robert goß ihm nach. Rodrigues sagte entschlossen: »Einverstanden.«

»Das tut nichts zur Sache. Es kostet so oder so zwanzigtausend. Wenn Sie auch nur annähernd Ihr Defizit überschlagen, vor dem ich Sie auf diese Weise rette, macht das Honorar sicher nur einen Bruchteil davon aus.« Robert schlug die Beine übereinander und lehnte sich faul in den Sessel zurück. »Zur Sache, Rodrigues. Was wollen Sie von mir im einzelnen?«

»Sie sind Spezialist für Imagewerbung, habe ich mir sagen lassen.«

»Ich erfinde Slogans. Sonst nichts. Daß die Slogans gekonnt an den Kunden herangeführt werden müssen, versteht sich von selbst. Das ist einer meiner Vertragspunkte. Also?«

»Ich möchte Sie gern für die neue Produktion gewinnen.«

»Okay. Sie lassen mich die Gesamtbezeichnung der Produktion wissen. Sie übersenden mir Preislisten, auch die der unmittelbaren Konkurrenz. Sie überweisen mir ein Voraushonorar von…«

»Mister Jansen, ich glaube, ich habe mich nicht deutlich genug ausgedrückt. Die Produktion läuft schon an. Es ist keine Zeit zu verlieren. Sonst ist auch mit Ihrem freundlichen Ratschlag ein Defizit nicht mehr aufzuhalten. Ein beträchtliches Defizit!«

»Okay. Im allgemeinen lehne ich es ab, unter Zeitdruck gestellt zu werden. In Ihrem Fall läßt es sich nicht vermeiden.«

»Danke, Mister Jansen.«

»Der Dank drückt sich in Zahlen aus. Ich liefere Ihnen in... wieviel Zeit bleibt mir?«

»Vierzehn Tage, drei Wochen.«

»Okay. Ich verpflichte mich, Ihnen in spätestens drei Tagen einen brauchbaren Vorschlag für das Image und die Werbung Ihrer neuen Produktion zu liefern.« Er zählte auf: »Ich gehe davon aus, daß der Name ›Rodrigues‹ erhalten bleiben soll. Nur in einer anderen Verbindung. Nicht mehr als ›Rodrigues Konserven‹. Geben Sie mir recht?«

»Ja«, sagte Rodrigues schnell. Es hatte den Anschein, als würde er jeden Vorschlag, der von Robert kam, gutheißen.

»Sollte ich den Vorschlag schon in zwei Tagen vorlegen können, um so besser für Sie.«

»Keine Eile!« sagte Rodrigues; es sollte scherzhaft klingen. »Ich habe drei lange Wochen Zeit.«

»Aber ich nicht«, erwiderte Robert kurz angebunden und setzte kühl fort: »Nehmen Sie meinen Vorschlag an, dann erhalte ich als Honorar eine einmalige Pauschalsumme von dreißigtausend Dollar...«

»Einverstanden.«

»... und darüber hinaus eine Beteiligung am Reingewinn von zwanzig Prozent, so lange Sie meinen Vorschlag benutzen.«

»Zwanzig Prozent?« Rodrigues schluckte.

»Sie können es sich in Ruhe überlegen«, sagte Robert und lächelte den anderen zum erstenmal an, legte die Hand um den Türknopf der Flügeltür und fuhr überlegen fort: »Nur geht Ihre Bedenkzeit von meinen drei Tagen ab. Sie können mich jederzeit anrufen. Nur nicht am Morgen zwischen Viertel vor neun und halb zehn. Da treibe ich nämlich Frühsport.« Er verbeugte sich mit einer übertriebenen Geste und zog die Flügeltür hinter sich zu.

3

Am folgenden Morgen trug Chloe unter ihrem Uniformkleid nur
nackte Haut. Kurz bevor sie den Frühstückswagen auf dem Flur vor
seine Tür geschoben hatte, war sie schnell und unbeobachtet in der
Besenkammer verschwunden und hatte sich hastig ihren Slip herun-
tergezogen.

Jetzt stand sie bei Robert im Zimmer, neben dem Frühstückswagen, und wartete darauf, daß er sie, wie die Tage zuvor, auffordern
würde, zu ihm zu kommen. Doch er schien sie nicht zu bemerken. Er
lag auf dem Bett, nackt und vom Leintuch nur notdürftig bedeckt,
hielt einen Bleistift zwischen den Zähnen und einen Bogen Papier in
der Hand, auf dem er sich Notizen gemacht hatte, in die er vertieft
war.

Sie räusperte sich. Er schaute flüchtig hoch: »Ach, du bist es«, und
widmete seine Aufmerksamkeit sofort wieder den Notizen. Er mur-
melte Undeutliches vor sich hin, strich mit dem Stift scheinbar wahllos auf dem Bogen herum, dachte angestrengt nach und schrieb dann,
völlig in sich versunken, eine ganze Weile, ohne Chloe zu beachten.

Sie räusperte sich von neuem und hob ihr Kleid ein wenig an, damit
er sah, daß sie nichts darunter trug.

Er hob flüchtig den Blick und sagte gleichgültig: »Du bist okay,
ich weiß!«

»Ich bin nicht nur okay«, sagte sie mit gedehnter sinnlicher
Stimme, »ich bin durch und durch heiß und brauche dich!« Dabei
fuhr sie sich mit der Hand über den Schoß und stöhnte voll Wollust.

»Pech«, sagte er mundfaul, »ich arbeite.«

»Das ist mir egal!« Trotzig kam sie zu ihm. Sie streifte sich das
Kleid bis zum Bauch hoch, legte sich neben ihn, ergriff seine Hand
und schob sie sich zwischen die Beine. Er ließ es geschehen. Mit der
freien Hand wischte er Papier und Bleistift von sich, und Chloe zog
ihm in wilder Leidenschaft das Leintuch vom nackten Körper, und sie
verschlangen sich ineinander, von hemmungsloser Gier getrieben.

Als sie voneinander ließen, waren sie ermattet. Es dauerte eine
Weile, ehe sie fähig waren zu sprechen und Chloe eine Unterhaltung
mit den Worten begann: »Ich wünsche mir, daß sie nie zu Ende geht.«

»Was?« fragte er unbeteiligt. »Die Lust?«

»Nein. Die Sache mit dir.«

Er erhob sich mit einem Ruck: »Du muß jetzt gehen.«

»Nein. Ich habe alles geregelt.«

Er war auf dem Weg ins Badezimmer und blieb unschlüssig stehen: »Was hast du geregelt?«

»Daß ich heute bei dir bleiben kann. So lange du mich magst. Den ganzen Tag. Und auch noch die Nacht.«

»Was? Wie?«

»Ich habe Jenny bestochen.«

»Jenny?«

»Eine Freundin von mir. Eine Kollegin. Sie vertritt heute unsere Beschließerin.«

»Und du hast...?«

»Ich habe ihr hundert Francs gegeben, damit sie ein Auge zudrückt.«

»Hundert Francs? Bist du noch zu retten? Woher nimmst du hundert Francs?«

»Sie sind mein Erspartes.«

»Dein Erspartes? Und das hast du...? Und ausgerechnet heute?«

»Ja«, antwortete sie mit großen Augen, »sollte ich denn warten, bis du weg bist?«

»Hast du ihr das Geld schon gegeben?«

»Natürlich. Und ich trauere ihm auch nicht nach.«

»Chloe, Chloe!« Er stieß den Atem tief aus sich heraus: »Du bist dumm!«

»Cherie, das darfst du nicht sagen!« Sie sprang vom Bett und hängte sich zärtlich an seinen Arm.

Er blieb kühl. »Das Geld ist weg.«

»Ja, Cherie, es ist weg. Na und?«

»Du mußt jetzt gehen!« Mit sanftem Druck befreite er sich aus ihrer Umklammerung.

»Bitte, Cherie! Bitte, schick mich nicht weg!«

»Zieh dich an und verschwinde!«

»Bitte nicht, Cherie! Bitte!«

Ohne sie eines Blickes zu würdigen, verschwand er im Badezimmer, drehte die Dusche an und rief, das Rauschen des Wassers übertönend, durch die offene Tür: »Bis ich fertig bin, bist du verschwunden! Kapiert?«

»Ja«, sagte sie mit schwacher Stimme, ohne daß er sie hören konnte, »ja, ich habe verstanden.« Dann begann sich alles um sie zu drehen. Sie wankte ein paar Schritte vorwärts und ließ sich mit letzter Kraft aufs Bett fallen. Dort lag sie mit dem Gesicht nach unten, die Arme weit von sich gestreckt. Ihr Atem ging flach.

Als er fertig geduscht hatte und sie entdeckte, glaubte er im ersten Augenblick, sie täusche ihm die Erschöpfung nur vor. Er stieß sie unsanft in die Seite. Sie reagierte nicht. Er drehte sie herum, so daß er ihr Gesicht sehen konnte. Ihr Blick war ohne Ausdruck. Er fächelte mit seiner Hand vor ihren Augen. Sie zeigte keine Reaktion.

Er ging ins Badezimmer, ließ das Zahnputzglas voll Wasser laufen und schüttete ihr das Wasser ins Gesicht, daß es an ihren Wangen hinunter und auf das Laken lief. Das machte er dreimal.

Nach dem drittenmal schlug sie die Augen auf. Sie sah ihn an, als sei er ihr fremd.

»Du bist hier«, sagte er mit gedämpfter Stimme und hielt noch das Zahnputzglas in der Hand, »hier bei mir. Du warst nur einen Moment weggetreten. Jetzt ist alles in Ordnung.«

Sie schwieg. Ihre Lider wurden müde, und sie schloß die Augen erneut. Er nahm die Flasche King's Ransom vom Tisch und goß das Zahnputzglas halbvoll. Dann hielt er ihr die Nase zu, öffnete ihren Mund gewaltsam und flößte ihr den Whisky ein.

Er stellte Glas und Flasche auf den Tisch, griff sich den Bleistift und den vollgeschriebenen Bogen Papier, legte sich auf die andere Seite des Bettes, so daß er der Liegenden nicht zu nahe kam, und arbeitete weiter an seinen Notizen.

Chloe kam endgültig zu sich und richtete sich auf. Er ließ sich davon in seiner Arbeit nicht stören. Sie fragte ihn, was mit ihr los gewesen sei, und er gab ihr nur undeutlich zur Antwort: »Du warst erschöpft.«

Ohne weitere Fragen zu stellen, ging sie ins Badezimmer, ließ sich die Wanne voll kaltes Wasser laufen und badete. Als es ihr zu kalt wurde, ließ sie das Wasser ab und duschte warm. Dann nahm sie die Haarbürste von der Konsole und probierte an sich verschiedene Frisuren aus. Sie entdeckte Roberts große Cremedose, cremte voll Entzücken ihren ganzen Körper so dick ein, daß kaum noch Creme übrigblieb, und stellte die fast leere Dose, mit sich und der Welt zufrieden, auf die Konsole zurück. Sie besah ihren nackten Körper im hohen Wandspiegel, von vorn, von hinten, von den Seiten, die Brüste, den Popo, die Scham. Und als sie Roberts Rasierwasser fand, schüttete sie es genießerisch über sich, bis sie auch den letzten Tropfen verbraucht hatte.

Als sie ins Zimmer trat, nackt und frisch und eine Wolke von Aqua di Selva um sich verbreitend, legte Robert gerade den Bogen Papier aus der Hand. »Du kannst uns gratulieren«, sagte er gutgelaunt, »ich habe uns glatt drei Stunden gerettet.« Und als er den Duft roch, den sie verströmte, fragte er vergnügt: »Wonach stinkst du? Hast du Parfüm gesoffen?«

Sie sagte ihm, was sie im Badezimmer alles angestellt hatte, und er wollte sich ausschütten vor Lachen. »Fühlst du dich jetzt fit? Wir haben etwas zu feiern.«

»Die drei Stunden?«

»Pst!« Er legte ihr seinen Finger auf den Mund. »Stell dir vor, wir würden schweben. Irgendwo über den Wolken. Es gibt keine Zeit, keine bedrückenden Gedanken, kein ›Bakoua Beach‹. Es gibt nur Gefühl.«

»Das stelle ich mir sowieso immer vor.«

»Dann zeig mir noch mal, was du kannst.« Er legte sich auf den Rücken und streckte die Arme und Beine weit von sich: »Die chinesische Tour!«

»Ja, Cherie«, sagte sie ergeben und setzte kaum vernehmlich hinzu: »Es kann auch die Liebe auf Martinique sein. Oder vielleicht die von Hawaii.« Sie setzte sich auf die Knie und beugte sich über ihn.

»Nun mach schon!«

»Du mußt dich entspannen, Cherie«, sagte sie mit verführerischer Stimme, »vollkommen entspannen. Deine ganze Kraft muß von dir wegströmen. Aus den Fingerspitzen. Aus den Zehenspitzen.« Sie sprach leise und beschwörend, als wolle sie ihn hypnotisieren: »Vergiß, daß du hier liegst! Vergiß, daß du ein Mann bist! Vergiß jedes Gefühl!«

Mit ihren Fingerkuppen begann sie seinen nackten Körper zu streicheln. Behutsam und wie elektrisierend. Zunächst von seinen gestreckt liegenden Fingern ausgehend, den Arm entlang, über Brust, Bauch und Lenden hinunter »zu deinem männlichsten Teil«, wie sie ihr Tun mit gedämpfter Stimme kommentierte, aber ohne daß sie ihn da berührte.

Dann in ähnlicher Weise von den Zehenspitzen ausgehend, den Fuß hinauf, das Bein entlang, über Knie und Oberschenkel bis zum gleichen Punkt, aber wieder ohne in direkten Kontakt zu ihm zu kommen. Und jedesmal sprach sie dabei die beschwörenden Worte: »Vergiß, daß du hier liegst! Vergiß, daß du ein Mann bist! Vergiß jedes Gefühl!«

So streichelte sie ihn eine endlose Zeit. Mit ihren Fingern, mit ihren Haaren, die sie sich über das Gesicht hängen ließ, mit der Blüte einer Bougainvillea, die sie aus der Vase genommen hatte, und schließlich auch mit ihrer Zunge. Und er lag da, ruhig und entspannt und der Welt entrückt. Nach und nach wurde er fest und mächtig und bäumte sich geradezu auf, damit sie ihn anfasse, doch sie berührte ihn nicht. Immer und immer wieder strich sie ihm über den Körper, ausdauernd und voll Gefühl, so lange, bis es ihm ganz von selbst geschah.

Über den Palmen zog die Abenddämmerung herauf. Er lag nach wie vor auf dem Bett, und sie ruhte in seinem Arm. Sie hatten jeder ein Glas voll Whisky in der Hand, aus dem sie ab und zu tranken.

»Cherie?«

»Frag ruhig.«

»Du hast vorhin geschrieben. War das Arbeit?«

»Ja. Warum?«

»Weil es mich interessiert, was du machst.«

»Ich erfinde Slogans. Für die Werbung. Für alles mögliche.«

»Und vorhin? Für was war das?«

Er erklärte es ihr, und sie fragte weiter: »Und du hast den Slogan für Rodrigues gefunden? Den richtigen?«

»Ich glaube, ja.«

»Und wie heißt er? Oder darfst du ihn mir nicht sagen?«

»Er lautet schlicht und ergreifend: ›Mit Rodrigues im Luxusrestaurant.‹ Gefällt er dir?«

»Gut. Sehr gut. Aber hast du mir nicht eben erklärt, der Name ›Rodrigues‹ sei belastet?«

»Das stimmt. Aber der Slogan ist derart ungewöhnlich, daß man es mit ihm versuchen sollte. Und außerdem schlage ich vor, der minderen Qualität den Slogan ›Rodrigues für die gute Küche‹ zu geben. Einverstanden?«

»Ach, Cherie!« Sie preßte sich an ihn. »Du bist ein Genie! Aber das hast du sicher schon viel zu oft gehört, ja?« Als er nicht antwortete, fuhr sie fort: »War es der Slogan, der uns drei Stunden gerettet hat?«

»Ja.« Er drückte sie flüchtig an sich und sagte, als wolle er ihr Zusammensein beenden: »Der Gouverneur müßte dir nicht nur einen Orden verleihen, er müßte dir auch ein Denkmal errichten. In deiner ganzen Größe. Mit all deinen unverwechselbaren Merkmalen.« Er stand auf und ging ins Badezimmer.

»Willst du mich loswerden?«

»Ich will nicht. Ich muß.«

»Mußt du weg?«

»Ja.«

»Zu Rodrigues? Dann kann ich ja hier auf dich warten.«

»Nein, nicht zu Rodrigues.«

»Wohin dann?« Sie kam ihm nach. Plötzlich erkannte sie an seinem Gesichtsausdruck, was er meinte, und schrie unterdrückt auf: »Nein, Cherie, nein! Sag, daß es nicht wahr ist! Bitte, Cherie, sag es!«

»Es ist wahr, Chloe. Und jetzt zieh dich an.« Er drehte die Dusche auf und ließ den kalten Wasserstrahl auf seinen Körper prallen.

»Cherie!«

Es klang wie ein Hilferuf, aber er ging darüber hinweg und rief ihr zu: »Chloe, zieh dich an! Es bleibt nur noch wenig Zeit!«

»Bitte, geh nicht fort! Bitte bleib, Cherie! Bitte!«

Er packte sie bei den Schultern und schüttelte sie: »Hör mir mal zu! Hörst du?«

»Ja, ich höre.«

»Okay.« Er sprach ruhig und sachlich auf sie ein: »Es gibt im Leben Dinge, die sind nicht zu ändern. Genausowenig wie Gefühle zu steuern sind. Ich wollte dir nicht weh tun, Chloe, aber ich muß es dir sagen...«

»Du brauchst nicht weiterzusprechen. Ich bin eine Frau. Auch wenn ich noch keine siebzehn bin. Du liebst eine andere.«

»Siehst du, du sagst es viel besser als ich.«

»Erwartet sie dich?«

»Das weiß ich nicht einmal. Aber ich muß hin. Ich habe es mir geschworen. Jedes Jahr im September werde ich hinfahren und auf sie warten.«

»Und wo ist das, wo du auf sie wartest?«

»Eine kleine Insel in Europa. Ischia. Bezaubernd wie Martinique. Nur ganz anders.«

Sie senkte den Kopf, und ihre Worte kamen verhalten: »Sie muß eine einmalige Frau sein.«

»Ja, das ist sie.«

»Ich...« Sie unterdrückte die Tränen: »...ich wünsche dir... daß du sie triffst.«

»Danke, Chloe.« Er hob das Kleid auf, das auf dem Fußboden zwischen ihnen lag, und reichte es ihr: »In einer Stunde geht meine Maschine.« Dann nahm er den Bogen Papier, den er eng beschrieben hatte, faltete ihn zusammen, steckte ihn in einen Umschlag, den er an Rodrigues adressierte, und klingelte nach einem Boy.

4

Es war der Morgen des 11. September, ein Freitag. Auf dem Flughafen von Neapel war die Maschine aus Zürich gelandet. Robert Jansen
ging die Gangway hinunter und atmete tief die warme Luft ein, die
schwer über dem Rollfeld stand.

Von Martinique aus war er über Las Palmas nach Zürich geflogen
und dort in die BAC Super One Eleven 500 umgestiegen, die ihn nach
Neapel brachte. Er winkte ein Taxi heran, das ihn zum Hafen fahren
sollte, und freute sich auf ein Wiedersehen mit Ischia.

Etwa zur gleichen Zeit klopfte es an die Tür des Zimmers 202 von
›Brenners Parkhotel‹ in Baden-Baden. Vera öffnete. Sie hatte sich
schnell den Morgenmantel übergezogen. Ein Boy reichte ihr ein Klei-
dungsstück, das über einem Bügel hing und in einem Plastiksack
steckte: »Ihr Kostüm, gnädige Frau.«

Sie nahm es entgegen und gab dem Jungen ein Trinkgeld. Der
Junge verbeugte sich: »Danke, gnädige Frau«, und sie schloß die Tür.
Sie war allein.

Mit schnellen Bewegungen holte sie das Kostüm aus dem Plastiksack, nahm es vom Bügel und zog es an. Dann stellte sie sich vor den
hohen Drehspiegel und begutachtete den Sitz. Es war ein sehr teures
Kostüm von Dior.

Es war schneeweiß. Am Revers zierte es eine glutrote gelackte
künstliche Rose. Der Rock war eng und betonte die Figur. Die Jacke,
hüftlang, mit großem Kragen und abgerundeten Schößen, schmiegte
sich locker um den Körper.

Vera war zufrieden. Sie zog das Kostüm wieder aus und legte es
aufs Bett. Ihre Armbanduhr zeigte zwanzig Minuten vor neun. Die
Haare! Das Make-up! Horst würde sie bestimmt pünktlich auf die
Minute abholen! Sie hatte es plötzlich eilig. Auf dem Weg ins Badezimmer ließ sie den Morgenmantel von sich gleiten, ließ ihn liegen,
wo er gerade lag, und begann sich sorgfältig zu frisieren.

Eine halbe Stunde später war sie fertig. Sie zog die weiße Seiden-
bluse an, das Kostüm und stieg in die Schuhe.

Sie betrachtete sich im Spiegel. Sie gefiel sich. Wann zuletzt hatte
sie sich so festlich frisiert? Sie verwünschte den Gedanken. Es war
an dem Silvester, den sie mit Robert gefeiert hatte. Nein, sie wollte
jetzt nicht an Robert denken! Sie wollte überhaupt nicht mehr an ihn
denken! Nie mehr an ihn erinnert werden! Sie wollte ihren Kopf frei
haben, wollte endlich in Ruhe leben, wollte ihrer Umwelt begegnen,

ohne sie ständig mit ihm und ihrem Leben auf Ischia zu vergleichen.

Sie ordnete die rote Rose am Revers und merkte, wie ihre Hand auf
einmal zitterte. Es ist nicht verwunderlich, dachte sie, an so einem Tag
sind andere Frauen sicher noch wesentlich aufgeregter. Sie sah auf
die Uhr. Sie hatte noch gut zehn Minuten Zeit.

Sie nahm das Päckchen Zigaretten, das auf dem Frisiertisch lag,
klopfte sich eine heraus und zündete sie sich an. Fieberhaft sog sie den
Rauch tief in die Lunge.

Vor nunmehr vier Monaten, im Mai, hatte sie mit dem Rauchen begonnen. Die ersten Zigaretten hatte sie geraucht, um sich abzulenken
und auf andere Gedanken zu kommen. Oh, die Ereignisse im Mai
wollte sie lieber vergessen! Jetzt rauchte sie aus Gewohnheit und weil
sie glaubte, eine Zigarette könnte ihr Halt verleihen, sie aufrichten.

Wie hatte Robert gesagt, als sie sich ihm gezeigt hatte, festlich für
Silvester zurechtgemacht? ›Ich habe gar nicht gewußt, daß ich eine
so schöne Frau habe.‹ Sie hatte dabei auf der kleinen Treppe gestanden, die in den weißgekalkten Wohnraum hinunterführte, auf der
oberen Stufe, und er hatte ihr zu Füßen gestanden, fassungslos, mit
offenem Mund und zwei vollen Gläsern Campari-Orange in den
Händen.

Sie drückte mit zittriger Hand die nicht einmal bis zur Hälfte ge-
rauchte Zigarette aus.

Als sie ihn verlassen hatte, war sie nach Hamburg gegangen. Sie
wollte an ihre Kindheit anknüpfen und an die Zeit, in der sie zum erstenmal ein unabhängiges Leben geführt hatte. Sie mietete sich ein
Zimmer mit hohen hellen Fenstern, denn sie hatte sich vorgenommen,
sich ganz dem Malen zu widmen.

Sie lebte zurückgezogen und nahm nur zu einer früheren Bekannten
wieder Verbindung auf, zu Renate, der sie damals in ihrer Boutique
ausgeholfen hatte. Jetzt war Renate verlobt. Ihr Verlobter besaß eine
kleine Galerie. Als er Veras Bilder sah, spornte er sie an, »auf eine
Ausstellung hinzumalen«.

Sie war von der Idee begeistert und steigerte sich in einen wahren
Malrausch hinein. Hin und wieder verkaufte sie eines der Bilder, damit sie ihren täglichen Lebensunterhalt bestreiten konnte. Nach nicht
ganz drei Monaten aber hatte sie 29 Bilder zusammen, Stilleben,
Landschaften, die Außenalster, die Landungsstege der Binnenalster,
aber auch Porträts, wie das von Renate und von ihrem Verlobten, dem
Galeriebesitzer.

Anfang Januar eröffnete er ihre Ausstellung. Er hatte Freunde eingeladen, die von sich aus Freunde und Bekannte mitbrachten. Vera wurde als Talent gefeiert, und Renates Verlobter hielt eine kurze Einführungsrede.

Sie erklärte gerade einem Besucher eines ihrer Bilder, da sprach sie eine harte Stimme von hinten an: »Ich male auch. Nur anders. Exakter.«

Sie wandte sich um. Vor ihr stand ein großgewachsener, sympathisch aussehender Mann, dessen Schläfen schon leicht ergraut waren. Er verbeugte sich steif, wie sich Offiziere zu verbeugen pflegen: »Halling, Horst Halling. Keine Angst, ich bin keine Konkurrenz für Sie! Ich zeichne nur mit dem Bleistift! Grundrisse! Von Häusern und derlei Kram!« Er meinte es scherzhaft und unterstrich es durch ein metallisch klingendes Lachen.

Sie kamen ins Gespräch, und er fragte höflich, ob sie für den Rest des Abends schon etwas vorhabe oder ob er sie zum Essen einladen dürfe. Sie willigte ein, unter der Bedingung, daß Renate und ihr Verlobter mitkamen, denn sie wollte den Abend mit ihnen zusammen ausklingen lassen.

Die folgenden Abende verbrachte sie mit Horst Halling allein. Obwohl ihr am Anfang seine Art nicht sonderlich lag, gewöhnte sie sich an ihn. Und als er ihr nach zwei Wochen eröffnete, daß er verreisen müsse und frühestens in zehn Tagen zurückkomme, wußte sie, daß sie ihn sogar vermissen würde.

Pünktlich nach zehn Tagen meldete er sich wieder bei ihr. Sie war froh, nicht mehr allein zu sein. Irgendwann im Februar schliefen sie miteinander. Zwei Tage darauf fragte er sie, ob sie seine Frau werden wolle. Sie sagte nein.

Die nächsten Abende hatte er versucht, sie umzustimmen, aber sie war bei ihrer einmal getroffenen Entscheidung geblieben. Sie hatten sich von Mal zu Mal seltener gesehen, und eines Tages hatte er eine ihrer Verabredungen durch seine Sekretärin absagen lassen. Vera war wieder allein gewesen.

Sie zündete sich eine Zigarette an und trat ans Fenster. Unten auf den Wegen der breiten Lichtentaler Allee, mit ihren gepflegten Grünanlagen, gingen Leute spazieren. Alte Leute, allein und zu zweien, auch ein paar jüngere und ein Kindermädchen in weißer Schürze und weißer Haube, das mit großen Schritten einen Kinderwagen vor sich herschob. Baden-Baden, dachte Vera, das beruhigende Baden-Baden! Hier würde sie also wohnen. Sie wandte sich ab. Ihre Unruhe blieb.

Mit der Zigarette in der Hand trat sie erneut vor den hohen Spiegel und überprüfte ein letztes Mal ihre Frisur und den Sitz des Kostüms.

Es klopfte. Sie fuhr herum. Ihr Mut hatte sie verlassen. Sie wußte, es konnte nur Horst sein, und hatte Angst vor den Folgen ihrer Entscheidung. Das Herz schlug ihr bis zum Hals. Ob sie einfach nicht öffnen sollte? Ob sie einen Zusammenbruch vorschützen oder einfach davonlaufen sollte?

Es klopfte von neuem. Diesmal stärker.

Sie spürte, wie ihre Knie weich wurden.

»Ja!« rief sie mit schwacher Stimme. »Ja, einen Moment!« Dann ging sie zur Tür.

Horst Halling, im schwarzen Cut, breitete die Arme aus und sagte überschwenglich: »Vera, wir müssen uns beeilen! Oder hast du dir in den Kopf gesetzt, zu spät zu kommen?«

5

Es war der Tag, vor nun vierzehn Jahren, an dem der Atomforscher Dr. Klaus Fuchs in London gestand, daß er, »aus Gründen der Gerechtigkeit«, die amerikanischen Atomgeheimnisse an die Sowjetunion verraten hatte.

Wenige Tage vorher hatte sich Elisabeth Taylor, ehemaliger Kinderfilmstar, mit siebzehn Jahren gerade innerhalb von drei Wochen zum zweiten Mal entlobt und außerdem auf einer Highschool in Los Angeles ihre Reifeprüfung abgelegt, da sie sich, ihren eigenen Worten zufolge, nach ihrem achtzehnten Geburtstag vom Film zurückziehen wolle.

In der Bundesrepublik Deutschland wurde die Rationierung der Lebensmittel, fünf Jahre nach Kriegsende, endgültig aufgehoben, der damalige Bischof von Würzburg, Julius Döpfner, rief die Katholiken zum Streik gegen die neuen Modetänze Samba und Rumba auf, »weil sie der christlichen und fränkischen Art widersprechen«, ein Kilo Schweinefleisch kostete 4,73 DM, ein Liter Milch 35 Pfennige, und der neue Schlager des Kölner Karnevals lautete: ›Wer soll das bezahlen?‹

Es war also der 24. Januar 1950, der auch für den sechsundzwanzigjährigen Horst Halling zu einem entscheidenden Tag werden sollte.

Horst Halling war in Berlin geboren. Sein Vater war Richter am

Reichsgericht. Horst hatte keine Geschwister. Noch nicht ganz achtzehn Jahre alt, absolvierte er ein sogenanntes Notabitur, da er sich als Kriegsfreiwilliger zur Luftwaffe gemeldet hatte und die Schule schon vor dem eigentlichen Abschluß verließ.

Zwei Jahre später, im Frühherbst, flog er seinen ersten Einsatz als Jagdflieger. Von seinem 48. Einsatz sollte er nicht mehr zurückkommen. Seine Me 109 wurde über Calais abgeschossen. Im letzten Augenblick gelang es ihm, mit dem Fallschirm aus der brennenden Maschine abzuspringen. Leichtverwundet geriet er in die Gefangenschaft der britischen Army.

Schon damals wurde er von seinen Kameraden ›Alter‹ genannt. Durch sein Haar zogen sich silbergraue Fäden, und sein Gesichtsausdruck schien gewöhnlich von Schwermut gezeichnet. Kaum daß ihm einer ein Lächeln entlocken konnte. Aber er hatte sich mit seiner Rolle schon sehr lange abgefunden. Er war nie ein unbeschwerter Junge gewesen. Er hatte zeitlebens reif und überlegen gewirkt.

1947 wurde er aus der Gefangenschaft entlassen. Er schlug sich als unbedeutender Schwarzhändler durch – spezialisiert auf Fahrradschläuche und Zigaretten –, um sich am Leben zu halten. Einmal wurde er dabei in Karlsruhe von der französischen Militärpolizei aufgegriffen und mußte sechs Monate ins Gefängnis.

Als er hörte, daß die Universität in Frankfurt ihren Betrieb wiederaufnahm, beschloß er, dort sein Glück zu versuchen.

Am 24. Januar 1950 hatte er Erfolg. Nach langem, vergeblichem Suchen fand er endlich eine Unterkunft, eine winzige Kammer zur Untermiete. Und außerdem, am selben Tag, eine Arbeit als Handlanger auf einem Schrottplatz. Er konnte also die polizeiliche Anmeldung und einen Verdienstnachweis erbringen. Die Voraussetzungen für die Immatrikulation an der Universität waren gegeben.

Nun gehörte er zu den rund 26 000 Studenten in der Bundesrepublik Deutschland, von denen 53,7 Prozent als Werkstudenten ihr Studium selbst finanzierten.

Er studierte Architektur. Abgesehen davon, daß er sich schon als Junge brennend für jegliches Bauen interessiert hatte, rechnete er angesichts der von Bomben zerstörten Städte als Architekt mit einer gesicherten Zukunft.

Nach zwei Jahren Studium in Frankfurt ging er nach Karlsruhe und dann nach Stuttgart. Dort eröffnete er 1960 sein eigenes Büro.

In Deutschland wurde sehr viel Geld verdient. Das ›Wirtschaftswunder‹ näherte sich seinem Höhepunkt. Horst Halling war eingedeckt mit großen Aufträgen. Innerhalb von einem Jahr verdiente er die erste Million.

Bei seinen Auftraggebern galt er als Könner und als gewissenhafter, ja geradezu verbissener Arbeiter. Er gönnte sich weder Ferien noch ein aufwendiges Leben. Für ihn gab es nur den Beruf und den Erfolg, der sich auf dem Bankkonto niederschlug.

Er fand weder Zeit für eine Ehe noch für eine Freundin. Er hatte nur einen Freund, Arthur Lagenheimer, einen gleichaltrigen Kollegen in Stuttgart, mit dem er fast ausschließlich berufliche Gespräche führte.

Als er im Januar 1964 für ein paar Tage geschäftlich nach Hamburg mußte, gab Lagenheimer ihm die Adresse eines guten Freundes, Dr. Gregor Sierk, eines Arztes. Dessen Frau Hella, die ebenfalls Ärztin war, nahm Halling zu der Eröffnung von Veras Ausstellung mit.

Vera gefiel ihm auf Anhieb. Unter keinem Zeitdruck stehend, hatte er Ruhe genug, um sich mit ihr eingehend zu befassen. Nach zwei Tagen spürte er so etwas wie Zuneigung zu ihr. Ihm wurde klar, daß er bisher am Leben vorbeigegangen war.

Allein ihretwegen kam er ein zweites Mal nach Hamburg. Als sie aber ablehnte, seine Frau zu werden, fühlte er sich sehr enttäuscht und brach die Verbindung ab.

Der Zufall wollte es, daß er drei Monate später, im Mai, noch einmal in Hamburg zu tun hatte. An einem Abend suchte er sie auf.

»Du?« Sie stand in der offenen Wohnungstür und sah ihn verwundert an.

»Ja, ich. Darf ich hineinkommen?« Mit einer Verbeugung küßte er ihr die Hand.

Sie saßen sich wie zwei Freunde gegenüber. Das Radio lief. Eine Sendung über die modernen Maler der Wiener Schule.

»Macht es dir etwas aus, wenn ich die Sendung zu Ende höre?« Sie stellte die Frage bewußt. Einmal aus Interesse an der Wiener Schule. Zum anderen, um ihm zu zeigen, daß sie sich nicht mehr allzuviel zu sagen hatten.

»Laß dich durch mich nicht stören«, sagte er zuvorkommend. Sie hörten sich schweigend die Sendung an.

»Eine aufschlußreiche Reportage«, sagte er, als sie zu Ende war, und Vera stimmte ihm einsilbig zu.

»Malst du noch fleißig?«

»Ja.« Sie sah an ihm vorbei.

»Porträts und Stilleben?«

»Ja.«

»Noch für dieselbe Galerie?«

»Nein.«

»Verkaufst du auch?«

»Ja.«

»Viel?«

»Nein.«

»Du hast dich verändert, Vera.«

»Ach?«

»Ich kann es dir nicht erklären, aber du hast dich verändert.«

»Wenn du meinst.«

»Ich hatte Angst vor unserem Wiedersehen, Vera. Kannst du es verstehen?«

»Ich weiß es nicht.«

»Vera, was ist mit dir? Möchtest du, daß ich gehe?«

»Wenn du meinst.«

»Bitte, mache es mir nicht so schwer. Ich habe mich auf dich gefreut. Ich hatte nur Angst, du könntest inzwischen...« Er stockte.

»Was könnte ich inzwischen?«

»Nichts mehr von mir wissen wollen.« Er senkte den Blick. Als sie nichts erwiderte, sprach er mit gesenktem Blick weiter: »Hast du manchmal an mich gedacht?«

»Ja, manchmal.«

»Und wie? Wie hast du an mich gedacht?«

»Nur so.«

Er blieb noch eine Weile, und sie unterhielten sich über Belangloses. Am darauffolgenden Abend kam er wieder.

»Ich weiß jetzt, was sich an dir verändert hat«, sagte er, »der Ausdruck deiner Augen.«

»Meiner Augen?« Sie war verblüfft.

»Die Frau eines Bekannten hier in Hamburg ist Ärztin. Frauenärztin. Frau Dr. Hella Sierk. Eine Äußerung von ihr hat mich nachdenklich gestimmt.«

»Ich weiß nicht, was du meinst.«

»Vera, gestatte, daß ich eine klare Frage an dich richte: Ist inzwischen ein anderer Mann... ich meine, bist du noch allein?«

»Warum willst du das wissen?«

»Weil ich dich noch einmal fragen möchte, ob du nicht für immer bei mir...? Ob du nicht meinen Namen...? Ich möchte, daß du es schön hast.«

»Ja, ich bin noch allein, Horst. Nur hat sich meine Meinung nicht geändert.«

»Du würdest einem großen Haus vorstehen. Wir hätten gemeinsame Freunde, ein großzügiges Leben, etwas, das wir uns wohl beide wünschen. Und, Vera: Ich liebe dich. Ich liebe dich wirklich, das ist mir in den vergangenen Monaten deutlich geworden.«

»Gib dir keine Mühe, Horst.«

»Laß es dir durch den Kopf gehen. Ich verspreche, dir ein guter Ehemann zu sein. Und du wirst sehen: Eines Tages wirst du mich auch lieben. Davon bin ich überzeugt. Diesmal gebe ich nicht auf. Ich werde so lange hier in Hamburg bleiben, bis du erkennst, daß ich recht habe.«

Er blieb den ganzen Mai über in Hamburg. Es war das erstemal, daß er sein Büro aus privaten Gründen so lange allein ließ. Doch es war ihm gleichgültig. An Vera lag ihm jetzt mehr als an allem anderen.

Er sah sie beinahe jeden Tag, manchmal nur kurz, doch oft den Abend lang, wenn sie zusammen zum Essen gingen, und zuletzt auch zweimal die ganze Nacht hindurch, als sie nichts mehr dagegen hatte, daß er bei ihr blieb.

Er kannte gewöhnlich nur ein Thema, Heirat. Doch so sehr er sich auch bemühte, sie von den Vorzügen eines gemeinsamen Lebens zu überzeugen, so sehr beharrte sie darauf, daß sie ihr Leben allein gestalten wolle. Sie redeten sich die Köpfe heiß, und sie begann, sich an Zigaretten zu gewöhnen.

Gegen Ende der letzten Nacht gab sie auf einmal nach: »Du hast gewonnen.«

Wie schon in der Nacht davor saßen sie sich in ihrem engen Zimmer gegenüber. Er im tiefen Polstersessel, sie auf dem zugedeckten Bett.

»Du willigst ein?« Es war, als wolle er aufspringen, um sie zu umarmen.

Doch ihre Antwort hielt ihn davon ab: »Nicht heiraten. Auch nicht zusammen leben. Aber uns regelmäßig sehen, dazu bin ich bereit.«

»Wenigstens etwas«, sagte er erleichtert, »ich komme an jedem Wochenende zu dir. Wir werden uns aneinander gewöhnen. Und ich gebe die Hoffnung nicht auf, daß der Tag kommt, an dem die Vernunft von dir Besitz ergreift. Vera, ich freue mich!«

»Auf diesen Tag?«

»Auf das kommende Wochenende.«

Die Tage im Sommer wurden schon kürzer, da gab sie auch den letzten Widerstand auf. »Du kannst meine Papiere haben.«

6

Die Klosterkirche von Lichtental war bis zur letzten Bank besetzt mit geladenen Gästen. Die steinernen Wände, die Kühle ausstrahlten. Das von den Farben der hohen Kirchenfenster gebrochene Licht. Der durchdringende Duft, den die unzähligen Blumen verströmten. Die fünf breiten Stufen, die zur Empore hochführten, auf der sich der festlich durch Kerzen beleuchtete Altar befand. Die beiden Trauzeugen, Arthur Lagenheimer und Dr. Hella Sierk. Der korpulente, rosige Pfarrer im schwarzen Talar mit der aufgeklappten großen Bibel in den Händen. Die dröhnende Orgelmusik. Die hellen Stimmen des Kinderchores.

Vera, die zusammen mit ihrem zukünftigen Mann vor der ersten Stufe zu Füßen des Pfarrers stand, war wie abwesend. Ihre Gedanken drehten sich im Kreis.

Der anschließende Champagnerempfang kam ihr in den Sinn. Der wertvolle Diamant, den Horst ihr noch in der Hotelhalle angesteckt hatte. Die Reden, die während des Hochzeitsessens gehalten würden. Das Hochzeitsessen selbst: Kaviar. Lachs. Finnische Zarenwalsuppe. Forelle blau. Gespickter Rehrücken in Wacholderrahmsauce, Mirzaäpfel mit Preiselbeeren. Pfifferlinge mit Kräutern. Schwedische Eisbombe. Kaffee. Fünferlei Kuchen und Torten. Dazu Moselweine, roten Burgunder und Luis Roederer Kristall, den Champagner, den sie am liebsten trank.

Auf einmal war sie in Hamburg. Es war Sommer. Die breiten Grünflächen an der Außenalster. Die hohen, ausladenden Buchen, deren Äste teilweise bis auf die Erde reichten. Sie saß mit Horst auf einer Bank, von der aus sie, an Büschen vorbei, einen Landungssteg sehen und das fahrplanmäßige An- und Ablegen der Alsterschiffe beobachten konnten.

Sie zündete sich eine Zigarette an. Horst hatte sein Feuerzeug aufflammen lassen und es ihr hingehalten. »Als wir uns kennenlernten, hast du doch noch nicht geraucht, habe ich recht?«

»Nein. Da habe ich noch nicht geraucht.«

»Und jetzt rauchst du mindestens zwanzig am Tag.«

»Vierzig.«

»Vierzig? Und warum?«

»Deinetwegen.«

»Meinetwegen? Wieso habe ich dich zum Rauchen veranlaßt?«

»Dich gibt es in meinem Leben. Das genügt.«

»Nein, Vera, damit gebe ich mich nicht zufrieden.«

»Der Monat Mai hat mich geschafft. Vielmehr du. Dein ständiges Drängen damals. Jeden Tag. Immer wieder. Wie ein Hämmern. Ich war nicht mehr fähig, zu mir selbst zu finden.«

»Ich habe dich nur immer wieder gefragt, ob du meine Frau werden willst.«

»Und ich habe jedesmal nein gesagt.«

»Und jetzt?«

»Bitte, Horst, fang nicht noch mal davon an! Jetzt müßte ich auch nein sagen.«

Aber Horst erfüllte ihre Bitte nicht. Er drang in sie, stellte Fragen über Fragen, suchte nach dem wahren Grund, der sie zum Rauchen verleitet hatte und überredete sie schließlich doch, ihm die Wahrheit zu sagen.

»Kannst du dich noch an unsere letzte Nacht im Mai erinnern, Horst?«

»Die Nacht, bevor ich wieder nach Stuttgart zurückfuhr? Ja, ich erinnere mich.«

»Du hast gesagt, eine Äußerung Hellas habe dich nachdenklich gestimmt.« Vera hatte inzwischen Dr. Hella Sierk und ihren Mann kennengelernt. Sie waren Freunde geworden.

»Ich erinnere mich sehr gut«, antwortete Horst, »es ging um deine Augen. Sie schienen mir auffallend klar zu sein. Hell. Strahlend. Von fast unwirklichem Glanz. Aber nicht nur die Augen. Auch das Umfeld.«

»Ich glaube, du hast richtig beobachtet damals. So zeigt es sich bei Frauen manchmal, wenn sie...« Sie sprach nicht weiter, doch er bestand auf der Antwort, und sie vollendete: »Wenn sie in anderen Umständen sind.«

»Du warst...?« Er starrte sie fassungslos an.

»Ich bin es noch.«

»Du bist...? Du bekommst...?«

»Ja. Ich bekomme ein Kind. Und zwar von dir. Das steht außer Frage.«

»Du bekommst ein... wir bekommen ein...?« Nach und nach wich die Starre der Freude.

»Ich nahm mir vor, es dich nicht wissen zu lassen. Noch im Mai. Als ich mit dem Rauchen anfing. Auf alle Fälle wollte ich dir verschweigen, daß du der Vater bist.«

»Aber Vera!« Er wollte sie in den Arm nehmen, aber sie wehrte ab.

»Ich nahm mir vor, die Sache ganz allein durchzustehen. Das Kind zu bekommen, irgendwo, wo mich niemand kennen würde. Es großzuziehen. Es ganz für mich allein zu haben.«

»Aber Vera!« Von neuem versuchte er, seinen Arm um sie zu legen, und wieder wehrte sie ab.

»Ich wollte, daß es mein Kind, ganz allein mein Kind werden sollte. Aber ich habe darüber nachgedacht. Ich glaube jetzt, ein Kind braucht nicht nur eine einzige Stütze.«

»Vera, ich danke dir! Ich werde dir ein guter Ehemann sein!«

»Nein, Horst. Keine Heirat. Keine Ehe. Du kannst es ab und zu sehen. Wenn es älter ist, es beraten. Es lenken. Eben der männliche Halt sein.«

»Vera, sei vernünftig! Ein Kind braucht keinen Berater, ein Kind braucht Mutter und Vater! Braucht glückliche Eltern. Ein Elternhaus, das Wärme ausstrahlt. Das gibt ihm Halt. Nicht ein Berater! Bitte, Vera! Dem Kind zuliebe, laß uns heiraten!«

»Ich habe... es mir anders gedacht. Bitte, Horst, laß mir noch Zeit.«

Wenige Tage später hatte sie ihm gesagt: »Du kannst meine Papiere haben.«

Ein paar Wochen später hatte er das Aufgebot bestellt. »Wo willst du heiraten?« hatte er sie gefragt. »In Hamburg? In Stuttgart? Oder dort, wo wir wohnen werden – in Baden-Baden?« Und sie hatte sich für Baden-Baden entschieden.

Die Orgel spielte ›Freude, schöner Götterfunken‹. Der Pfarrer stellte ihr die Frage zum Ehegelöbnis: »Und so frage ich dich, Vera Brahms: Bist du bereit, Horst Wolfram Halling zum Mann zu nehmen? Bist du bereit, ihm in Treue verbunden zu sein...«

Mein Gott! schoß es ihr durch den Kopf, in zwei Monaten werde ich ein Kind haben! In zwei Monaten! In zwei kurzen Monaten! Lieber Gott, ich flehe dich an, laß es gesund zur Welt kommen! Gesund und kräftig! Bitte, lieber Gott, bitte!

»...so antworte mit ›ja‹!«

Sie sah die Augen des Pfarrers, die voll Güte auf ihr ruhten. Sie sah seine runden Wangen, die sie an reife Äpfel erinnerten. Sie sah die aufgeschlagene Bibel in seinen Händen. Und sie nahm den Nachdruck wahr, den er jetzt in seinen Blick legte, als wolle er sie in die Gegenwart zurückholen.

Sie nickte unmerklich und sagte leise: »Ja, ich bin bereit.«

Und dachte im nächsten Augenblick: Mein Gott, was würde Robert sagen, wenn er wüßte, daß ich hier stehe und einem Mann mein

Jawort gebe, den ich nicht besonders liebe, von dem ich aber ein Kind erwarte! Mein Gott, wofür würde er mich halten! Für eine kaltherzige Materialistin? Für eine hemmungslose Heuchlerin? Würde er mich verdammen? Mich zu den Frauen zählen, die er verachtet und abgrundtief haßt?

Mein Gott, gib, daß er mich nicht so sieht! Gib, daß er mich als die in Erinnerung behält, die ich für ihn war, seine große Liebe! Und gib, daß er nie erfährt, daß sich auch heute, an diesem Tag, in dieser Situation, meine Gedanken mit ihm beschäftigen! Lieber Gott, gib, daß ich ihm nie mehr begegne! Nie mehr!

Noch bis vor wenigen Wochen hatte sie sich gefragt, ob sie nicht doch zu Robert gehöre. Ob sein Leben nicht doch auch für sie bestimmt war. An seiner Seite hatte sie einen Reifeprozeß durchgemacht, das konnte sie nicht bestreiten. Sie stand dem Alltag jetzt weitaus kritischer gegenüber als früher. Würde sie also überhaupt noch fähig sein, ein normales Leben zu führen? Es zu ertragen? Durfte sie überhaupt ihr Jawort für eine Ehe geben, deren Verlauf für sie vorgezeichnet schien und die ihrer ganzen, neugewonnenen Lebenserfahrung widersprach?

Mein Gott, könnte sie doch Robert fragen, wie sie sich entscheiden solle! Entscheiden solle? Sie hatte sich doch schon lange entschieden! Schon vor zwei, drei oder gar vier Atemzügen, als sie ihr kaum verständliches »Ja, ich bin bereit!« gehaucht hatte! Nein, Robert konnte ihr nicht mehr helfen! Nicht mehr jetzt! Jetzt war sie ganz auf sich allein gestellt und hatte ihr Gelöbnis zu erfüllen, das sie vor Gott und vor sich selbst abgelegt hatte. Sie war bereit, den Weg zu gehen, den sie nun einmal gewählt hatte, für das Glück ihres Kindes und zu ihrer eigenen Ruhe, nach der sie sich auch jetzt noch sehnte.

Sie zwang sich, ihre Umgebung in sich aufzunehmen, den Altar, die Blumen, die Kerzen, das große Kruzifix. Aber sie dachte im gleichen Augenblick an Robert. Ob er wohl noch immer auf der Insel war? Ob er wohl noch manchmal an sie dachte? Was er wohl machte, ob er Erfolg hatte, ein festes Mädchen oder viele, immer nur für eine Nacht?

Die Stimme des Pfarrers riß sie aus ihren Gedanken: »So reicht euch denn die Hand und kniet nieder.«

Und wie in Trance fühlte sie Horsts Hand auf ihrer und beugte ihre Knie.

Es war auf die Minute genau 19 Uhr 37. Der Abend begann zu dunkeln. Robert ging die Gangway hinunter. Nach sieben Jahren betrat er zum erstenmal wieder New Yorker Boden. 1957 war er von hier weg. Zur Army. Vor Freude stieß er die Arme in die Luft. Sieben lange Jahre hatte er sich nach diesem Augenblick gesehnt. Natürlich hätte er schon eher herkommen können. Doch nach Veras Abschied hatte er sich geschworen, nur als Gewinner zurückzukommen. Und jetzt war er Gewinner.

Er verharrte eine Weile in der Siegerpose des erfolgreichen Boxers, dehnte sich dann behaglich und pumpte die nach Öl riechende schlechte Luft, die bleiern über dem Kennedy Airport lag, mit Genuß tief in seine Lungen. Er war wieder daheim.

Er kam von Ischia. Als er ein paar Wochen zuvor, Anfang September, von Martinique abgeflogen und endlich in Neapel gelandet war, hatte er fest an ein Wiedersehen mit Vera geglaubt. Er hatte sich eingeredet, daß er ihr seine Gedanken übertragen könne und sie gleich ihm, im Lauf des Septembers, nach San Angelo kommen würde. Aber sie war nicht gekommen.

Was er auf der Insel auch unternahm, alles hatte er voller Unrast mit der Absicht getan, Vera zu begegnen. Ob er an den Hafen fuhr oder durch die belebte Via Roma strich oder mit Carla und Fabrizio zum Essen ging – stets waren seine Sinne nur darauf ausgerichtet, Vera zu entdecken.

Jeden Tag fragte er bei Maria nach, ob sie von ihr schon etwas gehört hatte. Jeden Abend, zur Aperitifzeit, saß er vor dem Eingang vom ›Pescatore‹, von wo aus er das bunte Treiben auf der Piazza gut überschauen konnte, und seine Blicke suchten nach einem kupferroten Haarschopf, einer grazilen Figur, einem schmalen Gesicht – nach ihr.

Auch jetzt, nach über einem Jahr, wollte er es noch nicht glauben, daß sie ihn für immer verlassen hatte. Die Argumente in ihrem Abschiedsbrief ließ er nicht gelten. Er weigerte sich einfach, sich einzugestehen, daß sie nicht für alle Zeiten zusammengehörten, daß sie unter seinem Leben gelitten hatte. Für ihn war sie nur weggefahren, da sie den Abschied von ihrem früheren Leben nachholen, einen Schlußstrich unter die Vergangenheit ziehen wollte, damit ihr die Zukunft mit ihm um so stärker gehören konnte.

Er war sicher, daß sie zu ihm zurückkommen würde. Daß er diesmal fast zwei Monate lang vergebens auf sie gewartet hatte, entmutigte ihn nicht. Nächstes Jahr im September wollte er wieder auf sie warten.

Bis dahin wollte er die Gedanken an sie betäuben. Mit Alkohol. Mit Spielen. Mit Amouren. Mit Arbeit. Mit beruflichem Erfolg. Und sein Besuch in New York sollte ihm den Weg zum ganz großen Erfolg ebnen! Farland hatte ihn hergebeten! Der große Farland!

Wenn er Farland hatte, dann hatte er den amerikanischen Markt. Und wenn er einmal den amerikanischen Markt hatte, war er der ungekrönte König der Werbebranche!

Von neuem sog er die ölhaltige Luft des Kennedy Airports genüßlich in sich ein. Er war bereit, Amerika zu erobern!

Mit weit ausholenden Schritten ging er über das Rollfeld. Jocelyne, das attraktive Mädchen aus Hawaii, war schon vorausgegangen. Jocelyne war ein weltweit gefragtes Fotomodell und hatte in New York beruflich zu tun. Neun Tage lang, vollgepackt mit Terminen bei den bekanntesten Fotografen. Robert hatte sie auf dem Flug angesprochen.

»Neun Tage lang nur fotografieren?« hatte er sie gefragt und den Erstaunten gespielt. »Und an den Abenden?«

»An den Abenden falle ich todmüde ins Bett.« Sie hatte ihn angelacht.

»Allein? Ist das denn auszuhalten? Ich meine, für eine Frau wie Sie...«

»Schön ist es nicht, das gebe ich zu. Aber Beruf ist Beruf.«

Die Maschine hatte sich auf dem Anflug auf New York befunden, da hatte er ihr den Vorschlag mit dem ›Waldorf Astoria‹ gemacht.

»Ich habe noch nie dort gewohnt«, hatte sie geantwortet, »und ich gebe zu, daß es mich schon immer gereizt hat. Aber einladen lasse ich mich nicht.«

»Sie bekommen die Suite neben mir mit Zwischentür, und die Rechnung hakt das Außenministerium in Washington als Werbespesen ab. Okay?«

Sie hatten über den Scherz gelacht, und sie war schließlich einverstanden. Noch vor dem gemeinsamen Abendessen schliefen sie miteinander. Er hatte geduscht, sich von den bereitstehenden Flaschen einen King's Ransom eingeschenkt und auf einen Zug gekippt, das nasse Handtuch von sich fallen lassen und war ermattet aufs Bett gesunken. Er wollte eine halbe Stunde schlafen, um für den Abend mit Jocelyne ausgeruht zu sein.

Er hatte sich gerade auf die Seite gedreht, als er ein Räuspern hörte. Sie stand nackt neben seinem Bett. Schmal wie ein Junge, die Brüste klein und fest, die Haut broncefarben getönt. Sie schob sich eine Strähne ihrer tiefschwarzen Haare aus dem Gesicht und fragte herausfordernd: »He, willst du mir nicht Platz machen?«

Sie war anschmiegsam wie eine Katze und verwöhnte ihn, wie er es nicht für möglich gehalten hatte. Sie streichelte ihn, küßte ihn, ließ ihre Zunge spielen, gab sich ihm hin und trieb ihn zu höchster Leidenschaft.

Nach dem drittenmal, als er völlig ausgelaugt war, fragte er: »Und du? Was hast du davon?«

»Mir macht es Spaß.«

»Das ist alles?«

»Ich kann nicht so. Ich kann nur, wenn...« Sie zögerte.

»Wenn ich dir helfen kann?«

»Ich brauche ein Kissen. Ein möglichst festes Kissen, mit möglichst rauher Oberfläche. Das hier zum Beispiel.« Sie griff sich eines der kleinen Zusatzkopfkissen.

»Na bitte!« sagte er und zog sie an sich. »Dann bist du ja gerettet.«

Sie schmiegte sich von neuem an ihn: »Bitte, küß mich!«, und er küßte ihre Brüste, ihren Bauch, ihren Hals, er strich mit den Fingerkuppen behutsam ihren Rücken entlang und küßte sie auf den Ansatz zur Achselhöhle.

Sie hatte sich das Kissen zwischen die Beine geschoben und rieb sich daran. Lebhaft. In gleichbleibendem Rhythmus. Wie im Fieberrausch. Nach einiger Zeit rieb sie schneller und schneller, geriet in Ekstase und begann lustvoll zu stöhnen. Ihr Körper zuckte, bäumte sich auf, und Robert spürte, wie sie sich unendlich quälte, ehe sie in wilder Erregung und wie von Sinnen laut aufschrie: »Ja! Ja! Ja! Ja! Ja! Ja!«, bis ihre Stimme versagte.

Sie blieben im Bett und ließen sich das Essen aufs Zimmer servieren. Als sie, Seite an Seite, einschliefen, war es weit nach Mitternacht. Jocelyne hatte das Kissen noch viermal benutzt.

»Und du denkst gar nicht an morgen?« hatte er gefragt. »An deine Maxime: Beruf ist Beruf! Mußt du nicht frisch sein vor der Kamera?«

»Eben weil ich daran denke. Ich brauche das. Je öfter ich es habe, um so schöner bin ich am Morgen. Aber ich kann es nicht, wenn ich allein bin. Ich brauche einen Mann neben mir. Einen wie dich! Du hättest in der Maschine deinen Geist gar nicht so sehr zu bemühen brauchen. Ich war von Anfang an bereit, mit dir zu kommen.«

8

Am folgenden Morgen hatte Jocelyne schon sehr früh ihren ersten Termin. Als sie weg war, hielt es auch Robert nicht mehr im Bett. Er duschte, verzichtete auf das Frühstück im Hotel und war innerhalb von wenigen Minuten fertig zum Ausgehen. Er ließ sich ein Taxi vorfahren. »Gibt es das ›Serendipity‹ noch?«

Der Taxifahrer drehte flüchtig den Kopf nach hinten: »East Side, Sechzigste Straße?«

»Genau. Dort habe ich vor sieben Jahren zuletzt hier gefrühstückt. Und dort nehme ich auch wieder mein erstes Frühstück.« Er setzte schwärmerisch hinzu: »Casserole und eine One-Foot-Sausage!«

»Pech. Das ›Serendipity‹ ist vornehm geworden. Es öffnet nicht mehr vor halb zwölf.«

»Okay. Haben Sie einen besseren Vorschlag?«

»Was soll's denn sein? Dem ›Waldorf‹ entsprechend?«

»Quatsch! Wo trinken denn Sie Ihren Becher Kaffee?«

»West Side.«

»Okay. Dort bin ich auch zu Hause.«

In unmittelbarer Nähe vom Madison Square Garden hielt der Fahrer an und deutete mit dem Kopf aus dem Fenster. »Sagt Ihnen das Bums zu?«

Eine der hier üblichen Bars mit schmaler, heruntergekommener Fassade.

»Wenn ich Sie einladen darf?«

»Danke, keine Zeit! Der Dollar wird noch immer zu hart verdient.«

»Ob Sie nun im Wagen warten oder mitkommen...«

»Ach, Sie fahren noch weiter?« Der Fahrer wurde hellhörig.

»Ich miete Sie bis zum Mittagessen.« Robert lachte: »Dann habe ich allerdings ein Date.«

Sie frühstückten zusammen und fuhren danach kreuz und quer durch Manhattan. Über den Saint Nicholas Square, vorbei am großen Gebäude der Cooper Union Library, an der Boxhalle, in der Jimmy Beecher ›Mädchen für alles‹ gewesen war, am Drugstore, in dem sich Robert seine ersten Dollars verdient hatte, am Haus in der Nähe des Roosevelt Hospitals, wo sie zusammen ihr Zimmer hatten, und schließlich wieder hinüber zur West Side, zur 48. Straße.

Vor einem der schmutziggrauen Wohnhäuser ließ Robert halten. Der Fahrer sah ihn erstaunt an. »Was ist hier?«

»Hier ist das Ziel der Rundfahrt. Hier mache ich einen Besuch. Bitte warten Sie. Auch wenn es eine halbe Stunde dauert.«

»Okay.« Als Robert jedoch keine Anstalten machte auszusteigen, sagte der Fahrer scherzhaft ermunternd: »Na, dann los! Oder soll ich bis in die Küche fahren?«

»Ich habe ein bißchen Angst«, sagte Robert unentschlossen, »sie muß jetzt immerhin schon...« er rechnete kurz »...an die siebzig sein. Und als ich sie das letztemal gesehen habe, hat ihr Jüngster noch gelebt.« Nachdenklich setzte er hinzu: »Es ist schon etwas Eigenartiges, so eine Reise in die Vergangenheit.«

Er gab sich einen Ruck. »Okay, ich bin auf alles gefaßt!« Dann stieg er aus und ging die Stufen hinauf zum Eingang des Hauses.

Der ständig halbdunkle Flur. Die steile Treppe zum zweiten Stockwerk. Die etwas zurückliegende Tür. Er klopfte dreimal.

Ein schwaches »Come in!«, doch er rührte sich nicht von der Stelle. Ein Hüsteln. Schlurfende Schritte. Dann stand sie vor ihm: Mrs. Beecher, Jimmys Mutter. Gebeugt. Verhärmt. Schlohweißes Haar. Tiefliegende Augen.

Ihre Stimme schwankte, als sie ihn fragte: »Suchen Sie jemanden, Mister?«

»Nein«, sagte er betont forsch, »denn ich habe dich ja schon gefunden!« Und da sie nicht reagierte: »Kennst du mich wirklich nicht mehr?«

Sie erstarrte: »Großer Gott! Das ist ja...! Du bist ja...! Großer Gott im Himmel, wo kommst du denn her? Rob! Mein Gott, Rob! Du bist ja erwachsen! Wie kommst du denn auf die Idee...?«

»Es ist mein erster Weg in Manhattan«, sagte er und setzte ernst hinzu: »Hast du mich denn nie mehr erwartet?«

Sie überhörte seine Frage. »Mein Gott, Rob! Komm rein! Du hast doch einen Augenblick Zeit? Ich bin gerade allein. Im vorigen Jahr ist Ben gestorben.« Ben war ihr Mann. »Und seitdem wohnt Simon hier. Mit seiner Frau und den beiden Jungen.« Simon war ihr ältester Sohn. »So fällt mir wenigstens nicht die Decke auf den Kopf. Sie sind nur im Augenblick nicht da. Komm rein, Rob! Trinkst du einen Kaffee mit einer alten Frau?« Sie zupfte ihn freundschaftlich am Ärmel, und er trat ein.

Sie beharrte darauf, daß er sich in den besten Sessel setzte, der gewöhnlich ihr vorbehalten war und den er, wie das andere Mobiliar auch, noch von früher her kannte.

»Großer Gott, Rob, ich habe dich wirklich nicht erkannt! Du bist ja ein richtiger Mann geworden! Nein, ich habe nicht mehr mit dir gerechnet. Ich habe geglaubt, du bist mit…« Sie stockte, und ihre Augen füllten sich mit Tränen. »Ich habe fest angenommen, du bist damals, als Jimmy… da hätte es auch dich erwischt…«

Und als habe sie etwas für ihn Unangenehmes gesagt, verbesserte sie sich: »Entschuldige, Rob, aber ich habe ja nie mehr etwas gehört.« Und leise: »Nur das offizielle Schreiben aus Washington… als Jimmy…« Wie um sich abzulenken, ordnete sie voller Hast das Tischtuch. »Ich mache uns Kaffee. Ich nehme an, du magst ihn stark.«

Sie saßen am Tisch und tranken Kaffee und erzählten. Von den Jungenstreichen, die er mit Jimmy ausgeheckt hatte, von Jimmys Boxschule, von der Zeit, als er mit ihm zusammengewohnt hatte, und dann wollte sie auf einmal, daß er ihr von Vietnam erzählte.

Er schilderte mit wenigen Worten das Leben im Dschungel und dann ausführlich den vorbildlichen Soldaten Jimmy und seine Tapferkeit. Und dann kam er auch auf das Mädchen Sinsu zu sprechen.

»Er hat ein Mädchen gehabt?« Ihre Augen leuchteten auf.

»Ja, ein sehr schönes Mädchen«, sagte er und log: »Ein bezauberndes Mädchen, das ihn heiß geliebt hat.«

»Ein sehr schönes Mädchen, das ihn geliebt hat? Mein Gott, Rob, hat er das gewußt, daß sie ihn geliebt hat?«

»Ja, das hat er gewußt. Er hat sie genauso sehr geliebt, wie sie ihn geliebt hat.«

»Großer Gott im Himmel, ich danke dir! Mein Jimmy hatte ein Mädchen, das ihn geliebt hat! Ein sehr schönes und bezauberndes Mädchen!« Sie wischte sich mit dem Handrücken über die feuchten Augen. »Daß ich das noch erfahren durfte! Rob, ein schöneres Geschenk hätte mir der liebe Gott nicht machen können! Mein Jimmy hatte ein Mädchen, das ihn geliebt hat! Dann ist ihm sein Traum also doch noch in Erfüllung gegangen!« Und wie zu sich selbst: »Und ich habe nicht mehr daran geglaubt.«

Sie bat ihn, ihr von dem Mädchen zu erzählen, und er stellte Sinsu als die ideale Partnerin für Jimmy dar. »Kurz, sie war für ihn die Frau für das Haus an der Park Avenue«, sagte er, »die spätere Mutter seiner Kinder.«

Sie weinte hemmungslos. Mit erstickter Stimme schluchzte sie: »Mein Gott im Himmel, ich danke dir! Die Frau für die Park Avenue! Mein Gott, seine ganze Sehnsucht! Die Mutter seiner Kinder!«

Sie schlurfte zur Anrichte, nahm sich ein Taschentuch und

schneuzte sich kräftig: »Entschuldige, Rob, aber ich konnte nicht anders. Die Freude war einfach zu groß.«

Er hatte schon die Hand auf der Türklinke, da fragte sie ihn, ob er jetzt für immer in New York bleiben würde. Er zuckte die Achseln.

»Und was hat dich zurückgetrieben? Das Heimweh?« Sie sah ihn erwartungsvoll an.

»Ein wenig Heimweh ist sicher dabei.«

»Und was noch?« Sein Besuch hatte sie belebt. Sie wollte, daß er noch blieb.

»Du kennst doch den Namen Farland?« fragte er und nahm die Hand von der Klinke.

»Farland? Farland? Im Moment weiß ich nicht...« Sie wurde verlegen.

Er half ihr: »Kosmetik. Farland Kosmetik. Cremes, Gesichtswässer. Feine Seife. Das Farlandgirl!«

»Ah, das Farlandgirl! Natürlich!« Sie erinnerte sich an das bildschöne Mädchen, das von riesigen Plakaten lächelte.

»Und der Boß des Imperiums ist Joshuan Bernon Farland, ein knochenharter Bursche im besten Alter. Und mit ihm treffe ich mich. In genau...« Er streifte seine Manschette hoch, so daß sie die Armbanduhr freigab: »In genau zweiunddreißig Minuten.«

»Wie schön«, sagte sie, um etwas zu sagen, »und warum triffst du dich mit ihm?«

»Busineß. Er ist mein bisher größter Fisch. Durch ihn werde ich die Staaten erobern!« Und mehr zu sich selbst: »Das wollte ich schon lange.«

Warm durchströmte ihn ein Gefühl des Glücks. Er hatte es zu Ansehen und Geld gebracht. Er hatte sich den Traum seiner Kindheit erfüllt. Das Haus mit Marmorsäulen am Eingang an der Park Avenue, das konnte er sich jetzt leisten. Und hier in der kleinen halbdunklen Wohnung hatten Jimmy und er begonnen, diesen Traum zu träumen.

»Ich drücke dir beide Daumen«, sagte sie und reichte ihm ihre zittrige Hand, »mach's gut, Rob. Und laß dich wieder mal sehn.«

Er war schon auf der Treppe, als er von oben ihre schwache Stimme hörte: »Und nochmals Dank für das schöne Geschenk, das du mir gemacht hast!«

9

Fünf Jahre später sollte hier die Romanze zwischen dem kanadischen Ministerpräsidenten Pierre Elliot Trudeau und der Sängerin Barbra Streisand ihren Anfang nehmen. Hier, im ›Casa Brazil‹, war Robert mit dem Mann verabredet, der mit seinen kosmetischen Artikeln den Weltmarkt beherrschte.

Das kleine Lokal lag in Yorkville, dem deutschen Viertel von Manhattan. Eine abgenutzte Fassade aus Sandstein. Ein nüchterner Raum. Kleine Tische. An den weißgekalkten Wänden Plakate südamerikanischer Fluglinien. Die Wirtin, eine rundliche Brasilianerin, kochte selbst. Eine Speisekarte gab es nicht. Jeder Gast mußte das gleiche Gericht essen.

Als Robert das Lokal betrat, saß Joshuan Bernon Farland schon an einem der Tische in der kleinen Nische. Der Ärger stand ihm im Gesicht. Sie hatten sich kaum flüchtig begrüßt, da sagte er hart: »Ich bin es nicht gewöhnt, meine Geschäfte in Lokalen abzuwickeln. Und in solchen schon gar nicht!«

»Sie hätten ja nicht zu kommen brauchen«, entgegnete Robert ungerührt, »ich habe Ihrer Sekretärin nur ausrichten lassen, daß ich darauf bestehe, die Besprechung in meinem Büro abzuhalten. Und in New York ist mein Büro hier.«

Joshuan Farland sah betont an seinem Gegenüber vorbei. Seine Backenknochen mahlten unmerklich. Sein Gesicht war glatt und sonnengebräunt und zeugte von Energie. Er war etwa zehn Jahre älter als Robert, doch schlank und sportgestählt wie er, ein Mann, dem man den Erfolg ansah.

Die Branche unterstellte ihm, er verdanke seinen mächtigen Konzern geradezu unwahrscheinlichem Glück. Was die Neider aber mit ›Glück‹ abtaten, waren ungeheurer Fleiß und die Gabe, in jeder Situation die richtige Entscheidung zu treffen. Daß dabei auch ein kleines, abgegriffenes schwarzes Notizbuch eine nicht unerhebliche Rolle spielte, nahm Joshuan Farland als gegeben hin.

Das Notizbuch hatten sich die Farlands schon über drei Generationen hinweg vererbt. In ihm hatten Joshuans Urgroßeltern alles notiert, was sie über die Kräuter von Tennessee und deren Heilkraft kannten. Sie hatten ihr Wissen nur für sich benutzt und kurierten ihre Leiden mit Umschlägen, Bädern und Säften aus Kräutern.

Die folgende Generation setzte die Kenntnisse aus dem schwarzen Notizbuch geschäftlich um. Joshuans Vater baute das Geschäft aus.

Er stellte Tinkturen und Cremes aus rund 140 verschiedenen Pflanzen her, die den Menschen halfen, ihre Magenleiden, ihr Asthma und Rheuma zu lindern. Er wurde reich.

Joshuan, der vierte Farland, der sich des Notizbuches bediente, stellte den Betrieb voll auf Kosmetika um. Vom Lippenstift bis zur Nachtcreme, vom Gesichtswasser bis zur Seife, vom ›Face Lifting‹ bis zum Nagellack und zum Haarpflegemittel bot er alles an, was der Schönheit diente.

Sein Grundsatz lautete: ›Meine Produkte müssen das Beste vom Besten sein!‹ Die Frauen dankten es ihm. Er war hundertfacher Millionär und lebte im Luxus. Über seinem Schreibtisch hing ein echter Renoir, und den Salon seines Stammhauses in Tennessee schmückten Bilder von de Vlaminck und Picasso sowie eine Skulptur von Michelangelo.

In New York bewohnte er, über der Chefetage des Farland-Wolkenkratzers, ein dreistöckiges Penthouse, dessen moderne Ausstattung er sich ein Vermögen hatte kosten lassen. Hier strotzte alles nur so von Schönheit und Perfektionismus. Nur etwas fehlte: eine Frau. »Ein Mann wie ich muß sich entscheiden«, pflegte er zu antworten, wenn er darauf angesprochen wurde, »entweder er arbeitet für die Frauen oder er beschäftigt sich mit ihnen. Beides zu tun ist mir unmöglich.«

Sein Arbeitstag hatte bis zu achtzehn Stunden, aber nie unter zwölf. Hilfen waren ihm dabei seine drei Chefsekretärinnen, sein Vice President, drei Chauffeure für zwei Cadillacs, zwei Jaguars und den Rolls-Royce und die beiden Piloten für die ›Beachcraft‹ und den Hubschrauber, der auf dem Dach des Farland-Buildings starten und landen konnte.

Für Joshuan Farland war jede Minute kostbar. Nichts haßte er so sehr wie vertane Zeit. Als er an dem winzigen Tisch des ›Casa Brazil‹ saß, glaubte er seine Zeit regelrecht zu verschleudern.

»Warum gehen Sie nicht, wenn es Ihnen hier nicht paßt?« riß Robert ihn aus seinen Gedanken. »Oder wollen Sie nicht doch mit mir reden?«

»Okay, reden wir!« sagte Farland gepreßt. »Aber nur unter der Bedingung, daß eine mögliche zweite Besprechung in meinem Büro stattfindet!«

»Wenn daran Ihr Herz hängt, okay! Schießen Sie los!«

Farland wollte gerade zu einer ausführlichen Darlegung seiner geschäftlichen Absichten ansetzen, da stellte die rundliche Wirtin gedünsteten Reis mit Shrimps und Muscheln in Weißweinsauce auf den Tisch und fragte in rüdem Ton, wie es ihre Art war: »Hoffentlich trinken Sie auch was!«

»Einen fünfundfünfziger Chateau Lafite-Rothschild«, sagte Farland, ohne den Blick zu heben. Er zog eine 100-Dollar-Note aus der Außentasche seines Jacketts und warf sie achtlos vor sie auf den Tisch: »Der Rest ist für Ihre Bemühungen.«

»Hm!« Sie nahm den Schein an sich, atmete hörbar durch, und verschwand mit den Worten »Ich werd's versuchen« hinter dem Vorhang aus Glasperlen, der zur Küche führte.

Wenig später brachte sie zwei Becher voll Wein an, dessen Flasche 65 Dollar kostete. »In der Küche ist davon noch mehr«, sagte sie mit einem Seitenblick auf Farland und ging weg.

Sie tranken sich flüchtig zu, und Farland begann: »Jansen, wenn Ihre Vorschläge Hand und Fuß haben, können Sie mit mir das Geschäft Ihres Lebens machen!«

»Den Hinweis können Sie sich sparen!« unterbrach ihn Robert kühl. »Meine Vorschläge haben immer Hand und Fuß!« Er beobachtete den anderen, wie er wohl reagierte, doch als dessen Gesicht ausdruckslos blieb, fuhr er fort: »Um meine wertvolle Zeit nicht unnötig zu verplempern, schlage ich vor, daß wir methodisch vorgehen. Sie erzählen mir zuerst einmal, wo Sie der Schuh drückt. Am besten in Zahlen.«

»So machen Sie keinen Eindruck auf mich, Jansen. Ihre Zeit ist um keinen Cent wertvoller als meine. Und das Blabla von der Methodik ist bei mir unangebracht.« Über Farlands Gesicht huschte ein abfälliges Lächeln, das gleich darauf einem steinernen Ausdruck wich: »Ich bin sofort bereit, den Rest der Flasche Ihnen zu überlassen, Jansen. Der Schuh drückt mich nämlich nicht an der Stelle, die Sie womöglich meinen. Ich bitte Sie deshalb, mich ab jetzt nur noch zu unterbrechen, wenn es sachlich angebracht ist.«

Robert spürte, daß er den anderen ernst nehmen mußte. Farland konnte er nur mit fachlichem Wissen überzeugen. Doch er würde dem Sachverstand des anderen gewachsen sein, dessen war er gewiß. Denn er hatte sich auf das Treffen ausführlich vorbereitet.

»Okay«, sagte er versöhnlich, »ich höre!«

10

»Unser Gesamtumsatz ist befriedigend bis hervorragend«, begann Farland seine Ausführungen, »die größten Umsatzträger sind nach wie vor die Artikel Haarpflegemittel und Hautcremes, einschließlich Hautpasten und Hautemulsionen. Knapp dahinter rangieren die Duftwässer und Lotions. Dann kommen die hochklassigen Seifen, danach die Zahnpasten und Zahnpulver, dann die Haarwaschmittel. Den geringsten Umsatz, aber dennoch einen befriedigenden, machen die Nagellacke, Lippenstifte und die kleineren Make-up-Mittel, wie zum Beispiel Wimperntusche und ähnliches.« Er lehnte sich zufrieden zurück, als habe er einen eindrucksvollen Zaubertrick vorgeführt. Gedehnt fragte er: »Haben Sie das gewußt, Jansen?«

Robert verzog keine Miene. Er sagte nur ein Wort: »Ja.« Es wirkte auf den anderen, als habe man ihm den Boden unter den Füßen weggezogen.

Farland sah ihn aus schmalen Augen an. »Sie haben es tatsächlich gewußt?«

»Ich habe mir erlaubt, mich eingehend vorzubereiten.« Robert ließ sich den Triumph nicht anmerken.

»Über unseren Umsatz? Das glauben Sie doch selbst nicht!«

»Über den allgemeinen Umsatz der Branche natürlich. Die Reihenfolge der Umsatzträger bleibt die gleiche. Sie haben es mir eben bestätigt.«

»Okay.« Farland gab sich geschlagen und holte weit aus: »In den Vereinigten Staaten hat sich der Gesamtumsatz aller Schönheitsmittel in den vergangenen zehn Jahren, also von neunzehnhundertvierundfünfzig bis heute, in etwa verdoppelt. Dabei hat sich der Umsatz für Haarpflegemittel verfünffacht, für Duftwässer vervierfacht und für Parfüms, hochklassige Seifen und Hautcremes fast verdoppelt. Was den Umsatz nicht steigern konnte, waren also Haarwaschmittel, Lippenstifte und so fort.« Farland nippte kurz an seinem Wein. »Ich sage Ihnen das alles, damit Sie sich unnötige Rückfragen ersparen.«

Robert ließ keinen Blick vom anderen und schwieg.

»Sie sehen, Jansen«, fuhr Farland fort, »die Kosmetikbranche expandiert. Die Menschen geben von Jahr zu Jahr mehr Geld für ihre Körperpflege aus. Was die Gesamtausgabe pro Kopf der Bevölkerung betrifft, liegt der Bürger der Vereinigten Staaten nach wie vor an der Spitze. Nicht aber in bezug auf die Zuwachsrate. Welches Land hat uns hier schon überrundet, was glauben Sie, Jansen?«

»Deutschland«, sagte Robert trocken.

Farland war verblüfft. »Sie haben sich in der Tat ausgezeichnet vorbereitet.« Und als wolle er ihn prüfen: »Wissen Sie etwa auch, worauf die gewaltigen Umsatzsteigerungen zurückzuführen sind?«

»Ich glaube, ja.« Robert meinte es ironisch. »Soll ich es Ihnen in Kontinente aufteilen oder in Länder oder in Altersgruppen oder in...«

»Im allgemeinen«, verbesserte Farland ihn knapp.

»Erstens auf eine im ganzen gesteigerte Kaufkraft«, zählte Robert nüchtern auf, »zweitens auf veränderte Verbrauchergewohnheiten und drittens auf einen Wandel der gesellschaftlichen Sitten.«

»Was die veränderten Verbrauchergewohnheiten betrifft...«

Robert fiel dem anderen ins Wort: »Heute stehen ungleich mehr Frauen im Beruf als irgendwann zuvor. Das Geld ist also anders verteilt. Die Frauen bilden ein großes Kaufkraftpotential, auch ohne das Geld ihrer Männer. Abgesehen davon, ernährt sich ein großer Teil der Frauen allein. Auch die Teenager und Twens erhalten von ihren Eltern mehr Taschengeld als früher oder verdienen schon selber.«

»Gut analysiert«, gab Farland freimütig zu und stellte die nächste Frage: »Und der Sittenwandel?«

»Die Kriegs- und Nachkriegsjahre sind endgültig überwunden. Die Zeit der Einschränkung ist vorbei. Aber auch die Zeit des Sichgehenlassens. Der Mensch pflegt sich. Allein die Konkurrenz am Arbeitsplatz bewirkt, daß der einzelne gepflegt erscheinen will. Auf der Fahrt in der Subway will man angenehm auffallen. Im Kino. Im Theater. Bei jedem Date. Darüber hinaus hat man den Wert des Körpers schätzengelernt. Man will ihn sich funktionstüchtig erhalten. Jung und schön. Die Haut. Die Haare. Die Zähne. Und selbst die Jugend schwört ihren bisherigen Idolen allmählich ab. Nicht mehr Ungepflegtheit ist gefragt, sondern saubere Fingernägel, ein geschicktes Make-up und wohlriechender Duft.« Robert nickte dem anderen unmerklich zu. »Spreche ich Ihren Text?«

»Wir sind einer Meinung«, stellte Farland sachlich fest, »aber ich bin noch nicht am Ende meiner allgemeinen Darlegung. Die Hormon- und Placentapräparate erleben eine ungeahnte Umsatzsteigerung. Die Menschen halten Runzeln nicht mehr für eine Anerkennung des Alters, sondern einfach für unschön. Die Entdeckung der ›biologischen‹ Nährstoffe hat uns neue Ziele gesteckt.« Er warf einen kurzen Blick auf den Teller voll Essen, das er noch nicht angerührt hatte. Es störte seine Konzentration. Ärgerlich schob er den Teller von sich.

Im Gegensatz zu ihm hatte Robert gegessen. Sein Teller war leer. Er kaute den letzten Bissen und sagte: »Ihre beste Kundin ist doch wohl die reife Vierzigerin, habe ich recht?«

»Ja. Und?«

»Also ist die Erkenntnis, daß Rinderplasma, das man sich auf die alternde Haut schmiert, vorübergehend manche Falten zu glätten vermag, die wohl wichtigste wissenschaftliche Errungenschaft Ihrer Branche.«

»Wir haben das ›Face Lifting‹ aus der Flasche in unseren eigenen Laboratorien entwickelt. Wissen Sie vielleicht auch, mit welchem Werbeaufwand wir die ›Face Lifting‹-Produkte auf den Markt werfen?«

»Mit dem Werbeaufwand von dreiundzwanzig bis fünfundzwanzig Prozent des Verkaufspreises.«

»Sie sind okay, Jansen. Und Sie sehen, daß bei einem Werbeaufwand von fünfundzwanzig Prozent die Spanne für den Reinverdienst verdammt knapp ist.« Farland gab sich den Anschein, als sei er am Ziel seiner Ausführungen.

Robert reagierte schnell. »Wenn Sie darauf hinauswollen, daß ich in diesem Fall Ihre Werbung verbessern soll, aber gleichzeitig die Werbungskosten zu drücken habe, dann bin ich nicht Ihr Mann.«

»Jansen, so hören Sie mir doch zuerst einmal zu.«

»Sinnlos, Farland! Ich stehe schon zu weit oben. Ich kann mir solche Experimente nicht mehr leisten.«

»Ich habe Sie aus mehreren Gründen um dieses Date gebeten, Jansen.«

»Sie können mich nicht einwickeln. Suchen Sie sich einen anderen.«

»Jansen, so hören Sie doch! Sie sollen die Werbungskosten nicht drücken! Davon war nie die Rede!« Farland sah Robert eindringlich an. »Sie kennen unsere Gesamtwerbung, Jansen?«

»Ja. Sie ist ausgezeichnet. Es gibt kaum eine bessere. Alle Branchen und Länder eingeschlossen.«

Farland hob das Glas. »Ich danke Ihnen, daß Sie an unseren Produkten Interesse bekunden.« Sie tranken sich zu, und Farland führte die Unterredung weiter: »Ich muß Ihnen also nicht sagen, daß meine Werbeleute okay sind.«

»Es sind Topleute.«

»Eben. Warum also komme ich auf Sie?« Farland sah seinem Gegenüber fest in die Augen.

»Vielleicht wollen Sie hören, daß ich mir Ihr Angebot nicht erklären kann? Daß ich mich frage: Was will er von mir, wenn er die Topleute im Haus hat?«

»So in etwa.«

»Aber ich muß Sie enttäuschen. Ich kann es mir nämlich erklären. Sehr gut sogar. Auch der beste Mann hat nur eine bestimmte Handschrift. Wenn man aber, aus welchem Grund auch immer, eine andere haben will, kann man von dem Mann nicht verlangen, daß er sich auf diese andere, diese neue Handschrift umstellt. Es wäre ein zu langwieriger Prozeß. Und er garantiert nicht den Erfolg. Also geht man her und sucht sich einen Mann, der schon eine andere Handschrift hat.«

»Ich gratuliere!« sagte Farland, und Robert spürte, daß er es ehrlich meinte. »Genau das ist ein Grund, warum ich Sie um diese Unterredung gebeten habe. Einen zweiten Grund habe ich vorhin schon erwähnt.«

»Ich soll mich der verteufelt knappen Gewinnspanne bei den ›Face Lifting‹-Produkten annehmen.«

»Ja. Vielleicht brauchen Sie nur einen winzigen Einfall. Aber er muß Ihnen eben kommen.«

Robert überschlug das Problem kurz in Gedanken und antwortete: »Okay. Ich werde mich der Sache annehmen. Die Unterlagen schikken Sie mir ins ›Waldorf‹.«

»Wenn Sie ins Hotel kommen, werden Sie sie vorfinden«, sagte Farland. Für ihn war die Angelegenheit erledigt. Er änderte den Ton, sprach jetzt breit und gedankenversunken: »Der Hauptgrund, warum ich auf Sie gekommen bin, ist: Ich erweitere unser Angebot für Herren. Besser gesagt, ich bringe eine völlig neue Herrenserie auf den Markt.«

»Und die Herrenserie soll sich von den Damenserien klar absetzen«, führte Robert den Gedanken des anderen fort.

»Ja. Sie soll eine andere Handschrift haben.«

»Ich höre.« Robert schob seinen Stuhl etwas vom Tisch weg und verschränkte die Arme vor der Brust.

Inzwischen hatte die Wirtin den zweiten Gang gebracht: Porterhouse Steak Bonito. Ein kräftiges Stück Fleisch, wie es früher in den Hafenkneipen, den Porterhouses, zubereitet wurde. Eine etwa sechs Zentimeter dicke Scheibe aus dem flachen Roastbeef mit Knochen und Filet, gut mit Fett durchwachsen. Auf dem Rost gebraten, mit Salz, Pfeffer und Muskatnuß gewürzt und mit Rosenkohl serviert.

Für die Bonitobutter Schalotten und Champignons fein gehackt, in Butter gedünstet, dann ausgekühlt und mit Kräutern und weicher Butter zur Creme geschlagen, mit Salz, Pfeffer, Zitronensaft, Worcestersauce und Tabascosauce abgeschmeckt.

Als die Wirtin sah, daß die beiden Männer ihre Steaks nicht anrührten, ja nicht einmal zur Kenntnis nahmen, da sie nur unaufhörlich aufeinander einsprachen, unterbrach sie sie rüde: »He, wollt ihr etwa, daß der Ochse Junge kriegt?«

Farland hob kurz den Blick. »Setzen Sie alles auf die Rechnung, aber bringen Sie nichts mehr. Und nehmen Sie die Steaks wieder mit.«

Sie wollte aufgebracht zu einer Erwiderung ansetzen, doch Farland kam ihr zuvor: »Die Steaks sind große Klasse, ich sehe es ihnen an. Richten Sie dem Ochsen unseren Dank aus. Aber stören Sie uns bitte nicht mehr, bis wir die Rechnung verlangen!«

Sie kochte innerlich. Robert sah ihr an, wie sie mit sich kämpfte. Am liebsten hätte sie Farland wohl den Teller mitsamt dem Steak an den Kopf geworfen. Doch sie beherrschte sich gerade noch. Sie preßte die Lippen zu einem Strich zusammen und nahm die beiden Teller vom Tisch.

Als sie gegangen war, nahm Robert den Gesprächsfaden wieder auf, indem er noch einmal sagte: »Ich höre.«

»Okay. Die Herrenserien enthalten in den Grundstoffen nichts Neues. Nur die Dufteigenschaften unterscheiden sie von den Damenserien. Aber das tut nichts zur Sache. In diesem Fall liegt das Gewicht klar auf der Ausstattung. Und auf der Werbung. Haben Sie sich mit dem Phänomen dieser Herrenserien schon einmal befaßt?«

»Ich will Ihnen zunächst einmal gestehen, daß ich im stillen damit gerechnet habe, daß Sie mir mit einer Herrenserie kommen würden. Das hat auch mit den Ausschlag gegeben, daß ich sofort zugesagt habe. Die Herrenkosmetik ist für mich das faszinierendste Phänomen in der derzeitigen Werbung. Es wird ein ganzes Geschlecht plötzlich für Produkte interessiert, die noch vor kurzem ausschließlich dem anderen Geschlecht vorbehalten waren.«

»Das ist die Grunderkenntnis, ja.«

»Und ich bin der Ansicht, daß der Markt dafür noch bei weitem nicht voll erschlossen ist.«

»Das ist auch meine Ansicht. Aber kommen wir zu den Problemen, die sich Ihnen stellen werden. Die Werbung für Herrenkosmetik steckt noch in den Kinderschuhen. Sie liegt zwar schon jetzt an der

Spitze vor allen anderen Produkten, ja sogar noch vor der Zigaretten-
werbung, aber sie hat noch nicht durchgeschlagen.«

»Haben Sie die Werbung schon testen lassen?«

»Das Ergebnis ist miserabel.«

»Und was sagen Ihre Topleute dazu?«

»Sie haben sich offenbar festgefahren.« Farland beobachtete sein
Gegenüber scharf. Als Robert keine Reaktion zeigte, setzte er achselzuckend hinzu: »Sie stehen vor einem Rätsel.«

»Erklären Sie mir das Ergebnis im einzelnen.«

»Die Slogans sind gut. Sie sind originell. Sie sind ausgetüftelt. Und
trotzdem ist im Umsatz kein Wind.«

»Sie meinen die Slogans ›Neue Duftlust für Männer, die Wildes
wagen‹ oder ›Männer sind nur Männer, wenn sie Frauen betören‹?«

»Ich meine alle, die bisher auf dem Markt sind. Ob ›Schenken Sie
es Ihrem Mann, bevor es eine andere tut‹ oder ›So wickeln Sie die
Frauen ein‹. Keine schlechten Einfälle, gewiß. Aber sie alle treffen
nicht den Punkt.« Farland warf einen flüchtigen Blick auf seine Armbanduhr. Seine Zeit war knapp bemessen.

»Und das Hintergrundergebnis?« fragte Robert.

»Es zeigt, daß ich recht habe. Die Werbung schlägt nicht durch.
Fast der gesamte Umsatz wird in den Wochen vor Weihnachten er-
zielt. Also reiner Geschenkkauf. Das ist zu wenig.«

»Demnach werden die Herrenkosmetika nicht von den Männern,
sondern von den Frauen gekauft, die sie ihren Männern schenken.«

»Ja. Vielleicht ist das der Ansatz, von dem wir ausgehen sollten.«

»Einer von mehreren Ansätzen. Aber zweifellos nicht der einzige.
Die Alterszielgruppe?« Robert lehnte sich erwartungsvoll zurück.

»Von siebzehn bis unendlich. Wir wagen es nicht, sie einzuengen.
Zum Beispiel, auf die Jugend zu verzichten. Es macht die Sache noch
schwieriger, ich sehe es ein.«

»Sind die Preise angemessen?«

»Für fünfzig Kubikinches Lotion zwei bis drei Dollar. Das ist nicht
eben wenig, aber auch nicht überteuert. Natürlich gibt es die gleiche
Menge auch für sieben und sogar für zwölf Dollar. Wenn Sie aber bedenken, daß im Schnitt allein rund fünfundzwanzig Prozent Werbungskosten auf dem Preis liegen, haben wir keine Luft mehr.«

»Soll der Name ›Farland‹ Mittelpunkt der Werbung sein?«

»Das ist noch nicht getestet.«

»Das läßt sich auch nicht testen«, sagte Robert, »man kann es nur
aus dem Hintergrundmaterial ableiten. Zum Beispiel, bringt man den

Namen ›Farland‹ ausschließlich mit der Frau in Verbindung? Wie viele Männer kaufen ihren Frauen ›Farland‹-Geschenke und in welchen Mengen?«

»Das hieße, wie viele Männer kennen ›Farland‹?«

»Genau. Aufgeteilt in Altersgruppen, Sozialgruppen, und so weiter.«

»Sie wollen also darauf hinaus, daß man auch den Mann als Käufer für seine Kosmetika aktivieren müßte?« fragte Farland.

»Man muß es zumindest untersuchen. Denn ich denke, daß der Fehler nicht nur bei den einzelnen Slogans liegt.«

»Sie haben recht«, ereiferte sich Farland, »die ganze Richtung ist falsch!« Und abgeklärt: »Es liegt an Ihnen, mir den Weg zu zeigen, der einzuschlagen ist.«

»Hm.« Robert überlegte kurz und sagte dann entschieden: »Es ist eine reizvolle Aufgabe.«

»Und eine lohnende. Wenn Sie Erfolg haben, können Sie mit einem Blankoscheck rechnen.« Farland lächelte: »Ich vertraue Ihnen natürlich, daß Sie keine utopische Summe einsetzen.«

»Okay. Ich nehme Ihr Angebot an. Und der Termin?«

»Sagen wir, vier Wochen? Ist das zu kurz?«

»Es kommt darauf an, welche Berge von Material mich erwarten.«

»Sie sind höher als der Mount Everest.«

»Dann einigen wir uns auf fünf Wochen.«

»Okay. Morgen liegt der Vertrag bereit. Sie werden zwei Sekretärinnen haben und den besten Mann aus unserer Auswertungsabteilung. Und ein ganzes Stockwerk für sich allein.« Farland winkte die Wirtin heran: »Sie können uns jetzt Ihren Zorn in Rechnung stellen.«

11

Der Farland-Wolkenkratzer lag mitten im Bankviertel von Manhattan, an der Pearl Street, unweit der Wall Street. 24 Stockwerke. Prunkvolle, helle Fassade. Der Eingang aus Glas und Messing. Die Halle geräumig und mit einem himmelblauen Teppich ausgelegt. An einem großen modernen weißen Schreibtisch der Pförtner. Sprechanlage in alle Büros. Drei Fernsehmonitore, die Bilder aus 23 Stockwerken übertragen konnten. Nur nicht aus dem vierundzwanzigsten.

Denn dort befand sich die Chefetage. Das Heiligtum, das völlig abgeschirmt war und das ein gewöhnlicher Angestellter nie kennenlernte.

Robert stand die Flucht des vierten Stockwerks zur Verfügung. Ursprünglich hatte Farland für ihn das einundzwanzigste frei machen lassen, doch Robert hatte verlangt, daß man ihm ein möglichst tief gelegenes zuwies. Er haßte es, in Wolkenkratzern zu arbeiten. Er ertrug sie nur von außen.

Er hatte alle Büroräume bis auf die notwendigste Einrichtung völlig ausräumen lassen. So hatte er Platz geschaffen, damit die Massen von Informationsmaterial gesichtet, nach Sparten geordnet und auf allen verfügbaren Flächen überschaubar ausgebreitet werden konnten. Als Farland ihn dort zum erstenmal aufsuchte, war er verwirrt. »Das gleicht hier ja der methodischen Unordnung eines Generalstabsquartiers!« Sie lachten beide und hieben sich gegenseitig ausgelassen gegen den Oberarm.

Robert arbeitete täglich bis zum späten Abend. Gegen zehn Uhr aber, wenn er Jocelyne vom Fotografieren zurück im Hotel wußte, machte er schlagartig Schluß. Er aß mit Jocelyne zu Abend, und anschließend vergnügten sie sich miteinander im Bett.

Als nach neun Tagen ihr Aufenthalt in New York beendet war und sie zu den nächsten Terminen nach Paris flog, ersetzte er sie sofort durch Tammy, seine vierundzwanzigjährige erste Sekretärin.

Nach ein paar Tagen ergab es sich, daß er zusammen mit Tammy auch Dorothy, die zweite Sekretärin, zum späten Abendessen einlud. Im Gegensatz zur blonden, aufgeschlossenen Tammy war die gleichaltrige brünette Dorothy zurückhaltend und ruhig, ja direkt schüchtern. Doch als er sie bat, gemeinsam mit Tammy noch mit ins ›Waldorf‹ zu kommen, war sie sofort einverstanden, und wenige Zeit später lagen sie zu dritt im Bett.

Dorothy erwies sich als weitgehend unerfahren. Es war ihr erstes sexuelles Erlebnis zusammen mit einem Mädchen. Und noch dazu war dieses Mädchen ihre Kollegin, in der sie bisher nichts als die berufliche Konkurrentin gesehen hatte. Aber Tammy kam ihr entgegen und lernte sie an. Dorothy entpuppte sich als Naturtalent und übertrumpfte die andere schon am dritten Abend an vollkommener Zügellosigkeit.

Robert genoß das abendliche Liebesspiel mit den beiden grundverschiedenen Mädchen. Tagsüber im Büro verlangte er von ihnen schnelle und gute Arbeit. Am späten Abend aber, wenn sie zu dritt das Farland-Building verlassen hatten, verwöhnte er sie beide wie ein großzügiger Liebhaber. Sie aßen im ›21‹, im ›Four Seasons‹, im ›El Marocco‹ oder gleich im ›Waldorf‹. Er hatte sich für sie Geschenke besorgt, Schallplatten, Schuhe, teure Gürtel oder Blusen, einmal für jede einen Smaragdring, und am letzten Abend legte er jeder einen Nerzmantel aufs Bett.

»Nicht zum Dank, sondern nur zur Freude.« Sie lagen nebeneinander auf dem weißen Leintuch, die Mädchen hatten sich die Mäntel über ihre nackten Körper gezogen, und er nahm sie, zu beiden Seiten, in seine Arme: »Seid ihr wenigstens ein bißchen traurig darüber, daß wir Abschied feiern müssen? Das heißt, es sei denn, ich habe morgen Erfolg.«

»Sehr!« sagte Tammy, und die ruhige Dorothy war ganz in sich gekehrt, als sie leise feststellte: »Ich werde es nie wieder machen, Rob. Es hat mir mit dir zu gut gefallen.«

»Das hört man gern!« Er lachte und wurde gleich darauf ernsthaft. »Deshalb bin ich dafür, daß wir es heute nicht mehr tun. Wenn man weiß, daß es der letzte Abend ist, führt es leicht zu einer unfreien Atmosphäre.«

»Nein!« sagte Dorothy bestimmt. »Dafür bin ich nicht! Und wenn ich hundertmal unfrei wirken sollte, ich will es mit euch zwei einfach noch einmal wissen!« Sie schob aufreizend langsam den Nerz von ihren Schenkeln, so daß ihr Schoß freilag, beugte sich behutsam über Robert hinweg, strich dabei mit den Fingern zärtlich an seinen sehnigen Hüften entlang, öffnete auch Tammys Mantel gefühlvoll, und sie begannen, sich alle drei miteinander besonders ausgelassen zu vergnügen, als sei es das letztemal.

12

Am folgenden Morgen fand das abschließende Gespräch mit Farland statt. Als Robert den Lift betrat und der Boy über die Sprechanlage in der Chefetage anfragte, ob er Mister Jansen bringen dürfe, fühlte er sich frisch und in bester Verfassung.

Er wußte, daß er gute Arbeit geleistet hatte und daß er Farland mit einer direkt revolutionierenden Idee gegenübertrat. Ob er ihn allerdings für die Idee würde gewinnen können, wagte er nicht zu sagen. Immerhin war Farland sein bisher härtester Gegenspieler.

24. Stockwerk. Eine Lichtschranke. Eine attraktive, rotblonde

Empfangsdame. Ein verlockend gehauchtes: »Mister Jansen, darf ich bitten!« Unter einem enganliegenden weißen Rock ein kleiner strammer Popo, der beim Gehen leicht hin und her wackelte. Ein endlos langer Flur, weiße Wände, weißer Teppich, bunte Bilder, wie in einer Gemäldegalerie. Ein großes Panoramafenster. Ein Ausblick, der einem die Luft nahm: zum Greifen nahe die im gleißenden Sonnenlicht liegende Skyline der riesigen Wolkenkratzer von Downtown, der unteren Stadt, dem Hauptgeschäfts- und Bankenviertel von New York, an der Südspitze von Manhattan, mit dem Hudson River im Hintergrund.

Eine mit kardinalrotem Leder gepolsterte weiße Tür. Noch einmal das von der Empfangsdame gehauchte, diesmal mehr sachliche »Ich bringe Mister Jansen«! Eine zweite Tür, ähnlich der ersten: das Heiligtum.

Farland kam Robert vom Schreibtisch entgegen. Kurze Begrüßungsfloskeln. »Whisky? Martini? Bloody Mary?« Robert entschied sich für King's Ransom.

Eine tief gepolsterte Sitzgruppe. »Bitte, Mister Jansen!« Eine Geste, die zum Sitzen aufforderte. Ein ungewöhnlich ausladender Sessel.

Der Raum groß und weiß. Die Wände, die Decke, der Teppich, der den Fußboden vollkommen bedeckte, der Schreibtisch, die Stühle, die Polstermöbel der Sitzgruppe, alles in Weiß. Viel Glas: die modernen Beleuchtungskörper, der niedrige runde Tisch bei der Sitzgruppe, die großen Würfel, auf denen Skulpturen standen, die moderne Standuhr, die fünf Telefonapparate auf dem Schreibtisch. Und an der Wand hinter dem ausladenden Schreibtisch ein großes Bild, das nur aus einer gleichmäßigen Fläche bestand, die dem Beschauer kardinalrot entgegenleuchtete. Ein echter Mondrian.

Eine Sekretärin, die lautlos vor Robert eine Flasche King's Ransom mit einem Krug Wasser und einem silbernen Kübel voller Eiswürfel hinstellte, für Farland einen Martini brachte und ebenso lautlos wieder verschwand.

»Bitte, beginnen Sie mit Ihrer Präsentation!« Eine neuerliche zuvorkommende Geste, begleitet von einem argwöhnischen Blick neben Roberts Füße.

Robert deutete den Blick richtig. »Nein, ich habe weder eine Materialmappe bei mir noch irgendwelche Entwürfe. Vielleicht darf ich noch einmal darauf hinweisen, daß ich mich ausschließlich als Berater verstehe.« Er sprach ruhig und gelassen und prostete dem anderen zu: »Cheers!«

Farland hob flüchtig sein Glas, trank kurz und sagte, ohne eine Miene zu verziehen. »Okay. Dann beginnen Sie mit Ihrem Vortrag!«

»Zuerst die Zusammenfassung: Ich glaube, ich bin zum Ziel gekommen.«

»Wollen Sie damit sagen, Sie haben möglicherweise eine Lösung gefunden?« Der andere sprach ebenso gleichmütig wie sein Gegenüber.

Ihm kann man so schnell keine Regung entlocken, dachte Robert, er ist ein mit allen Wassern gewaschener Vollprofi. Und er entgegnete: »Fängt denn nicht jeder seinen Vortrag mit dieser Feststellung an?«

»Taschenspielertricks ziehen hier nicht, Jansen.« Farland blieb ungerührt.

Robert änderte den Ton und wurde sachlich. »Am Anfang steht meine Person. Ich darf sie Ihnen mit wenigen Sätzen skizzieren. Jeder Satz aber weist schon auf das Ziel hin. Ich vertrete zum Beispiel die Regel: ›Es ist klar, daß die Werbung nur materielle Bedürfnisse befriedigt und niemals die Seele.‹ Aber im gleichen Atemzug bin ich auch der Meinung, daß die Werbung versuchen soll, auch die Seele zu treffen. Das klingt vielleicht im ersten Moment paradox, ist es aber nicht. Ich will auf diese Weise nur zum Ausdruck bringen, daß die Werbung alles versuchen muß, um den möglichen Käufer zu erreichen, auch das Aussichtslose. Okay?«

»Einverstanden.«

»Eine andere Gebrauchsphilosophie von mir ist: ›Der Wind, der morgen weht, wird morgen wehen.‹ Das heißt: Junge, versuch nie, etwas mit der Brechstange zu erreichen! Denk daran, du kannst dir den morgigen Tag nicht heute schon zurechtbiegen! Nur mit dem heutigen kannst du leben! Okay?«

»Okay.«

»Und ich will ein Mensch bleiben, der sich nie für Geld verkauft!« Robert machte eine Pause und sagte dann: »Haben wir uns bis hierher verstanden?«

»Ja.« Farland lehnte sich tief in den Sessel zurück. Er war voll konzentriert.

»Und nun zum Markt. Die Hersteller von Herrenkosmetika haben ihn weitgehend gepflügt. Aber sie haben ihn noch nicht bepflanzt und deshalb auch noch nie ernten können. Ich habe mich der Mühe unterzogen und bin jedem kleinsten Detail Ihrer Testergebnisse auf den

Grund gegangen. Ich darf wiederholen, daß wir wissen, daß Herren-kosmetika beinahe uneingeschränkt von Frauen gekauft werden. Natürlich, um sie ihren Männern zu schenken, auch das wissen wir. Die Tests aber offenbaren, bei gründlicher Analyse, eine entscheidende Tatsache, die bis jetzt noch keiner berücksichtigt hat.«

»Lassen Sie hören!«

»Die Frauen setzen nicht auf Sex!« Robert ließ den Satz im Raum stehen.

»Erläutern Sie das.«

»Die Frau, ob verheiratet oder liiert, hat zwar das Bedürfnis, den Mann, der ihr sozusagen gehört, anziehender zu machen, gepflegter. Aber dem Bedürfnis ist eine Grenze gesetzt. Und diese Grenze heißt Eifersucht.«

Farland nahm den Gedankengang auf. »Sie will ihn anziehender machen, aber nicht zu anziehend. Er soll auf sie wirken und auch ein wenig auf die anderen Frauen, aber beileibe nicht zu sehr.«

»Genau. Alle bisherigen Slogans zielen darauf ab, die Attraktivität des Mannes zu steigern. Und alle Produkte stehen auf einer Falltür, die bisher noch keiner bemerkt hat.«

»Sehr gut! Ausgezeichnet, Jansen!«

»Vergessen wir also ›Männer sind nur Männer, wenn sie Frauen betören‹ und ähnlichen Käse.«

»Großartig! ›Neue Duftlust für Männer, die Wildes wagen‹! Oder: ›So wickeln Sie die Frauen ein‹! Totaler Schwachsinn!« Farland gab seine Zurückhaltung auf.

»Bisher wurden also nur die Junggesellen angesprochen«, sagte Robert, »aber diese Zielgruppe ist wohl zu klein.«

»Einwandfrei. Haben Sie noch so eine grandiose Entdeckung gemacht?«

»Ja. In diesem Zusammenhang. Denn nicht einmal die Junggesellen werden voll angesprochen. Genau gesagt, sind es nicht einmal eins Komma zwei Prozent aller Männer.«

»Ist ja unwahrscheinlich!« Farland war sprachlos. Er setzte aufgeräumt hinterher: »Jansen, ich gratuliere schon jetzt!«

Robert winkte ab. »Die Sache ist noch nicht gelaufen.«

»Und warum werden nicht einmal alle Junggesellen angesprochen?« fragte Farland interessiert.

»Ich darf zum Beispiel einen Slogan noch einmal wiederholen: ›Neue Duftlust für Männer, die Wildes wagen.‹« Robert ließ ihn genüßlich auf der Zunge zergehen und fuhr sarkastisch fort: »Ich bin der ›wilden Sache‹ nachgegangen. Das Ergebnis war so verblüffend wie naheliegend.«

»Und wie?«

»Das Wilde, das gewagt werden soll, wird allgemein als eine sexuelle Ausschweifung empfunden. Die sexuelle Ausschweifung aber, die der normale Mann gewöhnlich strikt ablehnt, ist die...« Robert ließ dem anderen Zeit, den Gedanken zu vollenden.

»...die Homosexualität!« sagte Farland triumphierend, als sei er es gewesen, der die Tests analysiert hatte.

Robert faßte zusammen: »Also ziehen wir aus der bisherigen Marktwerbung die Erfahrung: Die Werbeleute haben sich zwar sehr angestrengt. Stärker vielleicht als oft bei anderen Produkten. Sie haben sich fantasievolle Einfälle abgerungen, aber sie haben total danebengehauen. Wir beide wissen also jetzt, daß für Ihre Herrenkosmetik jede Werbung zum Tod verurteilt ist, die erstens in Richtung Sex zielt, ob offen oder verdeckt, und die zweitens die Männlichkeit in den Vordergrund stellt. Slogans, die sich der Worte ›herb, klar, männlich, kraftvoll‹ bedienen, zielen weit an der möglichen Käufergruppe vorbei. Denn einmal sprechen sie die Frauen nicht an und zum anderen auch nicht den Mann in jedem Alter.«

»Eine wesentliche Erkenntnis.«

»Unbedingt. Die Jugend nimmt im allgemeinen an, sie habe die Männlichkeit sowieso in sich. Und die Männer über sechzig erreicht man überhaupt nicht. Für sie spielt die Männlichkeit nicht mehr die große Rolle. Sie haben sich andere Werte gesetzt. Bleibt also nur die Gruppe zwischen dreißig und sechzig. Gewiß eine potentiell starke Gruppe, aber auch sie genügt nicht allein.«

»Was ist also zu tun?« Farland beugte sich aufmerksam vor.

»Das Ziel steht am Ende. Vorläufig kreisen wir es ein. Wir scheiden die falschen Richtungen aus, um unser Risiko zu vermindern. Und das ist immerhin ein unschätzbarer Vorteil gegenüber der Konkurrenz.«

»Kreisen wir noch weiter ein?«

»Ja. Und zwar methodisch. Auch mit einem Wissen, das scheinbar nicht zur Sache gehört, ihr aber letzten Endes doch dient.«

»Zum Beispiel?«

»Wir begehen ein Verbrechen.«

»Moment mal, Jansen!«

»Keine Angst. Sie sollen niemanden ermorden!« Robert kostete die Verblüffung des anderen aus.

»Aber?« fragte Farland voller Argwohn.

»Unsere Kritiker, das heißt die intellektuellen Kritiker der Werbebranche, sehen es als das schwerste Verbrechen überhaupt an.«

Als Robert nicht weitersprach, drängte der andere ihn: »Nun sagen Sie es endlich!«

»Das Verbrechen, das wir begehen, besteht darin, daß wir in die geheimsten Gedanken unserer Mitmenschen eindringen. Daß wir sie uns sozusagen seelisch und geistig nackt und bloß und ungeschützt vornehmen. Daß wir jede ihrer Regungen studieren. Daß wir sie willenlos unserer Beeinflussung aussetzen. Daß wir sie manipulieren. Daß wir die Rolle des modernen Mephisto spielen.«

»Und welches sind die geheimsten Gedanken?«

»Gedanken, Empfindungen, die im Unterbewußtsein schlummern.«

»Lassen Sie hören.«

»Zum Beispiel die Gedankenfolge, daß der Salat weiblich ist, also auf Frauen anziehender wirkt als auf Männer, die Kartoffel dagegen als männlich bezeichnet werden kann und das Suppenhuhn als gleichgeschlechtlich gilt.«

»Gut. Sehr gut. Weiter.«

»Die Behaglichkeit in der Badewanne, im Auto, im Polstersessel oder unter der Bettdecke gleicht der Geborgenheit im Mutterleib.«

»Die Werbung bedient sich der Erkenntnisse von Sigmund Freud!«

»Absolut. Die Psyche des Menschen hat kaum jemand besser gekannt als er.«

Farland lehnte sich genüßlich zurück. »Ich würde gerne mehr hören.«

»Wer Sinn für Feuerzeuge entwickelt oder für Krawatten oder Pelzmäntel, hat sexuelle Potenz.«

»Ausgezeichnet!«

»Ja, sogar eine Krankheit läßt sich sozialpsychologisch deuten und auswerten. Ein Magengeschwür zum Beispiel hat einen hohen Prestigewert. Hämorrhoiden dagegen so gut wie keinen.«

»Noch mehr!«

»Frauen schwärmen oft für ihren Skilehrer. Auch das läßt sich erklären: Der Skilehrer demonstriert öffentlich Stellungen, die auch beim Liebesspiel angewendet werden, und jeder kann sie mit ansehen.«

»Entwaffnend! Und was davon sollten wir berücksichtigen?«

»Die Erkenntnis, daß dem Menschen nicht oberflächlich beizukommen ist. Daß es zum Beispiel tödlich sein kann, Suppenwürfel oder Suppenpulver mit einem Bild anzupreisen, das Fettaugen auf der Suppe als Attraktion herausstellt, wenn feststeht, daß die und die Bevölkerungsgruppe Fettaugen eine unüberwindliche Abneigung entgegenbringt. Wie zum Beispiel die Mehrheit der Deutschen.«

»Und auf unser Problem bezogen?«

»Alles bezieht sich auf unser Problem. Auch die Erfahrung, der sich die Banken unterwerfen mußten: Viele Menschen zerfließen geradezu vor Ehrfurcht und Respekt, wenn sie das Innere einer Bank betreten sollen. Deshalb gehen die Banken immer mehr dazu über, kleine Filialen in den Außenbezirken der Städte und auf dem Land zu errichten, die volksnah ausgestattet sind und dem Menschen die Schwellenangst nehmen sollen.«

»Okay. Der potentielle Kunde muß tiefenpsychologisch bearbeitet werden. Ich habe begriffen.«

»Das abschreckendste Beispiel dafür liefern zum großen Teil die politischen Parteien bei ihren Wahlkämpfen«, sagte Robert.

»Die sind an falscher Werbung wohl nur schwer zu überbieten, das habe ich mir schon oft gedacht«, stimmte Farland ihm zu.

»Wo aber liegt da das Übel versteckt?« Robert sah den anderen herausfordernd an.

»Ist das für uns wichtig?«

»Ja. Ein Lehrbeispiel.«

»Sie meinen, wir verfallen in ähnliche Fehler?«

»In ähnliche, aber nicht in derart leicht zu durchschauende.«

»Heißt das, die Menschen nehmen an Politik mehr Anteil als an der Werbung für Verbrauchsgüter?«

»Unbewußt. Die Politik wird ihnen schon auf der Seite eins jeder Zeitung aufgedrängt. In den Nachrichten von Radio und Fernsehen. In der Diskussion mit dem Nachbarn. Im täglichen Leben. Dem Menschen geht es gut oder schlecht. Er fühlt sich frei oder kontrolliert. Er muß hohe Steuern zahlen oder erträgliche. Der Politik kann niemand entrinnen. Und der Mensch beurteilt sie. Zumindest glaubt er, daß er es könne. Deshalb offenbaren sich dem einzelnen Bürger die Fehler, die von den politischen Parteien bei der Werbung für ihren Wahlkampf begangen werden, viel durchsichtiger, viel klarer als die Fehler der Verbrauchsgüterindustrie.«

»Die negative Wirkung ist aber die gleiche?« Farland beugte sich erwartungsvoll vor.

»Ja. Nur geschieht die Ablehnung einer politischen Partei bewußt, die Ablehnung eines Konsumgutes dagegen sehr oft unbewußt.«

»Sie haben mich neugierig gemacht«, sagte Farland, »jetzt interessiert mich auch die Antwort auf Ihre Frage, wo hier das Übel versteckt liegt.«

»Im Bestreben, möglichst viele Stimmen zu erhaschen, werden die Politiker und ihre Berater häufig kopflos. Und je näher der Wahltag rückt, desto kopfloser hämmern sie auf den Menschen herum, anstatt sie über eine lange Zeit hinweg, über Monate, Jahre, ja vielleicht sogar über Jahrzehnte hinweg tiefenpsychologisch zu bearbeiten. Wählt die und die Partei! Sie ist für Recht, für Frieden, für Freiheit! Schlagworte, von kopflosen Menschen gewählte Schlagworte! Hohle Schlagworte, die lediglich die Angst beweisen, in die sich der zur Wahl stehende Politiker gesteigert hat. Eine Angst, die ihn völlig unkontrolliert entscheiden läßt. Und die Werbeagenturen spielen das kopflose Spiel nicht nur mit, sondern unterstützen es sogar – wider besseres Wissen! Aus Profitgründen! Sie wollen sich auch den Auftrag für den nächsten Wahlkampf an Land ziehen, egal, ob ihr Mandant gewinnt oder verliert. Also reden sie ihm nach dem Mund! Ungekonnter und fahrlässiger kann ein Werbemann nicht handeln!«

Robert hatte sich erregt. Er machte eine Pause und setzte ruhig hinzu: »Das alles sollten wir uns überlegen, bevor wir zu einem Entschluß kommen.«

»Halt, Jansen! Widersprechen Sie sich nicht? Einmal sagen Sie, wir sollen die Kunden manipulieren bis in ihre geheimsten Empfindungen, sie beeinflussen, daß ihnen die Augen tropfen...«

Robert unterbrach ihn hart: »Nein, das habe ich nie vertreten!«

»Oder so ähnlich.«

»Auch nicht so ähnlich! Wir müssen die geheimsten Empfindungen analysieren, um an den Menschen überhaupt heranzukommen.«

»Okay! Okay!« Farland hob die Hände zur Abwehr. »Aber Sie verdammen die Agenturen, die ihrem Auftraggeber nach dem Mund reden.«

»Ich verdamme die gewissenlosen Nichtskönner, die den Parteien einreden, ein Politiker habe grundsätzlich makellos zu sein, habe sich als ein überirdisches Wesen darzustellen, das Kindern grundsätzlich nur sanft übers Haar streicht, das man sich nicht bei einem leidenschaftlichen Koitus vorstellen darf, das weder Sodbrennen hat noch von Darmwinden geplagt wird und das sogar nach dem Genuß von drei Zehen Knoblauch nicht aus dem Maul stinkt! Und ich verdamme die scheinheiligen Stümper, die eine Partei darstellen, als sei sie das Allheilmittel schlechthin, als gesunde nur durch die eine Partei der Mensch an Seele, Geist und Körper. Ich verdamme und verwünsche die Vollidioten, die von psychologischer Ehrlichkeit noch nie etwas gehört haben!« Robert atmete durch. Er hatte sich schon lange nicht mehr so erregt.

Eine Weile war es still im Raum. Leise hörte man das Surren der automatischen Klimaanlage. Farland hatte sich nach vorn gelehnt und das Kinn auf beide Hände gestützt. Ohne seine Stellung zu verändern, wiederholte er Roberts letzten Gedanken: »Psychologische Ehrlichkeit!« Und setzte nach einiger Zeit hinzu: »Daran habe ich noch nie gedacht.«

»Die Werbung muß dem Menschen die freie Wahl lassen«, sagte Robert ruhig, »erfüllt sie diese Auflage nicht, läßt sie das wichtigste psychologische Moment außer acht.«

»Die ehrliche Werbung?«

»Ehrlichkeit sollte ein wesentlicher Bestandteil sein.«

»Kann es sie überhaupt geben, die Ehrlichkeit in der Werbung?«

»Es muß sie geben! Ohne Ehrlichkeit kann eine Werbung auf die Dauer nicht zum Erfolg führen. Sie könnten nicht über Generationen hinweg Coca-Cola als erfrischendes Getränk herausstellen, wenn es schal und fade schmecken würde.«

»Aber man kann doch nicht zugeben, daß Seidenstrümpfe nur mit einer zeitlich begrenzten Haltbarkeit hergestellt werden!«

»Das muß auch nicht sein. Aber ich darf dem Kunden auf keinen Fall einreden, sie halten ewig!«

»Wir verstehen uns. Ehrlichkeit heißt keine falschen Versprechungen.«

»Richtig. Und das ist am besten zu verwirklichen, indem man nicht das Produkt anpreist.« Robert sah den anderen abwartend an, doch Farland hielt seinem Blick stand. Sekundenlang sahen sie sich in die Augen und glaubten voneinander zu wissen, was der andere fühlte und dachte. Robert war sich sicher, daß Farland völlig verwirrt war, und Farland war sich nicht im klaren, ob Jansen sich nicht einen Scherz erlaubt hatte.

»Sie haben richtig gehört«, nahm Robert das Gespräch wieder auf, »ich trete in der Tat dafür ein, nicht das Produkt anzupreisen.«

»Nicht das Produkt?« sagte Farland mißtrauisch. »Und damit wollen Sie Erfolg haben?«

»Mehr als die gewissenlosen Nichtskönner, als die Stümper, die alle psychologischen Erkenntnisse mit Füßen treten.«

»Erklären Sie es mir.«

»Ich muß den Menschen in seinem Inneren packen, in seinen Empfindungen, seinen Gefühlen. Den Menschen gilt es zu aktivieren, zu gewinnen, und das Produkt soll ihm nicht aufgedrängt werden. Der Mensch muß dazu gebracht werden, aus eigener Überlegung nach dem Produkt zu greifen!«

»Das genügt mir nicht als Erklärung.«

»Ich bin ja noch mittendrin. Denken Sie zurück an die zwanziger Jahre. Neunzehnhundertfünfundzwanzig wurde die Leica erfunden. Neunzehnhundertdreißig die Dauerwelle. Körperpflege blieb den Nichtstuern vorbehalten, die sich angeblich damit ihre freie Zeit vertrieben. Wie hätten Sie wohl damals eine Leica verkaufen wollen? Oder ein Mittel für eine Dauerwelle? Oder Parfüm? Oder Zahnbürsten? Etwa, indem Sie lautstark das Produkt anpriesen? Bedenken Sie, daß damals noch nicht einmal sieben Prozent aller amerikanischen Bürger regelmäßig eine Zahnbürste benutzten! Hätten Sie sich denn mit einer Zielgruppe von läppischen sieben Prozent zufriedengegeben? Na also! Nicht die Zahnbürste konnten Sie anpreisen, sondern Sie mußten den Menschen erst einmal Reinlichkeit beibringen. Reinlichkeit gegenüber ihrem Gebiß! Nicht Leicas konnten Sie loben, sondern das Fotografieren mußten Sie aktivieren! Nicht Parfüms durften Sie herausstellen, sondern für den Wohlgeruch mußten Sie eintreten!« Robert sah sein Gegenüber durchdringend an: »Genügt das als Erklärung?«

»Okay. Und heute?«

»Das gilt auch für heute. Und wahrscheinlich für alle Zeit. Nicht Kochkurse soll man preisen, sondern eine gute Ehe! Nicht Blumensamen, sondern die Pracht des Gartens! Nicht Versicherungen, sondern das Gefühl, keine Sorgen zu haben! Nicht Seife, sondern Schönheit!«

»Ich gebe mich geschlagen.« Farland hob die Arme, als wolle er sich ergeben.

Am Schreibtisch leuchtete in kurzen Abständen ein rotes Lämpchen auf. Farland drückte die Taste der Sprechanlage: »Was gibt's?« Er war ungehalten.

Aus der Membrane drang die sanfte Stimme der Chefsekretärin: »Entschuldigen Sie bitte die Störung, Mister Farland, aber die Herren aus Washington sind da.«

»Wir sind noch nicht fertig!«

»Aber die Herren müssen schon um zwei Uhr wieder zurückfliegen.«

»Ich habe jetzt keine Zeit.« Und zu Robert: »Wie lange brauchen wir noch?«

»Eine Stunde.« Robert schenkte sich Whisky nach.

»Haben Sie es mitbekommen, Sandy?« Sandy war die Chefsekretärin.

»Ja«, ertönte ihre Stimme aus der Membrane, »die Herren müssen sich noch eine Stunde gedulden.«

»Okay.« Farland setzte sich wieder zu Robert und sagte kurz zur Erklärung: »Von der Außenhandelsstelle. Der Export soll noch mehr unterstützt werden.« Und dann: »Wo sind wir stehengeblieben?«

»Wir sind schon fast am Ziel.« Robert nahm einen großen Schluck.

»Ich platze direkt vor Neugier!« Farland schlug die Beine übereinander.

»Geduld!« Robert lehnte sich behaglich in den tiefen Sessel zurück, streckte die langen Beine von sich und verschränkte die Arme vor der Brust. Sein Blick ruhte auf der gläsernen Standuhr. Bedächtig schwenkte er sein Glas, in dem sich noch ein Rest Whisky befand, den er mit einer schnellen Bewegung in sich hineinschüttete.

»Darf ich Ihnen noch einen einschenken?« fragte Farland.

Doch Robert überging die Frage und sagte wie zu sich selbst, ohne daß er den Blick von der Standuhr ließ: »Ich habe den Farland-Konzern um hunderttausend Dollar erleichtert.«

»Sie haben was?!« Der andere gab sich belustigt.

»Ich habe einen Zusatztest machen lassen.«

»Einen Zusatztest?« Farland war mit einemmal hellhörig, blieb aber äußerlich ruhig: »Und warum haben Sie mich davon nicht...?«

»Ich war mir nicht sicher, ob ich mit ihm Erfolg habe. Wenn er schiefgelaufen wäre, hätte natürlich ich die Rechnung übernommen.« Robert stellte das leergetrunkene Glas hart auf die gläserne Tischplatte: »Aber so... nach diesem Ergebnis...«

»Ein Zusatztest welcher Art?«

»Ein noch nie gemachter.« Roberts Gesichtszüge entspannten sich. »Ja, ich trinke noch einen.« Er griff sich die Flasche und schenkte sich das Glas beinahe bis zum Rand voll. Mit spitzen Fingern nahm er einen Eiswürfel aus dem silbernen Kübel und ließ ihn in das Glas plumpsen, so daß der Whisky überschwappte. Dann nahm er einen kräftigen Schluck und lehnte sich wieder behaglich zurück. Mit dem Blick auf sein Gegenüber begann er: »Die Starch-Recognition-Methode ist bekannt.«

»Ich habe davon gehört, muß allerdings zugeben, daß ich nicht besonders gut informiert bin.«

»Daniel Starch entwickelte ein Testverfahren, mit dem er den Erinnerungswert von Anzeigen festzustellen glaubte. Den Wiedererkennungswert sozusagen. Testpersonen werden zuerst nach redaktionellen Beiträgen einer Zeitschrift befragt. Zwischen diese Fragen, die die Interessantheit oder die Nutzung der redaktionellen Beiträge betreffen, werden wie nebenbei Fragen nach der Wahrnehmung von Anzeigen eingeflochten. Alle Fragen werden bei geschlossenem Heft gestellt.«

»Und das Ergebnis?«

»Kann nur dürftig sein. Die Starch-Methode hat erhebliche Mängel. Man kann nur eine begrenzte Anzahl von Anzeigen testen, um den Befragten nicht zu ermüden. Außerdem wird nur ermittelt, ob der Befragte sich an eine Anzeige erinnert, aber nicht, warum, und vor allem nicht, ob er sie im Konkurrenzfeld von anderen Anzeigen wahrgenommen haben würde.«

»Ich verstehe. Man weiß, daß die Anzeige beachtet wird, weiß aber nicht, ob und wie man sie womöglich noch besser gestalten könnte und vor allem, wenn sie nicht beachtet wird, wo die Fehlerquelle liegt.«

»Genau. Der Test, den ich entwickelt habe, besteht aus drei Teilen. Er zeigt uns diese Fehlerquellen auf und gibt außerdem Hinweise auf die Erfolgschancen bestimmter Anzeigen.«

»Gratuliere. Die Hunderttausend waren gut angelegt.«

»Vor jeder Befragung muß der Befragte erst bestätigen, daß er die betreffende Zeitschrift mehr oder weniger regelmäßig kauft und liest. Dann beginnt das Interview. Alle Frager stellen wörtlich die gleiche Frage.«

»Haben Sie die Frage formuliert?«

»Ja. Sie lautet: ›Dieses Exemplar möchte ich gern gemeinsam mit Ihnen durchblättern. Bitte sehen Sie sich dabei alle Anzeigen genau an und sagen Sie mir zu jeder Anzeige, ob und wie aufmerksam Sie diese Anzeige Ihrer Erinnerung nach gelesen und angesehen haben. Ich habe hier eine Skala, die von Null bis Hundert reicht. Null heißt »überhaupt nicht gelesen und die Bilder überhaupt nicht angesehen«. Bitte sagen Sie mir, zuerst für die Bilder und dann für den Text, welcher Prozentsatz auf der Skala für Sie zutrifft.‹«

»Ausgezeichnet, Jansen!«

»Das Verfahren ermittelt also nicht, wie bei Starch, quantitativ. Das heißt, wie viele Personen die und die Anzeige gesehen haben. Sondern es zeigt den Nutzwert der Anzeige auf, das heißt, wieviel Prozent von der Anzeige wahrgenommen wurden. Ein gravierender Unterschied!«

»Ich bin voll auf Ihrer Seite. Und die Bewertung im Detail?«

»Sie meinen, was das Format, den Text, die Farbe, die Plazierung und das Umfeld betrifft?«

»Ja.«

»Das alles bringt der zweite Durchgang. Hier kann der Befragte seine subjektive Meinung äußern. Die Anzeige ist gut. Die Anzeige ist schlecht. Die Anzeige ist gut, weil mich der Text anspricht. Der Text spricht an, da er knapp und stichwortartig dargeboten wird oder mir eine weitreichende Information vermittelt. Die Anzeige ist schlecht, weil ich die Farben nicht mag oder weil sie unten links plaziert ist oder weil mich der danebenstehende redaktionelle Text nicht interessiert und ich ihn unbewußt mit der Anzeige in Verbindung gebracht habe.«

»Und der dritte Durchgang?«

»Er stellt den Bezug zwischen der Nutzung der Anzeige, also der soundso starken Wahrnehmung, und dem beworbenen Produkt her. Wie oft wird das und das Verbrauchsgut gekauft, und welchem Produkt wird dabei der Vorzug gegeben? In unserem speziellen Fall heißt das: In welchem Ausmaß werden überhaupt kosmetische Artikel gekauft? In welchem Ausmaß die einzelnen Artikel? Wie Haarpflegemittel, Hautcremes, Duftwässer und so weiter. Und in welchem Ausmaß wird dabei den Farland-Produkten der Vorzug gegeben?«

»Sie verstehen es wahrhaftig, mich in Spannung zu halten! Wie waren die Zahlen für Farland?«

»Geduld!«

»Okay.« Farland nahm sich eines der frischen Gläser, die vor ihnen auf dem Tisch standen, goß sich aus der Whiskyflasche ein und trank einen kurzen Schluck: »Welche Gesamterkenntnisse hat Ihr Test gebracht?«

»Die Erkenntnisse mögen simpel erscheinen. Aber sie sind zum erstenmal bewiesen und deshalb äußerst wertvoll.«

Farland hatte sich vorgebeugt, die Ellenbogen auf die Knie gestützt, und hielt das Glas in beiden Händen. Er hob den Blick. »Von welchen Einflüssen ist die Wahrnehmung einer Anzeige abhängig?«

»Von dreien. Vom Format. Von der Farbigkeit. Und vom sogenannten Werbedruck, dem eine Anzeige ausgesetzt ist. Werbedruck bedeutet soviel wie die Aktivität der Konkurrenz. In unserem Fall also: Wirbt auch die Konkurrenz in großem Ausmaß für Kosmetika, so wird das Interesse an kosmetischen Artikeln im allgemeinen stärker geweckt, als wenn nur Farland allein sich anschicken würde, das Interesse an Kosmetik anzukurbeln.«

»Das leuchtet ein.«

»Wobei es keine Rolle spielt, ob die Anzeigen der Konkurrenz gut oder schlecht sind. Entscheidend ist nur die häufige Konfrontation der möglichen Käufer mit dem Artikel. Je öfter das Wort Kosmetik im allgemeinen fällt oder der Begriff ›Hautcreme‹, desto stärker dringen sie in das Bewußtsein der möglichen Käufer. Das sagt allerdings nichts darüber aus, ob sich der Käufer davon angesprochen fühlt. Den Anzeigen von Farland aber kommt die Häufigkeit der Konkurrenzanzeigen zugute. Das Feld ist gepflügt.«

»Und wie waren die Testergebnisse im einzelnen?«

»Erstens: Je größer das Format einer Anzeige, desto höher der Wahrnehmungsgrad. Zweitens: Alle getesteten Schwarzweiß-Anzeigen zusammengenommen haben einen Wahrnehmungsgrad von zweiunddreißig Prozent. Alle vierfarbigen dagegen erreichen vierzig Prozent. Drittens, den Punkt habe ich schon beantwortet: Je stärker die Konkurrenz wirbt, desto stärker wird eine Anzeige beachtet.«

»Und der Einfluß des Umfelds und der Plazierung?«

»Beide Einflüsse sind geringfügig.«

»Meine Leute sind immer davon ausgegangen, daß sie mitentscheidend sind.«

»Ein Fehldenken. Beispiel: Links plazierte Anzeigen kommen auf einen Wahrnehmungsgrad von vierzig Prozent, rechts plazierte auf einundvierzig Prozent. In der ersten Hälfte eines Hefts ist die Beachtung von Anzeigen nahezu gleichbleibend. Im dritten Viertel nimmt sie etwas ab. Im letzten Viertel erreicht sie wieder die Höhe der ersten Hälfte.« Robert nahm einen großen Schluck: »Das ist es im großen und ganzen.«

»Okay. Und nun die Zahlen, die mich interessieren.«

»Farland liegt zweifellos an der Spitze.«

»Das beruhigt.«

»Es sollte aber nicht.«

»Die Spitze zu haben ist nie verkehrt.«

»Die Spitzenposition zu halten und auszubauen ist besser.«

»Und die genauen Zahlen?«

»Farland liegt mit siebenunddreißig Prozent in Führung. Gefolgt von...«

»...von O'Connor!«

»Nein, von Sexfive mit einunddreißig Prozent. Dann kommt O'Connor mit achtundzwanzig Prozent.«

»Ich hätte geschworen, daß O'Connor...!«

»Der Markt ist in Bewegung. Sexfive hat im letzten Jahr von vierundzwanzig auf einunddreißig angezogen. Also sieben Prozent Marktanteil dazugewonnen! Das sollte zu denken geben. Wenn die Konkurrenz so vorprellt, darf man sich selbst nicht ausruhen.«

»Und wie war die Bewegung von Farland?«

»Von sechsunddreißig Komma drei Prozent auf siebenunddreißig. Also eine Aufwärtsentwicklung von null Komma sieben.«

»Hm.« Farland saß nach wie vor nach vorn gebeugt. Er war gedankenversunken. Sein Blick ging vor ihn auf den Teppich. Als er sprach, war er von seinem Gast kaum zu verstehen: »Nicht eben berauschend. Hm. Aber immerhin besser als ein Rückgang.« Entschlossen hob er den Kopf. »Es wird Ihre Aufgabe sein, das zu ändern, Jansen. Die Herrenserie wird über unseren Führungsanspruch entscheiden.« Und dann argwöhnisch: »Haben Sie versucht, etwas über das Programm von Sexfive in Erfahrung zu bringen?«

»Ich habe eine Frau angesetzt.«

»Eine aus unserer Firma?«

»Eine neutrale. Auch Sexfive bringt eine Herrenserie auf den Markt.«

»Hm.« Farland rieb sich das Kinn. »Es war wohl nicht anders zu erwarten.«

»Kaum.« Robert beobachtete den anderen aus den Augenwinkeln heraus. Farland schien von der Nachricht überrascht zu sein. Es war, als beunruhige sie ihn stärker, als er es sich anmerken ließ.

Mit verhaltener Stimme fragte er: »Wann und wie?«

»Etwa zum gleichen Termin wie Sie«, sagte Robert und ließ ihn nicht aus den Augen, »das Wie habe ich noch nicht herausgefunden.«

»Hat Sexfive einen neuen Werbemann?«

»Soviel mir bekannt ist, nein.«

»Dann haben wir nichts zu befürchten.«

»Sagen Sie das nicht, Farland! Immerhin haben die bisherigen Werbeleute innerhalb eines halben Jahres eine Steigerung von sieben Prozent geschafft!«

»Okay. Aber wir haben Sie, Jansen! Das sollte genügen.«

»Ihr Vertrauen ehrt mich, Farland. Aber wenn ich nur ein Prozent schaffe, bin ich schlecht. Und auch bei zwei Prozent enttäusche ich die in mich gesetzten Erwartungen.« Robert sah den anderen zwingend an: »Wieviel Prozent?«

»Drei«, sagte Farland überlegen, »wenn Sie drei Prozent erreichen, sind Sie der Größte.«

»Und wenn es Ihnen gelänge, alle Kosmetikverkäuferinnen unter einen Hut zu bringen«, entgegnete Robert gelassen, »dann wären Sie für alle Zeiten unschlagbar.«

»Alle Verkäuferinnen? Soll ich sie etwa bestechen?«

»Nein. Sondern nur einhämmern, mit welcher Hand sie dem Kunden die Farland-Packung entgegenhalten sollen, wenn er unschlüssig ist.«

»Was heißt, mit welcher Hand?«

»Nicht jeder Kunde, der einen Laden betritt, ist auf eine bestimmte Marke eingeschworen. Ungefähr fünfundvierzig Prozent aller möglichen Käufer wissen nur, daß sie einen kosmetischen Artikel, etwa einen Lippenstift oder eine Hautcreme oder in einem Buchladen ein Buch, ein heiteres oder ein spannendes, wollen. Natürlich ist die Prozentzahl nur als grober Durchschnittswert anzusehen und schwankt je nach Produkt. Aber bleiben wir bei Kosmetik oder Büchern. Der Kunde verlangt den und den Artikel. Jetzt liegt es völlig an der Verkäuferin, ihn an die richtige Marke heranzuführen. Eine geschickte Verkäuferin weiß natürlich genau, welche Marke sie verkaufen will. Sie hält also dem Kunden zwei Marken, oder im Buchladen zwei Bücher, entgegen. In der rechten Hand hält sie den Farland-Lippenstift, in der linken den von Sexfive, oder im Buchladen in der rechten das Buch, das sie favorisiert, in der linken ein anderes. Und nun geschieht etwas Verblüffendes: Bis zu achtzig Prozent aller Kunden greifen zu der Marke oder zu dem Buch in der rechten Hand.« Robert lächelte zufrieden, als habe er eben einen außergewöhnlichen Zaubertrick vorgeführt. »Fast unbegreiflich, gewiß. Aber es ist so.« Und setzte stillvergnügt hinterher: »Ja, wenn Sie das fertigbrächten, Farland! Wenn Sie alle Verkäuferinnen darauf einschwören könnten, die Farland-Artikel ausschließlich in der rechten Hand anzubieten, dann hätten wir den Kampf mit Sexfive und O'Connor schon jetzt für uns entschieden.«

»Eine reizvolle Idee.« Farland dachte nach und sagte: »Und man kann sie wirklich nicht ausführen?«

»Glauben Sie denn, daß Sie den Alleinanspruch auf den Markt haben? Daß die Konkurrenz schlafen würde?«

»Okay. Sie haben wieder einmal recht.« Farland nahm erneut einen Schluck aus seinem Glas. »Und warum greift der Mensch lieber nach dem, was ihm rechts angeboten wird?«

»Unbewußt. Die rechte Hand gilt für die meisten als die stärkere, als die Führungshand. Es gibt schließlich wesentlich mehr Rechtshänder als Linkshänder.« Robert änderte den Ton. »Aber lassen wir die Spielerei. Wir sind am Ziel. Überlegungen, in welcher Form wir die Herrenserie starten sollten, stellen sich später.«

»Ich bin begierig, Ihren entscheidenden Vorschlag zu hören.«

»Nachdem ich alle Erfahrungen, Erkenntnisse und Analysen durch ein großes geistiges Sieb geschüttelt habe, zeigt sich klar eine gangbare Richtung auf. Ich darf noch einmal erinnern: Sex scheidet aus, auch Männlichkeit und natürlich auch Primitivität.«

»Was meinen Sie mit Primitivität?«

»Zum Beispiel die neckischen Bilder, auf denen ein Mann gezeigt wird, der keine Chancen bei Frauen hat, und eine Sprechblase die Erklärung dafür gibt: Er hat Schuppen. Oder hat Mundgeruch. Oder was auch immer.«

»Okay. Und was bleibt?«

»Zuerst müssen wir noch eine vierte Richtung ausschalten. Nämlich die Richtung, mit der die Damenserien verkauft werden.«

»Schönheit.«

»Richtig. Darauf springt ein Mann nicht an. Noch nicht.«

»Haben wir aber nicht festgestellt, daß wir vor allem die Frau als Käuferin der Herrenserie berücksichtigen müssen?«

»Zweifellos. Aber nicht die Frau allein. Schließlich muß das Geschenk, das sie für ihren Mann ersteht, auch gewürdigt werden und Freude auslösen.«

»Und was bleibt am Ende?«

»Es bleibt das große, vielfältige Gebiet von Gesundheit, von Wohlbefinden, von Rüstigkeit, sprich Jugend, von Kondition und Konstitution aller Teile unseres Körpers. Einschließlich der Gesundung unserer Seele.«

Farland stand die Enttäuschung im Gesicht: »Ein Gebiet, das die Kosmetikwerbung schon seit langem beackert.«

»Ich habe nur gesagt, das große, vielfältige Gebiet der Gesundheit. Und aus diesem großen, vielfältigen Gebiet müssen wir den für unseren Zweck geeignetsten Teil herausschälen.«

»Ich wüßte nicht, welcher Teil davon noch nicht beackert ist.«

»Aber ich!« Robert erhob sich aus dem tiefen Sessel und durchschritt den Raum. Er gestikulierte lebhaft mit beiden Händen. »Es geht nicht darum, einen Teil zu finden, der noch nicht beackert ist! Es geht einzig und allein darum, die am meisten Erfolg versprechende Richtung zu finden! Eine Richtung, die Ehrlichkeit verbürgt und die uns eine originelle Werbung gestattet!«

Er blieb vor Farland stehen, verschränkte die Arme vor der Brust und sah zu ihm hinab. »Reklame kommt aus dem Lateinischen. Von ›clamare‹, schreien! Ihr Artikel aber soll nicht mit Geschrei verkauft werden, sondern mit einem nicht unbeträchtlichen Schuß Seriosität. Also nicht mit Reklame, sondern mit einfühlsamer Werbung.«

Er nahm seinen Gang über den großen, weißen Teppich wieder auf und sprach von neuem mehr zu sich selbst: »Natürlich hat die Kosmetikbranche das Gesamtfeld der Gesundheit schon für sich entdeckt. Aber eben nur das Gesamtfeld! Wo man sich auf Teilgebieten bewegte, war man unvollkommen und deshalb schlecht! Nicht Sachbücher sollen angepriesen werden, sondern Bildung! Nicht Romane, sondern spannende Unterhaltung! Nicht Kühlschränke, sondern frische Lebensmittel!«

Er stand vor der gläsernen Standuhr und schien sie erneut eingehend zu betrachten. Er sprach mit dem Rücken zu Farland. »Wozu dienen die Einzelstücke Ihrer Serie? Zur Erfrischung und Glättung der Haut! Zur Erfrischung der Kopfhaut, zur Erfrischung der Haare! Zur Aufweichung der Barthaare! Zur Erfrischung und Glättung der Gesichtshaut! Zum Wohlgeruch des gesamten Körpers!« Mit einem Ruck wandte er sich um. »Also zum Wohlbefinden des ganzen Menschen! Denn das körperliche Wohlbefinden strahlt auch auf die Seele aus!«

Er ließ seinen Gedanken wirken und nahm dann von neuem den Gang durch den Raum auf, ohne Farland weiter zu beachten: »Welchen Berufsstand verbindet der Mensch im allgemeinen mit seinem Wohlbefinden? Etwa den des Kosmetikers? Ganz gewiß nicht! Sondern mehr und mehr einzig und allein den des Arztes. In der Obhut des Arztes fühlt sich der Mensch sicher und geborgen. Nur durch die Behandlung eines Arztes glaubt er sein Wohlbefinden erreichen, behalten oder steigern zu können! Welche psychologische Beruhigung vermittelt allein der Anblick des weißen Arztkittels! Wie viele Schmerzen vergehen nicht schon in den Wartezimmern! Der Mensch vertraut sein Wohlbefinden vorbehaltlos der Medizin an!«

Er betrachtete jetzt das große kardinalrot gestrichene Bild, das an der Wand hinter dem überdimensionalen Schreibtisch hing. »Im Bewußtsein der Menschen steht also die Medizin für Wohlbefinden. Fest verankert. Die Kosmetik kann sie nicht verdrängen. Auch nicht in hundert Jahren. Denn die Wirkung ihrer Erzeugnisse ist zu eingeschränkt. Aber sie kann versuchen, einen Platz neben oder meinetwegen hinter der Medizin einzunehmen. Denn ihre Wirkung auf die Seele ist unbestreitbar! Und eine zufriedene Seele kommt auch der Medizin zugute!«

Er durchschritt den Raum, das Kinn in eine Hand gestützt, und machte abermals vor Farland halt. »Wann aber fühlt sich ein Mensch körperlich wohl? Wenn sein Körper gesund ist! Wenn er keine Verschleißerscheinungen zeigt! Wenn er topfit ist! Nicht altert! Wenn er frisch und bei Kräften bleibt! Also jung!«

Er hob abwehrend die Hände, wie um einem Einwurf des anderen zuvorzukommen. »Sagen Sie jetzt nicht, der Begriff ›Jugend‹ wurde schon bis zum Erbrechen strapaziert! Es gibt zum Beispiel einen Slogan für eine Hautcreme, ich glaube in Deutschland, der lautet: ›Da bleibt man jung im Gesicht.‹ Er soll für alle anderen gleichartigen stehen. Ich habe sie mir alle vorgenommen, alle! Der Slogan ist unausgewogen und deshalb schlecht! Ins Unterbewußtsein dringt die erschreckende Erkenntnis, man bliebe nur im Gesicht jung, altere aber am übrigen Körper. Was jedoch noch ungekonnter an ihm ist, vermittelt das Wort ›bleibt‹! Man ›bleibt‹ jung! Unwillkürlich wird man dadurch daran erinnert, daß man sich schon auf dem Weg zum Abstieg befindet. Das Ausweglose wird einem vor Augen geführt! Eine geradezu irrwitzige psychologische Fehlleistung!«

Er stützte die Hände in die Hüften. »Nein, so ist Jugend nicht zu verkaufen. Abgesehen davon sollte sie auch nicht allein ins Rennen geführt werden. Die Medizin! Die Medizin, Farland, ist unsere entscheidende Erkenntnis! Aber natürlich nicht die Medizin im direkten Sinn! Sondern im übertragenen! Der kosmetische Artikel des Herrn Doktor Soundso hat ausgedient! Wir müssen uns der Gegenwart anpassen. Und was zeichnet die Medizin der Gegenwart aus?« Er richtete die Frage herausfordernd an den anderen.

Da Farland schwieg, erweiterte Robert den Gedanken: »Was bewundert auch der Laie an der heutigen Medizin? Na, Farland? Ist doch gar nicht so schwer!«

»Vielleicht den Fortschritt?« ließ sich der andere unschlüssig zu einer Antwort bewegen.

»Voll und ganz getroffen, Farland! Jawohl, der Fortschritt ist es, der ins Auge sticht! Einwandfrei der Fortschritt! Nicht nur vielleicht. Der unübersehbare, gewaltige, beruhigende Fortschritt! Und welche Abteilungen sind es, die den Fortschritt bewirken? Na?!«

»Die Labors.«

»Nicht genau. Präziser! Volkstümlicher!«

»Die Forschungsabteilungen!«

»Jawohl, die Forscher sind es, die den Fortschritt der Medizin mitgetragen haben! Die Tüftler! Die Grübler! Die Männer, die sich in eine neue Idee verbeißen! Die nicht aufgeben, ehe sie ihren neuen Gedanken verwirklicht haben! Die Ärzte, die in die Zukunft denken! Die Mediziner, die es sich in den Kopf setzen, die Gesundung des Menschen mehr und mehr zu ergründen! Die Forscher, die unser Leben von Tag zu Tag erträglicher gestalten!«

Und als wolle er den anderen hypnotisieren, schoß Robert die Frage ab: »Wie also lautet unser Hauptslogan?«

Farland fand keine Worte. Die Frage hatte ihn zu direkt, zu unvorbereitet getroffen.

»Na?!« stieß Robert nach, und Farland zögerte noch immer mit seiner Antwort.

»Nicht unbedingt wörtlich!« setzte Robert erklärend hinzu.

Farland sagte zögernd: »Irgend etwas mit Forschung?«

»Farland, Sie haben es!« Robert verkündete es, als habe der andere eben einen fast aussichtslosen Kampf für sich entschieden. Er war mit sich zufrieden. In mühevoller Kleinarbeit hatte er Farland dazu gebracht, von selbst zum Ziel zu kommen. Er hatte ihm das Gefühl vermittelt, als habe er allein die wichtigste Substanz des Slogans ergründet, als sei er derjenige, der den entscheidenden Anstoß für die endgültige Formulierung des Slogans gegeben habe.

Er ließ sich seine Freude anmerken.

»Farland, Sie haben den Punkt getroffen! Den alles entscheidenden Punkt! Jawohl, wir setzen auf den Fortschritt! Auf Forschung! Farland, Sie haben das Gespür eines Könners! Ich gratuliere! Nicht nur Ihnen, sondern auch mir. Nämlich zu so einem Diskussionspartner, wie Sie es sind!«

Er änderte den Ton und sagte eindringlich leise: »Unser Hauptslogan lautet: ›Aus unserer Forschungs-Serie für den Herrn.‹ Er soll auf allen Artikeln erscheinen. Als zweiten Slogan schlage ich vor: ›Auch der Mann will jung sein.‹ Der Mann! Nicht ›die Männer‹. Das klingt zu männlich. Zu hart. Und er will ›jung sein‹! Nicht ›jung bleiben‹! Auch die Älteren sollen die Hoffnung haben, daß sie noch jung sind. Und sich dieses Jungsein nur erhalten sollen.«

Er setzte sich in seinen Sessel, schenkte sich sein Glas voll, ließ einen Eiswürfel hineinplumpsen und trank einen großen Schluck. Dann stellte er das Glas zurück auf die gläserne Tischplatte und wartete, daß der andere etwas sagen würde.

Doch Farland schwieg. Er saß in sich gekehrt tief im Sessel und hielt den Kopf an die gespreizten Finger der beiden Hände gestützt. Es war, als habe er Robert gar nicht zugehört. Nach einer Weile richtete er sich auf und sagte kaum vernehmlich: »Ich werde die Slogans prüfen lassen. Aber ich glaube, wir haben einen Volltreffer gelandet.«

13

Joshuan Farland ließ die beiden Slogans testen. Nach ein paar Wochen legte er Robert das Ergebnis vor: 78,9 Prozent aller Befragten hatten den Slogan ›Aus unserer Forschungs-Serie für den Herrn‹ mindestens 92 Punkte von 100 möglichen verliehen. 13,2 Prozent hatten mindestens 78 Punkte gegeben. Die restlichen 7,9 Prozent hatten ihn nicht unter 70 Punkte eingestuft.

»Eine überwältigende Zustimmung!« Farlands Kommentar war knapp, kam aber von Herzen. Die Zurückhaltung, die er Robert gegenüber früher gleich einem Schild vor sich hergetragen hatte, war auf einmal herzlicher Offenheit gewichen. Farland hatte Robert anerkannt.

»Und für ›Auch der Mann will jung sein‹?« fragte Robert sachlich und kühl, als berühre ihn die Wandlung des anderen überhaupt nicht.

Wie bei ihrem entscheidenden Gespräch saßen sich die zwei Männer wieder in Farlands Büro gegenüber. Doch diesmal hatte eine Flasche King's Ransom schon bei Roberts Erscheinen auf dem Tisch aus Glas gestanden.

»Für ›Auch der Mann will jung sein‹ ist das Ergebnis ähnlich hervorragend. Neunundsechzig Komma drei Prozent nicht unter neunzig. Vierundzwanzig Komma neun nicht unter achtundachtzig. Und die restlichen fünf Komma acht nicht unter neunundsiebzig.«

»Das läßt sich hören.« Robert blieb noch immer kühl. Er unterdrückte seine wahren Gefühle absichtlich. Schließlich hatte er sich für heute vorgenommen, die endgültigen Honorarbedingungen auszuhandeln.

»Sie tun ja gerade, als seien Sie enttäuscht!«

»Nein«, sagte Robert unbewegt, »ich habe nur mit einem ähnlichen Ergebnis gerechnet.«

Er schlug die Farben für die einzelnen Packungen, Tuben und Töpfe vor, Farben, die sich in der gesamten Werbung, egal, ob bei Anzeigen oder TV-Spots, wiederholen sollten. Er legte, außerhalb der Slogans, die endgültigen Texte fest. Er präsentierte Entwürfe für Plakate, für Broschüren und für Papiertüten, die dem Einzelhändler als Verpackungsmaterial kostenlos geliefert werden sollten. Er bestimmte die Zeitungen und Zeitschriften, in denen Anzeigen geschaltet werden sollten. Er stellte die Forderung, daß im ersten Vierteljahr die Gestaltung und Werbung der ganzen Herrenserie durch seine Hände laufen müsse.

»Okay«, sagte Farland unbewegt, »ich werde alles veranlassen.«

»Noch etwas!« sagte Robert wie nebenbei. »Die Sache mit den ›Face Lifting‹-Produkten aus der Flasche.«

»Ach ja!« erinnerte sich Farland. »Sind Sie zu einem Ergebnis gekommen?«

»Ja. Die Gewinnspanne könnte um sechs bis sieben Prozent angehoben werden?«

»Liegt es etwa doch an den zu hohen Werbungskosten?« Farland lehnte sich erwartungsvoll zurück.

»Nein«, antwortete Robert, »an der Flasche.«

»An der Flasche?« fragte Farland ungläubig. »Ist ihr Herstellungspreis zu hoch?«

»Nein. Die Öffnung ist zu klein. Vergrößern Sie die Öffnung, und der Verbrauch – und damit auch der Umsatz – wird steigen! Bei gleichbleibendem Aufwand an Werbung!« Robert weidete sich an der Verblüffung des anderen.

Farland brauchte eine Weile, um die Tragweite dieser Erkenntnis voll zu erfassen. »Grandios!« sagte er mit atemloser Stimme. »Wir vergrößern die Öffnung, und die Frauen werden sich in Zukunft nicht mehr jedesmal nur zwei oder drei Tropfen in die hohle Hand schütten, sondern sechs, sieben oder mehr! Jansen, Sie sind nicht zu überbieten!«

»Also kommen wir zur Hauptsache!« sagte Robert trocken.

»Ich bin darauf vorbereitet«, verblüffte Farland ihn, »wir wollen nicht feilschen. Dazu haben wir uns zu gut verstanden. Ich habe Ihnen ein Angebot ausarbeiten lassen und hoffe, daß es Ihren Vorstellungen entspricht. Zuerst den versprochenen Blankoscheck und darüber hinaus den Vertrag.«

Der Vertrag war von einer Großzügigkeit, mit der Robert nicht gerechnet hatte. Punkt 7 aber übertraf alle anderen Bedingungen.

»Ist okay«, sagte Robert wie unbeteiligt und setzte seine weitgeschwungene Unterschrift auf das Papier.

»Auch Punkt sieben?« fragte Farland, als wolle er dem anderen eine Anerkennung seiner Großzügigkeit herauslocken.

»Ja, auch Punkt sieben.« Robert blieb ausdruckslos.

»Sollten Ihre Vorschläge eine Umsatzsteigerung von mindestens drei Prozent nach sich ziehen, sind Sie also mit fünfzehn Prozent am Mehrgewinn beteiligt«, gab Farland den Vertragspunkt mit wenigen Worten wieder. »Ist Ihnen das genug?«

»Ja, das ist mir genug.«

»Sie sind ein eigenartiger Mensch, Jansen. Können Sie sich überhaupt freuen?«

»Ich glaube schon. Aber nicht im Beruf.« Und ohne daß er es verhindern konnte, war er mit seinen Gedanken mit einemmal auf Ischia, bei Vera.

»Cheers!« Farland hob sein Glas: »Auf eine erfolgreiche Zusammenarbeit!«

14

Etwa zur gleichen Zeit, als Robert in New York den Vertrag mit Farland unterzeichnete, lag Vera in einem Genfer Apartment im Bett und fühlte sich vor Schwäche hundeelend.

Das Apartment hatte einen Wohnraum, einen Schlafraum, eine Küche und ein Bad. Hell, modern, Metallrahmenfenster. Die Spannteppiche in beruhigendem Maisgelb. Ein Fernsehapparat. Zwei Telefone, eines für die Verbindungen im Haus, das andere für die Gespräche nach draußen.

Das Apartment hatte die Nummer 1803-4 und gehörte zum 400-Zimmer-Hotel ›Intercontinental‹. Es lag im 18. Stockwerk in unmittelbarer Nachbarschaft des Dinner-Clubs ›Carnaval‹. Die Wände waren schalldicht isoliert, so daß die oftmals laute Musik des Clubs nicht störte.

Vera war allein. Sie lag wie in Trance. Oestroprogestol, Geston, Luteocrin. Ihr Körper war mit Medikamenten vollgepumpt. Mittel zur Entspannung der Muskeln, zur Verhinderung gefährlicher organischer Zuckungen, zur Stärkung der Leberfunktion. Spritzen, Tabletten, Tropfen, Blutanalysen, Hormonbehandlung und Temperaturmessungen bestimmten ihren Tagesablauf.

Sie fühlte sich zu erschöpft, um einen Gedanken festhalten zu können, zu kraftlos, um aufzustehen und sich eine Tasse Tee zu machen. Sie hatte Durst. Unsagbaren Durst. Sie fuhr sich mit der Zunge über die ausgedörrten und aufgesprungenen Lippen, es half nicht. Die Feuchtigkeit hielt nur Sekunden an. Die Lippen blieben heiß, trocken und rauh.

Sie schloß die Augen. Sie wollte schlafen. Im Schlaf vergißt man alles. Auch den Durst.

Um sie herum war Stille. Absolute, geradezu unerträgliche Stille. Kein Rauschen eines Flugzeuges. Kein Windhauch an den Fenstern. Nicht einmal das Ticken der Uhr war zu hören. Eine Stille, die quälte.

Die Uhr! Wo war die Armbanduhr! Sie lag nicht auf dem Nachttisch! Die Uhr war ihr einziger Halt. Sie allein gab ihr Hoffnung. Nur durch sie nahm sie wahr, wie die Stunden verstrichen. Zwanzig Stunden! Zwanzig Stunden am Tag mußte sie im Bett verbringen! Zwanzig endlose Stunden! Warum ließ Horst sie allein? Warum rief er sie nicht an? Er hatte ihr doch versprochen, jeden Tag anzurufen!

Sie drehte sich bedächtig zur Seite. Da lag die Uhr. Sie war zwischen Bettkante und Leintuch gerutscht. Es war kurz vor drei. Draußen schien die kalte Herbstsonne. Es würde noch Stunden dauern, ehe Horst anrief.

Horst! Der Mann, der darauf bestanden hatte, daß sie nach Genf fuhr, dem sie es zu verdanken hatte, daß sie das Apartment schon seit sieben Wochen nicht mehr verlassen konnte. Daß sie zwanzig Stunden am Tag im Bett verbringen mußte. Daß sie sich nur noch bewegte wie eine alte gebrechliche Frau. Daß sie kaum noch zu atmen wagte.

Stille. Grausame, ohrenbetäubende Stille. Sie legte sich auf die Seite und versuchte zu schlafen. Schlafen und vergessen! Nicht denken! Nicht fühlen! Nicht hören! Nicht sprechen! Nur schlafen und vergessen!

Sssss...! Das Summen des Telefons zerriß die Stille. Vera wollte herumfahren, hastig nach dem Hörer greifen, wollte die Verbindung mit dem Leben so schnell wie möglich herstellen. Doch sie mahnte sich zur Ruhe. Besonnen schob sie sich die Decke von den Schultern und drehte sich ganz allmählich dem Apparat zu.

»Hallo?« Schwach und ohne Stimme.

»Vera! Schatz! Wie geht es dir?« Es war Horst.

»Danke. Es geht.«

»Ist alles in Ordnung?«

»Ja. Alles in Ordnung.«

»Habe ich dich aufgeweckt?«

»Nein.«

»Aber du bist doch hoffentlich im Bett?«

»Ja, ich bin im Bett.«

»Dann bin ich ja beruhigt.« Er wartete darauf, daß sie etwas sagte, doch als sie nicht antwortete, wiederholte er mit Nachdruck: »Ich bin beruhigt.«

»Das freut mich.«

»Willst du gar nicht wissen, wo ich bin?«

»Also, wo bist du?«

»Ich bin in Brüssel. In dem Lokal, wo wir Austern gegessen haben, erinnerst du dich?«

»Ah, da.«

»Ja. Ich habe eine geschäftliche Besprechung. Heute abend bin ich wieder zu Hause. Dann rufe ich dich wieder an. Oder schläfst du dann schon?« Er machte eine Pause: »Hallo, Vera, bist du noch am Apparat?«

»Ja.«

»Ich dachte schon, es sei etwas passiert.«

»Nein.«

»Ich habe dich gefragt, ob ich dich heute abend von zu Hause aus anrufen soll oder ob du dann schon schläfst?«

»Ich schlafe immer.«

»Ja, das ist gut, Schatz. Also dann bis morgen.«

»Ja, bis morgen.«

»Mach's gut. Und halte dich!«

»Ja, ich halte mich.«

»Dann bin ich ja beruhigt.«

»Ja, das kannst du sein.«

»Kann ich dir irgend etwas Gutes tun?«

Sie gab keine Antwort.

»Hallo, Vera, hörst du mich?«

»Ja, ich höre dich.«

»Mein Gott, du versetzt mir jedesmal einen Schreck!«
»Entschuldige.«
»Ist ja schon gut. Also kann ich nichts für dich tun?«
»Nein.«
»Dann bis morgen.«
»Ja, bis morgen.«
»Laß dich küssen.«
»Ja.« Sie legte den Hörer auf die Gabel.

15

Es war einige Tage nach der Hochzeit geschehen. Vera hatte allein einen Spaziergang unternommen, über die Hügel, die sich hinter ihrem Haus dehnten. An einer abschüssigen Stelle war sie ausgeglitten, hatte den Halt verloren und war zu Boden gefallen. Sie war bewußtlos. Horst hatte sie nach etwa einer halben Stunde gefunden und behutsam ins Haus zurückgetragen. Dort war sie wieder zu sich gekommen.

Er packte sie ins Bett, richtete ihr eine Wärmflasche, brachte ihr heißen Tee, setzte sich zu ihr und hielt ihre Hand. Als sie sich aufsetzte, um den Tee zu trinken, überkam sie Übelkeit.

»Du machst mir Sorgen.« Er stützte ihren Kopf und bettete sie sanft zurück auf das Kissen.

Es dauerte eine Weile, bis sie wieder fähig war, zu sprechen: »Ich mache mir auch Sorgen«, sagte sie leise, »um das Kind. Ich war damals beim Arzt.«

»Wann damals?«

»Ende Mai. Nachdem du zurück nach Stuttgart warst. Ich wollte Gewißheit haben.«

»Worüber?«

»Meine Mutter hatte vier Fehlgeburten, bis sie mich endlich auf die Welt bringen konnte.«

»Du glaubst, das ist erblich?«

»Ja. Der Arzt hat es festgestellt. Ich leide an einer ständigen Schwäche der Unterleibsmuskulatur.«

»Warum hast du mir nicht sofort etwas davon gesagt?«

»Weil du damals noch gar nichts von unserem Kind gewußt hast.«

»Und was hast du dagegen unternommen?«

»Es gibt einen Arzt in Jugoslawien. Professor Velesic. Er leitet eine hochmoderne Klinik in Ljubljana. Zu ihm bin ich gefahren.«

»Alles ohne mein Wissen!«

»Ja. Er ist ein Experte. Er machte einen kurzen Eingriff. Es war nicht weiter schlimm.«

»Einen Eingriff?« Er sah sie ungläubig an.

»Er nähte einen Nylonfaden ein. Er verhindert weitgehend einen Abgang. Es dauerte nur ein paar Minuten. Bei Vollnarkose.«

»Du sagst, weitgehend?«

»Ja. Eine hundertprozentige Sicherheit gibt die Operation natürlich nicht.«

Am Tag darauf kam Horst früher als gewöhnlich nach Hause. Er hatte noch den Mantel an, als er an ihr Bett trat und ohne Übergang sagte: »Ich habe mich erkundigt.«

»Wonach hast du dich erkundigt?«

»Nach deinem Problem mit der chronischen Muskelschwäche im Unterleib. Der Professor in Ljubljana ist tatsächlich eine Kapazität.«

»Hast du es bezweifelt?«

»Ich habe es nur nebenbei erfahren. Du bist jetzt im siebenten Monat.«

»Fast im achten.«

»Na eben. Da ist der Mann in Ljubljana nicht mehr zuständig. Da gibt es einen besseren.«

»Hat es Hella dir gesagt?«

»Ja. Wir gehen zum absoluten Spitzenmann. Er sitzt in Genf. Er hat schon Farah Diba, Audrey Hepburn, Prinzessin Sophie von Griechenland und Sophia Loren behandelt. Er heißt Würhaber. Professor Würhaber. Er leitet die Klinik ›Maternité‹. Eine der besten Kliniken für Frauenleiden.«

»Horst, ich glaube, das ist nicht nötig. Mir geht es schon besser.«

»Nein, ich will sichergehen! Absolut sicher!«

»Aber es kann mir doch nichts passieren!«

»Ich will sichergehen für das Kind. Ich will das Kind. Und werde das Kind haben! Bist du also einverstanden?«

»Wenn du meinst.« Sie sah an ihm vorbei.

»Wir fliegen morgen. Es ist schon gebucht. Aber ehe wir reisen, kommt heute abend noch Professor Kendler und begutachtet dich.«

»Kendler? Wer ist das?«

»Ein Chirologe.«

16

»Guten Abend, gnädige Frau.« Professor Kendler verbeugte sich tief zu Vera hinunter, die nach wie vor im Bett lag, und küßte ihr die Hand.

Er war Mitte Dreißig, und sein kantiges, braungebranntes Gesicht wirkte auf sie eher wie das eines Mannes, der seinen Beruf in der freien Natur ausübt, eines Sportlehrers oder Jägers.

»Professor Kendler leitet an der Universität Göttingen das Institut für Psychologie und Psychohygiene«, sagte Horst Halling zur Erklärung.

»Bitte erschrecken Sie nicht, gnädige Frau«, sagte Kendler in verbindlichem Ton, »ich befasse mich auch mit Chirologie«, und wandte sich an Horst: »Deshalb haben Sie mich wohl hergebeten?«, und ehe Horst antworten konnte, wieder an Vera: »An amerikanischen Universitäten wird die Deutung der menschlichen Hand ja schon seit Jahrzehnten gelehrt. Bei uns dürfte es wohl auch bald soweit sein.«

»Ich dachte, das Aus-der-Hand-Lesen...?« sagte sie zaghaft.

»Das ist der weitverbreitete Irrglaube«, unterbrach Kendler sie temperamentvoll, »sogenannte Wahrsagerinnen und Hellseher impfen es den Menschen seit viertausend Jahren ein. Küßt ein Mann die Hand einer Frau, so küßt er ihre Seele! Hält eine Frau die Hand eines Mannes, hält sie seinen Charakter fest! Ich kenne das zur Genüge!«

»Die Deutung der Hand ist heute eine exakte Wissenschaft«, warf Horst ein, um sich auch an dem Gespräch zu beteiligen.

»Die Deutung der Linien, der Berge, Finger und Formen«, sagte Kendler, ergriff Veras linke Hand und betrachtete sie eingehend: »Man darf die Handdeutung nie im einzelnen sehen, sondern nur in ihrer Gesamtheit. An der Formung der linken Hand erkennen wir die Veranlagungen des Menschen, seine Fähigkeiten. Die rechte Hand dagegen zeigt, welche Probleme ihm das Leben stellt und wie er sie womöglich meistert. Aber bleiben wir zunächst bei der linken.«

»Links ist ja auch die Lebenslinie«, sagte Horst, doch Kendler schenkte ihm keine Beachtung.

Er konzentrierte sich ausschließlich auf Veras Hand. »Gnädige Frau, Sie bringen alle Vorzüge mit, die man sich nur denken kann. Ihre seelische Kurve verläuft lang und schwungvoll. Das zeugt von Selbstlosigkeit und Güte. Hätte die Kurve am äußeren Ende einen kleinen Haken, dann hätten wir das Gegenteil, einen Egoisten, vor uns.«

»Die Lebenslinie aber zeigt doch an, wie lange...?« sagte Horst mehr zu sich selbst.

Doch Kendler fuhr ungerührt fort: »Die sogenannte Kopflinie, das ist die Linie zwischen Seelenkurve und Lebenslinie, siedelt Sie, gnädige Frau, zwischen Fantasie und kritischem Verstand an. Die Linie verläuft nicht in einem ausgesprochenen Bogen nach unten. Das wäre ein Zeichen von Schwärmerei und Fantasterei. Und sie ist auch nicht völlig gerade und tief eingegraben, was auf einen ausgeprägten Verstandesmenschen hinweisen würde.«

Kendler hob den Blick zu Vera. »Die Kopflinie entsteht, als letzte der drei großen Linien, schon beim Embryo im Mutterleib, etwa im sechsten Monat.«

Er sprach flüchtig über die Schulter zu Horst: »Die Bedeutung der Lebenslinie wird im allgemeinen verkannt«, und zu Vera: »Sie zeigt nicht die Lebensdauer an, wie fälschlich behauptet wird und wie es die Laien von Generation zu Generation überliefern. Ist die Lebenslinie scharf durchgezogen, wie bei Ihnen, gnädige Frau, dann deutet das nur auf die Lebenskraft hin. Sie sind also ein Mensch, der sein Ziel, sowohl im Beruf als auch in der Liebe, mit großer Willenskraft ansteuert.«

»Herr Professor.« Horst gab Kendler einen Wink mit den Augen, er möge mit ihm nach nebenan kommen.

Kendler tat, als habe er ihn nicht bemerkt. Er nahm Veras rechte Hand und sagte wie abwesend: »Schon bei der Kindererziehung kann die Deutung der Hände wertvolle Hilfestellung leisten.« Und dann: »Warum trägt man, seit vielen Jahrhunderten, den Ehering am Ringfinger der rechten Hand?« Und gab sich auch gleich selbst die Antwort: »Weil dieser Finger die Beziehung zum Du ausdrückt.« Und die Erklärung dafür: »Überragt der Ringfinger den Zeigefinger sichtbar, so liegt ein übersteigertes Liebesbedürfnis vor.«

Er sprach gefühlvoll zu Vera. »Besonders formschön und gestreckt ist Ihr kleiner Finger, gnädige Frau. Er läßt auf Toleranz, betontes geistiges Interesse und auf Kontaktfreudigkeit schließen.«

Er deutete auf ihren Daumenballen, beugte sich zu ihr hinunter und sagte so leise, daß Horst nicht mithören konnte: »Das ist der sogenannte Venusberg. Er ist bei Ihnen sehr ausgeprägt. Da auch Ihr Daumen um mehr als eine Nagellänge über die Zeigefingerwurzel hinausreicht, ist ersichtlich, daß Sie um Ihre gesunde Sexualität von vielen Frauen beneidet würden.«

»Herr Professor!« Horst fühlte sich von dem Gespräch ausgeschlossen. Er wollte es beenden. Unmißverständlich ergriff er flüchtig den Arm des anderen.

Kendler verstand. Er machte eine verhaltene Verbeugung zu Vera hin: »Entschuldigen Sie mich bitte einen Moment, gnädige Frau«, und folgte Horst in den Wohnraum.

Dort fragte Horst ihn ohne Einleitung: »Weist irgend etwas darauf hin?«

»Nein. Nichts«, sagte Kendler knapp. Er zögerte, als wolle er eine Einschränkung machen.

»Aber?« Horst hatte das Zögern wahrgenommen.

»Es schlagen sich zwar alle seelischen Spannungen, alle seelischen Schäden und viele Krankheiten im Handbild nieder, ich konnte aber nichts entdecken, was auf eine Art Gebärschwäche schließen ließe.«

»Sie schienen eben unschlüssig zu sein.«

»Nicht unschlüssig. Ich habe nur noch einmal darüber nachgedacht, daß der Daumen Ihrer Frau Gemahlin ungewöhnlich biegsam ist.«

»Ein Fehler?«

»Nicht unbedingt. Ein Daumen, der sich derart weit zurückbiegen läßt wie der Ihrer Frau Gemahlin, ist ein Zeichen von großer, und wenn Sie so wollen, womöglich auch von allzu großer Nachgiebigkeit, ja Willensschwäche.«

»Widerspricht das nicht Ihrer Deutung der Lebenslinie?«

»Nein. Aber es könnte sich gegenseitig aufheben.«

»Könnte sich auch eine der beiden Eigenschaften, also Willenskraft und Willensschwäche, als die stärkere erweisen?«

»Sie meinen, daß eine die andere überstrahlen könnte?« fragte Kendler, und als Horst nickte, fuhr er fort: »Das ist möglich, ja. Nur zeigt uns die Chirologie nicht immer absolut sicher an, welche von zwei rivalisierenden Eigenschaften als die dominierende anzusehen ist.«

»Und im Fall meiner Frau?«

»Ich kann Sie beruhigen. Selbst wenn die Willensschwäche dominieren würde, hätte sie keinerlei Einfluß auf eine Gebärschwäche.« Kendler schob nachdenklich seine Unterlippe vor: »Es sei denn...«

»Es sei denn?«

»Es sei denn, Ihre Frau Gemahlin würde das Kind innerlich ablehnen.«

Für ein paar Augenblicke trat Stille ein. Kendler hatte den Blick von seinem Gesprächspartner abgewandt. Es schien, als betrachte er eingehend einen Stich von Schloß Sanssouci, der vor ihm an der Wand hing. Horst hielt den Kopf gesenkt und sah zu Boden.

Als sei er allein im Raum, begann er dann mit sich selbst zu sprechen: »Ob Vera das Kind wirklich möchte? Aber ist sie nicht extra nach Jugoslawien gefahren? Doch warum war sie dagegen, daß Kendler...?« Und als ob er durch die Erwähnung des Namens gewahr wurde, daß der andere neben ihm stand, hob er entschlossen den Blick und sagte zu Kendler: »Ich danke Ihnen, Herr Professor. Ich werde alles daransetzen, daß das Kind zur Welt kommt.«

Mit einer Geste ließ er dem anderen den Vortritt zur Diele und erstarrte. In der offenen Tür stand Vera. Sie trug ihren rosafarbenen seidenen Morgenmantel und hielt ihn vorn zusammengerafft.

»Du?« Seine Stimme gehorchte ihm nicht.

»Warum nicht?« sagte sie und bemühte sich, ungezwungen zu erscheinen. »Ich interessiere mich eben für meine Charaktereigenschaften.«

Als Kendler gegangen war, kam Horst noch einmal darauf zu sprechen: »Hast du unser ganzes Gespräch mit angehört?«

»Ich glaube, ja.« Sie gab sich betont gut gelaunt.

»Bist du jetzt von mir enttäuscht?« Er sah sie nur kurz an.

»Warum sollte ich von dir enttäuscht sein? Du willst ein Kind. Ist das verwerflich?«

»Und du?« fragte er. »Willst du das Kind?«

»Ich werde alles versuchen, es dir zu gebären.«

»Du weichst meiner Frage aus.«

»Ich habe sie dir beantwortet.«

»Und Kendler? Ist es nicht unverzeihlich, daß ein Ehemann seiner Frau einen Chirologen...?« fragte er.

»Aber warum denn? Es kommt doch nur darauf an, wie gründlich ein Ehemann die Geburt seines Kindes vorbereitet.«

»Du meinst es ironisch.«

»Nein. Ich meine es so, wie ich es sage.«

»Aber es klang ironisch.«

»Es kommt wohl darauf an, wie man etwas hören möchte.« Sie trat auf ihn zu, gab ihm einen Kuß auf die Wange und wandte sich ab: »Ich bin müde. Der morgige Tag wird sicher anstrengend. Gute Nacht.«

17

Sie lag im Bett des Apartments 1803-4 im Genfer ›Intercontinental‹.
Sie war wach. Ihr Blick ging zum breiten Fenster. Achtzehn Stockwerke tiefer pulsierte jetzt das Leben. Dort war der Hafen. Die höchste Fontäne Europas. Der See. Dort gingen jetzt Verliebte spazieren,
sagten sich zärtliche Worte, küßten sich. Dort gingen Mütter mit ihren Kindern, waren lustig und ausgelassen und freuten sich, daß die
herbstliche Sonne schien. Dort in der Nähe hatte Tante Jacqueline gewohnt. Sie war jetzt schon über ein Jahr tot.

Sie schloß kurz die Augen. Sie konnte nicht mehr liegen. Ihr Rükken schmerzte. Ihre Beine waren wie gelähmt. Sie sehnte sich nach
frischer Luft. Nach Sonne. Nach Menschen.

Mit vorsichtigen Bewegungen glitt sie aus dem Bett, stieg in ihre
flauschigen, rosafarbenen Pantöffelchen, zog sich den seidenen Morgenmantel über, stützte sich mit einer Hand gegen die Wand und ging
dann, Schritt für Schritt, hinüber zum Fenster, als bringe sie der Ausblick nach unten ihren Wünschen näher.

Ihr Bauch war groß und prall. Sie spürte, wie das Kind sich bewegte. Wie jedesmal, wenn sie sich dessen bewußt wurde, durchströmte sie ein heißes, beglückendes Gefühl. Das Kind lebte.

Nein, sie verargte es Horst nicht, daß er sich geradezu verbissen
dafür einsetzte, daß sie das Kind zur Welt bringen konnte, daß er sie
regelrecht gezwungen hatte, es hier in der Abgeschiedenheit, in der
für sie fremden und freudlosen Umgebung auszutragen.

Sie betete nur, es möge alles ohne Komplikationen vor sich gehen,
daß das Kind und sie gesund seien und daß das Kind womöglich ein
Sohn sein würde. Denn daß Horst sich nichts sehnlicher wünschte als
einen Sohn, wußte sie, obwohl er darüber direkt nie mit ihr gesprochen hatte. Seine vielen kleinen Andeutungen hatten ihr genügt.

Er war eben nicht anders als die meisten Männer. Das ›Stammbaumdenken‹, die ›Zukunftsplanung‹, das bleibt ihnen vorbehalten.
Frauen denken nicht so. Sie leben mehr in der Gegenwart. Sie nehmen
es als etwas Natürliches hin, daß sie ihr Kind gebären. Für die Männer aber hat es eine große Bedeutung, daß es sich um ihr Kind handelt,
das geboren wird.

Männer wünschen sich Söhne. Mit den Problemen eines Sohnes
finden sie sich zurecht, in einem Sohn erkennen sie sich selbst wieder,
ein Sohn verwirklicht für sie oft ihre unerfüllten Träume.

Auch Professor Würhaber hatte das Thema angeschnitten. »Mehr als siebzig Prozent aller Männer wünschen sich als erstes Kind einen Sohn. Als Napoleon Vater eines Sohnes wurde, vertraute er seinem engsten Freund an: ›Ich beneide meinen Sohn. Der Ruhm erwartet ihn, während ich ihm erst nachlaufen mußte. Um die Welt zu ergreifen, braucht er nur die Arme auszustrecken.‹ Na«, hatte er zu Vera gemeint, »sagt das nicht genug?«

Würhaber, ein Mann von kleinem Wuchs, der gebeugt ging und dessen schlohweißer Bürstenhaarschnitt für Vera einem Stoppelfeld glich, das im flimmernden Sonnenlicht liegt, hatte danach seinen Arm väterlich um ihre Schultern gelegt und amüsiert auf sie eingesprochen. »Natürlich ist nicht jeder Mann ein Napoleon. Aber der Wunsch nach einem Sohn entspringt immer ähnlichen Gefühlen.«

Dann hatte er sie untersucht. Eine qualvolle Stunde lang. Er hatte ihr eine Unzahl von Medikamenten verschrieben, einen genau einzuhaltenden Plan einer Schwangerschaftsdiät aufgestellt, »die besonders leicht ist und keine Druckzustände auslöst«, und schließlich die entscheidenden Worte gesprochen: »Zwanzig Stunden am Tag Bettruhe! Keine Verbindung zur Außenwelt! Keine Aufregung, gleich welcher Art!«

Er hatte ihr das Apartment im ›Intercontinental‹ empfohlen, in dem auch Sophia Loren ihr erstes Kind ausgetragen hatte und von dem aus eine direkte Alarmleitung zur Klinik bestand. »Ein Druck auf den grünen Knopf, und wir sind in zehn Minuten bei Ihnen.«

Einmal am Tag kam er zur Visite. Sie dauerte nie länger als ein paar Minuten und endete jedesmal mit seinem Satz: »Ich bin mit Ihnen sehr zufrieden!«

Ein Tag kostete, einschließlich des Apartments, etwa eintausend Mark. Horst bemühte sich, ihr den Zwangsaufenthalt so angenehm wie möglich zu gestalten.

Er war aufmerksam. Er rief jeden Tag an. Er ließ ihr Blumen schikken. Er gab ihr das Gefühl der absoluten finanziellen Geborgenheit. Ja, der finanziellen! Nein, sie wollte nicht ungerecht sein, er war auch sehr liebevoll zu ihr. Vielleicht nicht so zärtlich wie Robert, aber von einer Liebe, die aus dem Herzen kam. Eine Liebe, die seine Achtung ausdrückte, die er ihr wie ein Kavalier zu Füßen legte.

Er war eben ein Mann, der Verantwortungsbewußtsein entwikkelte, der hart arbeitete, um seiner Familie ein wohlgeordnetes, sorgenfreies Leben bieten zu können. Er war ein Mann, wie ihn sich viele Frauen wünschten. Mit ihm hatte sie das große Los gezogen.

Auch wenn sie sich manchmal innerlich gegen ihn sträubte. Auch wenn sie ihm vielleicht das Gefühl gegeben hatte, sie würde das Kind nicht wollen. Auseinandersetzungen gab es in jeder Ehe. Warum sollte es in ihrer anders sein? Sie wußte, daß sie dem Kind eine gute Mutter sein würde, auch wenn es zweifellos mehr sein Kind sein sollte. Sie hatte die Ehe gewählt, und sie wollte sie sich erhalten, gegen welche Gedanken und Gefühle auch immer.

Und ob auch Robert sie gezwungen hätte, allein nach Genf zu gehen, um in einem Apartment täglich zwanzig Stunden im Bett zu ruhen, auf diese Frage verweigerte sie sich zunächst die Antwort. Wahrscheinlich, so gestand sie sich nach einer Weile ein, wäre sie bei Robert freiwillig in die Einsamkeit gegangen, um ihm ein Kind zu schenken.

Aber sie empfand sich als ungerecht, weil sie Horst mit Robert verglich. Horst war ein Gentleman. Höflich. Taktvoll. Korrekt. Solide und pflichtbewußt. Er kleidete sich englisch, war eine stattliche Erscheinung, ein Besitzertyp und gleichzeitig Beschützer. Gewiß, er strahlte Kühle aus, hanseatische Kühle, doch sein Herz war warm. Nein, sie durfte ihn nicht mit Robert vergleichen, das hatte er nicht verdient! Nur wenige Männer sprühen vor Sex, Lebenskraft und Fantasie. Und auch diese wenigen sind nicht ohne Fehler. Und Robert hatte mehr als einen Fehler! Nein, bei Horst fühlte sie sich sicher und behütet. Ein Gefühl, das Robert ihr nie geben konnte.

Ein Ziehen! Ein Ziehen, als ob sich der Bauch vom Körper trennte! Als ob alle Muskeln, alle Bänder auf einmal auseinanderrissen! Als ob sich ihre Gedärme selbständig machten! Ein höllisches, schneidendes Ziehen! Es verstärkte sich zu einem Schmerz, der ihr die Sinne zu nehmen drohte.

Sie wagte nicht mehr zu atmen. Mit letzter Kraft stützte sie sich mit angewinkeltem Unterarm gegen das kühle Metall des Fensterrahmens. Die Dächer der Stadt verschwammen vor ihren Augen. Das Ziehen ließ nach. Doch als sie befreit durchatmen wollte, kam es von neuem. Stärker und stärker. Einmal. Zweimal. Ein drittes, ein viertes Mal – sie konnte es nicht mehr zählen.

Sie krümmte sich vor Schmerzen und dachte doch im gleichen Augenblick an den Rat des Professors: ›Ruhig durchatmen! Viel Sauerstoff in den Bauch pumpen!‹

Sie taumelte hinüber zur Alarmanlage und drückte nachhaltig den grünen Knopf. Dann zog sie sich, wie eine Ertrinkende, aufs Bett. Schweiß lief ihr übers Gesicht. Schweißnaß war sie am ganzen Körper. Wieder das Ziehen! Diesmal mörderisch heftig, so daß sie glaubte, ihr bliebe das Herz stehn. Dann noch mal! Und noch mal! Und sie war allein! Hilflos allein! Angst! Panische Angst überfiel sie! Sie fühlte, wie sie ohnmächtig wurde. Und ohne daß sie es verhindern konnte, formten ihre Lippen immer wieder ein Wort, zuerst tonlos, dann laut und schließlich brüllend vor Schmerzen und Angst: »Robert! Robert! Robert!«

18

Das Gespräch, gnädige Frau. Das Gespräch. Deutschland, gnädige Frau. Das Gespräch! Sie kannte die Stimme. Und konnte sie doch nicht einordnen.

Wie durch dichten Nebel drang sie nach und nach mehr zu ihr vor, bis sie endlich gewahr wurde, daß es die Stimme eines Mannes war. Sie schlug mühsam die Augen auf.

Verschwommen sah sie ein glitzerndes Stoppelfeld. Dann eine randlose Brille. Dann das grelle Weiß des Kittels. Dann nahm das verschwommene Bild Gestalt an. Ein Gesicht zeichnete sich ab. Feingliedrige Hände, die ihr etwas Weißes entgegenhielten. Das Weiße wurde zu einem Telefonhörer. Das Gesicht gehörte Professor Würhaber.

Er hielt ihr den Hörer hin: »Sie haben alles gut überstanden. Das Gespräch kommt aus Deutschland. Es ist Ihr Mann. Er ist schon seit zwanzig Minuten in der Leitung. Aber ich habe ihm keine Auskunft gegeben. Sie sollen es ihm selbst sagen.«

Mit entkräfteter Stimme: »Was soll ich sagen?«

Würhaber hielt mit einer Hand die Sprechmuschel zu: »Daß Sie einen Sohn haben. Einen gesunden Sohn von sieben Pfund.« Er drückte ihr den Hörer in die Hand: »Nicht lange. Nur ein paar Worte.«

Sie sagte es Horst, leise, mit vielen Pausen, und ihr Atem ging kurz.

»Einen Sohn? Einen Sohn?! Sagst du, einen Sohn?« gellte es an ihr Ohr, daß sie befürchtete, ihr werde das Trommelfell zerspringen.

»Ja. Einen Sohn. Sieben Pfund. Ich... ich...« Sie war zu erschöpft, um ihm zu sagen, daß sie nicht länger sprechen konnte, doch er hatte dafür kein Ohr. Seine Fragen stürmten lärmend auf sie ein: »Es ist wirklich ein Sohn? Gesund? Wie groß? Und er sieht mir ähnlich? Mir? Sieht er mir ähnlich? Vera, hörst du? Sag mir doch endlich, daß er mir ähnlich sieht! Hallo, bist du noch dran? Sieht er mir ähnlich?«

»Ja, er sieht dir ähnlich.« Sie sagte es, obwohl sie ihr Kind noch gar nicht zu Gesicht bekommen hatte.

»Er sieht mir ähnlich? Er sieht mir tatsächlich ähnlich?! Vera, Schatz, ich danke dir! Ich danke dir, daß er mir... daß du ihn mir... ach, ich bin ganz durcheinander... was Schöneres hättest du mir nicht sagen können! Vera, du hast mich ganz und gar glücklich gemacht! Er sieht mir tatsächlich ähnlich? Ich danke dir, Schatz, ich danke dir von ganzem Herzen! Und es geht ihm gut? Ich habe einen Sohn! Und es geht ihm gut! Es geht ihm doch gut? Vera, hörst du? Bist du noch da? Natürlich bist du noch da, und meinem Sohn geht es gut! Oh, es geht mir auch gut! Jetzt geht es mir sehr, sehr gut! Ich habe einen Sohn, der mir ähnlich sieht! Einen Sohn, dem es gut geht! Einen Sohn, der Horst heißen wird! Oh, Vera! Vera, gib meinem Sohn einen Kuß, hörst du! Gib ihm einen großen, großen Kuß von seinem stolzen Vater! Sag ihm, daß ich ihn sehr, sehr liebe! Sag ihm, daß er mir ähnlich sieht! Und sag ihm, daß er Horst heißen wird! Hallo, Vera, bist du noch da? Küsse meinen Sohn von mir! Und sag ihm, daß ich ihn morgen besuchen komme, meinen Sohn Horst!«

Und mit einemmal brach er ab, und es vergingen ein paar Sekunden, ehe er fragte: »Und dir, Vera, geht es dir auch gut?« Und als sie nicht antwortete, da sie nicht antworten konnte, weil ihr der Hörer schon nach ihrer Auskunft, daß der Sohn ihm ähnlich sehe, aus der Hand geglitten war, sprach er in die Muschel: »Laß mich auch dich küssen, Vera«, und, da sie wiederum nicht antwortete, abschließend: »Ich hoffe, daß es auch dir gut geht. Morgen komme ich!«

Doch Würhaber hatte den herunterhängenden Hörer längst an sich genommen und die Worte, die Vera galten, mit angehört. Dann legte er auf.

Sie sah ihn fragend an. Er sagte: »Ihr Mann macht sich große Sorgen um Sie. Er wünscht, er könne jetzt bei Ihnen sein.«

19

»Ich möchte wissen, ob sie Nymphomanin ist!« sagte Robert hart. Er sah den Mann, der neben ihm ging, mit ernstem Ausdruck an.

Es war Sommer, und es war das Jahr 1970, sechs Jahre nachdem Robert den Farland-Konzern beraten hatte. Seither hatte er in den USA beruflich Fuß gefaßt.

Der Mann neben Robert hieß Dr. Norman Boyd und war Nervenarzt. Der kleine Park, den die beiden Männer durchschritten, gehörte
zu seiner Praxis. Sie gingen gestikulierend den schmalen Weg entlang,
vorbei an den Sprenklern, die Wasser in haarfeinen Strahlen versprüh-
ten und den Rasen jeden Tag fünf Stunden lang bewässerten, da ein
Rasen im trockenen Beverly Hills der ständigen Pflege bedurfte.

Während die beiden Männer sich draußen über sie unterhielten,
saß Jennifer Halberstam im Haus, im Behandlungsraum des Arztes,
und wartete darauf, daß die beiden wieder zurückkamen.

Jennifer Halberstam war ein schlankes Mädchen von einundzwanzig Jahren. Ihr Gesicht aber wirkte wesentlich älter, ja verlebt. Nur
ihr Körper hatte noch die feste Muskulatur und die straffe Haut eines
jungen Mädchens.

Jennifer hatte Robert Jansen vor neun Tagen kennengelernt, auf einer Party im ›Beverly Hilton‹, am Olympic Pool. Sie zählte sich selbst
entmutigt zu den Hunderten von Starlets, die in den Studios von Beverly Hills vergebens auf ihre große Chance hofften.

Sie war überglücklich, einen Mann wie Robert kennengelernt zu
haben. Von der Party weg hatte er sie mit zu sich genommen und ihr
in dem von ihm gemieteten Haus in Santa Monica ein Apartment zur
Verfügung gestellt. Seither wohnte sie bei ihm und fühlte sich wie eine
Königin.

Die beiden Männer hatten jetzt die Hände auf dem Rücken verschränkt und hielten die Köpfe gesenkt. Für Jennifer Halberstam, die
im Behandlungsraum am Fenster stand, sah es aus, als gingen sie
stumm nebeneinander her.

Doch sie sprachen miteinander, äußerst eindringlich sogar. »Wenn
Sie mit ihr mehrmaligen Geschlechtsverkehr hatten«, sagte Boyd
ohne den Kopf zu heben, »dann deutet das nicht darauf hin, daß sie
Nymphomanin ist. Eine Nymphomanin, oder sagen wir lieber, eine
Frau, die an Hyperästhesie leidet, also an einer erhöhten Erregbarkeit
der Sinnes- und Gefühlsnerven, vollzieht einen Verkehr nur in seltenen Fällen mehrmals mit demselben Mann. Andererseits...«, Boyd
dachte nach, »andererseits weisen die Befunde und auch die Einge-
ständnisse von Miß Halberstam darauf hin.«

»Ich möchte Klarheit«, sagte Robert mit Nachdruck.

»Das ist verständlich.« Um Boyds Mundwinkel spielte ein mitfüh-
lendes Lächeln.

»Nein«, sagte Robert, »nicht deshalb, woran Sie vielleicht denken.
Sondern allein ihretwegen. Ich möchte ihr helfen.«

»Das wird nicht leicht sein.«

»Zuerst einmal muß ich alles wissen. Rückhaltlos.«

»Okay.« Boyd sprach jetzt leise und in Gedanken versunken, als halte er sich selbst ein Kolleg: »Nymphomanie ist eine Krankheit. Die äußeren Symptome der Patienten sind fiebrig glänzende Augen, eine etwas schrill klingende Stimme und ein etwas hektisches Lachen. Die körperliche Untersuchung hat eine einwandfreie Überfunktion der Schilddrüse ergeben. Die seelische Untersuchung, also der Test, hat eindeutig gezeigt, daß die Patientin auf sexuelle Reize außergewöhnlich heftig anspricht und manisch-depressiv ist. Das ist das eine.«

»Und das andere?«

»Das Ergebnis meiner Unterhaltung mit ihr.«

»Und das ist niederschmetternd?«

»Sagen wir eher, es hat eine sexuelle Übererregbarkeit offenbart. Die Patientin hat, ohne mit der Wimper zu zucken, zugegeben, daß sie einem Zwang zu selektiver Promiskuität unterliege, also einem häufigen Partnerwechsel. Das beweist eine ständige Sucht zur Selbstbestätigung. Wäre diese Sucht nicht zwanghaft, hätte die selektive Promiskuität nichts mit Nymphomanie zu tun.«

»Und wodurch wird dieser Zwang ausgelöst?«

»Das bedarf einer weiteren, einer gründlichen und langwierigen Untersuchung. Wir kennen zwei Hauptursachen. Einmal körperliche Mißbildungen, wie Geschwülste in den Eierstöcken, Gehirnhautreizungen, unter Umständen auch Kopfverletzungen oder eine Überfunktion der Schilddrüse und der Androgene, der männlichen Hormone. Zum anderen kann die Nymphomanie seelisch bedingt sein. Das heißt, wenn die zentrale Persönlichkeit in ihrem Wert und in ihrer Stärke gelitten hat. Dann kann sich aus der übermäßigen sexuellen Erregbarkeit ein Zustand triebhafter Unersättlichkeit entwickeln.«

»Und wie zeigt sich dieser Zustand?«

»Einmal sexuelle Hemmungslosigkeit. Die Frau nimmt sich den nächstbesten Mann. Dann Unbefriedigtheit. Auch wenn sie zum Orgasmus kommt. Und dann eben seelischer Zwang, aus dem sie sich aus eigener Kraft nicht lösen kann.«

»Ist dieser Zwang überhaupt zu beseitigen, zu heilen?«

»Ja. Mit sehr viel Einfühlungsvermögen, sehr viel Zeit und sehr viel Geduld.«

»Und wie sieht die Behandlung aus?«

»Hier genügt nicht mehr die normale Psychoanalyse. Hier kann nur die rational-emotionale Psychotherapie helfen, also die aufklärende, gefühlsbetonte seelische Behandlung. Man muß versuchen, der Patientin klarzumachen, daß sie nicht allein schon aufgrund ihrer sexuellen Ausschweifungen eine aus der Gesellschaft Ausgestoßene ist. Man muß ihr die Verachtung vor sich selbst nehmen. Man muß sie, Schritt für Schritt, in die Gesellschaft zurückführen. Dann besteht auch die Hoffnung, daß der depressive Zustand nachläßt und dadurch vielleicht auch der Zwang.«

»Sie drücken sich sehr vorsichtig aus, Doc.«

»Ein Arzt kann keine Wunder vollbringen. Und ein Nervenarzt schon gar nicht.«

»Ich werde die Behandlung versuchen«, sagte Robert entschlossen, und sein Ton ließ keinen Zweifel offen, daß es ihm ernst war.

»Sie? Sie wollen die Patientin behandeln?« Boyd blieb stehen und sah den anderen mißtrauisch an.

»Ja, ich.«

»Sie? Ganz allein?«

»Ja, ich ganz allein. Jedenfalls vorläufig.«

»Und Sie trauen sich das zu?« Boyds Augen wurden schmal.

»Ich habe mir schon ganz andere Sachen zugetraut«, sagte Robert trocken.

»Ich... mir fehlen die Worte!« sagte der andere mit scharfer Stimme und setzte bedeutungsvoll hinzu: »Denken Sie dabei auch an die Patientin?«

»Ja. Nur.«

»Auch daran, daß Sie sie rettungslos verkorksen können?«

»Ja. Auch daran.«

Boyd schüttelte verächtlich den Kopf. Dann sagte er, wie um sich selbst zu beruhigen, geringschätzig: »Na ja, die Liebe!«

»Nein«, entgegnete ihm Robert mit fester Stimme, »ich liebe sie nicht.«

20

»Jennifer, von jetzt an mußt du auf eigenen Füßen stehen.«

»Robert! Du schickst mich weg?« Vor Schreck weiteten sich ihre Augen.

Sie führten das Gespräch auf der Terrasse. Er stand in der offenen Tür zur Küche. Sie saß zusammengekauert nackt auf der niedrigen steinernen Brüstung. Die warme Abendsonne fiel flach auf die Ecke, in der sie kauerte, und unter ihnen auf die weite Bucht von Santa Monica.

Als habe sie im ersten Augenblick die Tragweite seiner Äußerung nicht voll erfaßt, richtete sich Jennifer jäh auf und wiederholte entsetzt: »Robert! Du kannst mich doch nicht wegschicken!«

»Vielleicht schicke ich dich nicht weg. Aber ich verlasse dich.« Sein Blick fiel unwillkürlich auf ihre kleinen, nackten Brüste, deren Knospen mit einemmal zusammengeschrumpft waren, als sei es ihnen zu kühl geworden.

»Du verläßt mich? Ich komme da nicht ganz mit.«

»Dann hör mir mal genau zu. Es sind jetzt gut sechs Wochen her, seit wir beim Doc waren.«

»Sieben.«

»Okay, sieben. Boyd ist ein guter Mann, das darfst du mir glauben. Er versteht sein Handwerk. Und er hat dich wirklich gründlich untersucht.«

»Er hat gesagt, ich schlafe zuviel in der Gegend herum.«

»Damit hatte er nicht unrecht. Oder streitest du das ab?«

»Nein! Aber es ist ja was Schönes.«

»Okay. Aber nicht so, wie du es getrieben hast.«

»Du meinst, bis zu viermal am Tag?«

»Ich meine, viermal am Tag mit einem anderen Kerl. Aber lassen wir das!«

»Eben. Ich tu's ja nicht mehr.«

»Bist du froh, daß wir Erfolg hatten?«

»Du meinst, ob ich froh bin, weil ich nicht mehr mit anderen Kerlen schlafe?«

»Du triffst den Nagel auf den Kopf. Also?«

»Schwer zu sagen. Du bist zwar ein prima Liebhaber. Aber manchmal juckt es mich doch...«

»Das zweitbeste an dir ist deine Ehrlichkeit.«

»Und das beste?«

»Dein Charakter. Deine Ausstrahlung. Eben du.«

»Diesen Käse sagst du mir jetzt schon die ganze Zeit.«

»Und? Glaubst du es mir nicht?«

»Du sagst es ja oft genug.«

»Wenn du mir nicht glaubst, kannst du auf der Stelle abhauen.«

»Okay, ich glaub' dir.«

»Danke, Jennifer. So kannst du auf die Beine kommen.« Er machte eine Pause und sagte dann nachdenklich: »Aber nun kommt mein Problem.«

»Ach? Du hast auch ein Problem?«

»Denkst du, nur du kannst dir eins leisten? Ich habe es dir ja schon angedeutet. Was haben wir in drei Tagen?«

»Was sollen wir schon haben? Schönes Wetter!«

»Welchen Monat?«

»Ach so! September! Ah, jetzt zündet es bei mir! Hast du nicht gesagt, du hast im September was vor?«

»Ich fliege nach Europa. Noch heute. Mindestens für vier Wochen. Wenn nicht noch länger.«

»Hast du nicht etwas gesagt von einer Insel, die Ischia heißt? Die interessiert mich auch.«

»Ja. Aber du kannst nicht mitkommen.«

Sie ging nicht darauf ein. Sie erhob sich von der Brüstung, sagte mundfaul: »Mir wird kühl«, und verschwand durch die Tür zum Wohnraum ins Innere des Hauses.

Er wartete eine Weile. Als sie nicht wieder zurückkam, rief er laut ihren Namen. Sie gab keine Antwort. Er rief von neuem, diesmal ungehalten, und sie erschien in der offenen Tür, die aus dem Wohnzimmer führte. Sie hatte sich weiße Jeans und ein weißes T-Shirt übergezogen. »Ja? Hast du nicht schon alles gesagt?«

»Nein«, sagte er barsch und rückte ihr einen der Korbsessel zurecht: »Setz dich!«

»Okay, okay! Schieß los!« Sie kauerte sich in den Sessel. Sie war übel gelaunt.

»Ich habe gesagt, du kannst nicht mit nach Ischia!«

»Ich habe es geschluckt. Soll ich dir dafür um den Hals fallen?«

»Es kann sein, daß ich ein paar Monate wegbleibe.«

»Das hast du auch schon gesagt. Und wer führt hier deine Geschäfte weiter?«

»Die sind alle abgeschlossen. Das mache ich jedes Jahr so um diese Zeit.«

Die Beratung von Farland hatte für ihn ungeahnte Folgen gehabt. Der Umsatz der Herrenserie war in der Tat nicht nur um die von Farland erwarteten drei, sondern sogar um 4,2 Prozent angestiegen. Seitdem erhielt Robert alle sechs Monate einen Scheck über eine mindestens fünfstellige Summe. Darüber hinaus hatte der Farland-Erfolg ihm den weiteren US-Markt geöffnet. Unter anderem war er mittlerweile für Brown, Brown und Co., den Möbelkonzern, tätig gewesen, für die McCourts-Kaufhauskette, für Wheelon-Suppen, für General Motors, für Esso und auch für ein ganzes Jahresprogramm der Columbia Film and Television. Er galt jetzt als der erfolgreichste Kreativberater der Welt.

»Also willst du mich raus haben!« sagte Jennifer und kauerte sich noch mehr zusammen. »Mich in die Wüste schicken!«

»Nein. Du kannst hier wohnen bleiben.«

»Ich kann…? Mann, Robert! Ist das dein Ernst?« Ihre Augen leuchteten.

»Ja. Unter einer Bedingung.«

»Unter jeder!«

»Higgs wird aufpassen. Wie ein Schießhund!« Higgs war der Verwalter von drei in der Gegend vermieteten Häusern.

»Auf das Haus? Wie schön!«

»Auf das Haus und auf dich.«

»Auf mich? Higgs?« In ihren verschleierten Blick schlich sich ein Flackern.

»Ja, Higgs. Ich habe ihn eingeweiht. Keine Angst, nicht in alles! Aber so, daß nichts schiefgehen kann.«

»Was soll denn schiefgehen?«

»Du zum Beispiel. Es könnte doch sein, daß meine Behandlung zwar Erfolg hatte, aber noch nicht ausreichend war.«

»Du meinst, daß Higgs die Sache weiter…?« Sie schwankte zwischen Erschrecken und Heiterkeit.

»Quatsch! Er paßt nur auf dich auf. Und er allein entscheidet, ob du bleiben kannst oder deine Klamotten von einer Stunde auf die andere vor der Tür liegen.«

»Ah, er allein!«

»Gib dich keinen falschen Hoffnungen hin. Higgs ist wie geschaffen für den Job. Er ist hundertprozentig impotent.«

»Was du gleich wieder von mir denkst!«

»Du kannst hier residieren wie früher die Monroe. Du kannst in Saus und Braus leben. Du kannst dir sogar einen Kerl anlachen. Aber nur einen! Merk dir das! Nur einen einzigen! Und wenn dich Higgs erwischt, daß du…«

»Du kannst dich auf mich verlassen. Ganz und gar.«

»Ich wünsche es dir.« Er trat auf sie zu: »So, und jetzt gib mir einen Kuß. Meine Maschine fliegt in achtzig Minuten.«

Der kleine Horst Christian Halling war mittlerweile beinahe sechs Jahre alt. Er war ein heiteres, aufgewecktes Kind, das für sein Alter schon sehr groß, aber auch sehr schmalbrüstig war. Sein Vater nannte ihn Hossi, vergötterte, verwöhnte und verweichlichte ihn. Seine Mutter bemühte sich aufopfernd, die falsche Erziehung des Vaters auszugleichen, ihn körperlich zu kräftigen und ihn zu einem widerstandsfähigen, offenen Jungen heranwachsen zu lassen.

Für Vera waren es sechs schwere Jahre gewesen. Der Junge hatte sie oft nicht nur tagsüber, sondern auch nachts in Anspruch genommen, und sie hatte nach und nach geglaubt, daß sie ihn keine Stunde allein lassen dürfe. Sie hatte nur noch für den Jungen gelebt und sich selbst vernachlässigt. Sie hatte sich keinen Ausgleich gegönnt, keinen Urlaub ohne das Kind, kein Aufatmen in Gesellschaft unbeschwerter Menschen. Wenn nicht Hella Sierk, die Frauenärztin, gewesen wäre, sie hätte nicht einmal einen Menschen gehabt, dem sie ab und zu ihr Herz ausschütten konnte.

Vor ein paar Monaten, an ihrem 33. Geburtstag, hatte Vera zum erstenmal erkannt, daß sie ihr Leben ändern mußte. Eine Äußerung von Hella Sierk hatte sie nachdenklich gestimmt.

»Wir haben uns lange nicht mehr gesehen«, hatte Hella gesagt, »und ich fühle mich verpflichtet, es dir schonungslos zu sagen.«

Hella hatte sie ins Ankleidezimmer gezogen, wo sie allein waren. Vera stand mit dem Rücken zum großen Drehspiegel und sah die Freundin aus verschreckten Augen an. »Ist etwas passiert?«

»Ja«, sagte Hella, »es ist etwas passiert. Und zwar mit dir. Dreh dich um, schau in den Spiegel, und du siehst es selbst.«

Nur zögernd drehte sich Vera dem Spiegel zu. Sie wußte zu gut, wie mitgenommen sie schon seit langem aussah.

»Du treibst Raubbau mit deiner Gesundheit!« sagte Hella mit sanfter Empörung. »Raubbau mit deinem Leben! Wie lange willst du noch so weitermachen? Bis du Mitte Dreißig eine abgearbeitete, alte Frau bist?«

Vera schwieg. Hella stellte sich vor sie hin und hob Veras Kinn an, so daß die Freundin ihr in die Augen sehen mußte. »Du bist verrückt, meine Liebe! Total verrückt! Sein Leben so zu verspielen! Ach was, ihr seid beide verrückt. Geld wie Heu und kein Kindermädchen! Warum habt ihr bloß kein Kindermädchen? Kannst du mir das sagen?« Sie ging hinüber zum Fenster.

Vera stand unbeweglich vor dem Spiegel. »Weil Horst auf dem Standpunkt steht, ein Kind braucht eine Mutter und kein Kindermädchen. Und ich sehe das ein.«

»Ach? Du siehst das ein! Und wirst von Tag zu Tag weniger!« Hella wurde lauter! »Vera! Du bist nur noch ein Schatten deiner selbst! Nicht nur äußerlich. Vor allem was dein Selbstbewußtsein betrifft. Du mußt zu dir kommen. Und zwar schnell. Sonst hast du dein Leben verspielt.« Und mitfühlend: »Soll ich mit Horst reden? Soll ich ihm sagen, daß du mal ausspannen mußt? Ohne Mann! Und ohne Kind! Aber nicht nur ein paar Tage. Mindestens einen Monat lang. In der Sonne. Irgendwo im Süden. Richtig ausspannen und auftanken. Soll ich es ihm sagen?«

»Nein!« Vera fuhr herum. »Wenn es ihm einer sagt, dann bin ich es. Dich würde er zwar anhören. Aber er würde gleichzeitig mir vorwerfen, daß ich mich hinter dich gesteckt habe.«

»Es war nur ein Vorschlag«, sagte Hella und nahm sie kurz freundschaftlich in den Arm, »dann sag es ihm noch heute! Versprichst du es mir?«

Vera hatte sich mit der Antwort Zeit gelassen, bis die Freundin noch einmal betont hatte: »Du mußt es mir versprechen, Vera!«

»Ja«, hatte Vera dann gesagt, und im gleichen Atemzug hatte sie gewußt, daß sie das Versprechen nicht halten konnte. Der Gedanke, Horst vorzuschlagen, daß sie allein verreisen wollte, mußte noch in ihr reifen.

Nun war es soweit. Sie hatte sich zu dem Gespräch mit Horst durchgerungen. Nachdem sie schweigend das Abendessen zu sich genommen hatten und sie den Jungen ins Bett gebracht hatte, bat sie ihren Mann: »Bitte, komm mit in die Bibliothek.«

»Was ist? Was hast du?«

»Ich muß mit dir reden. Dringend.«

»Wenn du meinst.« Er ließ ihr den Vortritt.

Die Bibliothek war fensterlos und ganz mit dunklem Holz verkleidet. Die Bücherregale, die zwei Wände einnahmen, reichten bis hinauf zur bäuerlichen Balkendecke.

Horst Halling zog seiner Frau einen der dick gepolsterten beigefarbenen Ledersessel heran: »Bitte. Was hast du mir zu sagen? Etwas Schlimmes?« Er setzte sich hinter den Schreibtisch.

Vera schloß einen Atemzug lang die Augen, um sich konzentrieren zu können. Dann sah sie Horst offen an und sagte fest: »Ich muß mich erholen. Allein. Ohne Familie. Ohne dich und ohne Kind.«

22

Horst Halling schwieg. Er hielt Veras Blick stand, doch seine Augen führten eine beredte Sprache. Befremden, Argwohn, Mißtrauen und Unmut, das alles lag in seinem Blick.

Die barocke Wanduhr schlug die neunte Stunde. Als sie zu Ende geschlagen hatte, sagte er kaum vernehmlich: »Du willst was?«

»Ich will nicht. Ich muß«, entgegnete sie mit klarer Stimme.

»Was mußt du?«

»Mich erholen. Zu Kräften kommen. Endlich einmal aufatmen können.«

»Und wo? Wo mußt du aufatmen?«

»Ich weiß es noch nicht. Ich weiß nur, daß ich es muß. Daß ich nicht mehr anders kann. Daß ich meine innere Uhr schon überdreht habe. Ich wollte es dir schon lange sagen, aber...«

»Aber?«

»Ich habe geglaubt, du könntest mich nicht verstehen.«

»Und jetzt? Jetzt glaubst du, daß ich dich verstehe? Nein, Vera, das kann ich nicht. Das kann ich beim besten Willen nicht.«

»Ich habe es erwartet. Aber ich fahre trotzdem weg.«

»Du mußt aufatmen? Zu Kräften kommen? Du kannst nicht mehr anders? Du mußt weg, ohne daß ich deine Begründung begreife? Ja, hast du denn bei mir nicht alles, was du brauchst? Alles, aber auch wirklich alles? Führst du denn kein großzügiges, kein sorgenfreies Leben? Fährst du denn nicht den Porsche, den du dir gewünscht hast?«

»Der Porsche! Du hast recht, er ist wirklich manchmal meine einzige Rettung. Dann fahre ich mit ihm einfach über die Dörfer. Aber leider nie länger als eine halbe Stunde. Dann treibt mich mein idiotisches Pflichtgefühl wieder zurück. Der Porsche! Ersatz für Gefühle!«

»Aber, Vera! Wie kannst du mir so etwas sagen! So kenne ich dich ja gar nicht!«

»Ich kann dich beruhigen. Ich kenne mich selbst nicht mehr. Ich weiß nur, daß sich das ändern muß. Denn ich bin erst dreiunddreißig. Ist dir das eigentlich bewußt? Ich stehe noch mitten im Leben. Das heißt, ich sollte es.«

»Und du tust es auch!«

»Nein, Horst, du irrst. Ich muß dir nicht sagen, daß ich unseren Jungen liebe. Aber die Liebe kann nicht so weit gehen, daß man sich darüber selbst vergißt. Ein Kind darf einem nicht das Leben stehlen. Nein, Horst, das ist kein Leben, das ich führe. Das ich jetzt sechs Jahre lang führe. Mitsamt dem Porsche und einem Mann, der mehr Geld verdient, als wir brauchen.«

»Vera, du mußt auf dem Boden der Tatsachen bleiben!«

»Das tue ich. Tatsache ist zum Beispiel, daß wir noch nie über mein Problem gesprochen haben. Wenn ich mich recht erinnere, haben wir seit unserer Ehe überhaupt noch nie über mich gesprochen. Und warum? Weil du mich gar nicht mehr siehst. Wir sitzen uns gegenüber, wir reden miteinander, wir schlafen zusammen, und du siehst mich nicht.«

»Aber Vera!«

»Doch, Horst, das sind die Tatsachen. Aber so weit sollte das Gespräch gar nicht kommen. Ich wollte dir nur sagen, daß ich ein paar Wochen verreisen werde.«

»Vera, jeder Mensch ist manchmal etwas bedrückt, sieht sich vor einer Wand, verliert manchmal etwas das Selbstvertrauen. Da bist du keine Ausnahme. Ich sehe dir das nach. Aber gleich verreisen? Hast du es dir wirklich genau überlegt?«

»Ja. Ich habe nur einen Fehler begangen.«

»Daß du nicht schon lange weg bist?«

»Nein. Daß ich dir vorhin nicht die Wahrheit gesagt habe. Ich kann es mir gar nicht erklären, warum ich es tat. Ich wollte es dir sofort sagen, aber dann...«

»Aber dann?«

»Dann lief das Gespräch schon weiter. Dann... na ja, manchmal begeht man eben einen Fehler.« Sie zwang sich zu einem Lächeln. »Du hast mich vorhin gefragt, wo ich mich erholen will, und ich habe dir geantwortet, daß ich es noch nicht wüßte. Das war mein Fehler. Denn ich weiß es sehr gut. Ich habe nämlich schon alles arrangiert. Den Flug. Die Pension. Und was eben alles zu einer Reise gehört.«

»Ach? Sieh mal an! Du hast dich schon entschieden? Über meinen Kopf hinweg? Hm.« Es war, als müsse er sich mühsam zu einem Entschluß durchringen: »Und wohin geht die Reise?«

»In den Süden. In die Sonne. Nach Ischia.«

»Ach, nach Ischia? Zurück in die Jugenderinnerung?«

»Vielleicht. Vielleicht auch nicht. Ich mag die Insel sehr. Sie könnte mir weiterhelfen.«

»Und wann...?« Er stockte.

»Morgen. Um acht Uhr dreißig geht meine Maschine.«

Ehe Vera in Neapel das Schnellboot betrat, setzte sie sich die Sonnen-
brille auf, deren große, runde dunkelgetönte Gläser ihr Gesicht weitgehend verbargen, und band sich das seidene Tuch in zartem Lila um
den Kopf und knotete es um den Hals. Sie wollte von niemandem erkannt werden.

In kaum einer halben Stunde stand ihr das Wiedersehen mit der Insel bevor. Es versetzte sie in eine seltsame Unruhe. Was war, wenn
ihr schon am Hafen Carla über den Weg laufen sollte oder Fabrizio?
Oder Maria oder Paolo von Marias Reception? Eine solche Begegnung würde sie wahrscheinlich verunsichern. Ihr fühlte sie sich noch
nicht gewachsen. Nein, sie mußte zunächst allein sein. Die Insel für
sich neu entdecken. Mit alten Freunden wollte sie nur zusammentreffen, wenn sie wieder zu sich selbst gefunden hatte.

Aus dem Dunst der Sonne tauchten die Umrisse der Insel auf. Vera
stand an Deck. Sie hob die Hand vor Augen, um besser sehen zu können. Die gelblichen Felsenriffe. Die Wipfel der Pinien auf der Höhe
des Meeres. Die geduckt wirkenden, kastenartigen Häuser in ihren
verwaschenen Farben. Das Castello Aragonese. Der gedrungene
Leuchtturm.

Ihr Herz klopfte. Sie fühlte, wie ihr heiß wurde. Die Erinnerung
überfiel sie mit Macht. Doch ob sie an den warmen Sand von Maronti
dachte, an Luigi, den Briefträger, an ihr nüchternes Zimmer in der
Casa Donata, an Claus Forst, ihren damaligen Verlobten, an die
Abende bei ›Pescatore‹, an das Mädchen Karen, an das heiße Wasser
in der Cavascura – immer stand Robert vor ihr. Groß und asketisch,
mit seinen langen, wohlgeformten Beinen, den hellen graubraunen
Augen mit dem grünen Stich in der Iris, den schmalen Nasenflügeln,
den ungekämmten kurzen Haaren, deren Farbe zwischen Dunkel-
und Hellbraun schwankte, und sie hörte seine Stimme, die nach
Rauch und Alkohol klang.

Das Boot legte an. Sie ging über die federnde Gangway und hatte
das Gefühl, endlich zu Hause zu sein.

Aus den Augenwinkeln heraus beobachtete sie flüchtig das Treiben
um sie herum und entdeckte kein ihr bekanntes Gesicht. Schnell
nahm sie sich das nächste dreirädrige Minitaxi und verkroch sich in
den Schatten des Fonds: »Pensione Smeraldo.«

Der Fahrer startete. Der Motor dröhnte ratternd. Als er sich in den
Verkehr eingereiht hatte, fragte der Fahrer über die Schulter:

»Barano, Piazzale Maronti?«

»Ich weiß es nicht«, antwortete sie verlegen, »mir ist nur bekannt, daß sie zu Barano gehört.«

Auf der Piazzale Maronti hielt der Fahrer an und wies einladend aus dem offenen Wagen: »Ecco! Pensione Smeraldo!«

Die Pension lag an dem kleinen Rondell, nur wenige Schritte von den breiten Treppen entfernt, die zum Strand hinunterführten. Zum Greifen nah lag das Meer ihr zu Füßen.

Besser hätte sie es nicht treffen können: weg von San Angelo und ihm doch so nah. Versteckt vor den Freunden und dennoch unbehindert das Strandleben genießen. Am liebsten wäre sie dem Taxifahrer um den Hals gefallen.

24

Einen Tag nach Vera kam Robert auf der Insel an. Fabrizio erwartete ihn am Hafen. Als hätten sie sich nicht nur ein Jahr, sondern schon ein Leben lang nicht mehr gesehen, fielen sie sich überschwenglich in die Arme.

»Fabrizio! Laß dich anschauen! Du bist es wirklich!«

»Robert! Immer noch der alte Robert!«

Sie küßten sich gegenseitig auf die Wangen, drückten einander an sich, hielten einander vor sich hin, schüttelten einander an den Schultern und drückten einander wieder und wieder an sich, bis sie endlich voneinander ließen und sich stumm gegenüberstanden. Da hatten sie Freudentränen in den Augen.

»Wo wohnst du diesmal, Robert?« Fabrizio nahm eines der Gepäckstücke und brachte es zu seinem Wagen.

Robert nahm die beiden anderen und ging neben dem Freund her: »Wie immer.«

»Du könntest es dir schon lange leisten, das ganze ›Regina Isabel‹ zu mieten.«

»Aber ich bleibe Maria treu. Wie geht es ihr? Sie ist jetzt Ende Sechzig, wenn ich im Rechnen nicht zu schwach bin.«

»Sie hat sich nicht verändert.«

»Und Carla? Schon was Neues unterwegs?«

»In sechs Wochen soll es soweit sein. Ich hoffe, du bist dann noch da?«

»Wenn es irgendwie geht, ja. Noch ein Junge?«

»Warum nicht? Aber ich freue mich über ein Mädchen genauso.«

Fabrizio und Carla hatten vor zwei Jahren geheiratet. Als Robert vor einem Jahr hier war, hatte Carla gerade einen Jungen geboren. Robert war bei der Taufe dabei und hatte für den kleinen Marco die Patenschaft übernommen.

Sie fuhren los. Die ansteigende Straße hinauf, die sich über die Hügel hinüber nach Casamicciola windet. Durch Lacco Ameno hindurch, steil den Monte Punta Cornacchia hoch, vorbei an der Villa Mezza Torre, weiter bergan, die scharfe Kurve nach links und hinunter nach Forio.

Die beiden Freunde tauschten die letzten Neuigkeiten aus, Robert erzählte von seiner Arbeit, Fabrizio davon, wie glücklich er mit Carla und Marco sei und daß sie nach dem zweiten Kind in eine größere Wohnung ziehen wollten.

Robert beobachtete den Freund von der Seite. Fabrizio war seit dem letzten Jahr merklich älter geworden. Sein volles, schwarzblaues Haar durchzogen jetzt ein paar silbrig glänzende Fäden. Sein Bauch hatte an Umfang zugenommen. Sein Temperament schien ausgeglichener zu sein. Nur die dunklen Augen erinnerten in ihrer Wendigkeit noch an den Fabrizio von früher.

»Und sonst?« fragte Robert. »Was tut sich auf der Insel sonst?«

»Du siehst es ja selbst«, antwortete Fabrizio, hielt das Steuer fest in den Händen und machte mit dem Kopf eine kurze Geste, die den anderen auf die baulichen Veränderungen entlang der Straße hinwies: »Neue Hotels. Neue Häuser. Neue Geschäfte.« Und setzte bitter hinzu: »Ischia wird entdeckt.«

»Sagen wir, der Fremdenverkehr in aller Welt. Und Ischia kriegt davon seinen Teil ab. Aber Gott sei Dank keine Hochbauten.«

»Zugegeben«, lenkte Fabrizio ein und schnitt eine Kurve gekonnt wie ein Rennfahrer an, »die Leute bekommen Arbeit und verdienen.« Und nach einer Pause: »Und es kommen immer mehr Menschen auf die Insel. Das ›Poseidon‹ ist zu einer echten Attraktion geworden.«

»Seitdem es in deutscher Hand ist?«

»Ja. Du wirst es nicht wiedererkennen.«

Robert zuckte gleichgültig mit den Schultern. »Ich war noch nie dort.«

Das ›Poseidon‹ war ursprünglich eines der für die Insel typischen überschaubaren Thermalbäder im Freien. Jetzt war es das größte.

»Du kannst es dir ja mal anschauen«, sagte Fabrizio, ohne den Blick von der Straße zu nehmen.

»Das werde ich kaum tun. Meine Konstitution ist noch okay.«

»Es ist nicht nur für Kranke. Es hat den gepflegtesten Sandstrand auf der ganzen Insel.«

»Kriegst du Prozente?«

Fabrizio lachte. »Schön wär's!« Und sachlich: »Ich bin nur nach wie vor der Idiot, der sich hier als einziger um eine einheitliche Linie im Fremdenverkehr bemüht.«

Sie hatten den Parkplatz von San Angelo erreicht. »Hier ist noch alles beim alten geblieben«, stellte Robert mit Befriedigung fest.

»Zwei neue Pensionen«, erwiderte Fabrizio, »aber sie verändern das Gesamtbild nicht.«

»Und das ›Pescatore‹? Und Carlo mit seinem Obstladen?«

»Wie gehabt.«

»Was will der Mensch mehr?« Robert dehnte sich genüßlich, als wolle er seinen Alltag endgültig von sich abschütteln. Im gleichen Augenblick kam die breiten, ausgetretenen Stufen ein Mann hochgerannt und winkte ihnen schon von weitem aufgeregt zu. Der Mann war Giuseppe, Marias Hausdiener.

»He, es ist Siesta!« rief Fabrizio ihm entgegen. »Seit wann rennst du da?«

Giuseppe war vollkommen außer Atem, als er die beiden erreichte: »Signore Jansen! Signore Jansen!«

»Laß dir Zeit, Giuseppe«, beruhigte Robert ihn, »ich bleibe ja eine ganze Weile da.«

»Signore Jansen, Telefono!«

»Telefon?« Fabrizio lachte und sagte zu Robert: »Der Ruhm verfolgt einen, stimmt's?«

»Langsam, Giuseppe«, sagte Robert, »niemand kann wissen, daß ich da bin.«

»Doch«, sagte Giuseppe, und sein Atem ging immer noch heftig, »ein Signore...« Er holte einen zerknüllten Zettel aus der Hosentasche und las mühsam ab: »Ein Signore... Fa... ein Signore Farland.«

»Farland?« Robert glaubte, nicht richtig gehört zu haben.

»Si, Signore.« Giuseppe nickte bestätigend mehrmals mit dem Kopf.

»Und wer ist das?« schaltete sich Fabrizio ein. Robert erklärte es ihm in wenigen Worten.

Dann drückte er dem verdutzten Giuseppe einen 1000-Lire-Schein in die Hand: »Ich bin nicht angekommen. Verstehst du?«

»Si, Signore.«

»Und für alle weiteren Anfragen: Ich werde auch nicht ankommen.«

»Si, Signore.«

»Ich bin zwischen Amerika und Europa irgendwo verschollen.«

»Si, Signore.« Giuseppe besah sich kurz den Schein, steckte ihn hastig in die Tasche und lief zurück, die Stufen hinunter, in den Ort.

»Und wenn Vera...?« Fabrizio sah den Freund von der Seite an.

»Das weißt du selbst«, antwortete Robert leicht gereizt. Er winkte einen der Eseltreiber für das Verladen des Gepäcks heran, wandte sich wieder an den Freund und setzte hinzu: »Aber ich rechne mit ihr nicht mehr.«

25

Vera war jetzt vierzehn Tage auf der Insel und hatte sich gut erholt. Ausgeruht, die Haut von der Sonne gebräunt, wirkte sie wie eine zufriedene, innerlich ausgeglichene Touristin.

Sie war zu allen Leuten freundlich, unterhielt sich auch ab und zu angeregt mit Cecilia, ihrer jungen Wirtin, suchte aber keinen Kontakt zu anderen. Sie verbrachte ihre Tage allein, wanderte viel in den Bergen um Barano und besuchte jeden Tag die heißen Bäder des ›Poseidon‹.

Noch immer achtete sie darauf, daß sie keinem ihr von früher bekannten Gesicht begegnete, denn sie hatte sich mittlerweile vorgenommen, die Vergangenheit ruhen zu lassen. Die Gedanken an Robert aber konnte sie nicht ausschalten.

Nicht, daß sie vermutete, ihm hier zu begegnen. Vor ungefähr einem Jahr hatte sie einmal einen groß aufgemachten Artikel in der Modezeitschrift ›Vogue‹ gelesen. Es hieß darin, daß er sich in den USA aufhalte. Dort glaubte sie ihn auch jetzt.

Dennoch beunruhigte sie der Gedanke, daß er plötzlich vor ihr stehen könnte. Ob er wohl noch so aussah wie vor sieben Jahren? Ob er, wie sie, verheiratet war? Vielleicht auch ein Kind hatte? Oder sogar mehrere? Dem Bericht in ›Vogue‹ zufolge ging es ihm sehr gut. Er schien viel zu arbeiten, Erfolg zu haben.

Als sie damals seinen Namen gelesen hatte, wollte sie ihn auf der Stelle ausfindig machen und anrufen. Nur um wieder einmal die heisere, männliche Stimme zu hören. Doch im nächsten Augenblick hatte sie den Gedanken verworfen. Der Anruf hätte sie nur beunruhigt.

Aber hier, weg vom Alltag, weg von zu Hause und ihren Problemen, da malte sie sich aus, daß sie mit ihm zusammentreffen würde, beim Spaziergang in den Bergen etwa oder unverhofft auf der Straße, oder wenn sie mit geschlossenen Augen im heißen Sand träumte.

Sie sah sein Lächeln vor sich und hörte, wie er sagte: »Na, Mädchen? Bist du noch mein Mädchen?«

Und sie hörte sich antworten: »Ich weiß es nicht. Bist du noch mein Mann?«

Und sie hakte sich bei ihm unter, und sie gingen schweigend durch die Weinberge, miteinander vertraut, als habe es eine Trennung nie gegeben.

Sie fuhr hoch. Sie lag im Bikini am Strand des ›Poseidon‹, und um sie herum waren nur fremde Menschen. Sie beugte sich zu ihrer Badetasche hin und holte die Armbanduhr heraus. Gleich fünf Uhr! Sie hatte mehr als zwei Stunden geschlafen. Die Sonne hatte ihre Kraft verloren. Es wurde kühl.

Vera raffte ihr Badezeug zusammen und ging. Sie stieg in den Bus, der nach Barano fuhr.

Warum wollte sie Robert begegnen? Um ihn wissen zu lassen, daß sie die Vergangenheit überwunden hatte? Lüge! Nichts als eine fadenscheinige Notlüge! Nein, sie wollte ihn sehen, um sich zu prüfen! Um ihre Gefühle zu ergründen. Um festzustellen, ob eine Liebe sieben Jahre überdauern kann!

Und wenn er ein anderer war? Wenn es die Vergangenheit für ihn nicht mehr gab? Wenn er zum Beispiel mit einer Frau am Arm vor ihr stand? Mit seiner Frau? Wenn er sagte: »Ah, Vera! Schön, dich zu sehen!« Wenn er sie freundlich, aber nichtssagend begrüßte? Wenn er all ihre Träume zerstörte?

Und wenn er kein anderer war? Wenn er sie in den Arm nahm, als wäre es noch der September des Jahres 1963? Wenn er sie an den Hüften hochhob und vor irrsinniger Freude durch die Luft drehte? Wenn er ihr sagte: »Ich liebe dich noch mit jeder Faser meines Herzens!« Ja, und wenn er sie fragte, ob auch sie ihn noch liebe, und wenn sie nickte, schließlich mit bestimmender Stimme zu ihr sagte: »Dann werden wir für immer zusammenbleiben!«

Unwillkürlich hielt sie den Atem an. Sie saß im Bus, eingekeilt zwischen fremden Menschen. Sie spürte, wie ihr heiß wurde. Es ist sinnlos! hämmerte ihr Gehirn, absolut sinnlos, sich auf derartige Gedanken einzulassen!

Sie hatte ein Kind! Eine Familie! Verantwortung!

Ja, das Kind! Sie wollte es nicht wahrhaben, aber das Verhältnis zu ihrem Sohn litt unter ihrem Mann. Schon seit dem Tag, an dem Horst ihr den Chirologen Professor Kendler ins Haus brachte, hatte sie sich gegen das Kind gesperrt. Als sie dann die langen Wochen allein und von der Welt abgeschlossen in dem Genfer Apartment hatte verbringen müssen, verhärtete sich die Sperre.

Gewiß, es ist nicht mehr als natürlich, daß eine Frau jedes Risiko vermeidet, wenn sie ein Kind austrägt. Und es ist auch selbstverständlich, daß eine besonders gefährdete Frau jedes Opfer auf sich nimmt, um ihr Kind gesund und lebensfähig zur Welt zu bringen. Aber als Horst sie nach Genf schickte, kam sie sich vor, als habe er sie zur Bruthenne erniedrigt.

Ihre Voreingenommenheit gegen das Kind hatte er schon ausgelöst, als es noch gar nicht geboren war.

Und dann der Anruf, als sie gerade aus der Narkose erwachte! Die Deutlichkeit, mit der Horst das Kind als das seine für sich in Anspruch nahm. Vaterglück! Mag sein. Aber der Mutter darf die Nichtachtung nicht derart kraß vor Augen geführt werden.

Dann die unaufhörlichen, entnervenden Diskussionen um Erziehungsfragen. Der Anspruch, den Horst dabei auf sein Kind – ja ›sein‹ Kind! – unmißverständlich geltend machte. Sein offenes Bemühen, ihr das Kind von Tag zu Tag mehr zu entfremden und an sich zu binden.

Und schließlich die unschöne Auseinandersetzung, in der Nacht, bevor sie nach Neapel abgeflogen war. Am Abend hatte sie das Gespräch abgeschlossen, indem sie ihn hatte wissen lassen: »Morgen früh um acht Uhr dreißig geht meine Maschine.«

Er hatte darauf nichts geantwortet. Er hatte geschwiegen, bis sie nebeneinander im Bett lagen. Dann hatte er das Licht gelöscht und ohne Übergang gesagt: »Horst kommt ins Internat.«

Sie war hochgeschreckt: »Ins Internat? Mit sechs Jahren? Hast du dir das ausgedacht, um mich zu bestrafen? Um mich zu veranlassen, hierzubleiben?«

»Nein. Das hat nichts mit deiner Reise zu tun. Der Junge soll ein richtiger Mann werden. Er muß unter seinesgleichen aufwachsen. Mit Jungen, die sich gegenseitig erziehen.«

»Und warum sagst du mir das ausgerechnet heute nacht?«

»Weil du morgen wegfährst.«

»Soll denn der Junge schon in den nächsten vier Wochen...?«

»Nein. Aber du sollst es wissen. Du hast in Italien sicher genug Zeit, um dich darauf einzustellen.«

»Ich verstehe. Du willst mir ein zusätzliches Problem mit auf die Reise geben.«

»Ich will nur, daß du bei deiner Rückkehr die Sache schon verdaut hast. Daß du dem Jungen dementsprechend gegenübertreten kannst.«

»Horst, überleg es dir noch mal. Du tust dem Kind keinen Gefallen. Der Junge sucht noch die Mutter. Und natürlich auch seinen Vater.«

»Das Thema ist abgeschlossen. Der Junge kommt ins Internat! Jetzt oder in einem oder in zwei Jahren. Er braucht das.«

Und dann der Satz, mit dem er ihr unverhohlen zu verstehen gab, was er von ihr hielt: »Der Junge soll kein Muttersöhnchen werden!«

Ein wirklich unerfreuliches Gespräch, böse und widerlich. Sie hatte noch die halbe Nacht wachgelegen und sich Sorgen um ihre Ehe gemacht. Eine Nacht, die sie besser vergessen sollte.

Ende April 1964. Der Arzt bestätigte ihr, daß sie ein Kind erwartete. Sie war glücklich. Sie hätte die ganze Welt umarmen können.

Und jetzt? Jetzt war es nicht mehr ihr Kind, jetzt gehörte es nur noch Horst. In all den Jahren hatte er in der Tat nichts unversucht gelassen, dieses Gefühl in ihr mehr und mehr zu verstärken.

Der Bus hielt an der Piazzale Maronti.

26

Nur wenige hundert Meter von Vera entfernt, nur getrennt durch die steil abfallenden Felsen und die kleine Meereszunge, saß Robert an diesem Abend mit Fabrizio beim ›Pescatore‹. Er sprach von ihr, ohne zu ahnen, daß sie ihm ganz nahe war.

Wie in alten Zeiten hatten sie sich aus dem Inneren des Lokals eiserne weiße Stühle auf die Plattform vor dem Eingang geschoben, und Giulio hatte ihnen unaufgefordert zwei Carpanos gebracht.

Robert nahm das kleine Glas in die Faust, hob es an die Nase, roch zufrieden den Duft von Karamel und bitteren Mandeln, nippte kurz, hielt das Glas prüfend vor sich hin und kippte danach den Rest in sich hinein.

»Die Carpano-Zeremonie!« erinnerte sich Fabrizio lachend.

»Ja«, sagte Robert abwesend, »die habe ich beibehalten. Sogar in Manhattan.« Er kam zu sich. »Ich werde nicht mehr auf Vera warten.«

»Du willst nicht mehr kommen?«

»Nicht mehr regelmäßig. Nicht mehr mit albernen Illusionen. Nicht mehr im September.«

»Du gibst sie auf?«

»Denk doch mal scharf nach! Kann es denn nicht sein, daß mir mein jetziges Leben gefällt? Mister Jansen vorne, Mister Jansen hinten! Mister Jansen, wir erfüllen alle Ihre Wünsche! Natürlich, Mister Jansen, Sie können in den Vertrag Ihr Honorar selbst einsetzen! Mister Jansen mit eigenem Flugzeug! Mister Jansen mit den attraktivsten Puppen, die er sich wünschen kann! Mister Jansen in Florida, auf den Seychellen, in London, Madrid und Rio! Mister Jansen, der Mann des Jahres!« Robert holte tief Luft.

»Aber Mister Jansen ohne seine große Liebe«, sagte Fabrizio ruhig.

»Große Liebe? Und wenn: Was ist sie denn? Ein bißchen Herzklopfen, ein bißchen getrübter Blick, ein bißchen Verlangen. Eine Sekunde lang? Eine Minute? Einen Tag lang? He, gib doch ehrlich zu, daß du es nicht schaffst, vierundzwanzig Stunden ununterbrochen die sogenannte große Liebe festzuhalten! Vierundzwanzig Stunden! Vierundzwanzig mal sechzig Minuten! Eintausendvierhundertundvierzig Minuten! Und jede dieser ungezählten Minuten hat sechzig Sekunden! Und jede dieser Sekunden füllst du mit dem mächtigen Gefühl der großen Liebe aus! In jeder dieser Sekunden verbrennst du innerlich vor Verlangen, vor Zärtlichkeit, vor... ach! Und das sechsundachtzigtausendvierhundert Sekunden lang! Sechsundachtzigtausendvierhundert! Nein, Fabrizio, das schafft kein Mensch! Und wenn es einer schafft, dann hat er nur einen Tag hinter sich gebracht. Einen einzigen, jämmerlichen Tag, vollgepfropft mit großer Liebe! Ein Tag! Ein Tag ist so viel!« Robert schnippte mit den Fingern.

»Du machst einen Denkfehler, Robert.«

»Nein, ich rechne nüchtern. Gefühlen darf man nicht gefühlvoll begegnen. Gefühle muß man nüchtern, vollkommen nüchtern untersuchen. Und einer nüchternen Untersuchung hält die vielzitierte große Liebe nicht stand!« Robert sah den Freund herausfordernd an, doch Fabrizio hatte den Blick gesenkt und schwieg.

Nach einer Weile sagte er behutsam: »Robert, du leidest wie ein Hund.«

»Ich? Wie ein Hund? Nach sieben Jahren? Nein, Fabrizio, das kannst du mir nicht einreden! Sechs Jahre lang bin ich hierhergekommen wie ein Kind, das im Sand von Maronti nach einer verlorenen Muschel sucht. Sechs September lang! Und immer hatte ich die Hoffnung, die Muschel zu finden! Obwohl sich die Beschaffenheit des Sandes inzwischen x-mal geändert hatte. Obwohl x-mal Ebbe und Flut darüber hinweggegangen waren. Obwohl die Muschel längst rettungslos verschüttet, zertreten, ins Meer gespült oder von einem anderen aufgehoben worden sein konnte. Sechs September lang, Fabrizio! Gib endlich zu, daß ich einer Fata Morgana nachgejagt bin, daß ich mir selbst etwas vorgemacht habe! Und gib zu, daß ich richtig entscheide, wenn ich es nicht mehr tue. Wenn mir der September gestohlen bleiben kann! Wenn ich endlich zur Besinnung komme. He, gib es zu!«

»Ja«, antwortete Fabrizio zögernd, »wahrscheinlich hast du recht.« Und nachdenklich setzte er hinzu: »Dann sehen wir uns also nicht mehr.«

»Nicht mehr regelmäßig. Nicht mehr so oft. Ab und zu werde ich sicher mal kommen. Auf ein Wochenende. Auf acht Tage. Wie es sich eben ergibt.«

Robert erhob sich, schob für Giulio zwei 1000-Lire-Scheine unter das Carpanoglas, und klopfte Fabrizio auf die Schulter: »Komm, laß uns gehn.«

Als sie die kleine enge Gasse hochgingen und an dem Haus mit der Dachwohnung vorbeikamen, wo Robert und Vera zusammen gelebt hatten, sagte Fabrizio: »Da wohnt jetzt ein Maler mit seiner Frau. Er stellt auf der Piazza seine Aquarelle aus. Ein Maler aus Deutschland.«

Robert tat, als habe er es überhört. Und er dachte: Auch Vera hat einmal gemalt. Ob sie wohl immer noch malte?

27

Halb Schiffssirene, halb Autohupe: tut-tuuut! Der verwaschene blaue Bus ratterte im ersten Gang die Steigung hoch, die sich von der Citarabucht hinauf zur Kreuzung der Straßen nach Panza und Forio wand. Wie gewöhnlich um diese Tageszeit, war er überfüllt. Vera stand eingekeilt zwischen fremden Menschen, die den Tag am Meer verbracht hatten. Sie kam vom ›Poseidon‹. Sie war jetzt drei Wochen auf der Insel. Noch sechs Tage, dann mußte sie schweren Herzens Abschied nehmen.

Sie konnte sich auch jetzt noch nicht entschließen, alte Freunde, wie etwa Carla und Fabrizio, aufzusuchen. Sie hatte Angst, die Vergangenheit könnte sie innerlich zu sehr aufwühlen, sie aus ihrem gerade erreichten Gleichmaß werfen.

Der Bus näherte sich der Haltestelle an der Kreuzung. Carla sah ihn schon von weitem herankommen. Sie war noch ungefähr hundert Meter von der Haltestelle entfernt. Sie begann zu laufen, um ihn zu erreichen. Doch ihr Bauch behinderte sie sehr. Schweratmend blieb sie einen Augenblick stehen.

Seit zwei Jahren, seit sie nicht mehr Mazzoni, sondern, nach Fabrizio, Carla Rocca hieß, seither war sie beinahe ununterbrochen schwanger. Ärgerlich wischte sie den Gedanken beiseite: Eh!

Sie begann von neuem zu laufen. Der Bus hatte die Haltestelle erreicht, zwei Fahrgäste stiegen aus, drei zwängten sich hinein, sie rief und gestikulierte und hielt erschöpft inne. Die falsche Linie! Die Linie in Richtung Panza. Sie aber mußte in Richtung Forio.

Enttäuscht sah sie dem davonfahrenden Bus nach. Plötzlich strafften sich ihre Sinne. Stand dort, auf der hinteren Plattform, nicht Vera? Hatte sie nicht deutlich ihr Gesicht gesehen? Das schmale Gesicht, umrahmt von rotblondem Haar?

Der Bus verschwand hinter der Kurve. Carla fuhr sich mit der flachen Hand über die Augen. War sie einer Halluzination erlegen?

Am Abend, als Fabrizio nach Hause kam, erzählte sie ihm von dem Erlebnis. »Nein, nein!« winkte er ab. »Das hast du geträumt!«

»Aber warum denn? Sie könnte es gewesen sein!«

»Nein. Sie war es nicht.«

»Wie kannst du nur so stur sein!«

»Sie kann es nicht gewesen sein! Glaubst du denn, sie ist hier und kommt nicht zu uns? Nicht gleich zu uns? Nicht in der ersten Stunde?«

»Ja, das glaube ich!«

»Und warum? Warum glaubst du so eine Idiotie?«

»Nehmen wir an, sie ist gestern angekommen. Am späten Abend. Müde von der Fahrt. Und heute war herrliches Wetter. Da hat sie natürlich gleich das Wetter ausgenutzt. Zu uns kann sie auch kommen, wenn die Sonne nicht scheint. Ist das etwa eine Idiotie?«

»Du hast gesagt, der Bus kam vom ›Poseidon‹.«

»Ecco! Sie konnte doch nur am ›Poseidon‹ eingestiegen sein.«

»Ich kenne Vera. Sie ist viel zu gern allein. Was sollte sie also im ›Poseidon‹?«

»Dort kann man auch sehr gut allein sein.«

»Du hast auch gesagt, der Bus fuhr nicht nach San Angelo!«

»Nein, es war der Bus nach Barano.«

»Ecco! Und was soll sie im Bus nach Barano? Was bitte? Kannst du mir das bitte sagen? Nein, du kannst es nicht!«

»Und wenn sie in Panza ausgestiegen ist, du Supergescheiter?«

»Ach? Und den ganzen Weg hinuntergelaufen?«

»Eine knappe halbe Stunde!«

»Ich möchte jetzt essen.«

»Ich meine, wir sollten es Robert sagen.«

»Ich möchte essen!«

»Natürlich sollten wir es ihm nur andeuten. Immerhin besteht ja die Möglichkeit, daß ich mich geirrt habe. Und wir wollen ja keine falschen Hoffnungen in ihm wecken.«

»Ich habe Hunger.«

»Dein Essen ist fertig. Aber dann sagst du es ihm!«

»Ja, ja, ja, dann sag' ich es ihm! Dann sag' ich es ihm, ohne es ihm zu sagen!« Und nur für sich bestimmt: »Obwohl ich nicht daran glaube.«

28

Beim Schuhladen, bei den Geschenkartikeln und bei der Salumeria waren die Lichter im Schaufenster schon ausgeschaltet. Carlo ließ eben an seinem Obstladen den Rolladen scheppernd herunter. Über die Schulter rief er dem vorbeieilenden Fabrizio zu: »He, was treibt dich um die Zeit noch nach San Angelo?«

»Ciao, Carlo!« rief Fabrizio im Weitergehen zurück. »Wie geht es der Familie?«

»Danke, gut. Und deiner?«

»Danke, auch gut.«

Die Piazza war so gut wie menschenleer. Die Kellner der ›Bar Ridente‹ türmten gerade an der Hauswand die eisernen runden Tische und Stühle aufeinander. Auf der Mole vor der Tavernetta saß nur noch ein Paar, das sich verliebt in die Augen sah. Und beim ›Pescatore‹ war gar nur noch ein Stuhl besetzt. Auf ihm saß Robert. Er hatte etliche Whisky getrunken und fand kein Ende.

»Ciao, Robert!«

»Ciao, Fabrizio! Wo kommst du her?« Roberts Zunge war schwer.

»Von zu Hause. Um dich zu sehen. Und warum bist du allein?«

Robert rief nach hinten ins Lokal, so daß Giulio ihn hören konnte: »Noch zwei Bourbon!« Und zu Fabrizio: »Ein scheußliches Gesöff!«

»Warum bist du allein, Robert?«

»Weil ich allein sein will! Weil ich Abschied feiere! Abschied von einem Idioten! Und der Idiot bin ich.«

»Das hätten wir auch zusammen gekonnt.«

»Nein. Den letzten Abend wollte ich allein sein.«

»Den letzten Abend? Wolltest du nicht bis Ende des Monats bleiben?«

»Ja. Aber nun habe ich mich anders entschieden. Mir steht es bis hier!« Er hob die flache Hand über den Kopf.

»Hm.« Fabrizio dachte nach: »Und die Taufe?«

»Die Taufe? Von wem?«

»Von einer kleinen Faustina oder einem kleinen Francesco. Carla rechnet fest mit dir.«

»Ach so, ja natürlich! Pech! So lange kann ich nicht warten.«

»Mußt du beruflich...?«

»Ich muß überhaupt nie! Ich will! Und zwar so schnell wie möglich! Morgen!«

»Und warum?« fragte Fabrizio, doch im gleichen Augenblick durchfuhr ihn heiß ein Gedanke: Hatte etwa auch Robert Vera gesehen? Wollte er die Insel deswegen so schnell wie möglich verlassen? Er sah den Freund aus den Augenwinkeln heraus an und fragte: »Hast du vielleicht Vera...?« Er verschluckte das Wort ›gesehen‹ und fuhr fort: »Hast du von ihr etwas gehört?«

»Blöde Frage! Stehen wir miteinander im Briefwechsel?«

»Verzeih. Ich suche nur nach einem Grund, warum du...«

»Natürlich ist sie der Grund! Nur sie! Natürlich! Ich will einfach nicht mehr an sie denken! Begreif es endlich! Ich hab' es satt, hier herumzusitzen und an irgendein Nest in Deutschland zu denken! An ein Nest, das ich nicht einmal kenne! Ich hab' es bis hierhin satt!« Er zeigte es dem Freund mit einer Geste.

»Ich kann dich verstehen«, sagte Fabrizio und war erleichtert. Robert war Vera also nicht begegnet. Die Möglichkeit, daß eine Begegnung der beiden alles zum Guten wenden konnte, war demnach noch gegeben. Er mußte den Freund nur behutsam auf ihre Fährte setzen. Vorausgesetzt freilich, daß Carla richtig beobachtet hatte.

»Du solltest dir noch einen Tag gönnen«, sagte er und nahm einen Schluck von dem Whisky, den Giulio mittlerweile vor sie hingestellt hatte.

»Okay. Einen Tag. Für Carla und dich!«

»Carla macht dir noch mal Spaghetti aglio e olio. Ja?«

»Sehr gut! Morgen abend.«

»Und tagsüber solltest du ins ›Poseidon‹ gehen. Es ist sehenswert.«

»Hör mir endlich damit auf!«

»Auch wenn du nicht für die Masse bist. Das Ding ist wahrscheinlich einmalig auf der Welt.«

»Und wenn! Es interessiert mich einen Scheißdreck!«

Fabrizio erkannte, daß er so nicht weiterkam. Er griff zu einer Notlüge: »Aber vielleicht interessiert dich eine hochbeinige Blonde mit einem Busen, der dich einfach umwirft!«

Robert war gelangweilt: »Ein Busen!«

»Ein Geheimtip. Nur für dich.«

»Und wo findet man das Weltwunder?«

»Eben im ›Poseidon‹. Eine Dänin. Du kannst sie gar nicht übersehen. Krankengymnastin. Jung. An einem der Becken.«

»Okay. Wenn mir danach ist, nehme ich sie mir morgen noch vor.«

»Auf morgen!« Fabrizio hob sein Glas: »Ich bin gespannt, was du erreichst.«

29

Ein Garten aus mehreren Gärten, endlos und unüberschaubar. Von Menschenhand geschaffen, von der Natur angenommen, von der Sonne geliebt. Blumen. Blumen. Blumen. Haushohe Gehänge von kardinalroten und lilafarbenen Bougainvilleas. Ein Gewirr von Wegen und Pfaden, gesäumt von Pinien und Palmen. Unzählige Beete voll blühender Kakteen und Agaven. Rondells, übersät von Rosen, roten, gelben, weißen, in üppiger Pracht. Und dazwischen die Thermalbecken, große, kleine, runde, ovale, ein Schwimmbecken von großen Ausmaßen mit Wasser aus dem Meer und der optischen Täuschung, man schwimme in der Tat hinaus in die Weite. An den Hängen Terrassen, versteckt hinter Weinreben, verträumt und einsam inmitten der Masse Mensch, und ein Sandstrand, vielfältig und so weit das Auge reicht. Dann die Zivilisation, Hallenbäder, Massageräume, Restaurants, Cafés, Weingrotten, Kosmetik, Boutiquen, Ärzte und schließlich Krankengymnastinnen.

Und das alles in einer lieblichen Bucht, an zwei Berge geschmiegt. Das war Roberts erster Eindruck von den Poseidongärten. Und der zweite: Einer vollbusigen Dänin ist hier nur äußerst schwer auf die Spur zu kommen.

Er versuchte es dennoch. Fabrizio hatte ihn einfach zu neugierig gemacht. Und jetzt verspürte er nun einmal ein starkes Verlangen nach blonden, hochbeinigen, vollbusigen Däninnen, die noch dazu in der Kunst der Gymnastik geübt waren.

Er durchstreifte die Gärten, vom Meer bis hinauf zur Plattform zwischen den hohen, hellen Sandsteinfelsen, Pfade entlang, die durch verwunschene Vegetation führten, erdige Stufen hoch, ausgebaute Treppen hinunter, unter Weinlaubendächern hindurch und über huschende Eidechsen hinweg.

Er nahm in jedem Becken die Badenden genau in Augenschein, durchstreifte das ausgedehnte Restaurant, die Liegehalle, die Gänge der ärztlichen Abteilung, das Café und die Weingrotte und unterzog sich sogar der Mühe und stieg den steilen Trampelpfad hinauf, der, hoch über dem Meer, bis hinüber zum Leuchtturm führte. Von einer nicht zu übersehenden hochbeinigen jungen Dänin keine Spur.

Er kam sich albern vor. Eine Dänin! Hatte er das nötig? Er hatte keine Lust mehr, noch länger hierzubleiben. Er wollte nach Ischia Porto fahren, für Carla Blumen besorgen und seinen Abflug vorbereiten. Eine Dänin! Idiotie! Er dachte kurz an Jennifer, die jetzt bestimmt den Komfort des Bungalows in Santa Monica genoß. Sie war besser als alle Däninnen zusammen!

Er ging den Weg entlang, der zum weißen Kassenpavillon, zum Ausgang führte. Er hatte den flachen Pavillon mit den zwei bauchigen Säulen noch nicht erreicht, da wandte er den Blick, wie einem inneren Befehl gehorchend, hinunter in den etwas tiefer gelegenen Rosengarten.

Wie angewurzelt blieb er stehen. Keine dreißig Schritte von ihm entfernt stand Vera.

Er glaubte, sein Herz setze aus. Seine Schläfen pochten wie wild. Seine Kehle war wie zugeschnürt. Träumte er?

Nein. Er nahm Vera mit jeder Faser seiner Sinne wahr. Er sah ihr Gesicht, die sanft abfallenden Schultern, die schmalen Hüften, die langen Beine, ihren knapp sitzenden Bikini, ja er glaubte auch, die Sommersprossen um ihre Nase zu sehen, verfolgte die Bewegungen, wie sie sich bückte und irgend etwas in einer Badetasche verstaute, wie sie sich wieder aufrichtete, die Hand gegen die Sonne hob, sich langsam in seine Richtung drehte. Sie erstarrte. Sie hatte ihn gesehen.

Plötzlich wurde er ganz ruhig. Und ihm war, als habe es die vergangenen sieben Jahre nie gegeben, als lebten sie noch ihr gemeinsames Leben, als seien sie nur für Stunden getrennt gewesen.

Und auf einmal rannten sie beide wie befreit aufeinander zu und sanken sich wortlos in die Arme.

Sie preßten sich aneinander, stumm über viele Atemzüge hinweg und mit einer Leidenschaft, als gelte es, in dieser einen Umarmung einander alles Gefühl mitzuteilen, alle Sehnsucht, alle Vertrautheit, die sieben endlosen Jahre der Verlassenheit und die unfaßbare Freude des Wiedersehens.

»Vera!«

»Robert!«

Sie sahen einander in die Augen und waren miteinander eins.

Er hakte sich bei ihr unter, führte sie schweigend weg von den anderen Menschen, und sie ließ es geschehen. Hoch über den Gärten, auf einer der schmalen Naturterrassen, die sich entlang des Berghanges hinzogen, waren sie allein.

Von neuem umarmten sie sich wortlos. So standen sie eine ganze Weile und hielten die Augen geschlossen. Dann legte er seinen Arm um sie und deutete mit einer weiten Geste aufs Meer hinaus, als wolle er ihr den Horizont zu Füßen legen, und hinüber zu dem kleinen Felsen, der aus dem Wasser ragte und den sie, seiner Form wegen, Schildkröte nannte: »Nichts hat sich verändert. Nicht eine Stunde ist vergangen.« Und dann kaum vernehmlich: »Die Zeit hat auf uns gewartet.«

Sie sah zu ihm hoch. »Auch du bist der gleiche.« Und sie fühlte sich geborgen in seinem kraftvollen Arm, gestreichelt von seinen warmen Augen und umhegt von der rauchigen, heiseren Stimme, als sei es gestern gewesen, daß sie seine Nähe zum letztenmal empfunden hatte.

»Und du?« fragte er. »Bist du noch die gleiche?«

»Ich weiß es nicht. Was meinst du?«

»Für mich bist du es.«

»Danke, Robert. Etwas Schöneres hättest du mir nicht sagen können.«

Und nach einer langen Pause: »Vera?«

»Ja?«

Er zögerte. »Ich wage es kaum zu fragen.«

»Du brauchst es nicht zu fragen. Ich bin allein hier.«

Er drückte sie stumm an sich, und es verging von neuem einige Zeit, ehe er sagte: »Also sind wir zusammen hier.«

»Ja, wir sind zusammen hier.«

»Und... wie lange bleibst du?«

»Noch fünf Tage. Vielleicht sechs.«

»Und dann?«

»Bitte frag nicht.«

»Und wie willst du diese fünf Tage verbringen? Oder diese sechs?«

»Fühlst du das nicht?«

»Doch. Aber ich wollte es von dir hören.«

»Nun hast du es gehört.«

»Ja.«

Er nahm ihr Gesicht zärtlich in seine Hände und zog sie sanft zu sich heran. Sie reichte ihm ihre Lippen, halb geöffnet und verlangend, und sie küßten sich hingebungsvoll, als würden sie ineinander versinken.

Als sie voneinander ließen, fragte sie leise: »Und wo wohnen wir?«

»Bei Maria«, sagte er, »sie wird sich freuen wie ein Kind, wenn sie dich sieht.«

30

Es waren die Tage der Weinernte. An den sanft abfallenden Hängen von Succhivo schnitten junge Frauen und Mädchen die Reben, balancierten majestätisch die Körbe voller Trauben auf dem Kopf und trugen sie mit geschmeidigen Bewegungen zum Keltern, das junge Männer mit bloßen Füßen besorgten.

Einer der Jungen, die in der Kelter barfuß die Reben traten, stimmte das schwermütige Lied ›O marenariello‹ an, und die anderen fielen in den Gesang ein.

»Es ist für sie weniger eine Arbeit als ein Fest«, sagte Robert zu Vera und hielt sie im Arm. Sie beobachteten die Szene von der Straße aus.

»Für mich ist es wie ein Traum«, entgegnete sie und schmiegte sich an ihn, »die warme Sonne, die fröhlichen Menschen und... und du.«

Sie waren noch keine vierundzwanzig Stunden wieder zusammen. Sie hatten die Nacht zusammen verbracht, eng umschlungen, als hätten sie Angst, einander wieder zu verlieren. Aber sie hatten einander noch nicht von ihren vergangenen sieben Jahren erzählt. Sie wollten ganz der Gegenwart, dem Augenblick leben und ihr wiedergewonnenes Glück nicht durch ein grundsätzliches Gespräch gefährden.

Maria hatte Vera überschwenglich begrüßt, sie mehrmals fest an ihren großen Busen gedrückt und unter Tränen immer wieder auf beide Wangen geküßt, wie eine verloren geglaubte eigene Tochter. Und Maria war es auch, die ihr an diesem Morgen die Frage stellte, die Robert bis dahin bewußt nicht angeschnitten hatte: »Hast du inzwischen eine Familie gegründet, Vera?«

Und Vera, die mit Robert gerade das Haus hatte verlassen wollen, war wie elektrisiert stehengeblieben, hatte den Blick gesenkt und leise geantwortet: »Ja, ich bin verheiratet und habe einen Sohn.«

»Einen Sohn?« hatte Maria erfreut ausgerufen. »Wie heißt er, wie alt ist er, ist er ein kräftiger Junge?«

Vera hatte sich gefangen und gab ihr Auskunft.

»Und er ist gesund?« fragte Maria.

»Ja, er ist gesund«, sagte Vera und wandte sich Robert zu, zum Zeichen, daß sie das Gespräch abschließen wolle.

Doch Maria sprach unbekümmert weiter: »Du darfst nicht glauben, daß ich keine Moral mehr habe. Daß ich die Gebote nicht mehr einhalte. O nein! Noch vor zehn Jahren hättet ihr beide«, sie bezog Robert mit ein, »mich in echte Schwierigkeiten gebracht. Eine verheiratete Frau mit ihrem, na, sagen wir, Freund als Paar unter meinem Dach! Aber jetzt macht es mir nichts mehr aus. Die Touristen haben mir das allmählich beigebracht«, und sie drohte ihnen belustigt mit dem Zeigefinger. »Aber ohne daß ich meine Moral verloren habe!«

»Wir glauben es dir«, sagte Robert lachend, legte seinen Arm um Vera und wollte sie zum Haus hinaus führen.

Aber Marias neuerliche Fragen hielten sie zurück: »Und wo bist du verheiratet? In Deutschland? Und was ist dein Mann von Beruf? Er sieht sicher sehr gut aus, habe ich recht?«

»Ja, ich bin in Deutschland verheiratet«, antwortete Vera und bedeutete Robert durch einen sanften Druck ihrer Hand, er möge noch etwas warten.

»In Deutschland?« entgegnete Maria voller Hochachtung. »Und wo in Deutschland?«

»Kennst du denn Deutschland?« fragte Robert sie amüsiert.

»Nein«, antwortete Maria bestimmt und strich mit beiden Händen ihre Schürze glatt, die sich über ihrem Busen spannte, »nein, natürlich kenne ich es nicht. Aber Paolo kennt es. Er hat schon ein Jahr in – na, wie hieß das noch? –, in... Kellen gearbeitet?«

»In Köln?« fragte Robert erstaunt.

»Ja, so hieß es! Köln! Köln am Rhein, stimmt's?«

»Ja, es stimmt«, sagte Robert und versuchte Vera zu bewegen, mit ihm zu gehen.

Der Druck ihrer Hand verstärkte sich. Er verstand. Sie benutzte das Gespräch mit Maria, um zu ihm zu sprechen. Auf diese Weise brauchte sie ihm dabei nicht in die Augen zu sehen. Er drückte sie kurz an sich und raunte ihr kaum vernehmlich ins Ohr: »Du bist zauberhaft!«, doch sie überging es.

Sie wandte sich an Maria: »Ich wohne in Baden-Baden. Sehr hübsch. Und in Stuttgart hat mein Mann sein Büro.«

»Oh, ein Büro!«

»Er ist Architekt. Ein ziemlich erfolgreicher Architekt. Er hat etwa einhundertfünfzig Angestellte.« Es klang, als wäre es ihr unangenehm.

»Hundertfünfzig Angestellte?« sagte Robert. »Das ist schon ein großes Büro.«

»Er baut Häuser?« fragte Maria bewundernd. »Große Häuser in der Stadt?«

»Er baut alles mögliche. Häuser. Schulen. Krankenhäuser. Ganze Siedlungen.«

»Und wie sieht er aus, dein Mann?« fragte Maria. »Hast du kein Bild von ihm?«

»Nein, ich habe kein Bild von ihm da. Er ist groß. Sehr groß. Und schlank.«

»Und wie alt ist er?«

»Er wird jetzt...«, Vera rechnete stumm, »...er wird sechsundvierzig.«

»Und du bist jetzt gerade dreißig«, sagte Maria, als wisse sie es genau.

»Schön wär's!« sagte Vera ohne Scheu. »Leider bin ich schon drei Jahre älter.«

Maria winkte ab. »Ach was, dreiunddreißig! Sieh mich an! Ich werde jetzt siebzig! Und könnte noch immer Bäume ausreißen!«

Und wie um es zu unterstreichen, klopfte sie sich mit der flachen Hand gegen ihren großen Busen.

»Maria, du hast doch nichts dagegen, wenn wir jetzt gehen?« hatte Robert das Gespräch endgültig abgebrochen, und Maria hatte sie wortreich verabschiedet.

Jetzt standen sie an der Straße, die aus Succhivo hinausführte, beobachteten die Männer und Frauen bei der Weinernte und waren im Begriff, den Weg nach San Angelo hinunterzugehen.

Robert begann auf einmal von sich zu erzählen. Wie verlassen er sich ohne sie gefühlt hatte, wie unglücklich. Wie er Vergessen im Spiel gesucht und Erfolg im Beruf gefunden hatte. Und daß er zuletzt für einen Konzern in Los Angeles tätig war und ein Haus in Santa Monica gemietet hatte.

»Und jetzt?« fragte sie einfühlsam, hakte sich bei ihm ein, und sie gingen die abschüssige Straße hinunter. »Jetzt macht dir der Beruf Freude?«

»Ich genieße ihn als geistige Auseinandersetzung. Wäre ich Berufsboxer geworden, hätte ich vielleicht eine ähnliche Befriedigung, was das Körperliche betrifft.«

»Und... privat?«

»Ich habe gewütet. Aber ich bin allein. Weder liiert noch verheiratet wie du.«

»Machst du es mir zum Vorwurf?« Sie blieb stehen, sah ihn an, doch er zog sie weiter.

»Nein«, sagte er, »wie könnte ich.« Und nach einer Weile: »Bist du in deiner Ehe glücklich?«

»Die Frage habe ich erwartet. Schon die ganze Zeit. Aber ich kann sie nicht beantworten. Ich weiß nur, daß ich jetzt glücklich bin. Jetzt hier bei dir.«

»Und dein Mann?«

»Wir haben schon lange nicht mehr darüber gesprochen. Sein Beruf nimmt ihn sehr stark in Anspruch.«

»Weich mir nicht aus. Liebst du ihn?«

»Ich... bitte, frag so was nicht.«

»Also liebst du ihn?«

»Ich... ich fühle mich bei ihm wohl... oder sagen wir, in Sicherheit.«

»Vera!« Jetzt war er es, der stehenblieb. Er nahm sie an den Schultern und sah ihr fest in die Augen. »Vera, du weißt sehr gut, was Liebe ist! Also?«

»Bitte, quäl mich nicht, Robert.«

»Wir quälen uns nur, wenn wir diese Gedanken verdrängen, wenn wir nicht darüber sprechen. Wenn wir so tun, als würden wir hier nur ein paar gemeinsame Tage verleben.«

»Ist es denn mehr, was wir tun?«

»Muß ich es dir sagen?«

»Nein.« Sie senkte den Kopf. »Aber ...«

»Aber?«

»Wir haben keine gemeinsame Zukunft.«

»Du belügst dich, Vera.«

»Ich ...« Sie war innerlich aufgewühlt und konnte nicht weitersprechen.

»Liebst du ihn also?«

Sie schüttelte den Kopf. Über ihre Wangen rollten Tränen. Er nahm ihr Gesicht in beide Hände, zog sie zu sich heran und sagte leise: »Ich habe leider kein Taschentuch«, und versuchte, ihre Tränen mit Küssen zu trocknen.

Aufschluchzend vergrub sie ihr Gesicht an seiner Brust. Behutsam strich er ihr mit der Hand übers Haar. »Es wird alles gut.«

Sie löste sich von ihm und wischte sich mit dem Handrücken die Tränen weg: »Oh, Robert! Wie war es nur möglich, daß wir uns wiedergefunden haben?«

Er gab ihr einen Kuß auf die Wange. »Du hast dich einmal bei mir bedankt. Für einen Abend. Es war unser erster. Und ich habe dir gesagt, für die Romantik ist allein der da oben zuständig.« Mit dem Daumen zeigte er gegen den Himmel und fuhr fort: »Und du hast daran gezweifelt, daß er auch für unsere Unterhaltung zuständig gewesen sein sollte. Erinnerst du dich?«

»Ja. Du hast damals gesagt, vielleicht hat er uns auch zusammengeführt.«

»Eben. Und warum soll er diesmal nicht auch zuständig gewesen sein?«

»Du hast recht. Vielleicht war es so etwas wie Schicksal.«

»Nicht vielleicht. Ganz bestimmt.« Sie setzten ihren Weg fort und hingen schweigend ihren Gedanken nach.

Sie hatten schon den Parkplatz von San Angelo erreicht, da fragte er: »Weiß dein Mann von uns?«

»Nein. Er weiß nur von einem Erlebnis auf Ischia. Aber er kennt weder deinen Namen, noch weiß er irgend etwas anderes von dir. Warum fragst du?«

»Weil es mir wichtig erschien.« Und er dachte: Es ist ihr ergangen wie mir. Wir haben beide einander nie vergessen können.

31

Am darauffolgenden Abend hatten Carla und Fabrizio sie beide zum Essen eingeladen. Es gab Spaghetti alla novelli, Spaghetti mit Kräutersauce, dann Merluzzo al forno, überbackenen Kabeljau, als Fleischgericht Animella di vitello alla napoletana, Kalbsbries auf neapolitanische Art, mit einer Scheibe Käse zwischen zwei Scheiben Bries, in Ei und Semmelbrösel gewendet und in Öl hellbraun herausgebacken, und schließlich als Nachspeise eine köstliche und erfrischende Zuppa romana, eine eiskalte Biskuittorte mit Schlagsahne.

Nachdem sie den kleinen Marco gebührend bewundert und später dann Carlas Kochkünste hatten hochleben lassen, hatte sie sich auf den kleinen Balkon gesetzt, von wo aus man in den Pinienhain hinter dem Hotel ›Hermitage‹ blickte.

Carla hatte zwei Kerzen angezündet, deren Flammen unmerklich flackerten und die Gesichter in immer neuen Perspektiven erscheinen ließen. Fabrizio hatte einen Krug mit Wein auf den wackligen Tisch gestellt, und sie sprachen über dieses und jenes, besonders ausführlich natürlich über das in Bälde zu erwartende Baby.

Als habe sie schon den ganzen Abend darauf gewartet, schlug Carla auf einmal vor, sie sollten das Wunschspiel spielen. Die zwei Männer zeigten sich von dem Vorschlag begeistert. Vera kannte das Spiel noch nicht. Carla erklärte es ihr: Jeder in der Runde äußert offen seinen geheimsten Wunsch. Die anderen stimmen darüber ab, ob ihrer Meinung nach der Wunsch in Erfüllung geht.

»Einverstanden?« fragte Fabrizio. Es galt Vera. Sie bejahte.

»Wer beginnt?« rief Carla mit hochrotem Kopf in die Runde. Sie konnte kaum erwarten, daß das Spiel seinen Anfang nahm.

»Immer der, der fragt«, entgegnete Fabrizio sofort, und es hatte für Robert den Anschein, als spielten die beiden das Spiel ausschließlich für sich allein.

»Also los, Carla!« ermunterte Robert sie, doch da sich alle Blicke auf sie richteten, war Carla befangen.

»Carlas Wunsch ist klar«, kam Fabrizio ihr zu Hilfe, »sie wünscht sich eine Tochter«, und er setzte besorgt hinzu: »Eine gesunde Tochter.«

»Wenn Carla zustimmt, steht der erste Wunsch schon zur Abstimmung«, sagte Robert und sah Carla fragend an.

»Ja«, antwortete Carla leise, »es ist mein Wunsch«, und das Blut schoß ihr von neuem in den Kopf.

»Also Abstimmung!« rief Fabrizio voller Eifer. »Wer glaubt, daß es eine Tochter wird? Wer ist für einen Sohn?«

»Ich bin für eine Tochter«, sagte Vera und schenkte Carla einen warmherzigen Blick.

»Und du?« sagte Fabrizio zu Robert. »Wofür bist du?«

»Zuerst du, Fabrizio«, sagte Robert, »du bist der Vater.«

»Ich bin für einen Sohn«, antwortete Fabrizio bestimmt.

»Und ich glaube, es wird eine Tochter«, sagte Robert, und alle riefen durcheinander, daß damit das Spiel entschieden sei und daß, wenn Carla wirklich eine Tochter bekommen sollte, Robert die Konsequenzen zu tragen habe und die Patenschaft übernehmen müsse.

»Halt, Freunde, halt!« Mit einer Handbewegung erbat Robert sich Aufmerksamkeit. »Ich bin dafür, daß Vera die Patenschaft übernimmt. Ein Mädchen braucht eine Patin! Seid ihr einverstanden?« Und die anderen riefen gleichzeitig, daß sie ihm beipflichteten.

»Und jetzt Robert!« rief Fabrizio ausgelassen und hieb dem Freund ausgelassen auf die Schulter.

»Mein Wunsch liegt auf der Hand«, sagte Robert und blickte zu Vera. »Ist er vermessen?«

Sie wich seinem Blick aus und schwieg.

»Nun sag ihn schon!« forderte Fabrizio ihn auf, und Carla rief: »Man muß seinen Wunsch klar formulieren!«

»Okay!« Robert sagte entschlossen, ohne seinen Blick von Vera zu wenden: »Ich will, daß mit uns beiden alles gut wird. Daß wir zusammenbleiben. Für alle Zeit.« Und dann zu den anderen: »Habe ich es klar formuliert?«

»Ja, natürlich«, sagte Carla und schluckte vor Rührung, und Fabrizio erklärte sachlich: »Wir kommen zur Abstimmung! Zuerst du, Carla!«

»Die Entscheidung ist nicht leicht«, sagte Carla, »ich kenne die Tatsachen zu wenig.«

»Seit wann wird das Wunschspiel nach Tatsachen entschieden?« fragte Robert in die Runde, und Fabrizio stimmte ihm zu: »Nur Gefühle sollen sprechen! Und wir kennen uns alle schließlich so gut, daß wir...«

»Ecco!« fiel Carla ihm ins Wort. »Meine Entscheidung ist gefallen!« Sie machte eine Pause, um die Spannung zu erhöhen.

»Nun sag's schon!« sagte Fabrizio im Scherz. »Ehe du es dir wieder anders überlegst!«

»Ich habe es mir nicht leicht gemacht«, sagte Carla, »und ich bitte euch«, sie meinte Vera und Robert, »nehmt meine Stimme nicht als Kritik. Es liegt nur an meiner derzeitigen Verfassung. Ich bin im Augenblick etwas pessimistisch.«

»Also ist die Sache klar«, beeilte sich Fabrizio zu sagen, »Carla hat abgelehnt.« Und zu seiner Frau: »Stimmt es?«

»Ja«, sagte Carla und senkte den Blick, »es stimmt.«

»Aber ich sage, daß der Wunsch in Erfüllung geht!« fuhr Fabrizio fort und sah beifallheischend zu Robert und Vera.

»Also steht es eins zu eins«, stellte Robert trocken fest.

»Ja«, sagte Fabrizio, »Vera gibt den Ausschlag!«

»Vera, du bist dran.« Robert legte seine Hand behutsam auf Veras Knie.

Vera spürte, wie ihr heiß wurde. Sie hatte das Gefühl, die anderen verlangten von ihr, daß sie jetzt das Urteil über ihr zukünftiges Leben fälle. Am liebsten wäre sie auf und davon gelaufen.

Doch sie rang sich zu Besonnenheit durch. Und mit einemmal begrüßte sie es geradezu, daß sie auf diese Weise gezwungen wurde, Rechenschaft vor sich selbst abzulegen. Sie war bereit, sich und den anderen die Frage zu beantworten.

Da war auf der einen Seite das unstillbare Verlangen nach dem unbeschwerten Leben, wie Robert es ihr bot. Und dagegen standen das Gleichmaß und das Gefühl von Verantwortung, das die Familie ihr vermittelte. Ihr Mann und ihr Kind brauchten sie...

Brauchten Mann und Sohn sie wirklich? Doch so lange sie darüber auch nachdachte, sie fand keine Antwort. Hätte sie eine gefunden, sie hätte den Ausschlag gegeben.

So aber schlug sie die Beine übereinander, beugte sich vor, umfaßte ihr Knie mit beiden Händen, sah von einem zum anderen und sagte in die erwartungsvolle Stille hinein: »So leid es mir tut – ich muß mich der Stimme enthalten.«

»Unentschieden!« sagte Fabrizio sachlich und schaute zu Carla und Robert. Aber Carla schien ganz mit der Betrachtung ihrer Hände beschäftigt, und Robert sah an ihm vorbei.

»Also bin ich an der Reihe«, sprach Fabrizio weiter, »mein Wunsch ist natürlich leicht zu erraten: ein Sohn. Ein gesunder Sohn.«

Es war, als ginge durch Carla ein Ruck. Sie hob den Blick und rief, halb im Scherz, halb streitbar in die Runde: »Glaubt ihm kein Wort! So sehr er Kinder mag und so sehr er auch mich mag! In tiefster Seele hegt er einen ganz anderen Wunsch!«

»Du meinst, ich lüge?« rief Fabrizio aufgebracht.

»Nein«, sagte Carla ruhig, »aber ich kenne dich! Du bist zu dir selbst nicht ehrlich.«

»Glaubst du etwa, ich will eine Tochter?«

»Natürlich willst du einen Sohn, mein Lieber«, sagte Carla und tätschelte ihm belustigt die Wange, »und du wärst ebenso mit einer Tochter glücklich...!«

»Na bitte, ihr hört es! Ich habe meinen Wunsch ehrlich vorgebracht!« Fabrizio schaute überlegen von Vera zu Robert.

»Nein!« entgegnete Carla ihm mit Nachdruck. »Du hast deinen geheimsten Wunsch unterdrückt!«

»Ach?« sagte Fabrizio aufhorchend. »Und was sollte er sonst sein? Kannst du es mir sagen?«

»Ja, das kann ich.« Carla war sich ihrer Sache sicher. Sie machte eine Pause, bis sie die Aufmerksamkeit aller hatte. Dann sagte sie mit fester Stimme, zu ihrem Mann gewandt: »Du wünschst dir einen Wagen! Einen schnellen, rasanten Wagen! Den wünschst du dir schon eine Ewigkeit, und den wirst du dir auch bis zu deinem Lebensende wünschen. Mehr als alles andere!« Und eindringlich: »Habe ich recht?«

»Was soll ich dazu sagen?« Fabrizio machte eine hilflose Geste.

»Nichts!« sagte Carla. »Nichts kannst du dazu sagen! In deinem Hirn sitzt nun einmal ein Maserati oder ein Jaguar! Oder wie die Marken auch heißen!«

»Na und?« gab Fabrizio klein bei. »Ist denn das wirklich so schlimm?«

»Ja, das ist schlimm!« sagte Carla gereizt. »Ich finde rasante Autos einfach schrecklich! Und deshalb lehne ich deinen Wunsch ab!« Sie wandte sich an Vera und Robert, die beide amüsiert die Auseinandersetzung der beiden verfolgt hatten: »Was ist eure Meinung? Wird sein Wunsch jemals in Erfüllung gehen oder nicht?«

»Ich kenne mich nicht allzugut aus«, sagte Vera und sah fragend zu Fabrizio: »Sind solche Wagen nicht sehr teuer?«

»Mein Glück!« rief Carla. »Wenn er nicht in der Lotterie gewinnt, geht der Alptraum an mir vorbei!«

»Sie sind nicht unbedingt billig...«, antwortete Fabrizio.

Doch Carla unterbrach ihn: »Nicht unbedingt billig! Sie sind sündhaft teuer!«

Um dem Streit der beiden ein Ende zu machen, sagte Vera kurz entschlossen: »Ich glaube, daß sich Fabrizios Wunsch erfüllt. Warum soll er nicht in der Lotterie gewinnen?« Sie sah Robert an. »Was sagst du?«

»Ich bin deiner Meinung«, sagte Robert, »und damit ist Fabrizios Wunsch angenommen.«

»Danke«, sagte Fabrizio, und es klang, als glaube er wirklich daran, daß sich sein Wunsch einmal erfüllen könne.

»Und jetzt kommt dein Wunsch«, sagte Carla zu Vera, doch Vera schwieg.

»Ihr Wunsch«, sagte Fabrizio und legte seinen Arm freundschaftlich um Veras Schultern, »gleicht sicher dem von Robert«, und zu Vera: »Habe ich richtig geraten?«

»Das war nicht allzu schwer«, meinte Carla, »aber sie muß ihn trotzdem selbst vorbringen.«

»Ich kann nicht«, sagte Vera entschuldigend, »ich kann mich nicht entscheiden.«

»Aber Vera!« Fabrizio drückte sie kurz an sich. »Du willst doch sicher mit Robert zusammen…«

»Laß sie doch allein entscheiden!« Carla sah ihren Mann vorwurfsvoll an.

»Laß nur, Carla«, sagte Vera beruhigend, »ich nehme das Spiel anscheinend zu ernst.«

»Oh, man soll es ernst nehmen!« sagte Fabrizio.

»Dann muß ich leider passen.« Vera sah von einem zum anderen, jedoch an Robert vorbei.

»Okay!« Robert stützte sich vom Tisch ab und erhob sich seufzend. »Dann ist das Spiel ja zu Ende.«

»Vielleicht braucht Vera nur etwas Zeit zum Überlegen«, sagte Carla.

»Also gedulden wir uns noch ein wenig«, entschied Fabrizio.

»Nein«, sagte Vera bestimmt, »auch wenn ich noch stundenlang Zeit hätte… ich könnte mich nur für einen x-beliebigen Wunsch entscheiden, aber nicht für meinen geheimsten.«

»Also gehen wir!« Robert drängte Vera zum Aufbruch. Wenig später begaben sie sich auf den Heimweg.

»Robert, ich war vorhin nicht ehrlich.«

»Wann?«

»Beim Wunschspiel. Verzeihst du mir?« Vera rückte zu ihm hin, so daß sich ihre Gesichter ganz nahe waren. Das Mondlicht, das durchs Fenster fiel, hatte die weißgekalkte Zimmerdecke scharf in zwei ungleiche Hälften getrennt. In eine helle und eine halbdunkle.

Robert küßte Vera liebevoll auf die Wange. Ihm war es Antwort genug. Sie lagen nebeneinander im Bett und hatten das Licht schon vor geraumer Zeit ausgeschaltet.

Nachdem sie Carla und Fabrizio verlassen hatten, waren sie gemächlich durch die Nacht gefahren. Sie hatten die romantische Stimmung genossen, den Sternenhimmel, die milde Luft, das ruhig liegende Meer, die unheimlichen Bilder, die das fahle Mondlicht in die Landschaft zauberte.

Sie hatten wenig gesprochen. Das Thema ›Wunschspiel‹ hatten sie nicht mehr berührt. Bis eben. Bis Vera es wieder aufgegriffen hatte.

»Verzeihst du mir?« wiederholte sie mit einschmeichelnder Stimme und schmiegte sich mit dem Gesicht an ihn, Wange an Wange.

»Natürlich verzeih ich dir«, sagte er leise, »warum sollte ich nicht?«

»Weil ich dich gekränkt habe.«

»Du hast mich...?« Er versuchte seinen Kopf zu drehen, um ihr ins Gesicht sehen zu können. Doch sie ließ es nicht zu. Er änderte den Ton. »Ich dachte, du schläfst schon längst.«

»Nein, ich bin hellwach. Ich muß einfach mit dir reden.«

»Dann laß mich etwas Luft holen.« Mit sanftem Druck schob er sie von sich, zog sich ein Kissen hinter den Kopf, beugte sich zu ihr und gab ihr einen Kuß auf die Nase. »Ich bin bereit.«

»Ich habe geschwindelt. Mein Wunsch stand nicht in Frage. Ich konnte ihn nur nicht aussprechen. Mit dem besten Willen nicht. Meine Kehle war sekundenlang wie zugeschnürt. Ich glaube, weil Carla und Fabrizio dabei waren. Offenbar wollte ich mein Inneres nicht vor den anderen zur Schau stellen. Vielleicht aus Schüchternheit. Oder aus Aberglaube, meinen sehnlichsten Wunsch aufs Spiel zu setzen.«

»Ich kann es verstehen.«

»Dir allein hätte ich ihn sagen können«, sagte sie wie befreit, »außerdem ist er auch nur für dich von Interesse.« Sie schob ihre Hand in seine und drückte sie zärtlich. »Ich habe Familie. Ich habe einen Mann, der mich liebt, und einen Sohn, der mich braucht.« Sie verbesserte sich: »Der mir ein einziges Mal das Gefühl gegeben hat, daß er mich braucht.«

Ihr Blick ging zum Fenster, durch das die blasse Helligkeit des Mondlichts drang. Sie wartete, wie ihre Worte auf ihn wirkten.

Da sie nicht weitersprach, sagte er in das Halbdunkel hinein: »Damit hast du doch alles gesagt.« Es klang enttäuscht.

»Nein. Denn ich liebe meinen Mann nicht. Hörst du, ich liebe ihn nicht! Und mein Sohn hat mich in Wirklichkeit nie gebraucht. Hörst du, ich bin innerlich völlig frei! Und es ist mein eigenes Leben, um das es mir geht. Und mein Wunsch ist, daß wir zusammenbleiben.« Sie küßte ihn auf den Mund. »Für immer.«

»Weißt du, was du da sagst?«

»Ja, ich weiß genau, was ich sage«, antwortete sie. »Es bedeutet: Aufgabe eines vertrauten Lebens. Ein offenes Gespräch mit meinem Mann. Wahrscheinlich unschöne Szenen. Vorwürfe, die ich mir anhören muß. Den langen Weg bis zur Scheidung. Trennung von meinem Kind. Tränen. Abschied. Schuldgefühle. Ein Fegefeuer, durch das ich hindurch muß.«

»Und das alles willst du auf dich nehmen?«

»Ja. Ich will bei dir bleiben.« Und nach einer Weile: »Wenn du mich nimmst.«

»Vera, du ahnst nicht, was...«

»Pst!« Auf einmal hatte sie einen kleinen Gegenstand in der Hand: »Hier. Ich habe es heute abend für dich gekauft. Vielleicht bringt es Glück.« Es war ein goldenes Feuerzeug.

Er umschloß es mit seiner Faust: »Danke, Liebling.« Und leise: »Ich werde es immer bei mir tragen.«

Er nahm sie zärtlich in den Arm. So lagen sie ruhig nebeneinander, schlossen die Augen und träumten von einer gemeinsamen Zukunft. Sie waren zu aufgewühlt, um gleich schlafen zu können. Mit der Zeit überkam sie die Müdigkeit, und sie schliefen ein, wie sie gerade lagen, eng ineinander verschlungen.

32

Am nächsten Morgen erwachte Robert schon bei Tagesanbruch. Vera schlief noch tief. Noch immer hielt sie ihn umschlungen. Behutsam löste er sich aus der Umarmung.

Das Gespräch der vergangenen Nacht kam ihm in den Sinn. Von neuem erfüllte ihn ein unermeßliches Glücksgefühl. Er war drauf und dran, Vera aufzuwecken, nur um es ihr mitteilen zu können.

Da kam ihm ein Gedanke. Wenn sie, wie gewöhnlich, gegen neun Uhr erwachte, sollte sie eine Überraschung vorfinden. Einen riesengroßen Strauß herrlichster Margeriten. Er würde mit dem ersten Schnellboot hinüber nach Neapel fahren. Um halb acht Uhr öffneten dort die Blumenläden. Gegen halb neun würde er wieder in Porto sein. Und kurz vor neun wieder hier.

Er schob sich vorsichtig aus dem Bett, kleidete sich an und zog leise die Tür hinter sich zu. Vera hatte sein Weggehen nicht bemerkt. Sie schlief.

Sie schlief auch noch, als es gegen halb sieben Uhr an die Zimmertür klopfte. Nur mühsam kam sie zu sich.

»Signora! Telefono!« Es war Giuseppe. Er hatte Nachtdienst.

»Für mich?« rief sie verschlafen durch die geschlossene Tür.

»Ja, für Signora Halling! Aus Deutschland!«

»Einen Moment! Ich komme!« Als sie sich den Morgenmantel überzog, sah sie, daß im Bett der Platz neben ihr leer war. Sie dachte: Robert nutzt den strahlend schönen Morgen bestimmt zu einem Spaziergang.

Ein kurzer prüfender Blick in den schmalen Spiegel, schnell mit dem Kamm durch die Haare gefahren. Sie trat aus der Tür. »Unten, Signora!« sagte Giuseppe. Er stand an der Treppe und ließ ihr den Vortritt.

Der Hörer lag neben dem Apparat. Sie nahm ihn auf: »Halling.«

»Hier ist Horst. Ich rufe von zu Hause aus an.«

»Horst?« Sie konnte ihre Verblüffung nicht verbergen.

»Ich versuche dich schon seit einer Stunde zu erreichen. Warum wohnst du nicht mehr im Smeraldo?«

»Im Smeraldo? Ach so, im Smeraldo! Ja, weil... weil ich... weil es mir dort nicht sehr gefiel. Ist das schlimm?«

»Du hättest mir wenigstens Bescheid geben können. Aber ist ja egal. Ich gebe dir jetzt Professor Clemens.«

»Was tust du?«

»Ich sage, ich übergebe den Hörer an Professor Clemens!«

»Wer ist denn das?« Sie fiel von einem Erstaunen ins andere und merkte, wie ihre Stimme zu schwanken begann.

»Professor Clemens ist Neurologe. Er steht neben mir.«

Noch ehe sie etwas erwidern konnte, meldete sich eine tiefe, alte Stimme: »Clemens. Gnädige Frau, es geht um Ihren Sohn.«

»Um Hossi?« entfuhr es ihr.

Clemens überging es: »Ich habe eine Lumbalpunktion vorgenommen. Der Befund ist einwandfrei.«

»Was haben Sie?« rief sie aufgeregt in die Sprechmuschel.

»Ich mußte die Rückenmarksflüssigkeit untersuchen. Es handelt sich einwandfrei um eine akute bakteriell eitrige Meningitis.«

»Gehirnhautentzündung?« Ihr war, als weiche alles Blut aus ihrem Kopf, als sacke ihr Magen durch.

»Es kann von einer verschleppten Mittelohrentzündung herrühren oder von der Stirnhöhle. Ich kann es noch nicht sagen.«

Vera spürte, wie ihr schwindlig wurde. Die Stimme des Professors drang nur noch undeutlich zu ihr vor, nur noch in Wortfetzen: »...spät erkannt... gut, wenn Sie kommen... beruhigend für den Jungen... nicht mehr sagen... übergebe Ihrem Mann...«

»Vera! Hallo, Vera, hörst du mich?«

»Ja, Horst. Ich komme mit der nächsten Maschine.« Sie konnte sich kaum noch auf den Beinen halten.

»Vera! Hallo, Vera!«

»Ja, ich höre.«

»Ich habe schon alles geregelt! Am Flughafen in Neapel liegt dein Ticket bereit! Die Maschine fliegt um acht Uhr zwanzig! Kannst du mich verstehen? Um acht Uhr zwanzig! Wirst du das schaffen, Vera? Du hast nicht mehr allzuviel Zeit!«

»Ja, ich werde es schaffen.«

»Also dann bis später.«

»Ja, bis später.«

33

Als das Taxi durch das offene Tor in das Gelände des Flughafens einbog, zeigte ihre Armbanduhr genau vier Minuten nach acht Uhr.

Vera hatte ihre Koffer in fieberhafter Eile gepackt. Mittlerweile durch Giuseppe ein Taxi zum Parkplatz bestellt. Das Gepäck auf den Esel. Im letzten Augenblick das Schnellboot um sieben Uhr zehn erreicht. In Neapel den Taxifahrer mit 5000 Lire bestochen, eine halsbrecherische Fahrt durch das unübersehbare Gewirr des täglichen Frühverkehrs zu riskieren, am Kai entlang, die Stadt hindurch, zum Flughafen hinauf.

Sie hatte keine Zeit mehr gefunden, Robert eine Nachricht zu hinterlassen. Sie hatte Giuseppe beauftragt, ihm nur zu sagen, daß sie überstürzt abgereist sei.

Im Grunde ihres Herzens war sie froh, daß Robert nicht dagewesen war. Sie hätte nicht gewußt, wie sie ihm ihren Entschluß mit wenigen Worten hätte verständlich machen können.

Noch vor wenigen Stunden hatte sie ihm gesagt, daß sie weder ihren Mann liebe noch sich mit ihrem Sohn sehr verbunden fühle. Und jetzt hatte sie sich innerhalb von Sekunden entschlossen, zu ihnen zu fliegen. Nein, Robert hätte ihr Verhalten nie und nimmer verstanden. Sie würde ihm ein Telegramm schicken. Von Rom aus. Beim Zwischenaufenthalt. Er würde es bis Mittag in den Händen haben. Und nach ein paar Tagen wollte sie ihn anrufen und ihm alles ausführlich erklären.

Und sobald der Junge wieder gesund war, würde sie die Trennung von ihrer Familie vollziehen und für immer mit Robert zusammenleben.

Sie trat an den Schalter und nahm ihr vorbereitetes Ticket entgegen. Ein paar Minuten später saß sie in der Maschine.

34

Lucia Vendetti war die zweitälteste von acht Geschwistern und ein äußerst gewissenhaftes Mädchen. Als sie vor einem Jahr den Posten als Telefonistin beim Ufficio Telegrafico, dem Telegrafenamt in Neapel, bekommen hatte, konnten ihre Eltern und Geschwister das Glück kaum fassen. Ihre Mutter heulte vor Freude laut und ungehemmt; der Vater preßte seine schmächtige, ernste Tochter vor Rührung minutenlang stumm an sich; und die Geschwister bereiteten Lucia ein kleines Fest, mit Gesängen zur Gitarre und zwei Flaschen Wein.

Lucia hatte ihren Dienst mit der Entschlossenheit angetreten, den Posten für immer zu behalten, das hieß, bis ihr eines Tages die kleine Rente zustehen würde.

Lucia war die Nummer 48 von insgesamt 63 Telefonistinnen. Ihr Platz war der vorletzte in der vierten Reihe. Tag für Tag saß sie neun Stunden konzentriert vor dem Klappenschrank, die Kopfhörer an den Ohren oder stets griffbereit um den Hals, nahm Telegrammtexte entgegen, gab sie weiter, verband, stöpselte um, notierte, schnitt das unaufhörlich laufende Band, und das alles in der ständig eintönigen Geräuschkulisse von Morsetönen, Summen, Tickern und dem Geklapper der einzelnen Handgriffe.

Mit Francesca, der Kollegin, die links von ihr saß, hatte sich im Lauf der Zeit eine Freundschaft entwickelt. Francesca, im Gegensatz zur ernsten Lucia stets heiter und unbeschwert, wirkte auf sie erfrischend.

In den kurzen Frühstückspausen suchte Lucia die Nähe der Kollegin, und Francesca war dankbar, in Lucia eine willige Zuhörerin für ihre ständigen kleinen Klatschgeschichten zu haben, die sie den staunenden Kolleginnen tagtäglich voller Temperament auftischte.

An diesem Tag nun nahm Francesca sogar während der Arbeitszeit, in der Pause zwischen zwei Telegrammaufnahmen, die Gelegenheit wahr, Lucia hastig von einem neuen Flirt zu berichten.

Lucia hörte nur mit einem Ohr hin. Auf dem anderen Ohr hatte sie den Kopfhörer. Eine Kollegin aus Rom gab ihr ein Telegramm für Ischia durch. Das Telegramm bestand aus acht Zeilen:

SEI MIR BITTE NICHT BÖSE – STOP
ABER ICH KONNTE NICHT ANDERS – STOP
ICH MUSSTE ZURÜCK – STOP
SO SCHNELL WIE MÖGLICH – STOP
SOHN SCHWER ERKRANKT – STOP
ICH MELDE MICH – STOP
ES WAR SCHÖN MIT DIR – STOP
HAB DANK – STOP – VERA

Gerade als Lucia die Kollegin in Serrara Fontana in der Leitung hatte und den Text an sie weiterleiten wollte, bestürmte Francesca sie mit Fragen.

Lucia sprach in die Muschel, um der Kollegin in Serrara Fontana die Telegrammnummer durchzugeben, die Uhrzeit und den Ort der Absendung, Rom, und die Adresse: »Signore Robert Jansen... nein, nicht Roberto! Nur Robert! Ohne ›o‹! Pensione Villa Maria... San Angelo.«

»Was hältst du von so einem Burschen?« fragte Francesca und beugte sich leicht zu Lucia hinüber.

»Von wem?« fragte Lucia kurz angebunden zurück.

»Na, von diesem Mario!«

»Sekunde!« sagte Lucia und gab der Kollegin in Serrara Fontana den Text durch: »Sei mir bitte nicht böse – stop – aber ich konnte nicht anders – stop – ich mußte zurück – stop – so schnell wie möglich – stop...«

»Würdest du dich von so einem ins Kino einladen lassen?« fragte Francesca dazwischen.

»Von wem?« fragte Lucia unaufmerksam zurück.

»Von Mario! Er ist doch ein Papagallo! Würdest du dich von so einem...?«

»Sekunde!« beschwichtigte Lucia die andere von neuem und fuhr fort, den Text nach Serrara Fontana durchzugeben: »...es war schön mit dir – stop – hab Dank – stop – Unterschrift: Vera.«

»Ist das alles?« fragte die Stimme aus Serrara Fontana.

»Ja«, sagte Lucia lachend, »ist es denn nicht genug?« Und die Kollegin am anderen Ende der Leitung wiederholte den Text pflichtgemäß, aber Lucia nahm ihn nur noch halb wahr. Francesca hatte ihre Frage aufdringlich noch einmal gestellt, und Lucia gab ihr achselzukkend zu verstehen, daß sie nicht wisse, wie man sich einem Jungen wie diesem Mario gegenüber verhalten solle.

Daß sie darüber zwei Zeilen des Telegramms – »...Sohn schwer erkrankt stop ich melde mich stop...« – weder weitergegeben noch bei der Kontrolle nachträglich eingefügt hatte, entging ihr völlig.

Hätte sie um den Fehler gewußt und vor allem um seine schwerwiegenden, geradezu schicksalhaften Folgen von zwei sich heiß liebenden Menschen, sie hätte sich ihr Verhalten wohl nie verzeihen können. Gewiß aber hätte sie die Freundschaft zu Francesca auf der Stelle gelöst.

35

Robert stand beim ›Pescatore‹ an der Theke, umgeben von ein paar einheimischen Männern, und hatte den elften Whisky vor sich. Daß Vera die Insel überstürzt verlassen hatte, während er in Neapel verzweifelt nach einem Strauß Margeriten für sie unterwegs war, konnte er nur schwer begreifen. Nur einen Gedanken ließ er gelten: daß irgend etwas Schwerwiegendes vorgefallen sein mußte.

Der Strauß Margeriten lag vor ihm auf der Theke. Die Blumen ließen die Köpfe hängen. Giulio hatte sie schon mehrmals in einen Krug voll Wasser stellen wollen, doch Robert hatte ihn jedesmal grob zurückgewiesen. Die Blumen waren nur für Vera bestimmt gewesen. Jetzt hatten sie ihren Sinn verloren.

»Salute!« Mit schwerer Hand hob er sein Glas in die Runde, und die Männer taten es ihm gleich.

Sein Blick war glasig. Doch als im gleichen Moment Giuseppe hereinkam und über seinem Kopf ein Stück Papier schwenkte, das wie ein Brief aussah, war Robert plötzlich hellwach.

Das Stück Papier erwies sich als ein Telegramm an ihn. Robert riß es auf, überflog es flüchtig, las es noch mal und erstarrte.

Wortlos bahnte er sich einen Weg an den Umstehenden vorbei und ließ sich bleiern auf einen der Stühle sinken. Aus! durchschoß es sein Gehirn. Es ist endgültig aus!

Er stützte den Kopf in beide Hände. Heul doch! hämmerte sein Gehirn. Heul doch endlich! Aber seine Augen blieben trocken und starr. Aus! Vorbei! Von einer Sekunde auf die andere! Ohne jede Vorankündigung und ohne Übergang! Vom Himmel direkt in die Hölle!

Wie konnte sie nur so etwas tun! Wie konnte sie gestern nacht nur derart heucheln! Für immer zusammenbleiben! Für immer! Und heute das! Es war schön mit dir stop! Hab Dank stop! Scheiße stop! Ganz, ganz große Scheiße!

Jetzt hatte sie ihm zum drittenmal einen solchen Schlag versetzt. Zuerst mit Claus Forst. Dann mit dem Brief aus heiterem Himmel. Und jetzt mit diesem kaltschnäuzigen Telegramm. Einen Schlag, den er wohl nicht verdauen würde. Und gestern noch die hochtrabenden Reden, daß sie ihren Mann nicht liebe und daß ihr Sohn sie nicht brauche! Eine Lüge für eine einzige, kurze Nacht!

Sei mir bitte nicht böse stop! Ich konnte nicht anders stop! Es klang wie Hohn! Nein, sie konnte anscheinend wirklich nicht anders! Sie war zu etwas anderem nie fähig gewesen! Sie war von Anfang an nicht anders! Schon damals in der Cavascura! Nur hatte er es nicht bemerkt! Nur hatte er sie all die Zeit anders gesehen! Anders sehen wollen! Er hatte die Schuld! Er ganz allein! Wäre er nicht so verblendet gewesen, so idiotisch verblendet, hätte er nicht die Spur von einem Gefühl investiert! Warum bloß hatte er sie nicht genommen wie die anderen! Genommen und weggeworfen! Wie die Jocelynes, Chloes, Tammys, Dorothees, Jennifers, und wie sie alle hießen! Warum bloß hatte er sich eingebildet, sie sei etwas Besonderes! Etwas Einmaliges!

Es war schön mit dir stop! Hab Dank stop! Idiot stop! Hirnverbrannter, einmaliger Idiot. Stop!

Nein, sie hatte ihn nicht enttäuscht! Sie konnte ihn gar nicht enttäuschen! Eine eiskalte, rücksichtslose Frau kann niemanden enttäuschen! Nicht einmal den hirnverbranntesten Idioten der Welt!

Ich mußte zurück stop! So schnell wie möglich stop! Ins Bett des anderen stop! Es sei ihr gegönnt stop! Sie ist einfach plötzlich gestorben stop! Nein, nicht gestorben! Sie hat nie gelebt! Es hat sie nie gegeben! Nie! Nie! Nie!

Er stützte sich mit beiden Händen von der Theke ab und erhob sich. Er bezahlte wortlos seine Zeche und verließ das Lokal, ohne die andern wahrzunehmen.

Sein Entschluß stand fest. Er verabschiedete sich weder von Carla und Fabrizio noch von irgend jemand anderem. Er hinterließ keine Grüße und keine Adresse. Er sagte sich von Ischia für immer los.

Er erreichte das Schnellboot um 18 Uhr 20 und flog am nächsten Morgen von Rom nach Los Angeles.

Als Vera wenige Stunden später bei Maria anrief, um ihn zu sprechen und ihm zu sagen, wie sehr sie ihn liebe, flog die Maschine in der er saß, schon über dem Atlantik.

Vera erfuhr von Maria, daß ihr Telegramm ihn erreicht hatte.

Daß er kurz danach selbst abgereist war. Wegen des Telegramms. Traurig und zornig zugleich. Und daß es, nach seinen Worten, von der Insel ein Abschied für immer sein sollte.

Vera konnte sich sein Verhalten nicht erklären. Da sie von ihm keine genaue Adresse hatte, konnte sie ihn nicht erreichen. Nur er hätte die Verbindung zu ihr aufnehmen können. Doch er tat es nicht. Sie litt darunter unsagbar. Über Monate, über Jahre hinweg.

Mit der Zeit redete sie sich ein, daß sie sich einfach einer Entscheidung des Schicksals hatte beugen müssen. Und als sie nach Jahren, über einen Zeitungsartikel, seinen vorübergehenden Aufenthaltsort erfuhr, hatte sie Angst, sich bei ihm zu melden. Obwohl sie ihn nach wie vor liebte. Sie machte sich mit dem Gedanken vertraut, daß sie ihn wahrscheinlich nie mehr sehen würde.

Für ihn aber war sie gestorben. Er zog ruhelos durch die Welt und suchte Vergessen in seiner Arbeit. Doch ohne Interesse am Leben.

Viertes Buch

DAS GEHEIMNIS

Hoffnungen gleichen Wolken:
Einige ziehen vorüber, andere geben Regen.

Abdul Alamahawy, Diwan

1

Die Maschine, mit der Vera und Robert von Zürich nach Gran Canaria flogen, zog eine weite Schleife vor der Ostküste der Insel. Tief über dem Meer setzte sie zur Landung an. Die Passagiere hatten sich angeschnallt.

Vera hatte sich zum Fenster vorgebeugt. Das Rollfeld, das bis ans Wasser heranreichte, kam näher und näher. Die Durchsage zur Landung hatte sie aus ihren Erinnerungen gerissen. Sie hatte an die Zeit gedacht, die für sie vor beinahe vierzehn Jahren begonnen hatte. An die Zeit, die sie geformt hatte. Die Zeit mit Robert.

Noch vor wenigen Wochen hatte sie nicht geglaubt, daß sie ihn jemals wiedersehen würde. Und dann hatte sie erreicht, daß er nach Zürich gekommen war und sich ihre Geschichte angehört hatte. Und jetzt saß er neben ihr. Nur getrennt durch einen Sitz, auf dem ihre Reisetasche stand. Seit ihrem letzten Beisammensein waren inzwischen fast sechs Jahre vergangen!

Nie hätte sie den Mut aufgebracht, das Wiedersehen aus eigenem Antrieb herbeizuführen. Der Anstoß war von außen gekommen, sie gestand es sich ein. Aber auch wenn der Anlaß ein bestürzender war, so genoß sie doch Roberts Nähe, als gelte seine Gegenwart ausschließlich ihr.

Er saß nur neben ihr, um ihrem Mann zu helfen. Um zu verhindern, daß Horst getötet würde. Sie war sich darüber im klaren. Und dennoch: Sie fühlte sich in die Zeit zurückversetzt, in der sie glücklich gewesen war.

Sie vermied, es ihm zu zeigen. Sie hatte sich vorgenommen, seine Bedingung einzuhalten: kein Wort über die Vergangenheit!

Es fiel ihr nicht leicht. Sie hätte ihn am liebsten schon heute morgen, bei ihrem gemeinsamen Frühstück im ›Baur au Lac‹, mit all den Fragen bestürmt, mit denen sie seit nunmehr sechs Jahren lebte. Bist du glücklich? Liebst du? Und: Hast du noch manchmal an unsere Zeit gedacht? Hast du dich manchmal in sie zurückgesehnt?

Und sie hätte ihm so gerne den Morgen geschildert, als sie in San Angelo den Anruf von Horst und Professor Clemens bekommen hatte, ihre Verzweiflung, in der sie zu ihrem todkranken Kind gefahren war.

Aber sie schwieg. Sie nahm seine Drohung ernst. Bei der geringsten Anspielung auf die Vergangenheit würde er seinen Entschluß wahrmachen und zurückfliegen. Und dieser Gefahr durfte sie Horst nicht aussetzen.

Die Maschine setzte auf und rollte aus. Sie waren in Gando, einem kleinen Ort 26 Kilometer südlich von Las Palmas, der Hauptstadt von Gran Canaria. Gando war der Flughafen der Insel.

Brütende Hitze empfing sie. Robert nahm Veras Reisetasche an sich, und sie gingen schweigend nebeneinander zum flachen Flughafengebäude hinüber.

Eine schwarze Rover-Limousine. Ein Mann mit hochgekrempelten Hemdsärmeln, der Chauffeur. Sie stiegen ein.

Eine beinahe afrikanische Landschaft. Weißer Sand, Palmen, Eukalyptusbäume und Kamele. Erloschene Lavaströme. Bananenplantagen. Die Carretera del Sur.

Las Palmas. Durch die Altstadt hindurch. »Siehst du dort die kleine Klosterkirche?« Es war seit zwei Stunden das erste Wort, das Robert an Vera richtete. Er herrschte den Fahrer auf spanisch an: »Fahren Sie langsam!«

»Ja«, sagte sie, »eine hübsche Kirche.«

»San Antonio Abad«, erklärte Robert, »dort hat Kolumbus zum letztenmal gebetet, bevor er zu seiner Fahrt nach Amerika in See stach.«

Die Straße war sonnenüberflutet. Der Verkehrspolizist, weiße Uniform, weißer Helm, regelte auf seinem Podest den Verkehr unter einem breiten, bunten Schirm, der ihm Schatten spendete. Die Farben der Häuser waren ausgebleicht. Die Luft war staubig.

Auf einmal wurde ein Park sichtbar. Gepflegt, in frischem Grün, mit Palmen und riesigen Kakteen und großen Beeten voll blühender Noisetterosen. Eine Oase der Frische. Der Chauffeur bog in die Einfahrt ein.

»Das ›Santa Catalina‹«, sagte Robert, als habe er damit gerechnet, daß er hier wohnen würde, »ein First-Class-Hotel der alten Schule. Vor Jahren habe ich ein paar Wochen hier verbracht. Mit endlosen Verhandlungen, die zu nichts geführt haben. Hoffentlich geht es uns diesmal nicht genauso.« Er sprach mehr zu sich selbst.

Uns! Er hat ›uns‹ gesagt! durchfuhr es Vera. Ihr wurde warm ums Herz. Sie war nahe daran, ihn zu umarmen.

Der Wagen hielt vor dem Eingang mit dem langen Dach der gelben Markise, unter dem ein resedagrüner Läufer lag. »Sie sollen nur Ihr

Gepäck absetzen. Dann soll ich Sie weiterfahren.« Der Chauffeur hatte eine harte Aussprache.

»Und wohin?« fragte Robert ihn grob.

»Zu Monsieur Boucicault«, antwortete der Chauffeur.

Ihre Zimmer lagen einander gegenüber. Als Robert im Lift wieder nach unten fuhr, wartete Vera schon in der Halle auf ihn. Er nahm sie beiseite: »Willst du mir nicht endlich die Einzelheiten sagen? Egal, ob dein Mann sie besser kennt als du? Bildest du dir etwa ein, ich schlittere in die Sache hinein, ohne auch nur so viel davon zu wissen?« Er schnippte verächtlich mit den Fingern. Mit gedämpfter Stimme fuhr er sie an: »Wer ist Boucicault? Und was soll ich bei ihm?«

»Alain Boucicault«, sagte sie leise und sah sich um, ob jemand mithörte, »ist der Partner meines Mannes. Ein Belgier. Er möchte sich persönlich davon überzeugen, daß du gekommen bist.«

»Das kann er auch, wenn er hierher zu mir kommt.«

»Das wird er mit Sicherheit ablehnen. Und er ist in der Vorhand.«

»Und was macht dieser Boucicault? Ist er auch Architekt?«

»Er macht Geldgeschäfte großen Stils.«

»Und welches Geschäft betrifft deinen Mann? Mein Gott, laß dir doch nicht jede Antwort aus der Nase ziehn!«

»Ein großer Ferienpark. Hier auf Gran Canaria. Der größte in Europa. Horst hat ihn...« Sie verbesserte sich: »Mein Mann hat ihn, zusammen mit Boucicault, auf die Beine gestellt.«

»Und warum hast du mir das alles eigentlich nicht schon in Zürich gesagt?«

»Weil ich Angst hatte, du könntest dann ablehnen.«

»Hm. Und jetzt ist der Ferienpark pleite.« Er meinte es als Feststellung.

»Ja. Aber darüber hinaus geht es auch um das Leben meines Mannes. Und das kann nur er dir erklären. Und vielleicht Boucicault.«

»Und mich hast du hierhergelockt, damit dieser Boucicault...?«

»Ja, damit er Hoffnung schöpft. Und damit wir Zeit gewinnen.«

»Wer ist wir?«

Sie zögerte: »Mein Mann und...« Das Blut schoß ihr ins Gesicht. Sie sah verlegen zu Boden.

»Dein Mann und du also!«

»So hatte ich mir die Sache zumindest zurechtgelegt.«

»Weich mir nicht aus! Mit ›wir‹ hast du deinen Mann und dich gemeint! Ja?«

»Warum beharrst du auf der Antwort? Bringt sie dich weiter? Ich versuche, ihm zu helfen. Und du bist ja auch deshalb hier. Kann ich mich also nicht mit einbeziehen? Darf ich also von meinem Mann und mir nicht als ›wir‹ reden?« Und sie dachte: Wie wunderschön, er ist eifersüchtig!

»Okay!« sagte er schroff. »Fahren wir zu Boucicault!«

2

Trotz seiner Körperfülle bewegte sich Alain Boucicault sehr behend. Er schob für seine beiden Besucher zwei Stühle zurecht und ließ sich dann schweratmend auf die Polster der steinernen Eckbank sinken. Er war mittelgroß, hatte schütteres dunkelblondes Haar, eine hohe Stirn und große, abstehende Ohren, und seine Tränensäcke waren bläulich und schwer.

Er bewohnte eine weiße Villa im maurischen Stil. Sie stand, abseits der Straße nach Telde, in einem kleinen Park, in dem Papageiblumen, Oleander und ein hochroter afrikanischer Flamboyantbaum blühten.

Am Tor zum Park hatte ein junger Mann Vera und Robert in Empfang genommen. Er war von kräftiger Statur, hatte weißblondes Haar und trug einen schwarzen Anzug mit offenem weißen Hemdkragen. Seine rechte Hand hatte er in der rechten Außentasche seines Jakketts.

»Ihre Kanone beult nur unnötig den hübschen Anzug aus«, hatte Robert ironisch zu ihm gesagt, doch der andere hatte ihm keine Antwort gegeben, sondern ihn nur aus schmalen Augen durchdringend angesehen und ihn mit Vera zu Boucicault gebracht.

»John, Sie können verschwinden.« Mit einem Wink schickte Boucicault den Weißblonden aus dem Raum.

»John erweckt in mir Heimatgefühle«, sagte Robert anzüglich zu Boucicault, »er ist sicher ein Meister seines Fachs.«

Boucicault tat, als habe er die Anspielung überhört.

Der Raum glich einer hohen Halle und wurde von vier schmalen Säulen beherrscht die in der Mitte ein großes Quadrat bildeten und durch Bogen miteinander verbunden waren. Der Fußboden aus rotem Stein mit bunten Intarsien. Die Sockel in Fayencemosaik. Wandteppiche aus Brokat. Das Mobiliar streng. Die Stühle mit hohen Rückenlehnen.

»Darf ich Ihnen eine Erfrischung anbieten?« fragte Boucicault in schlechtem Spanisch und griff nach einer Handglocke, die auf der Konsole neben der Eckbank stand. Er war von übertriebener öliger Höflichkeit. »Einen Fundador? Einen Sherry? Fino oder oloroso? Oder etwas Alkoholfreies? Zum Beispiel eine leche de almendras?«

»Nein«, antwortete Robert abweisend und bezog Vera in seine Antwort mit ein, »weder einen Weinbrand noch einen leichten oder schweren Sherry und auch keine Mandelmilch. Wir wollen die Unterredung so knapp wie möglich halten. Außerdem können Sie in Ihrer Sprache mit mir reden. Oder Englisch. Oder Deutsch.«

»Wie Sie wünschen, Monsieur. Und Madame?« Boucicault sprach jetzt Deutsch.

»Merken Sie nicht, daß ich auch für Frau Halling spreche?« Robert sah ihn durchdringend an: »Kommen Sie endlich zur Sache! Warum haben Sie uns zu sich gebeten?«

»Sie sind also Mister Robert Wayne Jansen?« Boucicault gab seine Freundlichkeit nicht auf.

»Haben Sie etwas dagegen?« fragte Robert scharf.

»Können Sie sich ausweisen, Mister Jansen?«

»Nur um die Fronten klarzustellen, Boucicault«, sagte Robert. »Sie können sich alle Mätzchen sparen! Entweder Sie billigen, daß ich mich Ihrer Sache annehme, dann müssen Sie wissen, mit wem Sie es zu tun haben. Dann müssen Sie mich auch kennen. Zumindest mein Gesicht. Wenn Sie aber noch nichts von mir gehört haben, dann...« Robert tat, als wolle er sich erheben, um zu gehen.

»Sie können sitzen bleiben, Mister Jansen.«

»Dann reden Sie endlich vernünftig!«

»Wir können die Unterredung tatsächlich sehr kurz halten, Mister Jansen. Ich wollte lediglich, daß Sie mir bestätigen...«

»Okay, ich bestätige es! Und jetzt möchte ich mit Herrn Halling sprechen. Aber allein!«

»...daß Sie Chancen sehen, das Habo-Projekt zu sanieren«, fuhr der andere ungerührt fort.

»Das Habo-Projekt?« fragte Robert und gab sich unwissend.

»Parco Habo. So heißt unser Ferienpark. Aber das wissen Sie doch!«

»Ja, natürlich. Parco Habo!« sagte Robert, als mache er sich über den Namen lustig, und warf Vera einen strafenden Blick zu. »Natürlich weiß ich das.«

»Sind Sie also wirklich der Meinung, daß der Parco Habo...?«

»Boucicault, Sie sind mehr als naiv! Von Marketing, Werbung und Verkauf haben Sie wohl noch nie etwas gehört?«

»Mister Jansen, mäßigen Sie Ihren Ton!«

»Meinen Ton müssen Sie schon mir überlassen. Und um Ihre kindliche Frage zu beantworten: Unmöglich ist in unserer Branche so gut wie gar nichts. Aber meine Meinung bringt Ihnen keine Garantie. Und Sie brauchen Garantien. Oder täusche ich mich?«

»Nein, Sie täuschen sich nicht.« Boucicault gab seine Freundlichkeit auf. Er sprach jetzt schneidend: »Heißt das, Sie können mir nicht garantieren, daß Sie Parco Habo...?«

Robert unterbrach ihn ungehalten: »Das heißt, ich muß zuerst einmal die Einzelheiten hören! Alle! Und die Fragen dazu werde ich stellen! Habe ich mich klar ausgedrückt?«

»Sie verkennen die Situation, Mister Jansen! Die Lage meines ehrenwerten Partners!« Es klang zynisch.

»Die Lage Ihres Partners, Boucicault, ist zur Zeit auch noch Ihre Lage!«

»Nein, Mister Jansen. Denn ich bin ein freier Mann.«

»Boucicault, Sie machen sich lächerlich! Über kurz oder lang werden Sie Herrn Halling auf freien Fuß setzen müssen. Das wissen Sie so gut wie ich.« Ohne an seine Worte zu glauben, sagte Robert sie in voller Absicht. Er wollte den anderen dazu herausfordern, sich eine Blöße zu geben.

Aber Boucicault tat ihm den Gefallen nicht. »Sie mögen etwas von Werbung verstehen, Mister Jansen. Von harten Geschäften verstehen Sie nichts.« Und wieder ölig freundlich: »Wer sagt denn, daß ich es bin, der, na, sagen wir, den Freiheitsraum meines Partners einengt? Etwa Madame Halling?« Er warf Vera einen flüchtigen scharfen Blick zu.

Vera fühlte sich angesprochen. Sie entgegnete mit fester Stimme: »Ja, ich behaupte es, Monsieur Boucicault! Denn Sie haben es mir gegenüber selbst zugegeben!«

»Haben Sie Zeugen?« fragte Boucicault zurück und gab sich die Antwort gleich selbst, indem er triumphierend zu Robert hinsah: »Nein, sie hat natürlich keine Zeugen.«

»Sie braucht auch keine Zeugen«, sagte Robert gelassen, »ich glaube ihr auch so.«

»Wie schön für Madame«, sagte Boucicault anzüglich, »aber Sie, Mister Jansen, sind nicht der Staatsanwalt!« Und betont leise fuhr er fort: »Wir wollen die Sache doch verkürzen. Ich bin ein freier Mann, und Monsieur Halling ist nicht anwesend. Nehmen Sie es hin, ohne darüber nachzugrübeln. Sie fahren so am besten.«

»Mätzchen!« Robert winkte ab. »So kommen wir nicht weiter!«

»Ich will ja auch gar nicht weiterkommen. Monsieur Halling will es. Sie wissen anscheinend eines noch nicht: Ich scheue auch vor dem Letzten nicht zurück! Ich bin bereit, mein Leben einzusetzen. Und natürlich auch das von Monsieur Halling. Das müssen Sie sich immer vor Augen halten!«

»Hochtrabende Worte!« Robert amüsierte sich über den anderen. »Die haben schon ganz anderen nichts genützt!«

»Ich glaube, Sie begehen einen Fehler, Mister Jansen. Sie urteilen über mich, ohne mich wirklich zu kennen.«

»Sie halten sich wohl für einmalig gerissen?« Robert erhob sich. »Sie begehen nämlich auch einen Fehler, Boucicault! Sie haben sich nicht vergewissert, daß ich die Insel kenne.« Und log: »Daß ich lange Zeit hier gelebt habe. Daß ich gute Beziehungen habe. Vor allem zum Polizeipräfekten.«

»Das läßt mich kalt.«

»Das ist Ihre Sache«, sagte Robert überlegen, »und jetzt will ich mit Herrn Halling sprechen!«

»Das sollen Sie auch. Aber erst morgen früh. Monsieur Halling ist jetzt nicht erreichbar.«

»Lassen Sie das Theater, Boucicault! Oder soll ich Ihnen den Präfekten schicken?«

»Auch ihm könnte ich nur sagen, was ich weiß. Und das ist, daß Monsieur Halling heute irgendwo im Inneren der Insel zu tun hat und nicht vor morgen früh zurückkommen wollte.«

»Und was würden Sie dem Präfekten morgen früh sagen?« Robert blieb ungerührt.

»Das kommt ganz darauf an, ob und wo Monsieur Halling morgen zu tun hat. Die Insel ist ja nicht gerade klein. Immerhin hat sie über vierhunderttausend Einwohner.«

»Aber auch nicht so groß, daß ein Mensch auf die Dauer untertauchen könnte!«

»Sagen wir lieber, sie ist groß genug, daß ein Mensch täglich in einer anderen Ecke arbeiten kann, ohne daß er zu erreichen ist. Das klingt doch einleuchtend? Oder etwa nicht, Mister Jansen?« Boucicault erhob sich schwerfällig und sagte, als komme ihm der Einfall gerade: »Noch etwas! Solange Sie morgen früh mit Monsieur Halling zusammen sind, muß ich Madame Halling leider bitten, mir Gesellschaft zu leisten.« Er deutete zynisch eine Verbeugung vor Vera an.

»Und wenn nur ich allein nach Gran Canaria gekommen wäre? Ohne Frau Halling?« Robert kniff die Augen zusammen. Er beobachtete jede Regung des anderen.

»Dann hätten wir etwas Zeit verloren, zugegeben«, sagte Boucicault ausdruckslos, und als Robert anscheinend nicht verstand, was er meinte, setzte er hinzu: »Bis wir Madame Halling gefunden hätten. Oder jemand anderen, der mir hätte Gesellschaft leisten können. Zum Beispiel Ihren Sohn, Madame.«

»Ach? Ich dachte, Ihnen läuft die Zeit davon?« Robert ließ keinen Blick von Boucicault.

»Da haben Sie falsch gedacht, Mister Jansen. Ich habe Zeit genug. Nur Halling nicht. Ihm verbleiben noch genau sieben Tage. Dann läuft die Frist der Amerikaner ab.«

»Die Frist der Amerikaner?« Robert sah Vera fragend an.

»Horst wird es dir morgen früh genau erklären«, sagte sie, und an Boucicault gewandt: »Wann lassen Sie mich morgen früh abholen?«

»Gegen neun? Ist Ihnen das recht?« Boucicault war jetzt wieder ganz der übertrieben höfliche Gastgeber.

»Ich werde bereit sein«, sagte Vera gefaßt und wandte sich zum Gehen.

»Und wann und wo treffe ich Herrn Halling?« Robert sah den anderen aus schmalen Augen an.

»Eine Stunde später«, antwortete Boucicault entgegenkommend, »so gegen zehn. Und wo Sie wollen!«

»Dann bringen Sie ihn zu mir ins Hotel.«

»Gut. Ins Santa Catalina. Sie können mit ihm so lange sprechen, wie Sie wollen.« Boucicault verzog sein Gesicht zu einem freundlichen Grinsen: »Nur müssen Sie für Halling die Frist der Amerikaner berücksichtigen.«

»Sie vergeuden zuviel Luft, Boucicault. Oder denken Sie denn, ich will Frau Halling länger als unbedingt erforderlich in Ihren Händen lassen?«

Sie waren schon auf der Fahrt zurück ins Hotel, da sagte Vera leise zu Robert, so daß der Chauffeur sie nicht verstehen konnte: »Ich danke dir, Robert. Vor allem für den letzten Satz.« Sie drückte seine Hand, und er ließ es geschehen.

3

Der Abend verlief zunächst eintönig. Als sie ins Hotel zurückkamen, zogen sie sich auf ihre Zimmer zurück. Vera nahm ein Bad zur Entspannung. Robert warf sein Jackett auf einen der Stühle, ließ sich, so wie er war, in voller Kleidung, aufs Bett fallen und schlief innerhalb von Sekunden tief.

Etwa eine Stunde später weckte ihn das Läuten des Telefons. Es war Vera. »Wollen wir nicht zusammen zu Abend essen?« Er war einverstanden.

Er holte sie von ihrem Zimmer ab. Sie hatte einen engen schiefergrauen Rock an und dazu eine seidene Bluse in gleicher Farbe. Ihre kupferroten Haare, mit der modisch kurzen und heiteren Frisur, bildeten einen reizvollen Kontrast. Sie sieht verdammt jung aus, dachte er, jung und anziehend.

Er bot ihr seinen Arm, und sie hakte sich bei ihm unter. Als sie den Speisesaal betraten, hoben sich an den Tischen in der Nähe des Eingangs einige Köpfe voller Bewunderung für Vera.

Gegen Ende des Essens, der goldbetreßte Chefober hatte ihnen vom Dessertwagen gerade Pasas malaguenas, Rosinenauflauf aus Malaga, serviert, da legte Vera ihre Hand über den Tisch hinweg auf Roberts Hand. »Bist du schon sehr müde?«

»Warum fragst du?«

»Ich würde mich noch gerne mit dir unterhalten.«

»Über etwas Bestimmtes?«

»Nein. Nur so. Wenn du magst.«

»Hm.« Er überlegte. »Zum Spazierengehen bin ich allerdings wirklich zu müde.«

»Dann oben«, sagte sie leise, »bei mir«, und ihm war, als streichelten ihre Worte ihn.

»Okay«, sagte er, ohne die Lippen zu bewegen, »bei dir. Und einer Flasche Rioja.«

Sie saßen auf dem Balkon von Veras Zimmer. Über ihnen spannte sich der nächtliche Sternenhimmel. Vera hatte eine der beiden Kerzen angezündet, die im Zimmer auf der kleinen Kommode standen, und sie auf den Tisch des Balkons gestellt. Ihre Flamme verbreitete ein ruhiges Licht. Sie tranken Rioja, Weißwein aus dem Ebrotal.

Von unten drangen ab und zu Tierlaute zu ihnen herauf, das Brüllen von Löwen oder das Schreien von Affen. Als Vera die Laute zum erstenmal vernommen hatte, war sie erschrocken, und Robert hatte gelacht. »Keine Angst. Wir sind hier nicht im Busch. Unmittelbar an die Rückseite des Hotels grenzt nur ein kleiner Privatzoo.« Belustigt hatte er hinzugesetzt: »Als exotischste Tiere gelten in ihm Stockenten aus dem Englischen Garten in München.«

Sie führten ihre Unterhaltung mit gedämpften Stimmen. Ihr Thema war für eine Weile die Insel. Die Menschen, die ihnen noch selbstbewußter als die Spanier im Mutterland erschienen. Die Vielfalt der Natur von Gran Canaria. Von den weißen Sanddünen im Süden bis zum Pozo de la Nieve, der sich in der Mitte der Insel, wild zerklüftet, beinahe 2000 Meter hoch über dem Meer erhebt.

Doch dann sagte Vera ohne Übergang: »Robert, ich kann nicht mehr anders. Auch wenn du zur Bedingung gemacht hast, daß wir die alten Zeiten ruhen lassen. Ich muß dir etwas sagen.«

»Hm.« Eine lange Pause. Dann ein unschlüssiges: »Wenn es unbedingt sein muß?«

»Ja, Robert, es muß sein.« Es brach aus ihr heraus: »Ich muß dich um Verzeihung bitten. Für damals. Für mein Verhalten. Was mußt du nur von mir gedacht haben! Wie mußt du gelitten haben!«

»Wann damals?« unterbrach er sie.

»Vor fast sechs Jahren. An unserem letzten Tag.«

»Es ist besser, wir reden nicht davon.« Sein Gesichtsausdruck verhärtete sich.

»Es geht nicht, Robert. Ich kann so nicht leben. Ich weiß, daß ich einen Fehler gemacht habe. Einen unverzeihlichen. Aber bitte bedenke, daß mein Sohn todkrank war.«

Er war einen Augenblick wie benommen: »Dein Sohn war...?«

»Ja. Schwere Gehirnhautentzündung. Im Telegramm habe ich es ja nur angedeutet.«

»Im Telegramm?« Seine Gedanken überschlugen sich.

»Ja. Du hast es doch bekommen. Ich habe mit Maria telefoniert. Aber du warst schon abgereist.«

»Ja, ich habe das Telegramm...«, sagte er noch heiserer als sonst, und seine Kehle schnürte sich zusammen.

»Also verzeih mir bitte, Robert. Sag, daß du es vergessen hast.«

»Nein, Vera, nein...«, sagte er atemlos. Seine Hand suchte die ihre. Als er sie fand, hielt er sie ganz fest: »Vera, bitte hör mich an!« Es klang schuldbewußt. Unwillkürlich hatte er sie, zum erstenmal seit ihrem Wiedersehen, beim Vornamen genannt.

Sie nahm es wahr. Ein wohliger Schauer überlief sie heiß. Sie spürte, wie seine warme Hand die ihre kraftvoll umschlossen hielt, und wagte nicht zu atmen.

»Vera, ich glaube, den Fehler habe ich gemacht.« Eindringlich, wie um sie zu beschwören.

»Du?«

»Bitte, sag das noch mal. Das mit deinem Sohn.«

»Er war todkrank. Ich hatte einen Anruf bekommen. Von meinem Mann und einem Neurologen, Professor Clemens.« Sie gab ihm das Telefongespräch wieder.

Als sie geendet hatte, schluckte er bewegt. Kaum vernehmlich formten seine Lippen die Worte: »Es ist unfaßbar! Und ich war nach Neapel hinübergefahren, um dir Margeriten zu holen!«

»Du wolltest mir...?« Über ihr Gesicht huschte ein Leuchten.

»Ja. Es ist unfaßbar!« Er stützte den Kopf in die Hand, fuhr sich mit Daumen und Mittelfinger an die Nasenwurzel und massierte sie nachhaltig, als käme er so auf des Rätsels Lösung. »Und das Telegramm?« sagte er, ohne den Blick zu heben. »Kannst du dich noch ungefähr an den Text erinnern?«

»Ja. Ich kenne ihn auswendig. Ich habe ihn nicht vergessen. Ich konnte ihn einfach nicht vergessen.« Sie sagte ihm den genauen Wortlaut.

»Bist du dir sicher?« Mit einer schnellen Bewegung nahm er die Hand von der Stirn und hob den Kopf.

»Absolut sicher. Warum?«

»Du bist sicher, daß du telegrafiert hast ›Sohn schwer erkrankt, ich melde mich‹?«

»Ja. Völlig. Robert, warum?« Sie beugte sich zu ihm vor. Im Kerzenschein sah er, wie gespannt ihr Gesichtsausdruck war.

»Ich habe diesen Text nicht bekommen. Nicht diese zwei Sätze.«

»Du hast diesen Text nicht...?« Sie fühlte sich wie vor den Kopf geschlagen. »Aber Robert!«

»Ja.« Er war jetzt ganz ruhig. Er beugte sich ihr entgegen, nahm ihr Gesicht in beide Hände und zog es behutsam zu sich heran. »Ja, Vera. So war es.« Und tonlos: »Das Leben spielt einem manchmal seltsame Streiche.«

»Aber Robert!« Sie hatte ihre Verblüffung noch nicht überwunden.

»Ja, so etwas gibt es. Das Telegramm ist verstümmelt angekommen. Aus welchem Grund auch immer.«

»Robert! Ich darf gar nicht daran denken... sechs Jahre!... sechs gestohlene Jahre, wegen eines...!«

»Nicht, Vera! Das ist wie ein Irrgarten. Da findest du nicht mehr heraus.«

»Ach, Robert!« Sie nahm seine Hand, die ihr Gesicht hielt, und drückte sie fest. Und auf einmal war es, als breche zwischen ihnen ein Damm. Ihre Lippen vergruben sich ineinander, heiß und leidenschaftlich, mit den Armen umschlangen sie einander, begierig und Ertrinkenden gleich, nicht mehr ihrer Sinne mächtig und taumelnd vor Verlangen.

Als sie voneinander ließen, fühlten sie sich beide wie befreit. Wortlos schob er seinen Stuhl neben ihren und nahm sie von neuem in seinen Arm. Sie legte ihren Kopf an seine Schulter, und beider Blicke gingen hinauf in den sternenklaren Nachthimmel.

So saßen sie fast eine Stunde lang. Keiner von ihnen sprach ein Wort. Sie wagten kaum sich zu bewegen. Manchmal strichen sie einander zärtlich über die Hand. Manchmal legten sie ihre Wangen liebevoll aneinander. Es war, als habe es zwischen ihnen nie eine Zeit ohne Vertrautheit gegeben.

In der Ferne schlugen Kirchenglocken Mitternacht.

»Vera?«

»Robert?«

»Bitte verzeih mir, daß ich...«

»Bitte, sprich nicht so, Robert. Ich habe es längst vergessen.«

»...daß ich jemals auf den Gedanken verfallen war, du...«

»Bitte nicht, Robert.«

»...du könntest mir ein derartiges Telegramm schicken.«

»Ach, Liebling!« Ihre Lippen verschlossen seinen Mund, und sie küßten sich voller Hingabe.

Sie strichen einander zärtlich übers Haar. Sie liebkosten einander. Sie umarmten sich. Sie küßten sich. Sie hielten sich schweigend an der Hand, als hätten sie Angst, sie könnten einander noch einmal verlieren.

Es schlug ein Uhr. Die Kerze war heruntergebrannt. Sie saßen im Dunkeln.

»Robert, auch wenn du dagegen bist... ich muß den Gedanken aussprechen.«

»Ja?«

»Als du wegfuhrst... ich meine, damals von Ischia... ich war drauf und dran, dich zu suchen. Hätte ich dich finden können? In Los Angeles? Oder in Santa Monica?«

»Ich glaube kaum. In Santa Monica war ich nur ein paar Stunden.«

»Du hast mir damals gesagt, du hättest dort ein Haus?«

»Ein Haus und ein Mädchen. Das Haus gemietet. Das Mädchen ähnlich. Aber als ich zurückgekommen bin, war das Mädchen weg.«

»Ist es dir nahegegangen?«

»Nein. Aber sie war krank. Und ich wollte ihr helfen, gesund zu werden. Ich bin ins Hotel gezogen. Hattest du denn meine Adresse in Los Angeles?«

»Nein.«

»Dann hättest du mich nie gefunden. Ich war nur noch ein paar Tage in Los Angeles.«

»Und danach?«

»Laß mich nachdenken. Ach ja! Ich bin nach New York. Dort war ich ungefähr eine Woche. Und dann...?« Er überlegte: »Stimmt! Dann kam der Job in Austin. In Texas.«

»Also bist du in Amerika geblieben?«

»Nicht lange. Von Austin ging es nach São Paulo. Nein, São Paulo war später. Vorher habe ich noch die Firma von Smuts flottgemacht. Das war in Johannesburg. Na ja, und nach São Paulo bin ich quer durch die Welt.«

»Und immer allein?«

»Ja. Das heißt, immer in Begleitung. In wechselnder Begleitung. Aber in Wirklichkeit immer allein.«

»Und hast du nie mit dem Gedanken gespielt, das Alleinsein aufzugeben?«

»Nein. Ernsthaft nie.«

»Und weniger ernsthaft?«

»Ein-, zweimal. Meistens in der Zeit um Christmas. Das war wahrscheinlich ein Überbleibsel meiner deutschen Abstammung. Das Gemüt!«

»Hast du später bereut, daß du nicht Ernst gemacht hast?«

»Nein. Und wie ist es dir ergangen? Mit deinem Sohn?«

»Es war eine schwere Zeit. Vor allem die ersten vier Wochen.«

»Aber er ist wieder gesund geworden?«

»Ja. Ich habe lange darum gebetet.«

»Und jetzt? Wo ist er jetzt?«

»Im Internat. Er ist jetzt elfeinhalb. Und seit drei Jahren im Internat.«

»Und dein Sohn? Ist er gern im Internat?«

»Ja. Er liebt es. Mehr als sein Zuhause.«

»Und sein Verhältnis zu dir?«

»Er ist höflich zu mir. Höflich, aber fremd.«

»Und wie stehst du zu ihm?«

»Ich hatte jahrelang den sehnlichen Wunsch, Zugang zu ihm zu finden. Ihn zu verstehen. Sein Vertrauen zu gewinnen. Er hat mich abgelehnt. Warum, weiß ich nicht. Ich kann es nur ahnen. Aber von Jahr zu Jahr wurde mein Wunsch schwächer. Und jetzt ist er erloschen. Ich sehe keinen Ausweg mehr.« Sie sprach die Worte hinaus in die Nacht, leise, verhalten, aber doch so, als wolle sie sich davon befreien.

»Und was ahnst du?«

»Mein Mann. Es ist wohl mein Mann, der meinen Sohn gegen mich beeinflußt. Ob bewußt oder unbewußt, das vermag ich nicht zu sagen. Aber mein Sohn ist ein Männerkind geworden. Ein reines Männerkind. Soviel weiß ich. Er ist mit seinen elfeinhalb Jahren selbständig wie gewöhnlich ein Sechzehn- oder Siebzehnjähriger. Er braucht seine Mutter wirklich nicht mehr. Das ist hart, aber es ist so. Und manchmal bin ich darüber sehr traurig.« Sie drehte sich zu ihm um: »Es wird allmählich frisch hier draußen. Wollen wir hineingehen?«

Sie gingen ins Zimmer und ließen die Tür zum Balkon offenstehen. In der Flasche war noch ein Rest Wein. Sie tranken ihn und wurden nicht müde, sich Einzelheiten aus ihrem Leben in den vergangenen sechs Jahren zu erzählen.

Vera schilderte ihm ihre Beziehung zu Horst, wie sie ihn kennengelernt hatte, wie sie ihm, aus Rücksicht auf das zu erwartende Baby, ihr Jawort gegeben hatte, wie sie nach und nach begonnen hatte, ihn zu achten und sich bei ihm geborgen zu fühlen. Wie er sie verwöhnte. Wie er seinen Sohn über alles liebte. Wie er im Beruf hart arbeitete, sein Büro von Jahr zu Jahr vergrößerte und sich schließlich in das große, gewagte Abenteuer gestürzt hatte, das er jetzt womöglich mit seinem Leben bezahlen würde.

Robert erzählte ihr von seinen beruflichen Erfolgen und dann von seinem Niedergang. Wie er beim Spiel Hunderttausende verlor, wie er immer mehr Zeit in den Casinos verbrachte, immer höher spielte, seinen Beruf vernachlässigte und schließlich tatenlos zusah, wie er sein seelisches Gleichgewicht verlor.

»Und warum hast du es getan?« fragte sie leise.

»Ich wollte es. Ich hatte mein Leben satt.«

»Du wolltest nicht mehr leben?«

»Es war mir auf alle Fälle egal, unter welchen Umständen ich lebte. Ich hatte keinen Anreiz mehr. Ich hatte im Beruf alles erreicht, was man erreichen kann. Und privat? Ich glaube, ich brauche es dir nicht zu sagen.«

Sie nahmen sich von neuem in die Arme. »Vera! Laß uns beisammen bleiben! Für immer!« Ganz nahe an ihrem Ohr flüsterte er die Worte, beinahe beschwörend.

»O Robert!« Sie war verwirrt. »Du überforderst mich. Ich muß erst alles begreifen. Dich. Uns. Das Glück. Es kommt einfach zu schnell.«

Sie standen sich an der offenen Balkontür gegenüber. Er drückte sie verlangend an sich, und sie reichte ihm ihre Lippen. Sie küßten sich wie in einem Rausch.

Und mit einemmal nahm er sie auf seine Arme und trug sie zum Bett.

Er beugte sich über sie.

»Bitte nicht, Robert! Bitte nicht jetzt. Ich kann jetzt nicht. Bitte, versteh mich.«

Er legte sich neben sie und nahm sie in seinen Arm. »Ich versteh dich.«

Sie lagen schweigend nebeneinander und gaben sich dem Gefühl der vollkommenen Vertrautheit hin. Ganz allmählich zog über den Palmen die Morgendämmerung herauf.

»Vera? Bist du noch wach?« Leise, als störe er sie im Schlaf.

»Ja, ich bin wach. Ich war die ganze Zeit wach.«

»Denkst du nach?«

»Ja.«

»Über uns?«

»Ja.«

»Ich auch. Bist du zu einem Schluß gekommen?«

»Noch nicht.«

»Aber ich. Ich bin zu einem Schluß gekommen.«

Sie sagte nichts. Sie wartete, daß er weitersprach.

Er zog seinen Arm unter ihrem Nacken hervor, richtete sich halb auf und wandte sich ihr zu, so daß sich ihre Gesichter nahe waren und ihre Blicke sich trafen: »Laß uns weg von hier. So schnell wie möglich. Heute morgen mit der ersten Maschine.«

»Ich... du... ich verstehe nicht.«

»Wir haben hier nichts mehr verloren. Wir haben uns gefunden. Das sollte uns genügen.«

»Du meinst, wir sollten...?« Ihre Augen weiteten sich.

»Wir sollten gehen, ja. Und nichts mehr aufs Spiel setzen.«

»Einfach gehen?«

»Ja. Einfach weg. Mit der ersten Maschine. Irgendwohin, wo wir allein sind. Wo wir uns nicht mehr verlieren können.«

»Weg?« Ihre Stimme klang kehlig: »Und Horst?«

»Was haben wir mit einem Boucicault zu tun? Mit den dunklen Geschäften? Mit den Gangstermethoden?«

»Aber Robert!«

»Ja, es geht um deinen Mann. Zugegeben. Und vielleicht auch um sein Leben. Haben wir ihn in die Situation gebracht? Hast du ihn da hineingebracht? Nein! Er ganz allein! Wahrscheinlich sogar, ohne dir vorher davon auch nur ein Wort zu sagen! Oder?«

»Du hast ja recht...«

»Und war es nicht er, der sich mit einem Typ wie Boucicault eingelassen hat?«

»Boucicault gab sich seriös. Er war nicht zu durchschauen.«

»Einen Typ wie Boucicault hat man auf eine Meile Entfernung zu durchschauen. Wenigstens als Geschäftsmann. Nein, Vera, du hast mit der Sache nicht das geringste zu tun. Wir können hier nur alles aufs Spiel setzen. Alles, was uns betrifft. Egal, wie die Sache hier endet, sie wird auf alle Fälle unser Verhältnis einer sehr großen Belastungsprobe aussetzen. Auf der einen Seite dein Mann und Boucicault. Auf der anderen Seite ich. Und dazwischen du.«

»Warum sollte ich zwischen euch stehen? Ich stehe auf deiner Seite, habe ich dir das denn nicht gezeigt?«

»Ja, Vera. Du hast den Wunsch, auf meiner Seite zu stehen. Aber du kannst es nicht. Ja, du darfst es nicht einmal. Vor deinem Gewissen. Bitte, laß mich ausreden. Solange wir hier sind, kannst du nicht auf meiner Seite stehen. Nicht voll und ganz. Also stehst du im Niemandsland. Glaub mir, ich habe es mir genau überlegt und sehe die Sache realistisch.«

»Robert, du machst es uns zu schwer.«

»Nein, Vera. Es ist ein Teufelskreis. Ein Teufelskreis, aus dem wir so schnell wie möglich herauskommen müssen. Mit einem Typ wie Boucicault ist nicht zu spaßen. Was willst du denn machen, wenn er dich festhält? Wenn er dich als Druckmittel benutzt? Okay, die Polizei einschalten! Aber die Polizei auf Gran Canaria ist nicht die schnellste! Nein, Vera, du siehst es nicht realistisch genug. Nicht nur das Leben deines Mannes steht unter Umständen auf dem Spiel. Auch dein eigenes.«

»Robert! Aber vielleicht schaffst du es! Vielleicht findest du den

Ausweg! Den Weg für Boucicault und für Horst. Und so auch den Weg für uns.«

»Der einzig sichere Weg, der uns bleibt, ist, wegzugehen. Vera, komm zu dir! Bitte, vertrau mir!« Er kam mit seinem Gesicht noch näher an ihres, so daß beider Atem ineinander überging. »Laß uns gehen! Auf der Stelle! Überlaß deinen Mann seinem Schicksal!« Und kaum vernehmlich: »Ehe es für uns zu spät ist.«

Mit einem Ruck richtete er sich auf und glitt vom Bett. Er schlüpfte in sein Jackett, das er, gleich als er ins Zimmer getreten war, achtlos auf einen Stuhl geworfen hatte. Dann ging er ins Badezimmer und schöpfte sich mit der hohlen Hand Wasser ins Gesicht, um frisch zu werden.

Er stand vor Vera. Sie lag zusammengekauert auf dem Bett, wie er sie verlassen hatte. »Komm!« sagte er eindringlich. »Laß uns gehen!« Er warf einen flüchtigen Blick auf seine Armbanduhr: »Es ist kurz nach fünf. Wenn mich nicht alles täuscht, fliegt die erste Maschine kurz nach sechs. Zwar nur hinüber nach Teneriffa, aber wir sind hier weg. Komm!« Er hielt ihr seine Hand hin, um sie hochzuziehen.

»Ich kann nicht. Bitte, Robert, sei mir nicht böse.« Sie sah ihn verzweifelt an.

»Vera!« Mitfühlende Aufforderung.

»Bitte, Robert, versteh mich. Ich kann Horst nicht allein lassen. Ich kann es einfach nicht. Ich käme mir schäbig vor. Schäbig und verächtlich. Bitte, denk jetzt nicht wieder, ich sage das, weil ich ihn liebe. Ich kann ihn nicht allein zurücklassen, weil er außer mir niemanden hat, der ihm hilft. Bitte, Robert, du mußt es verstehen: Ich kann ihn nicht aufgeben.«

Immer wieder versuchte er, sie umzustimmen, doch ohne Erfolg. Es war schon gegen halb neun Uhr, als er sich von ihr verabschiedete. »Du begibst dich also in die Hand von Boucicault.«

»Ja. In einer halben Stunde holen sie mich. Es bleibt mir nichts anderes übrig.«

»Wahrscheinlich handelst du richtig. Wenn ich an deiner Stelle wäre... vielleicht würde ich genauso entscheiden.« Er gab ihr einen Kuß auf die Wange. »Ich werde in Gedanken bei dir sein. Mach's gut.«

»Danke, Robert.« Ihre Augen füllten sich mit Tränen. »Und in ein paar Stunden sehen wir uns wieder, ja?«

»Ja.« Ihm war, als verabschiede er sich für immer von ihr. Er wischte den Gedanken beiseite. Er sah zu schwarz. Zwar würde sie jetzt von Boucicault als Geisel genommen werden. Aber spätestens wenn Robert die Unterredung mit ihrem Mann erfolgreich abgeschlossen hatte, würde sie wieder frei sein. Boucicault würde sein Wort halten. Er würde ihr nichts antun. Dessen war Robert sich sicher. War er sich dessen wirklich sicher? Würde er die Unterredung mit ihrem Mann erfolgreich führen können?

Er hatte die Hand auf der Türklinke. »Hab keine Angst, Vera. Es wird alles gut.« Ein letzter liebevoller Blick, und er schloß die Tür hinter sich. Er ging hinüber in sein Zimmer.

Er legte sich aufs Bett. Seine Gedanken kamen nicht zur Ruhe. Was war, wenn die Unterredung mit ihrem Mann keinen Ausweg zeigte? Wenn Boucicault aufs Ganze ging? Wenn er Vera als Faustpfand behielt? Wenn er durchdrehte? Wenn er...

Er dachte im Kreis. Er spürte, wie sich auf seiner Stirn Schweißperlen bildeten. Mit einer schnellen Bewegung streifte er die Manschette zurück. Die Armbanduhr zeigte zwei Minuten vor neun. In fliegender Hast erhob er sich. Er würde jetzt hinüber zu Vera gehen und sie gewaltsam daran hindern, sich Boucicault auszuliefern!

Er stürzte aus dem Zimmer. Auf der anderen Seite des Flurs pochte er gegen die Tür. Einmal, zweimal, mehrmals, schnell und hart. Keine Antwort. Vera war schon unten in der Halle!

Der Lift. Der Druck auf den Knopf. Die Halle. Die vielen Menschen. Aber nicht Vera. Die Reception. Achselzucken. Der uniformierte Boy an der Tür. Roberts hastig hervorgestoßene Frage. Die Beschreibung. Dann das freundliche, breite Grinsen des Jungen: »Si, Señor, die Señorita ist eben von zwei Señores abgeholt worden. In einem schwarzen Rover.«

4

»Was? Meine Frau hat Ihnen davon nichts gesagt?«

»Nein.«

»Aber das ist undenkbar! Sie muß es Ihnen gesagt haben, Mister Jansen!«

»Hören Sie mal, Halling! Wenn ich Ihnen sage, daß ich nichts von fünfzigtausend Mark weiß, dann hat Ihnen das zu genügen! Und jetzt möchte ich von Ihnen einen ausführlichen Bericht über das Ganze haben!«

Die beiden Männer saßen sich in Roberts Hotelzimmer gegenüber. Zwischen ihnen, auf dem Tisch, stand eine Flasche Ballantines, eine Flasche Mineralwasser, zwei Gläser und ein Kübel mit Eiswürfeln. Robert hatte sich Whisky pur eingeschenkt. Horst Halling trank Mineralwasser. Beide Männer rauchten Zigaretten.

Horst Halling war jetzt zweiundfünfzig Jahre alt. Sein Haar war grau, durchzogen von ein paar dunklen Fäden. Er hatte in den letzten Wochen viel von seiner überlegenen Art eingebüßt. Sein Gesicht war blaß und von Falten zerfurcht. Die früher kerzengerade Haltung des übermäßig großen Mannes schien geknickt. Es war, als ließe er den Kopf hängen, als habe er sich aufgegeben. Nichts an ihm deutete mehr auf den einst so forschen, selbstbewußten Chef eines der größten und erfolgreichsten europäischen Architekturbüros hin. Nur seine Stimme klang metallisch wie ehedem.

Robert sah ihn heute zum erstenmal. Für ihn war er einfach ein verunsicherter Gesprächspartner, den er für wesentlich älter als zweiundfünfzig hielt.

»Gut, ich will der Reihe nach vorgehen«, sagte Halling, »aber dann muß ich trotzdem noch mal auf die fünfzigtausend Mark zu sprechen kommen.«

»Fangen Sie endlich an!«

»Ich habe eines der größten Architekturbüros in Europa, wenn nicht das größte überhaupt.«

»Das ist mir bekannt.«

»Sind Ihnen auch Einzelheiten bekannt? Die für meine Geschichte wichtigen Einzelheiten?«

»Lassen Sie hören!«

»Ich habe das Büro über rund zwölf Jahre hinweg von Jahr zu Jahr vergrößert. Bis neunzehnhundertdreiundsiebzig. Seitdem habe ich einen Stand von zweihundertdreiundvierzig festen Mitarbeitern. Die anderen kamen fallweise dazu. Ich nehme an, Sie sind sich über die Größenordnung im klaren?«

»Das ist sehr viel, soweit kenne ich mich in Ihrer Branche aus.«

»Das ist sogar ungeheuer viel. Vor allem in der heutigen Zeit. Und wenn andere Architekten schon gestöhnt haben wegen eines Rückgangs der Aufträge, dann waren wir noch bis zur Decke voll ausgelastet. Wir haben uns fast an allen großen Ausschreibungen beteiligt und sehr viele dieser Ausschreibungen gewonnen. Wir haben Präsentationen unter anderem für die olympischen Bauten in München eingereicht, für die Weltausstellungen in Tokio und Montreal, für das riesige Siedlungsprojekt in Teheran und natürlich für viele große deutsche Staatsausschreibungen.«

»Aber dann kam der allgemeine Rückschlag!« Robert trieb den anderen an, schneller zum eigentlichen Thema zu kommen.

»Ja, die Rezession. Etwa ab neunzehnhunderteinundsiebzig. Aber lassen Sie mich ruhig ausführlich bleiben. Um so weniger Rückfragen haben Sie später. Ich habe nicht nur zweihundertdreiundvierzig ständige Mitarbeiter, sondern zweihundertdreiundvierzig besonders qualifizierte Fachleute. Und was für mich noch schwerer wiegt: Ich habe zu allen ein ausgesprochen gutes Verhältnis. Dazu müssen Sie noch wissen, daß ich für alle meine Leute durchs Feuer gehe. Daß ich mich ihnen gegenüber voll verantwortlich fühle. Daß ich die Nöte des einzelnen kenne und manchmal sogar die familiären Probleme.«

»Also ein sogenannter Idealboß?«

»Vielleicht. Andere Leute sagen es jedenfalls.«

»Und warum gehört das zu Ihrer Geschichte?«

»Sehen Sie, Mister Jansen... bei Ihnen in Amerika ist es vielleicht anders... bei uns in Europa kann sich ein Architekturbüro in meiner Größenordnung auf die Dauer nur halten, wenn die Leitung vorausschauend zu planen versteht.«

»Bei uns ist die Struktur zwar anders, aber die Vorplanung ist wohl nicht weniger wichtig.«

»Ich nehme es an.« Halling nahm einen Schluck von seinem Mineralwasser. »Die Vorausplanung, die Vorausschau, das waren meine großen Stärken. Als einer von wenigen habe ich deshalb die Rezession schon Jahre vorher vorausgesehen. Schon als noch alle von unserem Aufschwung gesprochen haben. Und habe vorausschauend gehandelt.«

»Ist das Ihr Alibi?«

»Nein. Nur eine Erklärung für Sie. Ich wollte die Arbeitsplätze für meine Mitarbeiter erhalten. Ab neunzehnhundertdreiundsiebzig und vor allem ein Jahr später gab es wohl bei uns kein Architekturbüro, das keine Sparmaßnahmen ergreifen mußte. Überall wurden Leute entlassen. Nur bei mir nicht, Mister Jansen. Nur bei mir nicht!«

»Das ehrt Sie. Vielleicht.«

»Sie sagen es: vielleicht. Aber wahrscheinlich nicht. Wahrscheinlich wäre es gesünder gewesen, der Rezession Rechnung zu tragen und die Leute, na, sagen wir, freizugeben. Denn wahrscheinlich hätten sie heute festeren Boden unter den Füßen als jetzt bei mir.«

»Das mag sein. Nun zur Sache!«

»Wir sind mittendrin. Ich habe also den allgemeinen wirtschafts-
politisch bedingten Rückgang an Aufträgen richtig vorausgesehen.
Und habe gehandelt. Das heißt, ich habe mir gesagt, wenn nicht mehr
genug Aufträge ins Haus kommen, ich aber andererseits keinen meiner Leute auf die Straße setzen will, muß ich die Aufträge selbst pro-
duzieren.«

»Und Sie wurden Bauherr.«

»Das ist eine vereinfachte Auslegung, ja. Genauer gesagt, habe
ich ein Projekt ins Leben gerufen, ein Großprojekt, das mein Büro
noch auf Jahre hinaus mit Aufträgen versorgen könnte. Jedenfalls so
lange, bis sich die allgemeine Auftragslage bessert. Und ich glaube
auch heute noch, daß es von mir ein gut durchdachter Schachzug
war.«

»Das steht hier nicht zur Debatte. Ich will von Ihnen nur Fakten.
Die Beurteilung der ganzen Sache müssen Sie am Schluß mir überlassen.«

»Ich will Sie nicht beeinflussen, Mister Jansen. Ich bin mir vollkommen darüber im klaren, daß mein Schicksal vielleicht in Ihrer
Hand liegt. Ich will Ihnen nur meine Handlungsweise verdeutlichen.
Und dazu gehört, meiner Meinung nach, daß ich Ihnen zeige, aus
welchen Beweggründen heraus ich mich in diese schreckliche Geschichte verwickelt habe. Denn Sie urteilen sicher anders, wenn Sie
wissen, daß ich nur aus Verantwortung, aus einer hohen Verantwortung meinen Leuten gegenüber...«

»Ich urteile ausschließlich nach Fakten, Halling!« unterbrach Robert ihn grob. »Denn ich soll doch die verfahrene Kiste wieder zum
Laufen bringen? Oder täusche ich mich?«

»Nein, Sie haben recht. Nur, ob es wirklich gelingen wird, das...«

»Das müssen Sie mir überlassen! Ich habe es Ihnen schon einmal
gesagt! Und ich wiederhole mich nicht gern!« Robert fühlte sich in
vergangene Zeiten zurückversetzt. In seine unerbittlich geführten
Diskussionen und Streitgespräche mit Leuten wie Rodrigues,
McCourt und auch Facchetti. Und auf einmal überkam ihn wieder die
Freude an seinem Beruf. Die Freude am konzentrierten Denken. Die
Freude, die er in sich längst verschüttet geglaubt hatte.

Er lehnte sich in den Stuhl zurück und verschränkte die Arme vor
der Brust. Seine Sinne waren voll angespannt. Er sprach leise, um seinen Worten noch mehr Gewicht zu verleihen: »Halling, Sie werden
mir jetzt Punkt für Punkt die Entwicklung dieses Großprojekts auseinanderlegen.«

»Es fing mit einem Grundstücksangebot an. Einem besonders günstigen Angebot. Von einer spanischen Gruppe in Barcelona.«

Halling sprach den Namen der Stadt Spanisch aus, das ›c‹ wie ein englisches ›th‹.

»Ein Angebot für ein Grundstück auf Gran Canaria?«

»Ja.«

»Und Sie haben es gekauft?«

»Nein. Mir war es zu groß. Und zu teuer. Und ich überblickte damals auch noch gar nicht meine Chance.« Er verbesserte sich bitter: »Meine verteufelte Chance.«

»Wer also hat es gekauft? Boucicault?«

»Ich habe damals Boucicault kennengelernt, ja. Über einen Freund von mir. Arthur Lagenheimer. In Stuttgart. Wie ich Architekt. Er hat mich vorher schon öfter beraten. Gut beraten. Aber bei Boucicault...!« Er zuckte bedauernd die Schulter und sagte, wie um seinen Freund zu entschuldigen: »Aber Arthur kannte ihn nicht persönlich. Boucicault wurde auch ihm nur empfohlen.«

»Als Finanzmann?«

»Ja. Boucicault hat sein Geld hauptsächlich in Afrika gemacht. In der Zeit, als die Entwicklungsgelder noch heftig flossen.«

»Und zusammen mit Boucicault haben Sie das Grundstück erstanden?«

»Das Grundstück war der Ausgangspunkt, ja. Wir waren uns sofort darüber im klaren, was wir damit anfangen wollten.« Halling erinnerte sich voller Wehmut: »Mein Gott, wir waren ein Herz und eine Seele!«

»Wie teuer war das Grundstück?«

»Fünf Millionen siebenhundertfünfzigtausend.«

»D-Mark?«

»Ja. Das war vor viereinhalb Jahren. Ende neunzehnhunderteinundsiebzig. Und Anfang neunzehnhundertvierundsiebzig stand das ganze Projekt. Der größte Ferienpark Europas. Zu besichtigen hier auf der Insel. An einem der zauberhaftesten Plätze. Im Süden. Zwischen Arinaga und Maspalomas.«

»Eine Leistung! Ich kenne die spanischen Verhältnisse. Allein die Abwicklung des Grundstückskaufs über das Kriegsministerium. Die Baugenehmigung. Die Schwierigkeiten mit den Zulieferfirmen.« Robert seufzte tief. »Und dann innerhalb von zweieinhalb Jahren die Fertigstellung eines solchen Projekts!« Er setzte anerkennend hinzu: »Das ist absolut spanischer Rekord!«

»Das Projekt war natürlich nicht vollkommen auf die Beine gestellt. Aber wenigstens so weit, daß wir die Saison mitnehmen konnten.«

»Und was hat danach noch gefehlt?«

»Ungefähr ein Drittel der Wohnbauten, Ein- und Zweifamilien-
bungalows und ein großer Hotelbau. Dann ein Teil des Freizeitzen-
trums. Zum Beispiel der Atlantik-Swimming-pool, der größte auf der
Insel. Und dann zum Beispiel auch ein Teil des Einkaufszentrums und
das Kino. Aber jetzt ist alles fertiggebaut.«

»Und die Gesamtkosten?«

»Einschließlich des Grundstücks?«

»Einschließlich der Erschließungskosten. Einschließlich aller Ab-
gaben und Vorkosten. Eben alles zusammen.«

»Rund einhundertzwölf Millionen D-Mark.«

»Ein ziemlicher Brocken.«

»Ja. Zur Hälfte geteilt.«

»Sechsundfünfzig für Sie. Das andere für Boucicault?«

»Ja.«

»Und wie wurde es finanziert?«

»Zum Teil über Banken. Spanische. Aber auch mit Eigenkapital.
Anders war es nicht möglich.«

»Und wieviel Eigenkapital von Ihnen?«

»Mehr oder weniger mein ganzes.«

»Aber Halling!« sagte Robert ungläubig. »Sie wollen mir
doch nicht einreden, daß Sie sich vollkommen blank gemacht haben!«

»Mehr oder weniger, ja. Ich sah die Chance meines Lebens. Können
Sie das nicht verstehen? Die große, einmalige Chance! Muß man da
denn nichts riskieren?«

»Doch. Das muß man.« Robert meinte es ernst. Er dachte an seine
eigene Lage. An die vielen Abende in den verschiedenen Casinos. Er
sah den anderen durchdringend an: »Und wieviel im ganzen?«

»An die dreizehn Millionen.«

Die Zahl stand im Raum. Robert trat hinaus auf den Balkon. Er
starrte aufs Meer hinaus, als müsse er sich konzentrieren.

Die Luft war drückend. Er ging zurück ins Zimmer, ließ die Balkontür weit offenstehen, zog sein Jackett aus und warf es achtlos aufs
Bett. »Ist Ihnen nicht auch heiß?«

»Nein.«

Robert nahm einen Schluck Whisky. »Dreizehn Millionen!« wiederholte er nachdenklich, und dann zum anderen gewandt: »Sie waren mutig.«

»Ja. In diesem Geld steckt auch mein Privatbesitz. Mein Haus.« Er verbesserte sich: »Unser Haus. Unsere Grundstücke am Bodensee und im Schwarzwald. Unsere Aktien.«

»Sie haben alles beliehen? Bei deutschen Banken?«

»Ja.«

»Demnach ist...« Robert lag auf der Zunge, Veras Namen auszusprechen, doch im letzten Augenblick hielt er sich zurück. Der andere wußte zwar inzwischen, daß er und Vera sich kannten. Doch ob er auch wußte, wie gut sie sich kannten, das war Robert nicht bekannt. Und er wollte Vera nicht bloßstellen. So sagte er: »Demnach ist durch das Unternehmen also auch Ihre Frau finanziell belastet?«

»Ja. Leider.«

»Und Boucicault? Wie sehr hat er sich blank gemacht?«

»In einer ähnlichen Größenordnung wie ich.«

»Und wie hoch waren die bisherigen Einnahmen?«

»Sie haben nicht einmal die Bankzinsen gedeckt.«

»Und worauf führen Sie die schlechte Saison zurück?«

»Die zwei. Wir hatten ja zwei schlechte hintereinander. Zwei miserable. Und das obendrein beim Start!« Halling zuckte die Achseln. »Ich habe keine Ahnung. Vielleicht der allgemeine Trend? Vielleicht aber auch...« Er sah Robert nachdenklich an: »...die mangelhafte Werbung?«

»Der Ferienpark heißt ›Habo‹?«

»Ja. Sie halten von dem Namen nicht allzuviel?«

»Ich halte von ihm gar nichts. Er ist dilettantisch. Aber das gehört noch nicht hierher. Wer hat das Unternehmen geleitet? Ein Fachmann aus der Hotelbranche? Aus der Fremdenverkehrsbranche?«

»Ein Hotelfachmann. Mit den besten Referenzen. Carlos Kostas. Aus Madrid.«

»Ist er noch auf der Insel?«

»Ja.«

»Dann kann ich mit ihm sprechen?«

»Sicher. Sie finden ihn im Hauptgebäude des Parks.«

»Ist er eingeweiht?«

»Sie meinen, in die... Misere? Nein. Nein, das ist er nicht. Auch nicht in die Verhandlungen. Jedenfalls nicht durch mich. Wenn, dann nur durch Boucicault.«

»Okay. Weiter!«

»Ich muß Ihnen wohl nicht sagen, wie sehr Bankzinsen auf einem lasten können. Zinsen für rund sechzig Millonen! Das sind allein im Jahr an die fünf Millionen!«

»Und wie hoch waren die jährlichen Einnahmen?«

»Im ersten Jahr vier Millionen. Im zweiten leicht darunter.«

»Und wurden die Zinsen ausgeglichen?«

»Wo denken Sie hin! Womit denn? In Deutschland steigt keine Bank ein. Nicht in diesem Stadium. Und in Belgien, Holland und Frankreich auch nicht.«

»Also wurden sie gestundet?«

»Mit Zusatzzinsen, ja.«

»Für welchen Zeitraum?«

»Bis Ende dieses Jahres.«

»Es bleibt Ihnen also nur noch eine Saison?«

»Nein. Es bleibt mir gar nichts«, sagte Halling schwermütig, »was kann schon eine Saison bringen, die ich unter den gleichen Voraussetzungen angehen muß wie die bisherigen? Nein, auf die Saison kann ich nicht mehr hoffen. Da kann ich mir gleich einen Revolver an den Kopf setzen.«

»Das wäre ein Ausweg, zugegeben. Aber nicht für Ihre Frau.«

»Sie meinen, weil sie mich liebt?« Halling hob erstaunt den Blick: »Da kann ich Sie beruhigen. Ich glaube, das würde sie verkraften.«

»Nein«, sagte Robert, »ich meine es rein geldlich. Oder ist Ihre Frau frohen Herzens in das Unternehmen mit eingestiegen?«

»Mister Jansen, bitte halten Sie mich nicht für unredlich.«

»Kann es Ihnen nicht egal sein, wofür ich Sie halte?«

»Hm.« Halling zögerte: »Ich muß Ihnen ein Geständnis machen.«

»Das tun Sie bis jetzt mit jedem Satz.«

»Ich habe meine Frau getäuscht. Wissentlich getäuscht.«

»Wollen Sie sagen, daß ... daß Ihre Frau gar nicht weiß, in welchem Ausmaß sie mithaftet?«

»Ja. Genau das will ich sagen. Ich habe ihr die Unterschriften unter Vortäuschung falscher Tatsachen herausgelockt. Ich habe sie über die wahre Größenordnung vollkommen im ungewissen gelassen.«

»Aber ihr ist bekannt, daß sie an der Pleite des Ferienparks beteiligt ist?«

»Nein. Sie weiß von nichts. Von gar nichts.«

»Verkaufen Sie mich nicht für dumm, Halling! Die Texte der Bankformulare sind eindeutig abgefaßt!«

»Es ist so, wie ich sage.« Halling wand sich.

»Halling!« Robert hob die Stimme drohend an: »Sagen Sie endlich die volle Wahrheit! Sofort! Oder...!«

»Ja, Mister Jansen«, sagte Halling kleinlaut, »Sie haben recht. Ich habe eben nicht die Wahrheit gesagt. Ich habe sie einfach nicht über meine Lippen gebracht. Sie ist einfach zu...« Er stockte und schlug die Augen nieder.

»Sprechen Sie ruhig weiter! Die Wahrheit ist einfach zu ungeheuerlich, so ähnlich wollten Sie doch sagen, ja?«

»Ja.«

Robert ging wortlos hinüber ins Badezimmer. Er drehte am Waschbecken den Hahn auf, öffnete sein Hemd bis zum Gürtel, krempelte die Ärmel hoch und schöpfte sich das kühle Wasser ins Gesicht und auf die Brust. Die Luft war einfach unerträglich.

Als er zurückkam, sah er den anderen gedankenversunken an. »Sie haben die Unterschrift Ihrer Frau gefälscht.« Es schien, als wolle er das, was er herausgefunden hatte, nicht glauben.

»Ja. Aber bitte, Mister Jansen, verstehen Sie meine Zwangslage, meine...«

»Sie haben die Unterschrift Ihrer Frau gefälscht!« Robert sprach mit Nachdruck.

»Ich habe mir in meinem ganzen Leben nie etwas zuschulden kommen lassen. Und ich war meiner Frau stets ein guter Ehemann. Aber dann kam ich in diese Zwangslage. Für mich stand alles auf dem Spiel. Mein Lebenswerk. Und auch das Wohl meiner Mitarbeiter. Glauben Sie mir, Mister Jansen, ich war mir der Tragweite meiner Handlungsweise nicht bewußt. Ich wollte meine Frau schonen. Sie sollte nicht wissen, daß mir das Wasser bis zum Hals stand. Ich wollte die Kredite in ein paar Jahren zurückzahlen. Dann wäre alles gut gewesen.«

»Sie haben die Unterschrift Ihrer Frau gefälscht!« wiederholte Robert unnachsichtig und setzte kopfschüttelnd hinzu: »Und sie war ahnungslos, welch einen reizenden Mann sie um sich hat!«

»Bitte, Mister Jansen, bitte berücksichtigen Sie...«

»Weiß sie es wenigstens jetzt?!« Mit schneidender Stimme.

Halling schwieg. Er hatte den Kopf gesenkt und die Augen geschlossen.

»Ob sie es jetzt weiß, frage ich!« schrie Robert.

Halling verneinte stumm.

»Das ist ja...! Wissen Sie, was Sie in meinen Augen sind? Ein Narr! Ein verantwortungsloser Narr!« Robert hatte sich kaum noch in der Gewalt. Er ging erregt durch den Raum. Er trat erneut hinaus auf den Balkon und atmete tief durch.

Er dachte an Vera. Sie steht zu diesem verantwortungslosen Narren nach wie vor arglos treu. Ja, sie versucht auch noch, seinen Hals aus der Schlinge zu ziehen, die er sich selbst umgelegt hat!

Robert wischte sich mit dem Handrücken über die Stirn. Ihm war heiß geworden. Ginge es nur um Halling, wie er es noch bis vor kurzem angenommen hatte, er würde keinen Finger für ihn rühren, er würde ihn wortlos aus dem Zimmer weisen und seinem Schicksal überlassen.

Aber nun ging es auch um Vera. Ja, allein um sie. Jetzt mußte er die Sache durchstehen. Jetzt konnte er von Glück sagen, daß sie beide an diesem Morgen nicht weggeflogen waren, ohne die Hintergründe der Sache zu kennen. Es hätte für Vera ein böses Erwachen gegeben.

Mußte er die Sache wirklich durchstehen? Wenn Vera und er zusammenblieben, würde sie dann nicht sowieso auf alle materiellen Ansprüche aus der Ehe verzichten? Aber waren denn das Haus, die Grundstücke und Aktien nur aus dem Vermögen Hallings erworben? Und außerdem: Was würde dem Sohn bleiben?

Bevor er seine Entscheidung endgültig traf, wollte er sich Klarheit verschaffen.

Er ging zurück ins Zimmer. »Halling, Sie müssen jetzt rückhaltlos offen zu mir sein! Sonst sehe ich keine Chance für Sie.«

»Ja, Mister Jansen. Ich bin mir darüber im klaren.«

»Wem gehört Ihr Haus? Wem die Grundstücke? Wem die Aktien? Und mit welchen Geldern wurden die Werte erworben?«

»Das Haus ist mitsamt dem dazugehörigen Grundstück auf den Namen meiner Frau eingetragen.«

»Ohne Klausel?«

»Wie meinen Sie das?« Halling gab sich unwissend.

»Wie ich es sage! Also?« Robert machte drohend einen Schritt auf den anderen zu.

Halling sah ihn angstvoll an. »Sagen wir, mit einem Hinweis.« Seine Stimme war klein.

»Also mit einer Klausel! Mit welcher?«

»Wenn mein Sohn sein achtzehntes Lebensjahr erreicht, geht das Haus mit Grundstück auf seinen Namen über.«

»Okay. Und die Grundstücke im Schwarzwald und am Bodensee?«

»Beide sind meiner Frau überschrieben. Das am Bodensee hat mir gehört. Das im Schwarzwald hat sie geerbt. Von einer Verwandten in der Schweiz.«

»Und das am Bodensee bekommt auch einmal Ihr Sohn?«

»Ja.«

»Also haben Sie Ihre Frau nur vorgeschoben. Damit die Werte bisher keinem Konkurs zum Opfer fallen konnten. Jetzt natürlich stehen sie auf dem Spiel.«

»Sie sind so gut wie verloren.«

»Und die Aktien?«

»Die Aktien lauten etwa zur Hälfte auf meinen Namen und zur Hälfte auf den Namen meiner Frau.«

»Und die Ihrer Frau? Bekommt die auch einmal Ihr Sohn?«

»Nicht alle. Ein Teil davon gehört meiner Frau direkt. Sie hatte damals auch etwas Bargeld geerbt.«

»Okay. Da Sie sich schon vor Ihrer Frau nicht verantwortet haben, müssen Sie es wenigstens eines Tages vor Ihrem Sohn tun. Das heißt, wenn Sie dazu überhaupt noch Gelegenheit haben. Aber das ist Ihr ureigenes Problem. Anders liegen die Dinge mit dem Grundstück im Schwarzwald und den Aktien, die Ihrer Frau allein gehören. Darüber werde ich mit ihr sprechen.« Er setzte sich. »Und jetzt will ich von Ihnen die empörende Geschichte zu Ende hören. Sie setzen also nicht mehr auf die kommende Saison? Worauf denn?«

»Ich habe ein paar günstige Angebote.«

»Wie viele und von wem?«

»Zwei. Von amerikanischen Gruppen.«

»Hilton? Sheraton?«

»In dieser Größenordnung. McKenzie.«

»Ein potenter Partner. Und er will kaufen?«

»Er will zu einundfünfzig Prozent einsteigen.«

»Okay. Die entscheidende Frage: Warum zögern Sie mit dem Abschluß?«

»Das liegt nicht an mir.«

»An McKenzie?«

»An Boucicault.«

»Ist er dagegen?«

»Ja. Aber er ist machtlos. Zumindest rechtlich.«

»Und warum ist er dagegen?«

»Weil er weiß, daß er alles verlieren würde. Und das sind eben doch, eingerechnet der offenen Bankzinsen von rund einer Million, die auf seinen Anteil fallen, an die siebenundfünfzig Millionen. Und die kann auch ein Boucicault nicht verkraften.«

»Und warum würde er alles verlieren?«

»Das hängt mit unserem Vertrag zusammen, den wir miteinander haben.«

»Ich bin gespannt.« Robert lehnte sich zurück und verschränkte von neuem die Arme vor der Brust.

In diesem Augenblick läutete das Telefon. Er ging zum Apparat und hob ab. Es war Boucicault.

»Ja?« Robert war kurz angebunden.

»Ich wollte nur hören, ob Sie schon zu einem Ergebnis gekommen sind?« fragte der andere mit öliger Stimme. »Oder ob sich Halling bei Ihnen so wohl fühlt, daß er gar nicht mehr zurückkommen will?«

»Sie stören!« sagte Robert brüsk. »Wir sind mitten im Gespräch.«

»Und Madame Halling? An sie denken Sie nicht?«

»Warum?«

»Wenn ja, würde ich mich an Ihrer Stelle etwas beeilen!« sagte Boucicault in Roberts schroffer Art und legte auf.

5

»Es war Ihr Partner«, sagte Robert wortkarg zu Halling, nachdem er den Hörer aufgelegt hatte, »er treibt uns zur Eile.« Er schenkte sich Whisky nach und trank ihn mit einem Schluck.

»Warum treibt er uns zur Eile?« fragte Halling entrüstet. »Er weiß doch genau, daß unser Gespräch auch seine letzte Chance ist!«

»Über die Verteilung der Chancen wollen wir jetzt nicht reden. Was hat es mit der Frist der Amerikaner auf sich? Mit der Frist, die in sieben Tagen abläuft. Oder meinetwegen jetzt in sechseinhalb? Boucicault hat gestern davon gesprochen.«

»McKenzie ist natürlich nicht bis in alle Ewigkeit offen. Er hat diese Frist gesetzt, und ich war einverstanden.«

»Wie gescheit!« Robert sagte es voller Spott. »Boucicault braucht demnach nur noch sechs Tage zu überbrücken, und er hat seinen Willen durchgesetzt! Auch ohne Mord.« Er verschränkte die Arme wieder vor der Brust und sagte sachlich: »Aber wir wollen der Reihe nach vorgehen. Sie wollten mir von Ihrem Vertrag erzählen, den Sie mit Boucicault haben.«

»Darf ich mich auf die entscheidenden Vertragspunkte beschränken?«

»Es wäre schön.«

Halling hörte die Ironie des anderen nicht heraus und begann: »Der Vertrag hält fest, daß wir das Kapital zu gleichen Teilen in das Projekt einbringen. Das hieß, jeder ungefähr sechsundfünfzig Millionen Mark. Da ich aber erstens das Grundstück an der Hand hatte und außerdem den Apparat meines Büros zur Verfügung stellte, das heißt, bis auf die Lohnzahlungen an meine Mitarbeiter, konnte ich durchsetzen, daß ich einen Anteil von einundfünfzig Prozent Beteiligung am Projekt zugesprochen bekam und Boucicault nur neunundvierzig.«

»Moment mal! Das haben Sie wirklich durchgesetzt?«

»Ja. Es war ein harter Kampf.«

»Das kann ich mir denken. Ich an Boucicaults Stelle hätte mich auf solche Bedingungen nicht eingelassen.«

»Sie wären vielleicht auch nicht derart scharf auf das Projekt gewesen wie er.«

»Das kann zutreffen. Ihr Büro hat also nur die Lohngelder für die Mitarbeiter kassiert? Sonst nichts?«

»Nein. Das kam dem Projekt natürlich zugute. Wir haben dadurch an die vier Millionen eingespart. Um die das Projekt teurer geworden wäre.«

»Okay, es gibt die merkwürdigsten Verträge.«

»Außerdem heißt es im Vertrag, daß ein Verkauf der Anteile nur mit gegenseitigem Einverständnis erfolgen kann.«

»Na bitte! Was sollen dann Ihre Verhandlungen mit den Amerikanern? Sie können ja gar nicht verkaufen, ohne Boucicault.«

»Es ist eine Ausnahmeklausel eingebaut. Aber als Ausnahme gilt nur ›höhere Gewalt‹. Und die kann ich nachweisen.«

»Verrückt! Höhere Gewalt! Ein idiotischer Vertrag.«

»Nicht, wenn Sie darüber nachdenken. Nehmen Sie nur einmal an, einer der beiden Partner gerät in Konkurs. Er ist nicht mehr zahlungsfähig, hat aber auf der anderen Seite sechsundfünfzig Millionen gebunden. Davon allein an Eigenkapital rund dreizehn Millionen. Es wäre doch absurd, wenn der Mann nicht seine Gelder flüssig machen könnte! Oder wenigstens einen Teil davon.«

»Hm.« Robert sah ein, daß er das Argument des anderen gelten lassen mußte. »Und Boucicault will nicht verkaufen? Ich meine, seinen Anteil von neunundvierzig Prozent?«

»Er kann nicht. Er findet so schnell keinen Käufer. Sie sind in der heutigen Zeit dünn gesät.«

»Und wenn er wartet? Ich meine, wenn er genug Luft hätte?«

»Er hat sicherlich die Luft, ein oder zwei Jahre nach einem Käufer zu suchen. Aber sobald ich an die Amerikaner, oder sagen wir genauer, an McKenzie verkauft habe, findet er keinen Käufer mehr.«

»Halling, Sie haben vorhin gesagt, Boucicault würde alles verlieren, wenn Sie verkaufen sollten?«

»Ja. Ich darf es Ihnen verdeutlichen: McKenzie kauft meine einundfünfzig Prozent und ist damit federführend. Das heißt, er kann die große Linie der Geschäftsführung bestimmen. Bestimmt nun McKenzie eine Kapitalerhöhung von, na, sagen wir, von fünf Millionen Dollar, das sind zur Zeit rund zwölfeinhalb Millionen Mark, dann entfielen dabei auf Boucicault rund sechs Millionen. Wenn er nicht imstande ist, diese sechs Millionen für die beschlossene Aufstockung des Firmenkapitals aufzutreiben, ist er draußen aus dem Geschäft. Ein herber Verlust für ihn, geben Sie mir nicht recht, Mister Jansen?«

»Und wenn er die sechs Millionen auftreibt?«

»Oh, McKenzie ist zu stark als Partner! Der kann bequem bis zu zehn Millionen Dollar oder bis zwanzig gehen. Oder bis fünfzig. Irgendwann kann Boucicault nicht mehr mit. Daß weiß er genau.«

»Ein mörderisches Spiel.« Robert schenkte sich Whisky nach und trank.

»So gesehen ist natürlich Boucicaults Verhalten zu begreifen. Aber jeder ist sich selbst der Nächste. Ich auch.«

»Okay, wiederholen wir: Boucicault wehrt sich mit Haut und Haaren dagegen, daß Sie Ihre Anteile von einundfünfzig Prozent an McKenzie verkaufen. Kann er den Verkauf nicht verhindern, ist er erledigt. Sozusagen lebendig begraben. Er kann sich praktisch gleich erschießen.«

»Eben!« sagte Halling. »Und da er es weiß, macht es ihm natürlich gar nichts aus, zuerst mich zu erledigen.«

»Sekunde! So einfach ist das nicht. Was verlangt er von Ihnen?« Robert gab sich selbst die Antwort: »Er verlangt doch, daß Sie nicht verkaufen!«

»Indirekt, ja.«

»Und direkt?«

»Die Streichung des Paragraphen sieben a: die Ausnahmeklausel bei Verkauf.«

»Sehr feinsinnig! Fällt die Ausnahmeklausel der höheren Gewalt weg, kann niemand ohne Einwilligung des Partners verkaufen. Das kommt auf das gleiche heraus. Und Sie gehen darauf nicht ein?«

»Ich kann nicht. Ich muß retten, was zu retten ist.«

»Und die Gewalt, die er Ihnen gegenüber anwendet? Die Geiselnahme? Die Morddrohung?«

»Er will mich einschüchtern. Vorerst.«

»Was heißt, vorerst?«

»Wenn ich trotzdem verkaufe, wird er sich an mir rächen.«

»Und dagegen gibt es keinen Schutz. Auch nicht durch die Polizei. Jedenfalls nicht auf die Dauer.« Robert stellte es nüchtern fest.

»Das ist auch meine Meinung«, sagte Halling, »ein Mann, der sich derart vernichtet fühlt, dessen eigenes Leben ihm dann sicher keinen Pfennig mehr wert ist, so einer gebärdet sich wie ein reißender Wolf. So einem ist auf die Dauer nicht zu entkommen. Auch wenn man sich in den hintersten Winkel der Welt verkriecht. Irgendwann wird er einen aufspüren und ebenfalls vernichten. Es sei denn…« Halling hatte Bedenken, ob er weitersprechen sollte.

»Es sei denn…?« ermunterte Robert ihn.

»Es sei denn, man tötet ihn vorher selbst.«

»Und wenn er seine Drohung wahr macht? Und Sie tötet, noch ehe Sie verkaufen können?«

»Dann muß er meine Frau gleich mit umbringen.«

»Waas? Was sagen Sie da, Halling?« Robert sah den anderen mit zusammengekniffenen Augen an.

»Ich habe vor Wochen mein Testament vervollständigt. Meine Frau ist Alleinerbin meiner Anteile am ›Parco Habo‹. Und Boucicault weiß es.«

»Er weiß es? Sind Sie wahnsinnig!«

»Er hat es aus mir herausgepreßt.«

»Und Ihre Frau? Was hat Ihre Frau dazu gesagt?«

»Sie hat keine Ahnung davon. Sie würde es erst vom Testamentsvollstrecker erfahren.«

»Sie haben es ihr nicht…?«

»Nein, ich habe es ihr nicht gesagt. Ich wollte sie nicht unnötig belasten.«

»Sehr teilnahmsvoll! Zuerst bestehlen Sie Ihre Frau, und dann bringen Sie sie mit voller Absicht in Lebensgefahr!«

»Nicht mit Absicht, Mister Jansen. Dem Testament liegt ein Schreiben bei, mit den amerikanischen Angeboten und der Bitte, den Verkauf zu tätigen. Zum Wohle der Mitarbeiter.«

»Sie wollen doch nicht etwa, daß ich Sie als Helden verehre? Sie sind für mich ein ganz mieser...«

»Sie haben mir schon gesagt, was Sie von mir halten. Sie können sich Ihre Worte sparen. Wir kommen nämlich jetzt zu Ihnen, Mister Jansen.« Hallings Gesicht bekam auf einmal Farbe. Er erhob sich und durchschritt das Zimmer mit großen Schritten. An der Tür zum Balkon blieb er stehen, drehte sich ruckartig zu Robert um und sagte mit fester Stimme: »Sie sind unser Strohhalm, Mister Jansen. Der Strohhalm, an den wir uns klammern. Meine Frau und ich.«

»Falsch. Sie haben eben noch auf dem Standpunkt beharrt, es bleibe Ihnen nichts anderes übrig als ein Verkauf.«

»Oder der Ausweg durch Sie! Auf den mich erst meine Frau bringen mußte!« Es klang gallig.

»Ihre Frau scheint in Ihren Berechnungen überhaupt eine große Rolle zu spielen«, sagte Robert zynisch und dachte: Mein Gott, Vera, wenn du ihn nur hören könntest! Du wärst sofort bereit, ihn seinem Schicksal auszuliefern.

Ihn? Nur ihn? Und nicht auch die zweihundertdreiundvierzig Mitarbeiter? Und nicht auch sich selbst? Es war zum Verrücktwerden!

»Okay. Erzählen Sie, was Sie sich vorstellen!«

»Wir haben zwei Saisons hinter uns. Jedes Jahr haben wir eine andere Werbeagentur bemüht. Aber leider...« Halling zuckte bedauernd die Achseln.

»Sie langweilen mich, Halling! Ich bin keine Agentur! Kommen Sie zum Schluß!«

»Wir waren uns klar, daß wir eine dritte Saison nicht mehr durchstehen. Die Unterhaltungskosten des ›Parco Habo‹ sind sehr hoch. Sie aber sind der erfolgreichste Kreativberater der Welt, Mister Jansen. Mit Ihrer Hilfe würde ich noch eine Saison versuchen. Und ich glaube, auch Boucicault. Und sollten wir Land sehen, dann käme alles zum guten Ende.«

»Wie hübsch! Die Partner würden sich gerührt in die Arme sinken und ihre Einnahmen zählen! Geiselnahmen wären vergessen! Geplante Morde! Bestohlene Ehefrauen! Es wäre das schiere Vergnügen!« Robert erhob sich ebenfalls und stellte sich dem anderen in den Weg. »So einfach ist das! Glauben Sie!« Doch auf einmal winkte er müde ab: »Ach, Sie sind keinen Gedanken wert!«

»Sie... Sie lehnen... ab?« sagte Halling tonlos. Er war kalkweiß. Seine Augenlider flatterten.

Robert drehte sich von ihm weg, verschränkte die Hände auf dem

Rücken und durchschritt den Raum nachdenklich bis zum anderen Ende. Dort wandte er sich um. Er hob das Kinn und sagte leise: »Daß ich Ihnen seit über einer Stunde überhaupt noch zuhöre, hat nichts mit Ihnen zu tun. Ich tue es nur aus zwei Gründen. Einmal wegen der über zweihundert, mehrmals von Ihnen beweinten Mitarbeiter. Und vor allem Ihrer Frau zuliebe. Ich hoffe, Sie sind sich darüber im klaren!«

»Ja.« Es kam gepreßt.

»Und wenn Sie glauben, die Touristikbranche sei biegsam wie ein Gummilöwe, so unterliegen Sie einem fatalen Irrtum! Was hier zwei Jahre lang verkorkst wird, kann nicht in einer Saison auf die Beine gestellt werden! Auch nicht von mir! Es sei denn, Sie beten zu allen Heiligen Spaniens. So, und jetzt stelle ich die entscheidenden Fragen: Wieviel Geld steht zur Verfügung?«

»Geld?« Der andere tat erstaunt.

»Drücke ich mich nicht klar genug aus? Wieviel Geld kann ›Parco Habo‹ im günstigsten Fall für eine Werbekampagne zusammenkratzen?«

»Bei unseren Schulden?«

»Ja, bei Ihren Schulden! Ohne Geld ist keine Werbung zu starten. Sie sollen mir nicht sagen, daß nichts in der Kasse ist, denn so schlau bin ich selbst. Sie sollen scharf überlegen, wie und wo und vor allem wieviel Geld Sie lockermachen können. Also?«

»Lassen Sie mich nachdenken.«

»Ja, und zwar gründlich! Ich brauche die Zahl nicht auf Dollar und Nickel, aber auf hunderttausend genau.«

»Hunderttausend?«

»Haben Sie etwa mit weniger gerechnet? Glauben Sie, man kann einhundertzwölf Millionen einfach in den Schornstein schießen und sie dann mit ein paar Zehntausend wieder herunterholen?«

»Nein, natürlich nicht«, sagte Halling nachgiebig.

»Eben! Welche Zahl können Sie mir also bieten?« Robert kühlte sich mit einem Eiswürfel den Nacken.

Der andere war unentschlossen: Vierhunderttausend vielleicht. Kann sein, etwas mehr. Vielleicht aber auch nur hundertfünfzigtausend.«

»Fünfhunderttausend ist das Minimum.«

»Gut. Vielleicht auch fünfhunderttausend.«

»Und woher wollen Sie es holen?«

»Einmal könnte ich mir denken, daß man unsere Banken mit einem außergewöhnlichen Werbeplan davon überzeugen würde, noch einmal Pesetas herauszurücken. Bei fünfhunderttausend Mark wären es für jede der drei Banken nur rund vier Millionen Pesetas.«

»Der Gedanke steht auf wackligen Beinen. Auf sehr wackligen! Denn außergewöhnliche Werbepläne bergen für nüchterne Bankleute eine große Gefahr in sich. Sie sind unüblich. Und bei nur fünfhunderttausend an Werbeetat für ein Hundertzwölf-Millionen-Projekt müssen sie sogar sehr unüblich sein! Denn hier ist mit üblicher Werbung kein Hund hinter dem Ofen hervorzulocken. Nein, Halling, ohne Ihre anderen Möglichkeiten zu kennen, setze ich schon jetzt mehr auf sie.«

»Es gibt nur noch eine Möglichkeit.«

»Genau die meine ich.«

»Mein Freund Lagenheimer. Arthur Lagenheimer.«

»Wie schön, wenn er Ihnen fünfhunderttausend vorschießt.«

»Das wird er nicht können. Aber vielleicht beleiht er sein Grundstück am Schönbuch.«

»Und wenn er es verliert? Verliert er sein Dach über dem Kopf!«

»Er wohnt dort nicht, wenn Sie das meinen. Er wohnt in Leonberg. Das Grundstück am Schönbuch ist ein Waldgrundstück. Unbebaut.«

»Okay. Dann rufen Sie ihn doch gleich mal an!«

»Jetzt? Von hier aus? Völlig unvorbereitet?«

»Was wollen Sie denn lange vorbereiten? Sie haben doch gar keine andere Wahl. Hier steht der Apparat.« Robert ging zum Telefon, hob den Hörer ab und gab ihn Halling. »Versuchen Sie Ihr Glück! Und wenn Sie Pech haben, müssen wir die Bankhürde nehmen!«

»Müssen?« Halling schöpfte Hoffnung.

»Ja, müssen!« wiederholte Robert entschlossen.

»Gut, ich versuche, Lagenheimer von hier aus zu erreichen.« Halling nahm Robert den Hörer aus der Hand und ließ sich mit der Telefonzentrale verbinden. Er war mit einemmal wieder voller Lebensmut.

6

Horst Halling stand auf dem Balkon und sah in die Ferne. Er hatte eben von Roberts Hotelzimmer in Las Palmas aus mit seinem Freund Arthur Lagenheimer in Stuttgart ein langes Gespräch geführt. Seit der Anmeldung des Gesprächs waren mittlerweile fast zwei Stunden vergangen. Zwei Stunden des hoffnungsvollen Wartens, der quälenden Ungewißheit, des bedrückenden Alleinseins. Robert hatte das Zimmer inzwischen verlassen. Er hatte die Tür von außen versperrt und den Schlüssel abgezogen. Zu Hallings Sicherheit, wie er gesagt hatte. Er war in den Speisesaal gegangen und hatte zu Mittag gegessen.

Danach ließ er sich von einem Taxi in die Nähe von Telde fahren, zu Boucicaults weißer Villa im maurischen Stil. Neben dem Parktor hing eine große Glocke mit einem langen Klingelzug. Nach mehrmaligem Läuten erschien John. Er hielt seine rechte Hand in der Außentasche seines Jacketts. Als er Robert erkannte, sagte er mürrisch: »Es ist niemand da!« Er sprach schlimmsten Brooklyn-Dialekt.

Robert blieb ungerührt. »Ich will zu Boucicault!«

»Verschwinden Sie!« Auf der Jackentasche des anderen zeichnete sich drohend der Lauf einer Pistole ab.

»Du bist zu schnell, mein Junge«, sagte Robert, »du wirst nicht alt werden.« Dann ging er zurück zum Wagen und ließ sich nach Telde fahren. Dort fand er, nach vielen Umwegen, die Telefonnummer der weißen Villa heraus. Er rief an. Aber niemand hob ab. Er fuhr zurück ins Hotel.

Hoffentlich war Vera nichts geschehen! Hoffentlich hatte Boucicault ihm nur Angst einjagen wollen, um ihm seine Stärke noch einmal deutlich vor Augen zu führen und ihn zur Eile zu treiben. War Vera aber auch nur ein Haar gekrümmt, so sollte ihm ihr Mann dafür büßen!

Horst Halling saß im Sessel und war eingenickt. Seine Gesichtszüge waren entspannt. Robert rüttelte ihn wach. Halling schreckte hoch: »Was? Ach so! Sie!« Er rieb sich die Augen.

»Ich habe Boucicault nicht erreicht«, sagte Robert schroff.

»Boucicault?«

»Ja. Ich wollte mich vergewissern, wie es Ihrer Frau geht.«

»Meiner Frau? Wieso?« Stumpf und teilnahmslos.

»Haben Sie etwa vergessen, daß sie in seiner Hand ist?«

»Nein, nein, natürlich nicht!«

»Sollte ihr auch nur das geringste geschehen, tragen Sie die Schuld! Sie allein! Sie sind sich dessen doch bewußt!«

Halling hatte den Kopf gesenkt und nickte unmerklich.

»Nun zum Geschäft! Haben Sie Ihren Freund erreicht?«

»Ja. Mit Erfolg.« Halling hielt den Kopf nach wie vor gesenkt und vermied es, Robert anzusehen.

»Was ist? Ist ein Widerhaken dabei?«

»Nein«, sagte Halling kaum vernehmlich, »ich denke nur an meine Frau.«

»Das hätten Sie früher tun sollen. Bevor Sie sie hintergangen haben. Bevor Sie sie in diesen ganzen Sumpf mit hineingezogen haben.«

»Ja, ich weiß. Aber es hilft mir nicht. Sie tun sich da leicht.«

»Nein. Aber ich denke mich in Ihre Frau hinein. Und das haben Sie sicher noch nie getan. Sie denken nur über sie nach.«

»Die alte Leier: Ein Außenstehender hält sich immer für klüger.«

»Irrtum, Halling! Ich bin kein Außenstehender. Nicht in Ihrem Fall.« Robert war sich im klaren, in welche Richtung er das Gespräch lenkte. Er hatte sich vorgenommen, dem anderen die Wahrheit über sich und Vera zu sagen. Nicht weil er ihn demütigen wollte. Obwohl er es, seiner Meinung nach, verdient hatte. Nein, weil er sich plötzlich vor sich selbst schämte, nicht besser zu sein als der andere. Denn er war ja ein Betrüger wie Halling. Er betrog ihn mit seiner Frau. Nein, mit einem Mann wie ihm wollte er nichts gemein haben. Einem Mann, der keinen Hehl daraus machte, wie schurkisch er sich Vera gegenüber benahm.

Natürlich wußte er, daß er auf diese Weise nicht nur sich selbst, sondern vor allem auch Vera bloßstellte. Aber er war sich sicher, daß sie genauso dachte wie er.

»Nicht in meinem Fall? Wie soll ich das verstehen, Mister Jansen?«

»Genauso, wie ich es meine.«

»Sie…? Sie kennen…? Sie haben…? Sie kennen meine Frau schon längere Zeit?«

»Ja. Ich kenne Vera schon längere Zeit. Gut sogar. Sehr gut sogar.«

»Vera?« Hallings Stimme war kehlig.

»Wir kennen uns schon seit vierzehn Jahren.«

»Schon seit…?«

»Wir haben uns natürlich zwischendurch aus den Augen verloren.«

»Ja, natürlich.« Halling war wie benommen. Er starrte Robert ausdruckslos an.

»Wir sind uns auch einmal begegnet, als sie schon mit Ihnen verheiratet war. Durch Zufall. Vor sechs Jahren.«

»Ja. Ich erinnere mich jetzt. Es war auf Ischia, ja?«

»Ja, auf Ischia«, sagte Robert.

»Sie erzählte mir, daß sie einen Jugendfreund getroffen habe. Aber ohne Namen und nähere Angaben. Das waren offenbar Sie.« Halling hatte sich gefangen. Die Starre war von ihm gewichen: »Jetzt wird mir auch alles klar! Wie sollte sie auch sonst auf Sie kommen? Sie hat keine Beziehung zu Werbeleuten. Ich habe mir darüber keine Gedanken gemacht. Sie hat mir nur gesagt, daß sie in einer Zeitung zufällig auf Ihren Namen gestoßen sei und Sie spontan angerufen habe. Und ich habe ihr geglaubt.« Er wiederholte, mehr für sich: »Ich habe mir darüber keine Gedanken gemacht.«

»Daß sie mich spontan angerufen hat, das stimmt. Spontan nach sechs Jahren.«

»Sie kennen sich also sehr gut«, sagte Halling leise, und Robert sah dem anderen an, wie es in ihm arbeitete.

»Sie können sich die Frage sparen, Halling«, sagte er und ließ keinen Blick von ihm, »ja, wir waren vor sechs Jahren noch einmal zusammen. Aber nur eine Nacht lang.«

»Sie hat mich... betrogen?«

»Nein. Sie sind zu sehr von sich eingenommen, Halling. Betrügen konnte sie Sie gar nicht. Denn Sie sind nicht der richtige Mann für sie.«

»Ich... mir fehlen die Worte.«

»Eine Frau wie Vera haben Sie nicht verdient. Sie können sich nur glücklich schätzen, daß Sie sie haben. Noch haben, Halling! Noch! Denn es leuchtet Ihnen doch wohl ein, daß ich ihr die Wahrheit sagen muß? Über Sie und Ihre Machenschaften. Leuchtet Ihnen das ein?«

»Ja.«

»Dann können wir das Thema abschließen.«

»Ich habe nur noch eine Frage: Warum haben Sie mir das alles gesagt? Um mich zu treten? Weil ich ohnehin schon am Boden liege?«

»Um Sie wissen zu lassen, woran Sie sind. Und um Ihnen die Illusion zu rauben, Sie könnten womöglich immer weiter manipulieren und glauben, die Menschen um Sie herum seien Marionetten, derer Sie sich nur zu bedienen brauchen. Um Ihnen einfach die Augen zu öffnen, Halling. Nicht zuletzt über Sie selbst.«

»Hm.« Der andere sah Robert verständnislos an. Dann kam ihm ein Gedanke. »Natürlich! Deshalb haben Sie auch mein Angebot von fünfzigtausend Mark brüsk zurückgewiesen! Sie wollten nicht für mich arbeiten, sondern nur für sie!«

»Das ist die vereinfachte Auslegung, Sie haben recht. Abgesehen davon, frage ich mich jetzt: Woher hätten Sie die fünfzigtausend nehmen wollen? Wahrscheinlich von nirgendwo. Na?«

Halling zuckte mit den Schultern. »Spielt das jetzt noch eine Rolle?«

»Kaum. Ein Haufen Dreck ist ein Haufen Dreck.« Dann sagte er sachlich: »Wir wollen zu Ende kommen. Ihr Freund steht also für fünfhunderttausend gerade?«

»Ja. In etwa.« Halling war wie abwesend. »Er hat sich dazu bereit erklärt.«

»Sie meinen, er hat sich bereit erklärt, eine Hypothek auf sein Grundstück aufzunehmen und Ihnen das Geld zur Verfügung zu stellen?«

Der andere kam nach und nach zu sich: »Ja. Das will er. Er leiht mir das Geld. Auf drei Jahre.«

»Wissen Sie eigentlich, wieviel Glück Sie haben? Einen Vertrag auf einundfünfzig Prozent. Eine Verkaufsklausel bei höherer Gewalt. Eine Frau wie Vera, die um Ihr Leben bangt. Die mich, gegen meinen Willen, dazu bringt, Sie aus der Scheiße zu ziehen. Und jetzt auch noch fünfhunderttausend auf drei Jahre! Mann, Halling, Sie können das alles gar nicht ermessen!«

»Schade, Mister Jansen«, sagte Halling ehrlichen Herzens, »daß wir uns nicht schon früher begegnet sind. Vor dieser Misere. Vielleicht würden Sie mich dann anders beurteilen.«

Robert ging nicht darauf ein. »Ich werde heute noch an die Südküste fahren und ›Parco Habo‹ besichtigen. Ich werde mit dem Verwalter Carlos Kostas sprechen. Dann sehen wir in den nächsten Tagen weiter. Und ich werde jetzt noch einmal versuchen, Boucicaults Villa zu erreichen.« Er ging zum Apparat, hob ab und wählte die Nummer, die er sich auf einem Zettel notiert hatte.

Es meldete sich eine Männerstimme. Er sagte seinen Namen und verlangte Boucicault. Es verging eine Weile, dann kam Boucicault an den Apparat. Aufgebracht begann er ohne Übergang: »Was wollen Sie?«

»Ihnen gratulieren. Zu Ihrem Partner. Es besteht die Aussicht, daß Ihr Schiff wieder flott wird.«

»Machen Sie sich nicht lächerlich, Jansen! Eine Prognose nach ein paar Stunden Unterredung!«

»Dann spitzen Sie mal die Ohren!« Robert sprach gefährlich leise: »In spätestens dreißig Minuten ist Madame Halling wohlbehalten im Santa Catalina! Hören Sie? In spätestens dreißig Minuten!« Er legte auf, ehe der andere etwas erwidern konnte.

Er ging zur Tür und wollte sie gerade hinter sich zuziehen, da sagte Horst Halling, der immer noch im Sessel saß: »Und was machen Sie, wenn er Vera nicht innerhalb von dreißig Minuten hier abliefert?«

»Das weiß ich nicht. Nicht im einzelnen. Ich weiß nur, daß ich sie dann heraushole. Auch unter Einsatz meines Lebens. Kommen Sie mit!«

Sie fuhren hinunter in die Halle und setzten sich an den Tisch, von wo aus sie den Eingang im Auge hatten. Auf der Uhr über der Reception war es 16 Uhr 14.

Um 16 Uhr 42 hielt der schwarze Rover vor dem gelben Markisendach. Im Fond saß Vera. Neben ihr der weißblonde John. Er beobachtete jede ihrer Bewegungen.

Der Chauffeur stieg aus und kam an den Tisch in der Halle: »Darf ich bitten, Señor Halling.« Halling folgte ihm zum Wagen. Der Chauffeur bedeutete ihm, er möge neben dem Fahrersitz Platz nehmen, und Halling stieg ein. Gleichzeitig stieß John die Tür des Fonds auf, und Vera durfte aussteigen.

Sie warf Horst einen aufmunternden Blick zu, dann fuhr der Wagen ab.

Robert ging ihr entgegen. Auf halbem Weg schlossen sie sich in die Arme.

»Geht es dir gut, Liebling?« Seine Stimme klang sanft an ihr Ohr.

»Ja«, sagte sie, »und dir?«

»Auch. Ich bin froh, daß du wieder da bist.« Er kam auf Boucicaults Anruf zu sprechen und spürte, wie sie am ganzen Körper zitterte.

»Ach, Robert! Es war schrecklich.« Sie wurde von einem heftigen Weinkrampf geschüttelt, und er drückte sie beschützend an sich.

Ihre Worte kamen nur stockend: »Sie haben mich im Keller der Villa gefangengehalten. In einem winzigen Raum. Ohne Fenster. Im Halbdunkel. In modriger Luft. Und der Weißblonde kam alle paar Minuten herein und hat mir mit der Pistole gedroht.«

»Dieser widerliche Kerl!« Er war außer sich und strich ihr behutsam übers Haar. »Ist dir irgendwas geschehen?«

Als sie stumm verneinte, preßte er zwischen den Lippen hervor: »Ein Glück für Boucicault!« Und setzte als Erklärung hinzu: »Weil ich ihn sonst umbringen würde!«

Eine von Bergen umsäumte weite Bucht. Goldgelbe Sanddünen. Dazwischen Palmen, blühende Kandelaberkakteen und Gruppen von Weihnachtssternstauden mit ihren großen, roten Hochblättern. Die Hotelbauten, Geschäftshäuser und Bungalows in die Mulden geschmiegt. Straße und Plätze naturverbunden. Zu Füßen der aquamarinblaue Atlantik. Und darüber der tiefblaue Himmel. Das war ›Parco Habo‹.

Robert hatte sich, zusammen mit Vera, ein Taxi genommen. Auf der Fahrt hatte er ihr von seiner Unterredung mit ihrem Mann nur wenig erzählt. Die schwerwiegenden Einzelheiten wollte er ihr erst mitteilen, wenn sie genügend Ruhe hatten, vielleicht heute abend. Eine dreiviertel Stunde später waren sie dagewesen. Er ließ den Fahrer warten. »Kann ein paar Stunden dauern.« Sie erreichten Carlos Kostas im Hauptbau, einem flach in der Landschaft liegenden großen Hotel mit dem Namen ›Santa Paloma‹.

Kostas war ein schlanker, aufgeweckter Mann von dreiunddreißig Jahren. Kurzes, schwarzes Haar, flinke, dunkle Augen, ein schmaler, schwarzer Schnurrbart. Dunkelblaue Hose, weißes Hemd, offener Kragen. »Guten Tag, Señora Halling, Guten Tag, Señor Jansen. Ich habe Sie schon erwartet.«

»Ich habe damit gerechnet.« Robert schlug in die kräftige Hand ein, die ihm der andere freimütig entgegenhielt.

Kostas war überaus zuvorkommend und führte sie durch den ganzen Ferienpark. Er begann den Rundgang an der Plaza – im alten maurischen Stil gebaut, mit kleinen Läden, Bars und drei Cafés – und beendete ihn auf dem Golfplatz, der sich bis in die Ausläufer der Berge hinaufzog und achtzehn Löcher hatte.

Robert ließ sich von Kostas erklären, daß die meisten Bauten in Stahlbetonskelettbauweise erstellt waren, daß alle Häuser zentrale Warmwasserversorgung hatten (»eine Seltenheit auf der Insel, Señor Jansen!«) und daß jedes Hotelzimmer sowie jede Wohneinheit in den Bungalows mit einem Fernsehanschluß versehen waren (»Fernsehgeräte gibt es bei uns inklusive, Señora Halling!«). Dazu Telefon und ein Anschluß an die Radiostation, deren Tonbandanlage ein Dauer-Musikprogramm bot.

Robert fragte den andern nach Kalkulationen und der Art der Gästebetreuung, und Kostas gab ihm bereitwillig Auskunft.

Er zeigte ihnen die Restaurants, Diskotheken, Bowlinganlagen,

Tennisplätze, Saunen, Bocciabahnen, den Yachthafen mit der langen, weißen Mole, den Atlantic-Swimming-pool, das Kino, die Parkplätze für Autos, die versteckt hinter künstlichen, grünen Hügeln lagen.

Sie gingen über den endlos weiten Sandstrand, besichtigten die Badekabinen, die Duschräume und die am Strand liegenden Friseurläden.

Sie gingen vom Golfplatz zurück zum ›Santa Paloma‹. Sie waren an die zwei Stunden unterwegs gewesen. Sie hatten sehr viel gesehen. Nur fast keine Menschen. Es war, als seien sie durch eine tote Stadt gegangen.

Sie traten durch den Eingang und prallten gegen Boucicault. »Madame Halling, können Sie mir noch einmal verzeihen?« Liebenswürdig, als sei er Vera untertan. Und in der gleichen Art zu Robert: »Ich wollte Ihnen gerade entgegengehen, Mister Jansen!«

Sie saßen sich in der menschenleeren Halle gegenüber. Kostas servierte eigenhändig Erfrischungsgetränke. Boucicault kam zum Thema. »Monsieur Halling hat mir begeistert von seinem Gespräch mit Ihnen erzählt, Mister Jansen!« Er war guter Dinge.

»So? Hat er?« antwortete Robert kurz angebunden.

»Er sagt, Sie würden es schaffen!«

»Ach? Meint er?«

»Er hat mich von der neuen Geldspritze unterrichtet und davon, daß Sie mit fünfhunderttausend Land sehen!«

»Interessant.«

»Ich bin jetzt schon ein ganz anderer Mensch, Mister Jansen! Ausgeglichen und zuversichtlich! Ich vertraue Ihnen! Sie sind ein Könner! Sie werden ›Parco Habo‹ zur Blüte bringen! Auf Ihr Wohl, Mister Jansen!« Boucicault hob sein Glas mit Orangenjuice Robert entgegen. »Denken wir uns, es sei Champagner!« Er trank.

Robert beobachtete gleichgültig das Gehabe des anderen. Er hatte sein Glas nicht angerührt. Als Boucicault das Glas zurück auf den Tisch stellte, sagte Robert mit verhaltener Stimme zu ihm: »Sie müssen noch einen Toast ausbringen, Boucicault!«

»Ach? Habe ich etwas vergessen?« Boucicault gab sich heiter.

»Ja. Sie haben in der Tat etwas vergessen. Nämlich dem lieben Gott zu danken!« Robert sah den anderen aus schmalen Augen durchdringend an.

»Dem lieben Gott? Natürlich, dem lieben Gott!« Boucicault hieb sich mit der flachen Hand ausgelassen auf den Schenkel.

»Ja«, sagte Robert hart. »Danken Sie ihm, daß Sie noch leben!«

»Daß ich noch lebe?« Zwischen gespieltem und echtem Erstaunen.

»Ja. Danken Sie ihm, daß ich Sie nicht umgebracht habe! Kaltblütig!«

»Sie wollten...? Das ist doch nicht Ihr Ernst, Mister Jansen! Sie machen einen Scherz, ja?« Boucicault sah von einem zum anderen, auch zu Kostas, wie um bestätigt zu bekommen, daß er recht hatte.

»Es ist kein Scherz!« sagte Robert drohend. »Los, machen Sie schon!«

Vera, die neben ihm saß, wagte kaum zu atmen. Sie hatte den Blick gesenkt.

»Aber natürlich, Mister Jansen«, sagte Boucicault nachsichtig, »wenn Sie unbedingt darauf bestehen, tue ich Ihnen den Gefallen. Ich wüßte aber auch gerne, warum Sie mich umbringen wollten.«

»Wenn Frau Halling auch nur ein Haar gekrümmt worden wäre!« antwortete Robert. »Dann...!«

»Ach so!« Boucicault war wie befreit. »Dann bin ich ja beruhigt!« Und zu Vera: »Madame, wir haben uns doch sehr gut verstanden?«

Ehe Vera antworten konnte, fuhr Robert für Boucicault fort: »Und warum haben Sie am Telefon so getan, als könne Frau Halling etwas zustoßen?« Er hob die Stimme an. »Warum?«

»Ich...« Boucicault war verlegen: »Sie müssen mir verzeihen, Mister Jansen. Es war wirklich nur ein Scherz.«

»Das ist Ihre Sache, Boucicault«, sagte Robert, »mit meiner Drohung war es mir jedenfalls ernst. Und sie gilt auch für die Zukunft!« Er erhob sich, nahm kurz Veras Hand, um sie zum Gehen aufzufordern, sagte zu Kostas: »Ich danke Ihnen für die Führung«, und zu Boucicault: »Sie hören von mir. In ein, zwei Tagen.«

Dann trat er mit Vera durch die breite, gläserne Eingangstür hinaus ins Freie und atmete tief den milden Abendduft ein, als sehne er sich nach sauberer Luft.

8

Vera hatte sich den Abend ganz anders vorgestellt. Nach einer Nacht, in der sie glücklich war. Nach einem Tag, der sie ungewöhnlich stark gefordert hatte.

Die Stunden der Gefangenschaft hatten ihre Spuren hinterlassen. Immer wieder wurde sie von Bildern verfolgt, die sie in Angst und

Schrecken versetzten. Der halbdunkle Kellerraum mit seinen nackten Wänden. Die stechenden Augen des weißblonden John. Die Mündung des Pistolenlaufs. Das Klicken, wenn John die Waffe entsicherte. Nein, sie wollte diese Zeit nicht noch mal durchstehen müssen.

Später dann, als sie endlich wieder frei war und im ›Santa Catalina‹ Robert getroffen hatte, waren sie stehenden Fußes zum ›Parco Habo‹ gefahren und dort über zwei Stunden durch die Gegend gehastet. Sie hatte mit Robert kaum ein persönliches Wort wechseln können. Nicht auf der Hinfahrt und auch nicht auf dem Weg zurück. Er hatte seinen Kopf voller Probleme, die den Ferienpark betrafen.

Vom Abend hatte sie sich Entspannung erhofft, Roberts beruhigende Nähe, ein vertrautes, zärtliches Beisammensein. Doch sie hatten den Speisesaal gerade verlassen, da sagte Robert: »Ich muß dir etwas gestehen.« Sein Ausdruck war gefaßt.

Sie erschrak. »Etwas Schlimmes? Was dich betrifft?« Sie fühlte einen Stich in der Herzgegend.

»Nein, nichts was mich betrifft. Wenigstens nicht direkt.«

»Also betrifft es mich?«

»Ich werde es dir oben sagen.«

»Dauert es länger?«

»Kann sein.«

»Und wenn wir inzwischen spazierengehen? Die frische Luft tut uns sicher gut. Nach der Treibhauswärme heute nachmittag.« Sie dachte: Und nach den Stunden in der stickigen Luft von Boucicaults Keller.

»Okay, gehen wir spazieren. Zum Fußballstadion vor?«

»Egal. Hauptsache, wir sind an der Luft.«

Sie hakte sich bei ihm unter. Sie spürte, wie ihr Herz pochte. Als sie den Hotelpark verlassen und die Kreuzung überquert hatten und in die kleine Villenstraße einbogen, die in Richtung des Stadions führte, begann Robert: »Ich habe dich vorhin… na, sagen wir, beschwindelt.«

»Wann vorhin?«

»Im ›Parco Habo‹. Als wir mit Boucicault und diesem Kostas zusammensaßen.« Er wartete ab, ob sie weiterfragte. Da sie es aber nicht tat, fuhr er fort: »Ich habe Boucicault nicht widersprochen, als er begeistert von meiner Unterredung mit deinem Mann sprach.« Er wollte behutsam vorgehen, um sie weitgehend zu schonen.

»Das ist doch nicht weiter schlimm.« Sie war erleichtert.

»Doch. Denn du könntest annehmen, es sei alles in Ordnung.«

»Ist es denn nicht?« Von neuem fühlte sie einen Stich. Sie glaubte, er sehe keine Aussicht, den Park zu retten, keine Hoffnung, Horst freizubekommen. Sie sah sich Boucicault auf Knien bitten, doch ohne Erfolg, sah sich dem Polizeipräfekten von Las Palmas den Fall zum x-tenmal vortragen, doch ergebnislos, und sah sich endlich einen Killer anheuern, der in ihrem Auftrag Boucicault töten und Horst befreien sollte.

Robert riß sie aus ihren wilden Gedanken: »Nicht so, wie du vielleicht denkst. Es betrifft ausschließlich deinen Mann und dich. Das heißt, euer Verhältnis zueinander.«

»Hat er dir Grüße an mich aufgetragen? Oder irgendeine geheime Botschaft?« Sie lächelte still in sich hinein. Robert dramatisierte sicherlich. Selbst wenn Horst, aus welchen Gründen auch immer, auf sie vielleicht gerade einmal schlecht zu sprechen war, hatte das nichts zu bedeuten. Morgen war wieder ein anderer Tag, und morgen würde Horst seinen Ärger wieder vergessen haben.

»Nein, er hat mir keine Grüße aufgetragen. Nicht einmal den kleinsten. Und auch keine geheime Botschaft. Ich habe ihn in die Zange genommen. Und er hat gestanden.«

»Gestanden? Was hat er gestanden?«

»Du hast mir in Zürich gesagt, daß du dich in den Einzelheiten des Geschäfts nicht auskennst.«

»Das stimmt auch. Warum fragst du?«

»Ist dir bekannt, daß dein Mann und Boucicault das Unternehmen ›Parco Habo‹ ganz allein auf die Beine gestellt haben?«

»Ja, das ist mir bekannt.«

»Auch die Summe, die sie dafür aufbringen mußten?«

»Nicht genau. Aber sie muß wohl sehr hoch sein.«

»Ja, das ist sie. Schwindelerregend hoch. Einhundertzwölf Millionen D-Mark.«

»Hundertzwölf Millionen?« Sie blieb erschrocken stehen. »Aber Robert! Das ist doch unmöglich!«

»In unserer Zeit ist nichts unmöglich. Trotzdem ist die Summe schwindelerregend. Im wahrsten Sinne des Wortes.«

»Worauf willst du hinaus?«

Er sah sie eindringlich an: »Ist dir bekannt, daß die Hälfte dieser schwindelerregenden Summe dein Mann aufzubringen hatte?«

»Nein. Darüber haben wir nie gesprochen. Ich habe angenommen, Boucicault sei für die Finanzen zuständig. Und Horst mehr für die

Ausführung der Arbeiten. Aber jetzt, da du mir die ungeheure Summe genannt hast, war es mir natürlich klar, daß Boucicault vielleicht nicht allein finanzieren konnte.«

»Komm, laß uns weitergehen.« Er reichte ihr seinen Arm, sie hängte sich ein, und sie gingen weiter die nur spärlich beleuchtete Villenstraße entlang, die jetzt leicht anstieg.

»Demnach hat dein Mann mit dir auch nicht darüber gesprochen, in welcher Weise er seinen Anteil von immerhin sechsundfünfzig Millionen aufgebracht hat?« nahm er das Gespräch wieder auf.

»Nein. Warum?«

»Wie hoch schätzt du sein Vermögen? Ich meine, bevor er in das Unternehmen eingestiegen ist?«

»Keine Ahnung. Eine Million? Zwei?«

»Wesentlich mehr. Genau hat er es mir nicht gesagt. Das heißt, ich wollte es auch gar nicht wissen. Insgesamt hat er ungefähr dreizehn Millionen eigenes Kapital aufgebracht.«

»Dreizehn Millionen?« Von neuem wollte sie stehenbleiben, doch er führte sie weiter.

»Eine stolze Summe«, sagte er, »jedenfalls für einen Mann wie Halling.« Er sprach von ihm wie von einem Fremden, so, als habe Vera mit dem anderen nichts zu tun.

»Robert, worauf willst du hinaus?«

»Die dreizehn Millionen hatte er natürlich nicht flüssig. Kein guter Kaufmann legt sich dreizehn Millionen in bar auf die Bank. Sie waren angelegt. In Aktien. In Grundstücken.«

»Ja, ich erinnere mich. Er hat immer schon Geschäfte mit Aktien getätigt.« Sie war nach wie vor völlig arglos.

»Euer Haus ist auf deinen Namen eingetragen. Ist dir das bekannt?«

»Ja.« Sie sah zu ihm hoch. »Robert, warum sagst du mir nicht, was los ist?«

»Kennst du auch die Klausel?«

»Welche Klausel?«

»Sobald dein Sohn achtzehn Jahre alt wird, geht das Haus in seinen Besitz über. Das weißt du doch?«

»Nein.« Sie blieb stehen und sah ihn entgeistert an. »Nein, Robert, davon weiß ich nichts.« Ihre Stimme klang hohl.

»Davon weißt du nichts?« Er war ebenso betroffen wie sie. Es dauerte eine Weile, ehe er entsetzt fortfuhr: »Aber das ist ja... das ist ja noch schlimmer, als ich angenommen habe!«

Er nahm sie am Arm, und sie gingen weiter. »Was, Robert, was ist schlimmer als du angenommen hast?«

»Komm, wir setzen uns dort auf die Bank.«

Die Bank war weiß und stand auf der anderen Straßenseite am Rand eines kleinen Parks, der sich zwischen zwei Villengrundstücken einen mäßig ansteigenden Hang hinaufzog. Neben der Bank war eine Straßenlaterne. Sie setzten sich. Schräg gegenüber lag das Fußballstadion. Sie sahen davon nur die hohen Mauern aus Zement, die nahe an die umliegenden Villen heranreichten.

»Robert, bitte! Spann mich nicht mehr auf die Folter!« Es klang ängstlich.

»Dein Mann hat...« Er nahm ihre Hand, hielt sie fest in seiner und sagte mit verhaltener Stimme: »Dein Mann hat dich hintergangen.«

Sie wollte es nicht glauben. Er erzählte ihr die Einzelheiten. Als er geendet hatte, schwiegen sie beide eine Zeitlang.

»Ich kann es auch jetzt nicht glauben«, sagte sie dann kaum vernehmlich. Sie entzog ihm ihre Hand.

Da erzählte er ihr auch von dem Testament, in dem ihr Mann sie zur Alleinerbin seiner Anteile am ›Parco Habo‹ eingesetzt hatte und daß Boucicault davon wußte. »Vera, ist dir klar, was das bedeutet? Das bedeutet, wenn Boucicault zum Amokläufer würde und deinen Mann umbringen wollte, dann müßte er dich gleich mit umbringen!«

Sie hielt bestürzt den Atem an. »Robert, sag, daß es nicht wahr ist!«

»Doch, Vera. Dein Mann ist anders als du denkst. Du kennst ihn nicht.«

»Ich kann es nicht glauben, Robert. Ich kann es einfach nicht glauben.«

»Ich kann es dir nachfühlen. Es ist schmerzlich für dich.«

»Sehr schmerzlich. Es zerstört einen Teil meines Lebens.«

»Ich glaube es dir. Aber du mußt mir verzeihen. Ich konnte nicht anders. Ich mußte es dir sagen. Ich konnte nicht länger mit ansehen, wie du dich um deinen Mann sorgst, der so zu dir ist.« Er nahm erneut ihre Hand. »Und ich muß dir noch etwas sagen. Etwas beichten. Ich war nahe daran, ihn zusammenzuschlagen. Ihm diese Niedertracht zu vergelten. Kannst du mich verstehen?«

Sie gab keine Antwort. Sie hatte den Kopf gesenkt. Ihre Augen füllten sich mit Tränen. Ihre Hand lag kraftlos in seiner.

»Komm her.« Er legte ihren Kopf sanft an seine Brust und strich ihr mitfühlend übers Haar. Allmählich beruhigte sie sich.

Sie gingen schweigend den Weg zurück zum ›Santa Catalina‹. Als sie den Hotelpark erreichten, nahm Robert das Gespräch wieder auf: »Kannst du verstehen, daß er mir plötzlich zuwider war? Auf eine Weise zuwider, an die ich vorher nicht im entferntesten gedacht hatte?«

Sie sagte leise: »Ja.«

»Und ich habe mich plötzlich vor mir geschämt, daß ich ihm gegenüber genauso falsch spiele wie er. Es hat mich angekotzt! Und da habe ich ihm die Wahrheit gesagt.« Im Gehen legte er seinen Arm um ihre Schultern. »Die Wahrheit über uns beide.«

»Du hast – was?« Sie blieb stehen, obwohl er ein paar Schritte weiterging.

Er erzählte ihr das Gespräch im einzelnen und setzte hinzu: »Ich war überzeugt, daß ich in deinem Sinn handle.«

Sie sagte nichts. Ihr Blick ging an ihm vorbei. So standen sie sich eine Weile stumm gegenüber, bis Robert das Schweigen brach. »Ich glaube, wir sind beide übermüdet. Wir sollten jetzt schlafen.«

»Ja.« Sie riß sich von ihren Gedanken los. »Ich brauche Schlaf. Und ich muß allein sein.«

Sie gingen durch den bunt beleuchteten Park vor zum Hoteleingang. Vorbei an den hohen Palmen, die sie nicht beachteten und die wie Scherenschnitte gegen die nächtliche grüne und blaue Beleuchtung standen, vorüber an den Rosenbeeten, deren Duft sie nicht wahrnahmen.

»Vera, morgen wird alles anders sein. Wenn du ausgeschlafen bist, wirst du mich verstehen können.«

»Oh, ich kann dich schon heute verstehen, Robert. Ich verstehe dich sehr gut. Ich muß mich nur an die veränderte Lage gewöhnen. Ich kann mir nur noch gar nicht vorstellen, daß Horst... daß er von uns weiß. Daß er weiß, daß wir zusammen geschlafen haben. Daß ich ihn betrogen habe. Wenn es auch schon sechs Jahre zurückliegt. Betrogen! Ein schreckliches Wort dafür! Ich kann mich gar nicht in ihn hineinversetzen, wie er die Sache wohl verkraftet. Was er wohl jetzt von mir denkt. Wie er jetzt zu mir steht.«

»Ist das denn noch wichtig? Nach all dem anderen?«

»Du meinst, die Sache mit den Unterschriften?«

»Ich meine, daß er dich hintergangen hat. Daß er dein Leben in Gefahr bringt.«

»Ach, Robert. Es stürzt alles auf einmal auf mich ein. Ich weiß gar nicht, wohin ich zuerst denken soll.« Sie hakte sich bei ihm unter und schmiegte sich an ihn. »Deshalb muß ich auch allein sein. Ich muß meine Gedanken ordnen.« Sie hob das Gesicht gegen die frische Nachtluft. »Und ich muß mit ihm sprechen, wenn wir wieder zu Hause sind. Das heißt natürlich, wenn hier alles gutgeht.«

»Du willst noch mit ihm zusammensein?« fragte er verwundert.

»Aber Robert! Ich muß doch meine Ehe auflösen! Ich kann mich doch nicht einfach davonstehlen. Ich habe ja auch einen Sohn.«

»Vor sechs Jahren wollten wir einfach zusammenbleiben. Ohne Überlegung. Auf der Stelle.«

»Ich bin mir da nicht ganz sicher. Wahrscheinlich wäre ich auch damals nach Hause gefahren, um alles zu regeln. Nein, Robert, bitte sieh es ein. Ich will dann mit dir völlig frei sein. Unbelastet. Und um das zu erreichen, muß ich mich meiner Familie stellen. Das bedeutet Aussprache. Das bedeutet Abschied. Und das bedeutet Scheidung. Außerdem...« Sie zögerte.

»Außerdem?« half er ihr nach.

»Außerdem will ich es ihm noch mal selbst sagen. Er soll es auch aus meinem Mund hören. Genauso wie ich von ihm hören will, daß er mich hintergangen hat. Eine offene Aussprache ist durch nichts zu ersetzen. Ich weiß, daß du auch so denkst, Robert.«

»Ja. Ja, du hast recht.«

Sie waren am Hotel angekommen. Der Lift brachte sie hinauf. Der Etagenflur lag im Halbdunkel. Der dicke Teppich schluckte das Geräusch ihrer Schritte. Vor ihrer Zimmertür blieb Vera stehen: »Schlaf gut, Robert. Ich freue mich auf morgen.«

»Morgen? Was ist da?«

»Da bist du. Genügt das nicht?« Sie umschlang seinen Hals und küßte ihn. Auf die Stirn, auf die Wangen, auf den Mund.

Dann schloß sie ihre Tür und verschwand in ihrem Zimmer.

9

Den darauffolgenden Tag verbrachten sie allein. Kein Boucicault störte sie in ihrem Beisammensein, kein Horst Halling, kein Kostas, niemand.

»Wozu hast du Lust?« fragte Robert sie beim gemeinsamen Frühstück auf dem Balkon ihres Zimmers. »Swimming-pool? Altstadtbummel? Las Canteras-Strand?«

»Oder?«

»Oder wir mieten uns einen Wagen und entdecken das Innere der Insel. Zum Beispiel den Pico de Bandama. Dort war auch ich noch nicht.«

Ein leuchtendrotes Volkswagen-Cabriolet. Offenes Verdeck. An Bananenfeldern vorbei, an Mais, Kohl, Eukalyptus und Avocadobäumen.

Hinauf in die Berge, an einem Staudamm vorüber, mit wunderschönen Ausblicken auf die unter ihnen liegende Küste, auf die weiße Brandung des Atlantiks, dann in Serpentinen zum Paß Cruz de Tejeda hinauf, vorbei an dem fast achtzig Meter hohen Steinblock Roque Nublo, dem Wahrzeichen der Insel, entlang den unzähligen Höhlenwohnungen, deren weißgekalkte Eingänge sich, neben- und übereinander verschachtelt, an einen steilen Abhang schmiegten, und hinter Santa Brigida durch die gespenstische tote Landschaft am Abhang des Vulkans hoch.

Oben, am Rand des Kraters, hielt Robert an. »Bitte, Señora! Der Krater! Drohend und unwirklich! Einen Kilometer im Durchmesser! Rund zweihundert Meter tief! Die Caldera de Bandama! Einzigartig auf der Welt! Der Krater, der bewohnt ist!« Mit großen Gesten spielte er den Fremdenführer.

Vera erhob sich im Wagen und beugte sich über die Windschutzscheibe. Am Fuß des Kraters lag tatsächlich ein kleines Bauernhaus, aus dessen Kamin dünner Rauch aufstieg.

Sie aßen in Tafira zu Mittag. Sopa de ajo, eine ländliche Brotsuppe mit Ei und Zwiebeln. Sie saßen im Freien, unter einem Bambusdach, und zu ihren Füßen lag das Tal, durchzogen von Orangenplantagen und Alleen von Dattelbäumen. Sie waren die einzigen Gäste.

»Robert, ich habe noch mal über unser Gespräch von gestern abend nachgedacht.«

»Ja?« Er führte den Löffel zum Mund und hielt gedankenversunken in der Bewegung inne.

»Ich glaube, meine erste, gefühlsmäßige Reaktion war richtig. Was meinst du?«

»Ja.« Er sah durch sie hindurch.

»Ich muß mit ihm reden. Aber nicht überstürzt. Ich werde mir jedes Wort genau überlegen. Denn schließlich soll er ja in eine Scheidung einwilligen. Soll mich freigeben. Auch als Mutter meines Kindes. Habe ich recht?«

»Ja.«

»Und was seine... seine Verfehlung betrifft, will ich sie sehr genau prüfen. Ich habe ja von alledem keine Ahnung. Von Verträgen, Überschreibungen, Bankkrediten und dem ganzen Zeug. Gibst du mir recht?«

»Ja.« Er hielt noch immer den vollen Löffel in der Hand.

»Robert, hörst du mir überhaupt zu?«

»Ja.«

»Dann sag mir, was ich eben gesagt habe.« Und nachhaltig: »Robert!«

»Was? Was meinst du?« Als tauche er aus einem tiefen Traum auf.

»Robert, du hast mir gar nicht zugehört!«

»Entschuldige, Vera. Sekunde!« Unaufmerksam leerte er den Inhalt des Löffels in den Teller zurück und legte den Löffel beiseite. Dann erhob er sich zerstreut und entfernte sich vom Tisch.

Er stellte sich an die kniehohe steinerne Brüstung, die den Freiplatz des kleinen Lokals gegen den Abhang abschirmte, und sah hinunter ins Tal. Es war, als habe er Vera vergessen.

Nach einiger Zeit kam er wieder zurück, setzte sich, aß weiter, als ob nichts gewesen wäre, und sagte: »Ich habe sie gefunden.«

»Wen?«

»Die Lösung.«

»Welche Lösung?«

»Die Lösung für die Aktion.«

»Für welche Aktion? Robert!«

»Ja, ja, ich weiß schon. Ich war vorhin nicht sehr gesprächig. Aber sie kam mir ganz plötzlich.« Er war noch immer leicht abwesend.

»Du meinst, die Lösung, von der du sprichst?«

»Ja.« Er sprach lebhaft weiter: »Die Lösung, wie man für ein Hundertzwölf-Millionen-Projekt mit läppischen fünfhunderttausend eine Werbung starten kann, die durchschlagend ist.«

»Robert!«

»Vera, ich glaube, wir können uns gratulieren.«

»Robert, du meinst...?«

»Ja. Ich glaube, die Sache könnte Erfolg haben.«

»Oh, Robert!« Sie sprang auf, lief um den Tisch herum, umschlang von hinten seinen Hals und küßte ihn stürmisch auf die Wange.

Als sie ihm wieder gegenübersaß und sie weiteraßen, fragte sie noch einmal: »Und du glaubst wirklich, die Sache könnte Erfolg haben?«

»Ja. Wenn Boucicault und dein Mann die Sache begreifen. Ich werde sie ihnen morgen auseinandersetzen.«

10

Die drei Männer saßen an dem langen, schweren Eichentisch, der in der Nische auf der anderen Seite des Eingangs stand.

Durch die bizarren Luken knapp unter der hohen Decke fiel das helle Sonnenlicht. Es zeichnete auf die Intarsien des roten Steinfußbodens, zwischen den vier schmalen, maurischen Säulen, grell die verzerrten Umrisse der Luken. An den hohen Fenstern waren die Vorhänge zugezogen. Die Wandteppiche aus Brokat, die Sitzecke bei der steinernen Eckbank und auch die wertvolle alte maurische Anrichte lagen im gedämpften Tageslicht.

Die Nische aber, in der die drei Männer saßen, lag im Halbdunkel. An einer langen, kunstvollen Kette hing von der hohen Decke eine alte Lampe. Selbst jetzt in der Mittagszeit war sie eingeschaltet und erhellte die Mitte des Tisches kreisrund.

Außer den drei Männern war niemand im Raum. Boucicault hatte eigenhändig alle Türen abgeschlossen und sein Personal strikt angewiesen, darüber zu wachen, daß er und seine Gäste (wie er ernsthaft betont hatte) nicht gestört würden.

Halling und er saßen sich in der Mitte des Tisches gegenüber. Robert hatte am Kopfende Platz genommen. Vor jedem lagen ein großer Notizblock, mehrere Bleistifte und Kugelschreiber. Seitlich davon standen auf jedem Platz ein Glas und eine Karaffe mit Eiswasser sowie eine Dose mit Zigaretten.

»Wie Sie wissen, meine Herren«, begann Robert seine Ausführungen, »habe ich mich bereit erklärt, mich mit Ihrem Problem zu befassen. Die Gründe, die mich dazu bewogen haben, will ich hier nicht noch einmal wiederholen. Tatsache ist, daß ich hier bin. Und das genügt.«

Er lehnte sich zurück, schlug die Beine übereinander und legte sich den Block aufs Knie. Er nahm einen Bleistift und tat, als mache er sich Notizen. In Wirklichkeit zeichnete er ein Strichmännchen. Das hatte er sich bei seinen Präsentationen in den letzten Jahren angewöhnt. Jetzt, da er das Männchen zeichnete, fühlte er sich auf einmal wieder voll in seinem Beruf. Es tat ihm gut.

»Ich bin Kreativberater«, begann er, »und unter meiner Arbeit verstehe ich mehr als die meist nur ausführende Tätigkeit einer Werbeagentur. In Werbeagenturen zerbrechen sich viele furchtbar kluge Angestellte ihren teuren Kopf, um für ein Produkt zu einem psychologisch durchdachten, fantasievollen Ergebnis zu kommen. Sie kommen aber in der Regel zu keinem psychologisch durchdachten, fantasievollen Ergebnis. Ja, sie können gar nicht dazu kommen. Denn es sind Angestellte. Von acht Uhr morgens bis fünf Uhr nachmittags. Mit festem Gehalt, einer festgelegten Mittagspause, festgelegter, bezahlter Urlaubszeit und festgelegter Kündigungsfrist. Sie bekommen ihr Gehalt, ihre Mittagspause und die bezahlte Urlaubszeit, egal ob ihnen ein Einfall kommt oder nicht. Sie tun nur, als ob ihnen einer käme. Und ihr Chef, der seinem Kunden gegenüber diesen nicht vorhandenen Einfall vertritt, tut, als sei es tatsächlich einer. Und der Kunde, von keinem Fachwissen getrübt, vertraut diesem nicht vorhandenen Einfall, steckt Geld in den sogenannten Einfall, gutes, hart verdientes Geld, und sieht nicht den Erfolg, den er haben könnte. Nein, die furchtbar klugen Angestellten mit ihren teuren Köpfen können nichts dafür, daß ihnen der psychologisch durchdachte, fantasievolle Einfall nie kommt. Sie stehen nicht unter einem erbarmungslosen Druck. Nicht unter einem Erfolgszwang. Sie müssen nicht! Sie dürfen nur! Und darin vor allem unterscheide ich mich von ihnen.«

Er ließ eine Pause verstreichen, indem er einen Schluck Eiswasser zu sich nahm. Dann fuhr er fort: »Ich habe nur einen einzigen Kopf. Aber der ist jedesmal dazu angehalten, das Letzte aus sich herauszuholen. Ohne festes Gehalt, ohne Mittagspause, aber wenn er Erfolg hat, mit endlos langer Urlaubszeit. Und natürlich für sehr viel mehr Honorar, als dem furchtbar klugen Angestellten für seine abgesessene Bürozeit zusteht.«

Er änderte den Ton. »Ich hoffe, Sie haben Zeit genug, sich das anzuhören.« Es klang leicht ironisch.

Doch sofort wurde er wieder sachlich. »Die Arbeit eines Kreativberaters endet nicht mit der Erfindung der Slogans. Ein Kreativberater beschäftigt sich auch mit dem Produkt als solchem. Wenn es für einen gezielten Verkauf notwendig ist, schlägt er Verbesserungen und Änderungen des Produkts vor. Und schon sind wir mittendrin in Ihrem Problem, meine Herren. Denn ob ich Werbung für Büromöbel mache, für internationale Spielfilme, für Autos, Fluglinien, politische Parteien oder große Ferienparks wie zum Beispiel für ›Parco Habo‹, immer nehme ich zuerst einmal das Projekt unter die Lupe, ob es wirklich ausgereift ist und sich deshalb auch mit hundertprozentigen Erfolgschancen verkaufen läßt.«

»Wenn ich Sie richtig verstehe«, warf Boucicault ein, »dann wollen Sie uns durch die Blume mitteilen, daß ›Parco Habo‹ noch Verbesserungen bedarf, ehe Sie glauben, ihn mit Erfolg verkaufen zu können.«

»Sie haben mich richtig verstanden«, sagte Robert kurz.

»Wenn das Ihre Grundbedingung ist, können wir das Gespräch abbrechen.« Boucicault klappte seinen Notizblock zu.

Halling pflichtete seinem Partner bei. »So eine Grundbedingung kann für uns nicht akzeptabel sein, Mister Jansen. Wir sind hier nicht zusammengekommen, um zu überlegen, wie wir noch mehr Geld in den Park verpulvern können, sondern wie wir die bisherigen Investitionen einigermaßen amortisieren. Wie wir eben wieder zu unserem Geld kommen!«

»Sie sind Krämerseelen, meine Herren!« sagte Robert scharf. »Kurzsichtige und denkfaule Krämerseelen! Daß ich nicht Ihretwegen hier mit Ihnen konferiere, ist Ihnen wohl klar. Aber daß Sie deswegen auch gleich aufhören zu denken, ist mir einfach unverständlich.«

»Mäßigen Sie Ihren Ton, Jansen!« Boucicault herrschte Robert an.

»Moment mal, Boucicault! Entweder hören Sie sich an, was ich Ihnen zu sagen habe und denken haarscharf mit, oder Sie können meinetwegen Ihre Gespensterstadt allein bewohnen!«

»Aber, Mister Jansen, Sie wissen doch, daß wir kein zusätzliches Kapital auftreiben können«, sagte Halling nachgiebig.

»Eben!« Robert sah von einem zum anderen. »Und weil ich das weiß, kalkuliere ich es ein. Und wenn ich Ihnen Verbesserungsvorschläge unterbreite, dann ausschließlich solche, die Sie ohne Kapitalaufnahme verkraften können!«

»Dann lassen Sie hören!« Boucicault klappte seinen Notizblock wieder auf.

»Ich muß eins noch klarstellen«, sagte Robert. »Keinen Gedanken, den ich hier vorbringe, spreche ich in den Wind! Jeder Gedanke, auch der kleinste und scheinbar unwichtige, ordnet sich der großen Gesamtstrategie ein. Auch wenn Sie es im ersten Moment nicht erkennen wollen oder können!«

Der kurz aufgeflammte Streit hatte Robert herausgefordert. Er war jetzt voll konzentriert und genoß die Situation. Die beiden Männer vor ihm waren zwar keine Farlands oder Bosse von Konzernen wie Esso oder General Motors, aber er war ihnen geradezu dankbar, daß sie ihn zwangen, seinen Geist zu schärfen und die Logik des Denkens anzuwenden. Es machte ihm direkt Spaß.

»Ich gehe Punkt für Punkt vor«, sagte er und ließ keinen der beiden aus den Augen, »und am Ende meiner Ausführungen werde ich Ihnen eine Werbeidee vorschlagen, die es bisher noch nie gegeben hat.«

»Dann lassen Sie doch die Katze gleich aus dem Sack!« Boucicault beugte sich interessiert vor.

»Nein. Denn jeder gute Einfall hat ein Fundament, auf dem er steht. Und wenn Sie das Fundament nicht kennen, können Sie den Einfall nicht voll erfassen.« Robert zeichnete noch immer sein Männchen. Einmal bog er ihm die Mundwinkel traurig nach unten, dann wieder ließ er es lachen.

»Mister Jansen hat recht«, sagte Halling zu Boucicault, »er muß Punkt für Punkt vorgehn.«

»D'accord!« sagte Boucicault. »Einverstanden!«

»Eine Geschichte wird Ihnen meine Absicht veranschaulichen. Eine wahre Geschichte«, sagte Robert, »eine außergewöhnliche Geschichte, die als zukunftweisend für jede kreative Beratung zu gelten hat.«

Er lehnte sich noch tiefer in den hohen Sessel zurück. »Einer meiner Vorgänger wird von der größten amerikanischen Eisenbahngesellschaft verpflichtet. Er soll versuchen, den Gewinn anzuheben. Daraufhin fährt er, von New York aus, zwei Tage und zwei Nächte im Pullmanzug durch unser Land. Am Ende seiner Reise überrascht er den Boß der Gesellschaft mit einer sensationellen Erkenntnis. Er berichtet: ›Ich trinke täglich meine fünf bis sechs Becher Kaffee. Jetzt auf der Reise, im Pullman-Aussichtswagen, hatte ich Zeit und Muße. Da kam ich einmal auf zehn, am zweiten Tag sogar auf zwölf Becher. Und jedesmal hat ein freundlich lächelnder Farbiger mir den Becher mit zwei Stück Zucker serviert. Und jedes Zuckerstück war in zwei Papiere eingepackt. Innen ein weißes, neutrales. Und außen ein rosafarbenes mit dem Aufdruck der Gesellschaft. Ich habe mich nach dem Kaffeeumsatz erkundigt, alle erforderlichen Unterlagen geprüft und eine Kalkulation angestellt. Wenn Sie bei den Zuckerstücken eins der beiden Einwickelpapiere weglassen, sehr wahrscheinlich wohl das innere, das neutrale, dann erhöht sich der jährliche Gesamtgewinn um fünf Komma neun Prozent.‹«

Wie ein Zauberer, der, ehe er sich nach einem gelungenen Kunststück verbeugt, einen Atemzug lang die Spannung im Publikum auskostet, so genoß Robert die Wirkung seiner Geschichte.

»Fünf Komma neun Prozent des gesamten Gewinns?« Boucicault war vollkommen verblüfft.

»Ein erstaunlicher Einfall«, sagte Halling bewundernd.

»Eben«, sagte Robert trocken. »Und welche Kosten hat er der Gesellschaft verursacht?«

»Sie haben mich überzeugt«, sagte Boucicault und lehnte sich zurück. »Beginnen Sie mit Ihren Verbesserungsvorschlägen.«

»Punkt eins«, begann Robert. »Sie haben mir angedeutet, daß eine ausschließliche Verflechtung mit dem Ferienangebot des französischen Club Méditerrané nicht in Frage kommt. Doch die großen internationalen Reisegesellschaften haben Sie schon in Ihr Programm aufgenommen – Wagons-Lits Cook und Touristik-Union International zum Beispiel?«

»Richtig«, sagte Boucicault, »aber wir spüren nichts davon.«

»Wir wollen nur keinen Ausschließlichkeitsvertrag«, sagte Halling, und Boucicault ergänzte: »Wir können uns keinen leisten. Wir würden zuviel draufzahlen.«

»Okay!« unterbrach Robert. Er wollte nicht, daß sich die Diskussion über dieses Thema ausweitete. »Sie sind also gewillt, die Preise zumindest zu halten?«

»Wir müssen«, sagte Halling.

»Dann liegt die Zielgruppe, die der Ferienpark ansprechen soll«, sagte Robert, »in etwa in der Mitte der Gesellschaftsstruktur.«

»Ja, das kann man sagen.« Boucicault nickte ihm bestätigend zu.

»Halten wir fest«, fuhr Robert fort, »Punkt zwei: die Zielgruppe. Untere Einkommensgrenze, zweitausend Mark im Monat. Nach oben hin natürlich ohne Begrenzung. Der gut verdienende Angestellte. Die Sekretärin. Der Einkäufer im Kaufhaus. Bis zum Ingenieur, Arzt und Künstler. Einzelreisende. Paare. Familien. Menschen, die sich nach Entspannung sehnen. Aber auch nach perfektem Kundendienst. Nach persönlicher Betreuung. Und die auch auf Luxus ansprechen.« Er hob den Blick von seinem Notizblock. »Stimmen Sie mir zu?«

»Ja«, sagte Boucicault, und Halling nickte.

»Punkt drei«, sprach Robert weiter, »und dieser Punkt betrifft die ersten Verbesserungsvorschläge. Ich habe mich ausführlich mit Kostas unterhalten. Er wird das Unternehmen nie hochbringen. Darüber müssen Sie sich im klaren sein.«

»Aber Kostas ist ein guter Mann!« sagte Boucicault mit Nachdruck.

»Kostas hat wenig Fachkenntnis«, sagte Robert ungerührt.

»Ich bestehe darauf, daß Kostas bleibt!« sagte Boucicault unerbittlich.

»Es ist Ihre Entscheidung, meine Herren«, sagte Robert achselzuckend, »wie alles andere auch Ihre Entscheidung ist. Ich mache nur Vorschläge. Die Verantwortung liegt bei Ihnen. Wenn Kostas unbedingt bleiben muß, schlage ich vor, ihn von seiner Alleinherrschaft zu entbinden. Ein Führungsgremium, das aus drei Männern besteht, hätte vieles für sich. Drei Männer aus verschiedenen Ländern. Aus den drei wichtigsten Partnerländern. Für Spanien Kostas. Für die deutschsprachigen Länder ein Vertrauensmann Hallings. Drei Männer sehen sich gegenseitig auf die Finger. Das kommt der Sache zugute. Einer allein kann zu sehr...« – er blickte zu Boucicault –, »...zu sehr in die eigene Tasche wirtschaften.«

»Einverstanden.« Es kam von Halling.

»Und Sie, Boucicault?« fragte Robert scharf.

»Ich werde es mir überlegen«, antwortete der andere mürrisch.

Robert nahm sein Glas Eiswasser, als wolle er trinken. Doch nach kurzem Überlegen stellte er es hart auf den Tisch zurück und herrschte Boucicault an: »Haben Sie nichts Besseres?«

Der andere antwortete frostig: »Ich habe Eiswasser servieren lassen, damit wir alle einen klaren Kopf behalten.«

»Sorgen Sie sich ausschließlich um Ihren eigenen Kopf, Boucicault! Aber mir geben Sie gefälligst Whisky!«

Als Boucicault ihm einen wütenden Blick zuwarf, setzte Robert unmißverständlich hinzu: »Läuten Sie schon Ihrem Artilleristen! Er soll mir eine Flasche vom Besten bringen! Oder Sie sitzen hier allein!«

Wenig später stellte der weißblonde John mit verbissenem Gesicht eine Flasche Ballantines vor Robert auf den Tisch.

Robert schenkte sich ein, trank und fuhr fort: »Nun zu einem der Hauptprobleme, was die Veränderungen oder Verbesserungen anlangt: die stärkere Ausnutzung der Bettenkapazität. Bisher hat man bei der Kalkulation unterstellt, daß ein Bett an zweihundertzweiundfünfzig Tagen im Jahr belegt wird. Ob das tatsächlich zutrifft, sei hier dahingestellt. Tatsache ist, daß eine derartige Belegung einer Jahresbettenvermietung von siebzig Prozent entspricht. Abzüglich der Generalunkosten für Personal, Reparaturen, Strandpflege, Gartenpflege, Wartung der Sportstätten, des Yachthafens, der Restaurants und dergleichen, der Strom- und Wassergebühren, dem Koch- und Eßgeschirr-Ersatz, der Gemeindesteuern, des Büro- und Schreibmaterials, des Werbeetats und der uneinbringlichen Forderungen, verbleibt für ein Bett die Nutzung von vierzig Prozent. Und das ist zu wenig, meine Herren!«

»Die Nutzung ist aber nicht zu verbessern«, sagte Halling, als wolle er sich bei Robert dafür entschuldigen.

»Nicht durch Senkung der Unkosten«, gab Robert ihm recht, »das leuchtet auch mir ein, sondern nur durch eine Belegung an mehr als zweihundertzweiundfünfzig Tagen im Jahr.«

»Das ist unmöglich!« rief Boucicault außer sich.

»Warum?« antwortete Robert besonnen. »Es will mir einfach nicht in den Kopf! Gran Canaria hat ein Durchschnittsklima von dreiundzwanzig Grad Celsius! Hat im Jahr dreitausendzweihundert Sonnenstunden! Das sind rund dreihundert Tage mit Sonne! An den Küsten kühlt das Wasser des Atlantiks nie unter neunzehn Grad Celsius ab. Nicht einmal im Winter! Wo, meine Herren, finden Sie im europäischen Urlaubsgebiet ähnliche Voraussetzungen?! Nein, meine Herren, Sie können noch so viele Einwände dagegen vorbringen, Sie müssen auf die Zwischensaison setzen! Sie müssen die Zwischensaison ankurbeln! Nur die Zwischensaison bringt Ihnen den Gewinn! Die Zwischensaison, die hier auf der Insel, im Vergleich zu Konkurrenzorten, eigentlich die Voraussetzungen für eine Hauptsaison mitbringt!«

Robert hatte sich in eine Erregung hineingesteigert, die ihre Wirkung auf die beiden anderen nicht verfehlte. Er nahm einen Schluck Whisky zu sich und ließ sie nicht aus den Augen.

»Ich bin sofort auf Ihrer Seite!« sagte Boucicault zurückhaltend. »Wenn Sie mir den Weg aufzeigen, wie wir die Zwischensaison verkaufen können.«

»Das werde ich tun. Es ist ein Teil meines Werbeeinfalls. Ich wiederhole noch mal: Die Idee hat es bisher nirgendwo gegeben! Sie ist absolut neu und verspricht absoluten Erfolg.«

»Dann schlage ich vor, daß Sie die Idee endlich preisgeben!« sagte Boucicault ärgerlich.

»Wir kommen jetzt zu Punkt vier«, fuhr Robert unbeeindruckt fort, »zu einem Problem, das ich schon unter Punkt drei hätte abhandeln können. Denn es betrifft einen weiteren Verbesserungsvorschlag. Aber es ist für eine erfolgreiche Werbung ein derart zentrales Problem, sozusagen das Herzstück, daß ich Ihre Aufmerksamkeit uneingeschränkt darauf lenken will. Es ist das Problem, das über Erfolg oder Nichterfolg entscheidet. Über Sein oder Nichtsein. Wenn es nicht zur Zufriedenheit gelöst wird, steige ich unverzüglich aus. Nicht weil ich dann nicht mehr helfen will. Sondern weil ich dann einfach nicht mehr helfen kann. Weil dann Ihr Unternehmen zum Tod verurteilt ist. Und gegen ein Todesurteil bin auch ich machtlos.«

»Sie meinen, wenn es nicht zu Ihrer Zufriedenheit gelöst wird?« sagte Boucicault mißtrauisch. »Zu Ihrer!«

»Ja. Denn ich bin der Fachmann«, antwortete Robert kurz.

»Und um welches Problem handelt es sich?« fragte Halling.

Robert beachtete den Einwurf nicht: »Eine Zigarette mit der Marke ›Kohlenstaub‹ ist wohl kaum zu verkaufen. Oder ein Auto mit der Marke ›Todesrad‹. Oder ein...«

»Die Beispiele hinken!« unterbrach Boucicault ihn grob.

»Die Beispiele hinken keineswegs«, erwiderte Robert gleichmütig, »denn zu einem Autokauf animiert die Marke ›Todesrad‹ wohl ebensowenig wie zu einem unbeschwerten, sonnigen, lustigen Urlaub eine Bezeichnung, die so seriös klingt wie der Aufdruck auf einem Aktendeckel des Finanzamts.«

»Wir haben den Namen nicht unüberlegt gewählt«, sagte Halling zögernd.

»Vielleicht nicht unüberlegt«, meinte Robert, »aber sicherlich ungekonnt.«

»Mister Jansen, jetzt gehen Sie zu weit!« Boucicault war entrüstet. »Der Name enthält unsere beiden Namen!« Er meinte Halling und sich: »Und so soll es auch bleiben!«

»Ich war mir bewußt, daß ich mit dem Problem Ihren empfindlichsten Nerv – die Eitelkeit – treffe«, wandte sich Robert an beide, »aber es ist nicht zu umgehen. Der Name ›Parco Habo‹ muß verschwinden! Nicht nur abgeändert werden. Oder zur Seite gedrückt. Nein, ganz verschwinden! So, als hätte es ihn nie gegeben.«

»Nein!« Boucicault hieb mit der Faust auf den Tisch! »Nein! Nicht, so lange ich hier etwas zu sagen habe!«

Robert blieb ruhig: »Und wie steht es mit Ihrer Meinung, Halling? Ist Ihre Stimme nicht maßgebender als die Ihres Partners? Bei einundfünfzig Prozent Anteilen, meine ich?«

Boucicault sah von Halling zu Robert. »Nein, Mister Jansen, in diesem Punkt beißen Sie bei mir auf Granit!«

»Okay!« Robert klappte seinen Notizblock zu und erhob sich: »Boucicault, veranlassen Sie bitte, daß mir eine Tür geöffnet wird!«

»Sie wollen...?« fragte Halling tonlos.

»Ich gebe Ihnen dreißig Minuten«, sagte Robert, nahm seinen Block an sich und ging zwischen den Säulen hindurch dem Ausgang zu. Auf halbem Weg blieb er stehen und drehte sich um. »Beratschlagen Sie sich, ob Sie bereit sind, den Namen zu ersetzen. In dreißig Minuten will ich das Resultat wissen. Wenn Sie bereit sind, führen wir die Unterredung weiter. Wenn nicht, gehe ich. Und jetzt möchte ich in Ruhe telefonieren.«

11

Er hatte mit Vera den Anruf vereinbart. Er wollte sie wissen lassen, wann sie ihn zurückerwarten könne.

Boucicault stellte ihm für das Gespräch wortlos sein Privatbüro zur Verfügung.

Vera war sofort am Apparat: »Robert! Gut, daß du anrufst. Ich sitze wie auf Kohlen.«

»Es ging nicht früher, Vera. Leider. Wir sind noch mittendrin.«

»Bist du erfolgreich?«

»Bis jetzt, ja. Aber jetzt sind wir beim entscheidenden Punkt.«

»Der Name?«

»Ja.«

»Ich drücke dir die Daumen.«

»Danke. Und du? Wie vertreibst du dir die Zeit? Es wird immerhin noch ein paar Stunden dauern, bis ich...«

»Robert, bitte erschrick nicht. Ich habe gepackt.«

»Du hast – was?«

»Ich habe einfach darüber nachgedacht, was du mir heute beim Frühstück gesagt hast.«

»Was habe ich denn gesagt?«

»Daß du, wenn die Besprechung Erfolg hat...«

»Ach so, daß ziemliche Arbeit auf mich zukommen könnte!«

»Drei, vier Wochen, bis spät in die Nacht hinein, das hast du doch gesagt.«

»Ja, ja, aber...«

»Ich zweifle nicht daran, daß die Besprechung Erfolg hat.«

»Noch ist nichts entschieden. Ich habe ihnen dreißig Minuten Bedenkzeit gelassen. Hast du gesagt, du hast gepackt? Willst du etwa weg? Ganz plötzlich?«

»Ich wollte für einen der nächsten Tage buchen. Ich wollte, daß du in Ruhe arbeiten kannst. Aber bis in die nächste Woche hinein ist alles ausgebucht. Nur heute ist ein Platz freigeworden. Für die Nachmittagsmaschine.«

»Du willst wirklich weg?«

»Ich wollte hier nicht herumsitzen. Untätig. Und außerdem...« Sie zögerte: »Ich habe mir noch einmal die Sache mit Horst überlegt. Ich könnte zu Hause schon alles für meine... meine Trennung vorbereiten. Ich hoffe, du siehst es ein, Robert. Sieh mal, hier haben wir jetzt wahrscheinlich sowieso nicht mehr allzuviel von uns. Du wirst arbeiten. Deinen Kopf voll anderer Gedanken haben. Und ich sitze dann im Hotel und warte auf dich und vertrödle die Zeit. Zu Hause kann ich die Zeit nutzen. Je besser ich die Trennung von Horst vorbereite, desto eher sind wir zusammen. Was hältst du davon?«

»Du hast vielleicht recht.« Ihm kam ein Gedanke. »Wie wär's, wenn du die Entscheidung über den Namen abwartest? Wenn sie negativ ausfällt, habe ich ja Zeit für dich. Dann komme ich sofort zurück.«

»Sagen wir, wenn du in der nächsten Stunde nichts von dir hören läßt, weiß ich, daß du Erfolg gehabt hast. Ja?«

»Okay. Und sollten wir uns hier wirklich nicht mehr sehn, gibt's ja Telefon. Nimmst du denn an, daß dein Mann sofort freikommt?«

»Ja. Wenn alles so läuft, wie du es dir vorstellst, warum nicht?«

»Okay.« Er hatte sich mit ihrem Entschluß abgefunden. Er hätte es zwar lieber gesehen, wenn sie geblieben wäre. Auch wenn sie sich dann am Tag oft nur kurz hätten sehen können. Aber sie würden ja für immer zusammenbleiben. Kam es also auf ein paar Tage mehr oder weniger an?

»Wir verbleiben wie besprochen, ja?«

»Ja. Robert, ich drücke dir die Daumen.«

»Laß dich umarmen.«

12

Boucicault und Halling saßen schon auf ihrem Platz. Robert legte den Notizblock vor sich auf den Tisch und setzte sich ebenfalls.

Er sah von einem zum anderen und sagte bestimmt: »Ein Ergebnis?«

Boucicault lehnte sich mit dem Oberkörper weit über den Tisch und verschränkte seine klobigen Finger. »Es kommt darauf an, welcher neue Name zur Diskussion steht.« Seine Worte klangen bedächtig.

»Demnach sind Sie grundsätzlich mit einer Namensänderung einverstanden?«

»Ja«, übernahm Halling das Wort, »wir kamen zu der Auffassung, daß es letzten Endes nur um den Erfolg geht. Egal, mit welchen Mitteln er errungen wird. Das heißt, solange sie nicht gegen das spanische Recht verstoßen.«

Robert lehnte sich zurück in den Sessel, schlug seine Beine übereinander, klappte den Notizblock auf, legte ihn sich aufs Knie und begann Männchen zu malen. Dazu sprach er, in sich versunken: »Bedenken Sie bitte folgende Voraussetzungen: Der Name muß zum Urlaub anregen, verlocken, muß bezaubern, muß belebende Denkanstöße vermitteln, Interesse erwecken, muß sich einprägen und vor allem außergewöhnlich sein.«

»Haben Sie etwa schon einen Vorschlag?« fragte Boucicault argwöhnisch.

»Nicht nur einen Vorschlag«, sagte Robert trocken, »ich habe den Namen. Den endgültigen.«

»Er will uns überfahren! Aber laut Vertrag...!« Boucicault wandte sich an Halling, als erwarte er von ihm Unterstützung. Aber Halling wich seinem Blick aus und schwieg.

»Laut Vertrag müssen Sie einer so schwerwiegenden Entscheidung gemeinsam zustimmen, das ist mir schon klar. Aber Sie werden garantiert zustimmen, Boucicault! Denn mein Einfall wird für Sie Gold wert sein! Und Sie bekommen ihn sogar, leider, unter Preis!«

»Moment, Mister Jansen, von einem Honorar für Sie war nie die Rede!« Dem anderen stieg das Blut in den Kopf.

»Keine Angst, Boucicault. Ihr Etat wird nicht belastet! Ich arbeite nur für Gewinnbeteiligung. Das tut niemandem weh. Am wenigsten dem Unternehmen.«

»Gewinnbeteiligung?« rief der andere aufgebracht. »Auch darüber wurde nie gesprochen!«

»Dann sprechen wir eben jetzt darüber. Um die Diskussion abzukürzen – ich erhalte zwanzig Prozent vom Reingewinn«, sagte Robert gleichmütig, und als Boucicault zu einer Entgegnung ansetzen wollte, fuhr er fort: »In den ersten Jahren bringt das natürlich nichts, so viel weiß ich auch. Wenn aber mein Plan das halten sollte, was ich mir von ihm verspreche, dann fließen ab dem dritten Jahr die Gewinne ins Haus. Und an diesem Erfolg will ich beteiligt sein.« Und hart: »Ist das zuviel verlangt?«

Er spürte auf einmal wieder so etwas wie Jagdfieber in sich, Jagdfieber nach dem Erfolg. Er war voller Tatendrang.

»Nein«, sagte Halling, »ich bin einverstanden«, und zu Boucicault gewandt: »Und ich hoffe, Sie auch.«

»D'accord«, sagte Boucicault mißtrauisch, »wenn Mister Jansen einen derartigen Optimismus an den Tag legt, ist es nur zu meinem Vorteil. So, und jetzt möchte ich den Namen hören!«

»Der Name ist ganz einfach«, sagte Robert, »einfach und doch verblüffend.«

»Nun sagen Sie ihn schon!« drängte der andere.

Robert hob den Blick vom Notizblock und sagte in die erwartungsvolle Stille hinein: »The Seventh Heaven!« Es klang wie ein Paukenschlag.

Es vergingen ein paar Sekunden, dann wiederholte Halling auf deutsch, als lasse er die Worte genußvoll auf der Zunge zergehen: »Der siebente Himmel!«

Und Boucicault sagte anerkennend leise: »Le septième ciel.«

»Also einstimmig angenommen?« Robert sah vom einen zum anderen, und da beide nickten, ging er weiter: »Wir kommen zu Punkt fünf. Die Einteilung der Zielgruppen in Sprachräume. In der Reihenfolge, in der sie für uns als mögliche Umsatzträger interessant sind. Sie erinnern sich, daß wir unter Umständen ein Führungsgremium von drei Direktoren einsetzen wollen. Die drei sollen die in der Zielgruppenreihenfolge ersten drei Sprachgebiete vertreten. Ich glaube, daß wir uns auf zwei besonders werden stützen müssen. Auf das deutsche und auf das spanische.« Er sprach jetzt von ›uns‹ und ›wir‹ und bezog sich ganz in die Unternehmung mit ein.

»Ich stimme Ihnen zu«, sagte Boucicault zögernd, und zu Halling gewandt: »Welches Sprachgebiet kommt als drittes in Frage? Das englische? Italienische? Schwedische? Oder französische?«

»Schwer zu sagen.« Halling zuckte die Achseln.

»Ich habe Informationen eingezogen«, sagte Robert, »noch gestern über die hiesigen offiziellen Stellen. Und auch über andere. Zivilgouverneur. Cabildo Insular. Inselverwaltung. Flughafenpolizei. Hotels. Das Ergebnis ist einigermaßen repräsentativ. Der Fremdenstrom wird einwandfrei von den deutschsprachigen Nationen und den Spaniern angeführt. Dann folgen die Amerikaner mit dem englischen Sprachraum. Dann das französische Sprachgebiet mit Frankreich, Belgien, Luxemburg und Kanada. Dann die skandinavischen Länder. Und der Rest ist verhältnismäßig unbedeutend.«

»Sie haben gute Vorarbeit geleistet«, sagte Halling beifällig.

»Das heißt demnach«, sagte Boucicault, »der dritte Direktor sollte Amerikaner oder Brite sein.«

»Ja. Und das Ergebnis zeigt auch, in welchen Ländern wir die Schwerpunkte der Werbung setzen müssen«, ergänzte Robert, nahm einen Schluck Whisky und fuhr fort: »Der nächste Punkt, Punkt sechs, scheint, oberflächlich betrachtet, ein unbedeutender zu sein.

Der Schein trügt. Der Punkt ist ein Stein des ganzen Mosaiks. Fehlt aber ein Stein, so ist das Mosaik unvollkommen. Und wenn wir Erfolg haben wollen, müssen wir vollkommene Arbeit leisten. Punkt sechs also betrifft die Überlegung, daß wir die sogenannten Veränderungen des Ferienparks, also die Verbesserungen beim Personal, die Namensänderung – kurzum, die veränderte Einstellung, mit der wir dem Unternehmen zum Erfolg verhelfen wollen, nicht als Änderung verkaufen, sondern als totalen Neubeginn eines total neuen Unternehmens.«

»Sie meinen, wir sollten verschweigen, daß wir schon in der dritten Saison sind?« Halling hatte begriffen.

»Genau!« sagte Robert. »Für uns und für alle Welt soll es die erste Saison sein. Premiere! Nichts, aber auch gar nichts darf auf den ›Parco Habo‹ hindeuten! Wir rufen sozusagen einen völlig neuen Ferienpark ins Leben. Eben den ›Siebenten Himmel‹. Daß er zufällig auf dem Grundstück des früheren ›Parco Habo‹ liegt, sollen nur die wenigen erkennen, die ihn eben erlebt haben. Die anderen aber, der weitaus größere Teil also, erlebt unsere Premiere.«

»Einverstanden«, sagte Halling.

»D'accord«, sagte Boucicault.

»Punkt sieben«, setzte Robert fort. Er war jetzt richtig in Fahrt. Sein Spürsinn sagte ihm, daß er hier an seine ganz großen Erfolge anknüpfen konnte. An die Erfolge bei Farland, bei General Motors und bei Esso. Seine Sinne schärften sich von Gedanke zu Gedanke. Er hatte aufgehört, Männchen zu malen.

»Mit Punkt sieben«, erläuterte er, »kommen wir zum eigentlichen Thema Werbung. Oder sprechen wir in unserem Fall genauer von der ›öffentlichen Bekanntmachung‹ des neuen Ferienparks ›Der siebente Himmel‹. Eines der größten Unternehmen dieser Art überhaupt. Aber darüber hinaus das persönlichste, das charmanteste, das lieblichste und das vollkommenste. Kurz: der Ferienpark, der sowohl dem Körper als auch der Seele den siebenten Himmel vermittelt.«

»Großartig!« begeisterte sich Boucicault. »Eine ganz fantastische Werbeaussage!« Er schien seine Voreingenommenheit gegenüber Robert überwunden zu haben.

»Ja«, sagte Halling, »ich glaube, so liegen wir richtig.« Er schien längst verdrängt zu haben, daß er an die Amerikaner verkaufen wollte.

»Auf welche Weise aber hämmern wir diese Erkenntnisse den Menschen ein?« sagte Robert. »Da uns nur insgesamt fünfhunderttausend Mark zur Verfügung stehen, können wir uns keine Großwerbung leisten. Ich meine eine Werbung, die schon allein durch ihre geballte Häufigkeit in allen Medien zum Erfolg kommt, die den Kunden sozusagen überfährt. Bedenken Sie, daß zum Beispiel in Deutschland dreißig Sekunden Fernsehwerbung im Schnitt etwa dreißigtausend Mark kosten. Ins Bewußtsein der möglichen Kunden dringt aber eine Fernsehwerbung frühestens nach dem fünften-, sechstenmal in beinahe ununterbrochener Reihenfolge. Das würden Kosten von einhundertachtzigtausend bedeuten! Auf diese Weise hätten wir aber nur ein Land abgedeckt! Bezogen auf die Umsatzerfahrungen, die für den Fremdenverkehr auf der Insel gelten, allenfalls vierundzwanzig Prozent. Wie aber wollen wir so alle hundert Prozent erreichen?«

Er nahm erneut einen Schluck Whisky. »Nein, meine Herren, die Erfahrung lehrt, eine Werbung im üblichen Stil bedarf großer finanzieller Mittel. Mindestens eines Werbeetats von zehn Prozent des möglichen Gesamtumsatzes. Und den erreichen wir mit unseren läppischen fünfhunderttausend nicht im entferntesten. Nein, eine Werbung mit unzureichenden Geldmitteln ist von vornherein zum Scheitern verurteilt. Da ist jede Mark, jeder Dollar, jeder Franc zum Fenster hinausgeworfen.«

»Das leuchtet ein«, sagte Boucicault, »aber wie sollen wir dann mit einem derartig unzureichenden Etat jemals auf die Beine kommen? Nur über Anzeigen in Tageszeitungen? Oder über Prospekte, die in Reisebüros in irgendwelchen Regalen vergammeln?«

»An Prospekten werden wir nicht vorbeikommen«, sagte Robert, »aber sie müssen mit Maß und Ziel eingesetzt werden. Das heißt, genau ausgeklügelter Umfang, genau ausgeklügelte Farben, genau ausgeklügelte Auflage in den verschiedenen Sprachen. Aber Prospekte können niemals ein Geschäft anreißen. Sie wirken werbetechnisch allerhöchstens flankierend.«

»Was bleibt uns also? Die Radiowerbung? Die Anzeigen in den Broschüren der Reisegesellschaften?«

»Beides verspräche allein keinen Erfolg. Die Anzeigen in den Broschüren der Reisegesellschaften müssen uns außerdem kostenlos zufallen. Das heißt, ›Der siebente Himmel‹ muß derart in aller Munde sein, daß die Reisegesellschaften geradezu gezwungen sind, ihn in hervorragender Aufmachung in ihr Angebot aufzunehmen. Nein, mit den althergebrachten Mitteln haben wir keine Chance. Da sind, wie gesagt, fünfhunderttausend nur ein Tropfen auf den heißen Stein.«

»Was gibt es sonst noch an Werbemöglichkeiten?« Boucicault stellte die Frage sich selbst und sprach dann achselzuckend zu den anderen: »Mir fällt nichts ein.«

»Schulden machen«, sagte Halling kurz, »man könnte die Bezahlung der Anzeigenrechnungen hinausschieben.«

»Aber nicht bis in alle Ewigkeit«, entgegnete Robert, »das Fernsehen läßt neue Kunden außerdem oft vorher bezahlen. Nein, so kommen wir auch nicht zum gewünschten Erfolg. Denn ein werbetechnischer Erfolg kann sich für uns einstellen, wenn wir – wie sagt man in Deutschland? – nicht kleckern, sondern klotzen! Wenn wir eine geballte Aktion starten. Eine Aktion, die jede andere ähnliche Werbung einfach an die Wand drückt.«

»Ich bin am Ende mit meinem Latein«, sagte Halling.

»Ich auch.« Boucicault wischte sich mit dem Taschentuch über die schweißnasse hohe Stirn.

»Und ich war es auch«, sagte Robert, »und plötzlich hatte ich den Ausweg.« Unwillkürlich dachte er daran, wie er mit Vera am Vortag in dem kleinen Gartenlokal in Tafira zu Mittag gegessen hatte. Sopa de ajo! Er sah auf seine Armbanduhr. Seit dem Telefongespräch mit Vera waren inzwischen mehr als fünfzig Minuten vergangen. Wahrscheinlich befand sie sich schon auf dem Weg nach Gando, zum Flughafen.

»Der Ausweg, Jansen!« Boucicault riß ihn aus seinen Gedanken: »Sie wollten uns den Ausweg aufzeigen!«

»Ach ja! Ganz einfach: Werbung kommt für uns nicht in Frage. Oder nur als flankierende Maßnahmen. Siehe Prospekte. Wie aber kann man sich mit einer großen Aktion dennoch ans breite Publikum wenden?«

»Preisausschreiben?« Boucicault war skeptisch.

»Die grobe Richtung stimmt«, sagte Robert, »aber auch ein Preisausschreiben können Sie nur auf den gewöhnlichen Werbewegen veröffentlichen. Und diese Wege kosten leider Geld. Mehr als wir haben. Nein, die Richtung heißt: PR! Public Relation. Wörtlich übersetzt: ›öffentliche Erzählung‹. Also Artikel in den Tageszeitungen, Sendungen im Radio und im Fernsehen, außerhalb der Werbung! Und somit kostenlos.« Robert weidete sich an der Verblüffung der anderen und setzte hinterher: »Das heißt für unseren Fall: nicht mehr Kosten verschlingend als Geld vorhanden ist.«

»Sekunde!« Boucicault hatte sich gefaßt. »Seit wann werden denn Artikel in den Zeitungen überhaupt bezahlt?«

»Sie werden ja auch nicht bezahlt. Es gibt nur wenige Journalisten, die sich auf so etwas einlassen.«

»Aber Sie haben eben...?« Halling sah Robert ungläubig an.

»Lassen Sie mich zu Ende kommen«, sagte Robert, »natürlich können wir nicht von Redaktion zu Redaktion laufen, von Fernsehgesellschaft zu Fernsehgesellschaft, von Radiogesellschaft zu Radiogesellschaft, und versuchen, Veröffentlichungen für unser Produkt unterzubringen. Erstens wäre die Arbeit zu mühsam. Zweitens würden wir bestenfalls eine Folge von Veröffentlichungen erreichen, die sich über einen viel zu langen Zeitraum hinziehen würde. Für die Public-Relation-Arbeit gilt aber in unserem Fall der gleiche Grundsatz wie für die Werbung: Nur eine geballte Aktion kann zum Erfolg führen.«

»Das werden Sie kaum erreichen«, sagte Boucicault. Die Enttäuschung stand ihm im Gesicht.

»Doch! Und ich sage Ihnen auch, wie. Der Plan ist verhältnismäßig einfach.« Robert rückte seinen Sessel vom Tisch weg, stand auf und durchschritt die geräumige Halle, die Hände auf dem Rücken verschränkt, den Kopf gesenkt, als überlege er, wie er den Plan den anderen am anschaulichsten unterbreiten könnte.

13

»Dem Journalisten wird gewöhnlich ein besonders ausgeprägtes Berufsethos unterstellt«, begann Robert. »Ethos! Wie etwa auch den Geistlichen oder den Ärzten. Das ist aber geradezu unsinnig!« Er ging nachdenklich auf und ab und setzte seine Worte mit Bedacht.

»Wollen Sie etwa behaupten, der Journalist sei sich seiner beruflichen Verantwortung nicht bewußt?« Boucicault sah zu Robert und von ihm zu Halling. Halling schwieg.

»Ich behaupte, ein Journalist ist ein Mensch wie Sie und Sie«, fuhr Robert fort und nickte fast unmerklich seinen beiden Zuhörern zu: »Er lacht, ist erschüttert, schwitzt und liebt, nicht anders als andere Menschen auch. Und was sein berufliches Verantwortungsbewußtsein betrifft, so ist er auch hier den anderen Menschen gleich. Der eine geht seinem Beruf mit einer gewissen Verantwortung nach, der andere eben nicht. Ähnlich einem Ingenieur, einer Sekretärin, aber auch einem Geistlichen und einem Arzt.«

»Was hat das mit unserem Vorhaben zu tun, unser Projekt der breiten Öffentlichkeit zugänglich zu machen?« fragte Halling unschlüssig.

Robert überging die Frage. Er stand jetzt unter dem Bogen zwischen zwei Säulen. Er kniff die Augen zusammen, wie um sich zu konzentrieren. »Ein Journalist ist also kein überirdisches Wesen. Sondern ein Mensch mit all seinen Stärken und Schwächen. Er liebt das Leben. Er zahlt Steuern. Er setzt sich ein materielles Ziel. Einen Wagen. Neue Kleidung. Den nächsten Urlaub. Das Ziel muß er sich verdienen. Er bezieht ein festes Monatseinkommen. Oder er ist freier Journalist und lebt von anfallenden Honoraren. In jedem Fall sind seinem Einkommen gewisse Grenzen gesetzt.«

»Läuft Ihr Plan etwa auf Bestechung hinaus?« fragte Boucicault freundlich. Es klang, als begrüße er es, wenn seine Vermutung zuträfe.

»Nein, Boucicault«, sagte Robert bestimmt, »Sie schätzen mich vollkommen falsch ein.« Er stand jetzt mit dem Rücken an eine der Säulen gelehnt, hatte seine Hände in den Hosentaschen vergraben und den Blick auf das Mosaik des roten Steinfußbodens gesenkt. »Mit Bestechung kommen Sie bei Journalisten auf die Dauer nicht zum Ziel.«

»Na und? Dann eben nur vorübergehend!« Boucicault war von der Idee angetan und wandte sich an Halling.

Halling zögerte. »Sie meinen wirklich, Journalisten sind bestechlich?« Seine Frage galt Robert.

»Man kann es natürlich nicht verallgemeinern«, antwortete Robert, »aber warum sollte ausgerechnet ein Journalist nicht bestechlich sein?«

»Auch einflußreiche Journalisten? Solche, die für uns wertvoll sein könnten?« fragte Boucicault voller Eifer in die Runde und lehnte sich mit erhobenem Kinn in den Sessel zurück.

»Ohne weiteres«, sagte Robert, »auch einflußreiche und für uns wertvolle Journalisten sind des Rechnens mächtig und können zwei und zwei zusammenzählen.«

»Bon!« Boucicault saß unbeweglich. »Eine einfache Rechnung! Wir haben fünfhunderttausend zur Verfügung!«

»Fünfhunderttausend«, sagte Halling nachdenklich, und dann unternehmungslustig zu Robert: »Wie viele Journalisten können wir mit fünfhunderttausend bestechen?«

»Anders gefragt«, schaltete Boucicault sich ein: »Wieviel muß einer bekommen, damit er so schreibt, wie wir wollen? Fünftausend? Zehn? Zwanzig?«

»Ich meine, fünfzig mindestens«, sagte Halling, »und das ist wohl nicht allzuviel. Mit fünfzigtausend werden wir wahrscheinlich nur ein paar Anfänger erreichen.«

»Und dann mit Sicherheit auch nur zehn«, sagte Robert trocken. »Nein, meine Herren, auch auf die Gefahr hin, daß Sie es nur schwer verdauen: Im Umgang mit der Presse sind Sie Stümper! Und Sie sind kurzsichtig! Ein Projekt wie ›Der siebente Himmel‹ läßt sich nicht mit Krücken auf die Beine stellen. Das muß fest stehen, auf viele Jahre hinaus! Nein, Ihre Rechnung würde nicht aufgehen. Auch wenn wir der Journalistenbranche keine besondere Moral unterstellen, dürfen wir trotzdem eins nicht außer acht lassen: Diese Branche ist hellhörig wie kaum eine zweite! Zwar verteidigt sie sich gegen Angriffe von außen auch wie kaum eine andere. Aber sie kontrolliert sich auch selbst, fast wie einander feindliche Geheimdienste das tun. Nein, eine Bestechung würde nie unbemerkt bleiben. Denn der Neid ist eine allgemein menschliche Schwäche. Davon ist auch der Journalist nicht ausgenommen. Nein, meine Herren, mit einer Bestechung würden wir uns einen Strick um den Hals legen.«

»Dann kann ich mir nicht vorstellen, worauf Sie hinauswollen«, sagte Halling.

»Ich will darauf hinaus«, entgegnete Robert mit vielsagendem Lächeln, »daß ich einen der größten und sicher den charmantesten Ferienpark der Welt innerhalb von wenigen Wochen bekanntmachen muß. Wir haben jetzt März. Spätestens Ende Juni muß das Geschäft einsetzen.«

»Und zwar ohne den geringsten Aufwand an Werbung, wie Sie selbst festgestellt haben!« sagte Halling zweifelnd.

»Eine Werbeaktion für fünfhunderttausend ist für uns sinnlos, darin sind wir uns einig. Wir sind uns auch einig, daß wir das Geld nur für Public Relation ausgeben wollen. Für eine geballte Aktion von Public Relation!«

»Nun lassen Sie endlich die Katze aus dem Sack!« Boucicault beugte sich über den Tisch und legte seine Stirn in Falten.

»Okay!« sagte Robert. »Wir chartern zwei Flugzeuge!«

»Flugzeuge?« fragte Halling argwöhnisch. Boucicault sagte nichts. Ihm hatte es die Sprache verschlagen. Er sah Robert nur aus entsetzten Augen an.

»Ja, zwei Flugzeuge«, wiederholte Robert, »für insgesamt rund zweihundert Passagiere.« Er kostete seinen Überraschungserfolg aus, ehe er weitersprach: »Für rund zweihundert Journalisten aus den für uns wichtigsten Ländern. Zweihundert Topleute! Redakteure und Fotografen. Von Tageszeitungen, Wochenblättern, Agenturen, Radiogesellschaften und Fernsehstationen.«

»Und wie...? Ich verstehe nicht.« Boucicaults Stimme klang hohl.

»Die zweihundert Topjournalisten fliegen wir hierher nach Gran Canaria. Eine Gruppe von New York aus. Die andere von Frankfurt. Sie sind acht Tage lang unsere Gäste. Und spätestens drei Wochen danach werden nicht nur an die zweihundert groß aufgemachte und für uns wertvolle Artikel, Interviews, Fernsehfeatures und ähnliches erscheinen, sondern die ganze Presse wird umfassend über unsere Aktion berichten.«

»Hm.« Boucicault war skeptisch. Halling enthielt sich einer Äußerung.

»Also eine Aktion, bei der nicht nur das Objekt, in diesem Fall ›Der siebente Himmel‹, sondern auch die Aktion als solche für die Presse und alle Medien ein gefundenes Fressen sein werden!« Robert setzte sich wieder auf seinen Platz.

»Mister Jansen«, sagte Boucicault kühl, »ich glaube, Sie vergaloppieren sich!«

»Nein, Boucicault, ich weiß genau, wovon ich rede.«

»Wir haben nur fünfhunderttausend zur Verfügung«, sagte Boucicault, als gäbe er das Unternehmen für verloren: »Alberne fünfhunderttausend! Zwei-, dreihunderttausend verschlingen sicher die zwei Chartermaschinen!«

»Das ist auch etwa meine Rechnung.« Robert blieb gelassen.

»Und mit den restlichen paar Hunderttausend wollen Sie...!« Boucicault vollführte eine abfällige Handbewegung: »Sinnlos, Mister Jansen. Oder glauben Sie vielleicht, die Kerle schreiben Ihren schönen Augen zuliebe? Oder weil sie sich acht Tage kostenlos in die Sonne legen dürfen? Das ist doch kindisch! Darauf beißt Ihnen doch keiner an!«

»Es wird eine Jury gebildet!« sagte Robert bestimmt. Er sah von einem zum anderen. Sie wichen seinem Blick aus. »Eine Jury, die sich aus fünf Leuten zusammensetzt. Aus zwei Journalisten und aus uns dreien. Der beste Beitrag, der innerhalb von drei Wochen über den ›Siebenten Himmel‹ erscheint, wird prämiiert. Unter Ausschluß des Rechtsweges natürlich.«

»Quatsch!« Boucicault winkte abermals ab. »Dann bestechen wir lieber zehn von diesen Burschen mit je fünfzigtausend.«

»Es wird nur ein Beitrag ausgezeichnet«, sagte Robert. Er ließ sich nicht aus der Ruhe bringen: »Ein einziger. Mit zweihundertfünfzigtausend Mark. Zweihundertfünfzigtausend! So viel hat noch kein Journalist der Welt jemals für einen Beitrag bekommen. Für eine Geschichte, die er in der Sonne liegend erlebt hat.«

Für eine Weile war es still im Raum. Nur der schwere Atem von Boucicault war zu hören.

Dann ergriff Halling das Wort: »Der Einfall ist umwerfend gut. Sie haben recht, Mister Jansen, so etwas hat es noch nie gegeben.«

»Und wenn nun gerade diese zweihundert ausgewählten Burschen nicht bestechlich sind?« Boucicault hatte seinen Argwohn noch nicht aufgegeben.

»Sie werden nicht bestochen!« erwiderte Robert hart: »Sie werden nur angespornt. Angespornt, zweihundertfünfzigtausend zu verdienen. So viel, wie sie bestimmt nicht in einem Jahr schaffen. Manche vielleicht nicht einmal in zwei. Eine einmalige Chance für jeden. Glauben Sie wirklich, Boucicault, es gibt einen, der die Chance nicht nutzt? Zweihundertfünfzigtausend! Auch ein Journalist träumt davon, einmal in der Lotterie zu gewinnen. Einmal an das große Geld zu kommen. Also geben wir ihm die Chance! Lassen wir ihn gewinnen!«

Robert trank einen Schluck Whisky. Dann fuhr er fort: »Millionen von Menschen spielen Woche für Woche in der Lotterie. Aber keiner von diesen Millionen Menschen spielt wegen des vierten, dritten oder zweiten Gewinnrangs. Jeder, aber auch wirklich jeder, hat nur ein Ziel vor Augen: den Hauptgewinn. Das große Geld! Alle spielen sie nur wegen des ganz großen Traums vom großen Glück. Glauben Sie vielleicht, Boucicault, Journalisten sind da anders? Nein, zweihundertfünfzigtausend müssen es sein! Zweihundertfünfzigtausend! Davon wird auch der dickfelligste Gaul angetrieben. Zweihundertfünfzigtausend! Für vielleicht nur ein einziges Foto! Für vielleicht nur vierzig, fünfzig Zeilen Text! Stellen Sie sich vor: ein Zeilenhonorar von fünftausend! Wo hat es das jemals gegeben! Zweihundertfünfzigtausend als Auszeichnung für einen Radio- oder Fernsehbeitrag von vielleicht nur fünf, vielleicht nur drei Minuten! Nein, der Anreiz ist einfach zu übermächtig. Da machen alle mit. Und ich garantiere jetzt schon: Nicht nur die Beiträge werden veröffentlicht, nein, die ganze Presse wird dieses Spektakel aufgreifen und wird sich über unsere Aktion das Maul zerreißen! Und überall, wo darüber gesprochen oder geschrieben wird, muß notgedrungen der Name ›Der siebente Himmel‹ erwähnt werden. Überall! Ohne Ausnahme!«

Er holte tief Luft. »Innerhalb von wenigen Wochen wird es wohl kaum einen möglichen Kunden geben, der den ›Siebenten Himmel‹ nicht kennt!«

Er erhob sich. Für ihn war die Unterredung beendet. Er hatte sich völlig verausgabt.

14

Schon am darauffolgenden Tag begann Robert mit den Vorbereitungen für die Aktion. Er gab sein Zimmer im ›Santa Catalina‹ auf und zog in den Ferienpark, ins ›Santa Paloma‹. Dort errichtete er auch sein Büro. Als Hilfskräfte standen ihm Carlos Kostas und dessen Sekretärin, eine junge, eifrige Spanierin, zur Verfügung.

Nie zuvor in seinen vergangenen, erfolgreichen Jahren hätte er sich mit einem derart kleinen Mitarbeiterstab zufriedengegeben. Jetzt aber störte es ihn nicht, daß die Bedingungen, unter denen er arbeitete, mehr als behelfsmäßig waren. Er arbeitete Tag für Tag bis spät in die Nacht. Er arbeitete für Vera.

Vera war, wie sie ihm am Telefon angekündigt hatte, noch am Nachmittag während seiner Unterredung mit Boucicault und Halling nach Deutschland zurückgeflogen.

Sowohl Boucicault als auch Halling hatten am Ende dieser Unterredung Roberts Vorschlägen bedingungslos zugestimmt. Sie teilten seinen Optimismus und waren vom baldigen Aufschwung ihres Unternehmens überzeugt. Noch am selben Nachmittag brach Halling die Verhandlungen mit der McKenzie-Gruppe und den anderen Amerikanern ab.

Wenig später gab Boucicault seinen Partner frei. Die Morddrohung wurde weder von ihm noch von Halling mehr erwähnt. Es war, als habe es sie nie gegeben. Als Robert darauf zu sprechen kam, gingen die beiden anderen darüber hinweg, und Boucicault verabschiedete Halling wie einen liebgewonnenen Freund: »Sie waren mir ein angenehmer Gast, und ich hoffe, Sie haben sich bei mir wohl gefühlt.« Er unterdrückte jegliche Ironie, und Robert konnte sich des Eindrucks nicht erwehren, der andere glaube offenbar seine eigene Heuchelei.

Halling reiste einen Tag später erleichtert nach Hause. Er gab Boucicault noch schroff zu verstehen, er warte nur noch ab, bis das Geschäft mit dem ›Siebenten Himmel‹ in Schwung gekommen sei, und werde dann verkaufen: »Aber nicht an die Amerikaner. Und auch nur neunundvierzig Prozent. Die restlichen zwei Prozent werde ich behalten. Und so das Zünglein an der Waage sein.«

Eine Woche nachdem Robert die Aktion in Angriff genommen hatte, konnte er die Einladungen an genau 226 ausgesuchte Journalisten und Fotoreporter verschicken lassen. In Spanien unter anderem an die Tageszeitungen ›Marca‹, Madrid, und ›Dicen‹ sowie ›El Mundo Deportivo‹, Barcelona, in Deutschland an die ›Frankfurter Allgemeine Zeitung‹, den ›Spiegel‹, ›Die Zeit‹, ›Die Welt‹, an ›Bild am Sonntag‹, die ›Süddeutsche Zeitung‹, an den ›Stern‹ und an ›Capital‹, in die Schweiz an die ›Neue Zürcher Zeitung‹ und an die ›Weltwoche‹, in den USA an die ›New York Times‹, an ›Time and Life‹, ›Newsweek‹, ›Saturday Evening Post‹, ›McCalls‹, ›Vogue‹, ›Los Angeles Magazine‹, ›Los Angeles Times‹, in Japan an die ›Yomiuri Shimbun‹, in England an die London ›Times‹, an den ›Observer‹, den ›Daily Herald‹, den ›Sunday Express‹, den ›Guardian‹, in Dänemark an die ›Berlingske Tidende‹, in Holland an ›De Telegraaf‹, in Frankreich an ›Le Monde‹, ›Le Figaro‹, ›Paris Match‹, ›Le Matin‹, an die Agenturen AP, UPI, Reuter, DPA, AFP, und an die Radio- und Fernsehstationen in 87 Ländern der Welt.

Vera rief Robert an jedem zweiten Tag von Deutschland aus an. Sie hatte mit ihrem Mann eine qualvolle Aussprache gehabt, in der er alle Verfehlungen abgestritten hatte. Daraufhin hatte sie einen Anwalt beauftragt, sich der Angelegenheit anzunehmen und bei der Bank Erkundigungen nach den womöglich gefälschten Unterschriften einzuziehen. Aber er hatte noch keinen Erfolg.

Bei den letzten Telefongesprächen hatte Robert den Eindruck, daß ihre Stimme merkwürdig kühl geklungen habe. Doch er hatte die Vermutung verdrängt. Vielleicht hatte er sich nur getäuscht.

Nun war der Tag gekommen, an dem die zwei Chartermaschinen mit 226 Journalisten in Gando gelandet waren. Alle Einladungen waren angenommen worden. War wirklich einer der Gäste im letzten Augenblick verhindert gewesen, so hatte er sich durch einen Kollegen vertreten lassen.

Robert begrüßte die Gäste im Ferienpark und wiederholte in einer launigen Ansprache noch einmal die Bedingungen für den Wettbewerb: »Berichten Sie objektiv und auch kritisch, aber der Sache dienlich. Und vor allem: Haben Sie Erfolg und gewinnen Sie die Prämie von zweihundertfünfzigtausend Mark. Ich schließe jeden von Ihnen in mein Abendgebet ein.«

Schon ein paar Tage danach erschienen die ersten Artikel, Fotoserien und Radiobeiträge. Nach drei Wochen aber häuften sich in allen Medien der angesprochenen Länder die Beiträge über die Premiere des ›Siebenten Himmel‹. Nie zuvor war auch nur annähernd so viel über ein ähnliches Ereignis berichtet worden. Weitere drei Wochen später wurde anläßlich eines Festakts im Ferienpark der Preis verliehen. Er ging an den Chefreporter des US-Magazins ›Time and Life‹, für eine teils heitere, teils kritische, aber der Sache nützliche, hervorragende Zwei-Seiten-Story. Und wieder berichteten alle großen Agenturen von diesem Ereignis.

Für Robert war die Aktion abgeschlossen. Die Buchungen für den ›Siebenten Himmel‹ setzten sprunghaft ein. Nach wenigen Tagen waren die Monate Juni, Juli und August, also die für Gran Canaria gewöhnlich unergiebige Zwischensaison, vollkommen ausgebucht.

Der Erfolg sprach sich herum. Robert erhielt mehrere ausgezeichnete Angebote aus verschiedenen Zweigen der Industrie. Er bat sich für alle Bedenkzeit aus. Er wartete noch immer auf eine klare Entscheidung von Vera.

Sie hatte ihn nach wie vor angerufen. Zuletzt allerdings wurden die Abstände zwischen den Anrufen immer größer. Ihr Anwalt war in der Angelegenheit der Unterschriftenfälschung noch immer nicht zu einem schlüssigen Ergebnis gekommen. Und seit neun Tagen hatte sie sich überhaupt nicht mehr gemeldet.

Robert fühlte sich verlassen. Er konnte sich Veras Verhalten nur schwer erklären. Schon die letzten Telefongespräche waren in herkömmlichen Redensarten erstarrt. Ob sie ihn aufgegeben hatte? Ob sie sich mit ihrem Mann wieder versöhnt, ihm alles verziehen hatte? Vielleicht war ihre Bindung zur Familie doch stärker, als sie es sich hatte eingestehen wollen? Ja, wahrscheinlich war das der Grund ihres merkwürdigen Benehmens, sagte er sich. Er war traurig, unendlich traurig.

Er meldete ein Gespräch nach Deutschland an, nach Baden-Baden. Er wollte es von ihr selbst erfahren, wollte hören, daß sie sich nun doch für ihre Familie entschieden hatte. Als die Verbindung zustande kam, merkte er, wie seine Hand, die den Hörer hielt, zitterte. Am anderen Ende der Leitung war eine fremde weibliche Stimme, offenbar das Hausmädchen: »Wie war Ihr Name? Jansen? Einen Augenblick, ich sage Frau Halling Bescheid.« Und nach einer Weile: »Nein, Frau Halling ist jetzt nicht zu sprechen. Für niemanden.«

»Hat sie was für mich ausrichten lassen?«

»Nein, nichts.«

Ihm war, als zerreiße sein Herz. Er brauchte Stunden, ehe er einen klaren Gedanken fassen konnte. Dann rüstete er zur Abreise am darauffolgenden Tag. Er würde das Angebot der Bloomingdale Company in Houston annehmen. Bloomingdale-Fleischwaren.

Er saß schon im Landrover von Kostas, der ihn zum Flughafen bringen wollte, da winkte die Sekretärin aufgeregt aus dem Fenster. Es galt ihm. Ein Anruf aus Deutschland.

15

Es war Vera. Ihre Stimme klang gelöst und frohgemut: »Robert, du hast gestern angerufen?«

»Ja. Und du hast dich nicht sprechen lassen.« Verschlossen.

»Robert, was ist mit dir? Bist du ärgerlich?«

»Warum hast du dich nicht sprechen lassen?« Streng, als führe er ein Verhör.

»Aber Robert! Es war einfach eine dumme Situation. Laß sie dir erklären. Hast du gerade etwas Zeit?«

»Ja, ich habe Zeit.« Kurz angebunden.

»Als du gestern angerufen hast, war ich mitten im entscheidenden Gespräch mit Horst. Wegen der Unterschriften, du weißt es. Mein Anwalt hatte endlich die Beweise beigebracht. Ich wollte das Gespräch nicht unterbrechen. Und vor allem nicht dadurch belasten, daß Horst erfährt, wer mich sprechen will. Ich habe das Mädchen gar nicht zu Wort kommen lassen. So ist dein Name gar nicht gefallen. Erst später habe ich erfahren, daß du es warst. Ach, Liebling, es tut mir so leid, daß ich dich anscheinend enttäuscht habe. Es tut mir schrecklich leid.«

»Schon gut.« Er war erleichtert. »Und wie ist das Gespräch verlaufen?«

»Schrecklich. Erniedrigend. Für beide Teile. Du wirst es vielleicht nicht verstehen, daß ich unbedingt erst die Beweise haben wollte, ehe ich mich auf dieses Gespräch einließ. Denn beim erstenmal hat er ja alles rundweg abgestritten. Du darfst nicht glauben, daß ich dir nicht

428

vertraute, Robert. Daß mir dein Wort nichts bedeutet hat. Was du mir
damals über ihn gesagt hast, damals auf unserem abendlichen Spaziergang, das hat mir vollauf genügt. Für mich. Aber nicht für ein Gespräch mit ihm. Da war ich plötzlich schutzlos allein. Ohne deinen
Beistand. Da war ich seiner Rede hilflos ausgeliefert. Und er hat mir
einfach ins Gesicht gelacht und alles geleugnet. Er hat mich unsicher
gemacht vor mir selbst. Ich konnte ihn nicht packen. Nicht überfüh-
ren. Er hat mir irgendwelche Fachausdrücke entgegengeschleudert,
und ich mußte sie ihm abnehmen. Ob ich wollte oder nicht. Ich bin
doch Laie. Absoluter Laie. Er war mir überlegen. Haushoch überlegen. Und ich wurde von Minute zu Minute verwirrter. Es war
schrecklich damals. Ich habe es dir in unseren Gesprächen ja manchmal angedeutet.«

»Ja, manchmal. Aber nur unklar.«

»Natürlich. Weil ich mir ja selbst nicht klar war. Weil ich von
Zweifeln gepeinigt wurde. Weil ich eine furchtbare Zeit mitgemacht
habe. Weil ich sie anscheinend mitmachen mußte. Es war, als habe
ich vor einem langen dunklen Tunnel gestanden. Ich mußte da einfach
hindurch. In mußte mich aus eigener Kraft von Horst lösen. Nur ich
allein konnte das schaffen. Ich ganz allein. Ohne Hilfe von außen. So
beruhigend mir deine Hilfe gewesen wäre. Ich wollte keine Beweisführung, die sich nur auf dich als Zeugen aufbaut. Auf diese Weise
hätte ich es nicht geschafft. Ich hoffe inständig, du kannst mich verstehen.«

»Ja, Vera, ich kann es.«

»Du mußt bei unseren Telefongesprächen doch manchmal gelitten
haben. War ich sehr... sehr zurückhaltend?«

»Ja, das warst du.«

»Ach, Robert, ich konnte doch damals nicht anders. Ich wollte
deine Stimme hören und war mir auf der anderen Seite darüber im
klaren, daß ich gar nicht in der Verfassung war, mit dir zu sprechen.
Nicht deinetwegen. Meinetwegen. Der seelische Druck, der auf mir
lastete, war einfach zu stark. Robert, bitte, sag, daß du mir verzeihst.«

»Ich verzeihe dir.«

»Oh, Liebling, ich bin ja so glücklich. Ich bin jetzt vollkommen
glücklich. Ich habe diesen langen dunklen Tunnel hinter mir. Die
Aussprache gestern hat über fünf Stunden gedauert. Fünf Stunden!
Ich war hinterher wie gerädert. Und doch glücklich. Vor allem, als
mir das Mädchen sagte, daß du angerufen hattest. Das erstemal, Robert, daß du mich angerufen hast! Ich wußte sofort, daß es etwas zu

bedeuten hatte. Du hast mich doch angerufen, um mir zu sagen, daß du mich liebst?«

»Ich...« Er wollte ihr schildern, in welcher innerlichen Verfassung er sich befunden hatte, wie er von Zweifeln getrieben war, von Zweifeln an ihrer Liebe. Doch er brach den Satz ab.

»Liebling, was ist? Sag mir, warum du mich angerufen hast.«

»Weil ich dir sagen wollte, daß ich dich liebe.« Und es ist die Wahrheit, dachte er, die reine Wahrheit. Nur die Liebe hatte ihn zum Entschluß kommen lassen, das Gespräch nach Baden-Baden anzumelden.

»Danke, Liebling. Ich liebe dich auch. Mit meinem ganzen Herzen. Mit all meinen Gedanken. Ich liebe dich. Ich liebe dich. Ich liebe dich.« Und dann: »Robert?«

»Ja?«

»Was tust du gerade? Erzähl mir. Ich möchte dich mir vorstellen können. Warst du im Büro? Draußen im Gelände? Erzähl!«

»Ich wollte gerade wegfahren.«

»Weg? Wohin?«

»Nach Gando. Zum Flughafen.«

»Um jemanden abzuholen? Ach, Robert, da habe ich dich ja wirklich gestört. Entschuldige bitte. Wir machen Schluß, ja?«

»Nicht um jemand abzuholen. Um selbst wegzufliegen.«

»Du wolltest...?« Sie sprach leise.

»Ich war im Begriff abzureisen. Nach Houston. Zu einem neuen Auftrag.«

»Du warst im Begriff...? Ohne es mir zu sagen?«

»Ich hätte mich von unterwegs gemeldet. Von New York aus.«

»Du wolltest abfliegen? Ohne mich?«

»Ich sage doch, ich habe einen neuen Auftrag angenommen.«

»Und ich... ich wollte dich fragen...« Ihre Stimme versagte. Die letzten Worte gingen in ein Schluchzen über.

»Was, Liebling? Was wolltest du mich fragen?«

»Ich wollte dich fragen, ob ich zu dir kommen kann.« Sie schluckte: »Ob du mich nimmst. Für immer.«

»Ja. Ich nehme dich. Ich nehme dich in meine Arme. Für immer.«

»O Liebling!« Sie schluchzte abermals. Es verging eine Weile, bis ihre Stimme wieder klar war: »Und du wartest auf mich? Mit dem Flug nach Houston?«

»Ja. Ich warte auf dich. Komm mit der nächsten Maschine her.«

»So schnell kann ich leider nicht. Jetzt muß ich noch die endgültige Trennung vollziehen. Von der Familie. Das kann ich aber frühestens in drei Tagen. Horst ist heute verreist und kommt übermorgen zurück. Dann werde ich es ihm sagen. Ist es dir recht?«

»Ja. Es ist mir recht. Es ist mir alles recht, was du tust, Vera. Wenn wir nur für immer zusammenbleiben.«

»Und dein Auftrag in Houston?«

»Der läuft mir nicht weg.«

»Dann bereite ich alles vor, daß ich in vier Tagen zu dir kommen kann.«

»Ja, tu das. Ich bin mit allen meinen Gedanken bei dir.«

»Und ich bei dir. Die zwei Tage kommen mir sehr gelegen. Ich werde mit dem Anwalt die Scheidung besprechen und alles in die Wege leiten.«

»Ich drücke dir beide Daumen. Und...« Ihm kam plötzlich ein Gedanke: »Und ich werde dann vielleicht eine Überraschung für dich haben.«

»Eine Überraschung? Welche Überraschung?«

»Eine große. Eine, an die du sicher nicht denkst.«

»Ein Geschenk?«

»So kann man es auch nennen.«

»Auch? Du machst mich gespannt. Eine große Überraschung, sagst du?«

»Ja, eine sehr große.«

»Für mich? Für mich allein?«

»Für dich, ja. Aber nicht für dich allein. Für uns.«

»Für uns? Einen Wagen?«

»Nein. Kalt.«

»Ein Haus?«

»Immer noch kalt.«

»Ein Grundstück?«

»Nichts Materielles.«

»Nichts Materielles? Bitte, Robert, sag es mir, bevor ich vor Neugier platze.«

»Nein. Es soll ja eine Überraschung sein. Ich sage sie dir, sobald du mich anrufst, daß du mit deinem Mann alles geregelt hast.«

»Ein Geschenk dafür?«

»Nein. Eine Art Gegengeschenk. Für deine Liebe!«

»Also gut. Ich rufe dich gleich nach dem Gespräch mit Horst an.«

»Ja. Ich freue mich schon, dann deine Stimme zu hören. Mach's gut, Liebling. Und laß dich umarmen.«

»Ja. Du auch. Du kannst dich auf mich verlassen.«

Das Gespräch war zu Ende.

16

Vera und Horst standen sich in der Bibliothek gegenüber. Der mit dunklem Holz verkleidete fensterlose Raum mit den Bücherregalen, die bis unter die dunkle Balkendecke reichten, hatte auf Vera schon immer bedrückend gewirkt. Doch an diesem Tag empfand sie es so stark wie nie zuvor.

»Du willst dich also scheiden lassen?« Er sprach mit müder Stimme. Sein Gesicht war aschfahl.

»Ja. Und es gibt auch kein Zurück.« Sie dachte: Mein Gott, was ist aus ihm geworden! Aus dem überlegenen Mann mit den geschliffenen Manieren, mit dem ich seit zwölf Jahren zusammen lebe! Er wirkt grau und verfallen, nur noch ein Schatten seiner selbst.

»Und es ist nur, weil ich mich auf dieses idiotische Geschäft eingelassen habe? Weil ich das Geld brauchte? Weil ich einmal in meinem Leben kopflos gehandelt habe? Unredlich?«

»Nein, Horst. Das ist nicht der Grund. Überhaupt nicht. Den Ausschlag gibt mein Leben. Ganz allein mein Leben.« Sie versuchte ihm klarzumachen, daß sie schon seit ihrem siebzehnten Geburtstag mit sich im Zwiespalt lebte. Daß sie hin und her gerissen wurde zwischen einem Leben in Ruhe und Geborgenheit und einem Leben, das sie als das erträumte Abenteuer empfand. Und sie erzählte ihm von Bernhard, von dem sie einmal geglaubt hatte, er sei der richtige Mann für sie, von Claus Forst, und dann ausführlich von Robert.

Doch Horst Halling hörte kaum hin. Er wollte sie nicht verstehen. In ihm hämmerte es nur ständig: Sie will mich verlassen! Sie geht zu einem anderen!

»Aber du hast mich geheiratet! Wir haben uns Treue geschworen! Bis an unser Lebensende! Vor Gott und der Welt!« Aus ihm sprachen Ohnmacht und Verzweiflung.

»Ja, ich habe dich geheiratet, Horst.« Sie blieb vollkommen ruhig: »Aber ich habe dich nie...« Sie brach ab und nahm all ihre Kraft zusammen: »Ich muß dir jetzt weh tun. Sehr weh tun. Und ich wollte, ich müßte es nicht. Aber es geht nicht anders. Ich muß dir die Wahrheit sagen. So schmerzlich sie auch für dich sein wird.« Sie sah ihm offen in die Augen und sagte tonlos: »Horst, ich habe dich nie geliebt.«

Als er schwieg und sie nur fassungslos anstarrte, fuhr sie mit gedämpfter Stimme fort: »Auch nicht in dem Augenblick, als ich dir die Treue schwor.«

»Du hast...?« Seine Stimme erstarb.

»Ich habe mir selbst etwas vorgemacht. Ich habe mir eingeredet, daß ich dich liebe. Aber schon bald wußte ich, daß es nicht der Wahrheit entsprach. Schon sehr bald.«

»Vera, wie kannst du nur... so etwas sagen.« Sein Gesicht war ausdruckslos. Seine Augen schienen auf einmal erloschen zu sein.

»Horst, es tut mir leid für dich. Es tut mir schrecklich, schrecklich leid. Aber es wäre falsch, wenn diese Lüge für alle Zeit zwischen uns stünde. Sie würde dir nicht weiterhelfen. Im Gegenteil. Sie würde dir womöglich eine Hoffnung vorgaukeln, die es nicht gibt.«

Er schwieg. Es war still im Raum. Auf dem Schreibtisch tickte leise die barocke Uhr.

»Und es gibt wirklich kein Zurück?« Er ließ sich kraftlos in einen der dick gepolsterten beigefarbenen Ledersessel fallen.

»Nein. Ich habe die Scheidung schon eingereicht.«

Ohne sich zu bewegen, sagte er schwach: »Du hast auch einen Sohn. Wie wirst du es ihm sagen?« Er hielt die Augen geschlossen.

»Ja, ich habe einen Sohn. Aber du hast ihn von der ersten Stunde ausschließlich als deinen Sohn angesehen und hast mich darüber nie im unklaren gelassen. Du wolltest ihm alles zugleich sein. Und du hast mich bewußt ausgeschlossen. Deshalb bitte ich dich, daß du es ihm sagst.«

»Ich?« Er schlug die Augen auf und hob ermattet den Kopf.

»Ja, Horst. Das ist alles, was du für mich noch tun kannst. Wenn er in den Ferien nach Hause kommt, dann sag ihm, ich sei verreist. Für längere Zeit. Später, wenn er erwachsen ist, werde ich ihm dann die Wahrheit sagen.«

Er war nachdenklich: »Ist es nicht vielleicht auch...«, er zögerte: »Ich meine, du wirst jetzt bald vierzig. Ist es vielleicht die Angst, etwas versäumt zu haben?«

»Nicht die Angst, etwas versäumt zu haben, Horst. Eher die Erkenntnis, daß es für eine Frau wohl einer der letzten Zeitpunkte ist, ihr Leben zu ändern, sozusagen, einen neuen Anfang zu finden.«

17

Das Gespräch mit Horst und der anschließende Abschied von ihm waren ihr nicht leichtgefallen. Jetzt aber, da beides hinter ihr lag, war sie wie von einer schweren Last befreit.

Ihre Koffer waren schon gepackt gewesen. Unmittelbar nach dem Abschied hatte sie sich von einem Taxi nach Frankfurt fahren lassen. Im Airport-Hotel hatte sie ein Zimmer für eine Nacht bestellt.

Sie saß angezogen auf dem Bett des Hotelzimmers. Ihr Blick fiel durchs Fenster. Weit hinten, beinahe am Horizont, stand, wie verlassen, eine Maschine. Ihre Tragflächen glitzerten in der Abendsonne.

Vera zog sich das Telefon heran und meldete das Gespräch nach Gran Canaria an. Dann sank sie zurück aufs Kissen und starrte gegen die nüchterne Zimmerdecke. Müdigkeit überkam sie. Und ehe sie es bedachte, schlief sie tief.

Die unaufhörlichen kurzen Summtöne rissen sie aus dem Schlaf. Sie schlug die Augen auf. Dunkelheit umgab sie. Mit bleiernen Bewegungen knipste sie die Nachttischlampe an. Die Armbanduhr zeigte zehn Minuten nach neun. Das Telefon!

Sie hob den Hörer ab. Es war das Gespräch nach Gran Canaria. Sie meldete sich.

»Vera, schläfst du etwa schon?« Roberts Stimme war nah, als stünde er bei ihr im Zimmer.

»Ich war eingenickt.« Sie atmete tief durch: »So, jetzt bin ich ganz da.«

»Du bist im Hotel?«

»Ja.« Sie schilderte ihm in kurzen Worten ihren Abschied von Horst.

»Und wie fühlst du dich jetzt?«

»Wenn ich mir überlege, daß ich morgen für immer bei dir bin, fühle ich mich sehr gut.«

»Ich habe schon alle Brücken abgebrochen. Wir treffen uns in Deutschland.«

»In Deutschland?« Sie war verwundert.

»Ich habe dir doch eine Überraschung versprochen.«

»Ach ja, die Überraschung! Hast du sie bekommen?«

»Ja.«

»Dann sag sie mir. Sofort!«

»Wir wollen doch diesmal mit uns kein Risiko eingehen, oder?«

»Was für ein Risiko? Du sprichst in Rätseln.«

»Du hast mir einmal einen Brief geschrieben. Den einzigen.«

»Ja, der Brief!« Es war, als steige sie tief in eine Erinnerung hinab, die sie nicht mehr wahrhaben wollte: »Meine große Krise!«

»Eben. Und eine solche Krise soll es für dich nicht mehr geben.«

»Aber was hat das mit deiner Überraschung, die du mir bieten wolltest, zu tun?«

»Du hast mir damals geschrieben, du sehnst dich nach einem aktiven Leben, das in gleichmäßigen Bahnen verläuft. Und du würdest befürchten, daß ich dir ein solches Leben nie bieten könnte. Weil ich dein Leben als ein Leben ohne Höhen und Tiefen abtäte.« Er wartete ab, ob sie ihm antwortete, doch sie schwieg. So sprach er weiter: »Vera, ich habe lange und eingehend darüber nachgedacht. Ich will ein anderer Mensch werden. Ein Mensch, der deiner Auffassung entgegenkommt.«

»Robert! Was redest du da!« Sie erschrak.

»Ich habe meinen Job in Houston in den Wind geschossen und eine sogenannte feste Stellung angenommen.« Er sagte es, als bereite er ihr eine große Freude: »Mit festem Monatsgehalt. Mit festgelegter, bezahlter Urlaubszeit.«

»Robert, bist du…?« Sie wollte sagen: von Sinnen, doch er unterbrach sie.

»Ein fester Job. Als Chefberater des Instituts der deutschen Wirtschaft. Sitz in Köln. Büro in Hamburg. Ich wollte doch schon immer mal nach Deutschland. Du kennst doch meinen Hang zur Vergangenheit, zu meinen Vorfahren. Meine Mutter müßte das erlebt haben! Wir können Darmstadt besuchen! Meine Verwandten entdecken! Und wir werden in Blankenese wohnen!«

»Robert, hör auf!«

»Aber Vera!« Er war erstaunt.

»Ich weiß gar nicht, was ich dazu sagen soll.« Es klang betrübt: »Robert, sag, daß du nur Spaß machst.«

»Ich mache keinen Spaß«, sagte er arglos.

»Aber Robert! Feste Anstellung! Büro! Das bist doch nicht du! Über kurz oder lang wärst du unzufrieden und verbittert. Und ich mit dir!«

»Aber ich habe angenommen, daß dich diese Überraschung glücklich macht.«

»Nein, sie macht mich nicht glücklich.« Gehaucht, als denke sie laut: »Ganz und gar nicht. Im Gegenteil. Ich bin… ich weiß nicht… ach, Robert!« Sie seufzte.

»Aber, Vera, warum ...? Was ist ...? Ich wollte doch nur ... das Beste.«

»Ich sehe es ja ein.« Sie hatte sich gefangen. »Dich trifft keine Schuld. Ich hätte es dir vorher sagen müssen.«

»Was? Was hättest du mir sagen müssen?«

»Daß ich jetzt wirklich weiß, wohin ich gehöre. Nämlich zu dir. Zu dir, so wie du bist! So wie ich dich kenne! So wie du die ganzen Jahre bei mir warst. In meinen Gedanken. Ich sehne mich nach dir, Robert. Nach dir und unserer Zeit vor vierzehn Jahren.«

»Aber Vera!« Leise und mitfühlend.

»Glaubst du denn nicht, daß wir diese Zeit noch einmal erleben könnten? Unbeschwert? Heiter? Glücklich? Nur mit unseren jetzigen Augen? Glaubst du denn nicht daran?« Sie schluckte.

»Vera, was ist? Weinst du?«

»Du hast mir ... meine Frage ... nicht beantwortet.«

»Du weinst ja!«

»Glaubst du denn nicht an unsere Zeit? Sag es mir bitte, Robert!« Sie unterdrückte die Tränen.

»Ja, ich glaube daran«, sagte er nachdenklich. Dann entschlossen: »Ich werde alles regeln. Und rufe zurück, ja? Bleibst du im Hotel?«

»Was willst du regeln?«

»Ich weiß noch nicht genau wie, aber du kannst beruhigt sein. Vollkommen beruhigt sein. Okay?«

»Wenn du meinst.«

»Ja, ich meine. Denn du hast recht.« Er fragte sie nach der Telefonnummer ihres Hotels, und sie verabredeten, daß er in spätestens einer Stunde anrufen würde.

18

Die Stunde war noch nicht ganz vorüber, da kam sein Rückruf.

»Ich habe Glück gehabt.« Er war guter Laune.

»Womit?«

»Ich habe den Kerl erwischt. In Rodenkirchen. Das ist bei Köln. Bei sich zu Hause. Den maßgeblichen Mann des Instituts.«

»Und?«

»Er war nicht sehr erfreut. Ich bin ihm entgegengekommen. Ich treffe ihn in Hamburg. Dort können wir in Ruhe darüber reden.«

»Aber du hast doch sowieso nur telefonisch zugesagt gehabt?«

»Ja, natürlich. Du brauchst keine Angst zu haben. Die Sache geht in Ordnung. Wir gehen nicht nach Hamburg. Ich bleibe der, der ich bin. Er gibt mich natürlich frei. Was bleibt ihm schon anderes übrig? Als Gegenleistung übernehme ich einen Auftrag von ihm. Eine Wochenendarbeit. Ich hole mir dafür das Material bei ihm.«

»Und wie lange bleibst du in Hamburg?«

»Zwei Tage. Keine Stunde länger. Ich verspreche es dir.«

»Aber ich kann nicht hierbleiben. Hier fällt mir die Decke auf den Kopf.«

»Das sollst du auch nicht. Du fliegst voraus.«

»Wohin?«

»Na, nach Ischia! Wohin denn sonst!« Und im Scherz setzte er hinzu: »Oder glaubst du nicht an unsere Zeit vor vierzehn Jahren?«

»Ach, Robert!« Glücklich, aus tiefstem Herzen.

»Du wohnst bei Maria. Und bereitest inzwischen unser großes Freudenfest vor.«

»Und ich werde dich am Hafen empfangen, außer mir vor Glück!«

»Und wir werden heiraten.«

»Was werden wir?«

»Ich sagte: heiraten!«

»Das eilt nicht, Robert. Du kriegst mich auch so nicht mehr los.«

»Und wir werden Kinder haben!«

»Willst du wirklich?« Es klang begeistert.

»Und wie! Drei. Vier. Bis das Haus überläuft!«

»Das Haus? Werden wir denn auch ein Haus haben?«

»Ein großes! Ein offenes! Ein für alle frohen Menschen offenes! Und ich werde arbeiten! Viel arbeiten und Geld verdienen! Viel Geld! Als der große Jansen! Mit dem Rückhalt einer großen Liebe! Oh, Vera, es wird wunderbar werden mit uns!«

»Ja«, sagte sie in sich gekehrt, »und ich danke Gott dafür.«

Und sie verabschiedeten sich voneinander in dem Gefühl, daß ihnen das Leben in seiner ganzen Schönheit und Vollendung zu Füßen liege.

19

Ischia empfing Vera freundlich und heiter. Die Bougainvilleas blühten, die Agaven, die Rosen, die lilafarbenen Statici und die Margeriten als hohe Büsche. Die Insel war grün, und es roch nach Frische.
Der Himmel spannte sich in kräftigem Blau von Procida bis zum Horizont hinter San Angelo und von Capri bis weit nach Norden. Nur
über dem Gipfel des Epomeo hing einsam eine weiße, bauchige
Wolke. In der sommerlich warmen Luft trugen die Menschen leichte
Kleidung, und die einheimischen Männer hatten ihr Hemd über der
Brust weit offen.

Maria war jetzt Mitte Siebzig, doch nach wie vor rüstig, wenn auch
die Rundungen ihres Körpers nicht mehr so prall waren wie noch vor
sechs Jahren. Robert hatte sie von Veras Ankunft verständigt, und sie
hatte Vera empfangen, als sei sie ihre eigene Tochter, hatte sie unter
Tränen an sich gedrückt und mit fahrigen Bewegungen ihr über die
Wangen gestrichen.

Vera bewohnte das Zimmer, in dem sie vor sechs Jahren mit Robert
gewohnt hatte, und fühlte sich zu Hause. Maria war von dem Gedanken begeistert, zu Roberts Empfang ein kleines Fest vorzubereiten.
Ein reichhaltiges Mahl. Die Musikanten aus dem Ort. Und vielleicht
sogar ein kleines Feuerwerk. »Das Feuerwerk geht auf meine Kosten!« sagte sie voller Energie. »Du mußt es nur organisieren. Bei
Francesco.«

»Nein, Maria«, antwortete Vera, »ein Feuerwerk ist zu teuer.«

»Ach was! Man ist nur einmal jung!« Maria klopfte sich, wie in
vergangenen Zeiten, ausgelassen an den breiten Busen. »Feuerwerke
gibt es auf Ischia fast zu jeder sich bietenden festlichen Gelegenheit.
Und bei Prozessionen werden sie sogar am hellichten Tag gegen den
Himmel geschossen.«

Robert rief unterwegs von all seinen Stationen aus an. Von der Besprechung in Rodenkirchen. Und kurz vor dem Abflug vom Kölner
Flughafen.

Als er von Neapel aus anrief, spürte Vera, wie ihr Herz heftig zu
klopfen begann, in der Vorfreude auf das unmittelbar bevorstehende
Wiedersehen.

»Ob du das Boot um halb fünf noch erreichst?« Ihre Stimme
schwankte vor Aufregung merklich.

»Nein. Sicher nicht. Jetzt am Spätnachmittag blockiert der Verkehr
die ganze Innenstadt. Nein, ich nehme das Boot um sechs.«

»Gut. Dann stehe ich ab halb sieben am Hafen.« Und zärtlich: »In welchem Kleid hast du mich am liebsten?«

»Im hellblauen mit dem weißen Kragen.«

20

Robert hatte den Hörer gerade aufgelegt, da änderte er seinen Entschluß. Vielleicht konnte er das Halb-fünf-Uhr-Boot doch noch erreichen und Vera überraschen?

Er drängte sich hastig durch die Menschenmenge in der engen Flughafenhalle, stieß die Pendeltür nach draußen auf, nahm die drei Stufen hinunter auf die Straße mit einem Sprung, lief die Reihe der wartenden Taxis entlang, riß bei dem ganz vorn stehenden den Schlag auf und drückte dem Fahrer einen 5000-Lire-Schein in die Hand: »Porto Agl'iscafi!«

»Schnell?« fragte der Fahrer und startete.

»Sehr schnell«, bejahte Robert, »ich muß das Boot um halb fünf erreichen.«

Der Fahrer war ein wahrer Könner seines Fachs. Er fuhr Abkürzungen, die Robert noch nie gefahren war. Durch schmale Gassen, zentimetergenau an Hauswänden entlang, unter Wäsche hindurch, die zwischen Häusern zum Trocknen hing, in der Gegenrichtung bei Einbahnstraßen, ungeachtet des ohrenbetäubenden, aufgebrachten Hupkonzerts der anderen Fahrer, und natürlich grundsätzlich bei Rot über die Kreuzungen.

Zwei Minuten vor halb fünf Uhr bog er zur Anlegestelle ein. Robert klopfte ihm anerkennend auf die Schulter: »Nuvolari hätte es nicht besser gekonnt!«

Der Fahrer strahlte, da Robert ihn mit dem König der italienischen Autorennfahrer verglich. Dann steckte Robert ihm schnell noch einen Tausender zu.

Kurz nach fünf Uhr setzte er seinen Fuß auf die Insel. Das Gewirr von Menschen, die aneinander vorüberhasteten, die zusammenstanden und sich laut und gestenreich unterhielten, die einander im Vorbeigehen flüchtig einen kurzen Gruß zuriefen, die versonnen am Kai standen und den Booten bei ihren Anlege- und Ablegemanövern zusahen. Der Verkehr, der sich, wie gewöhnlich um diese Tageszeit, bis hinauf zur großen Kurve vor Casamicciola staute. Das durchdrin-

gende Hupen der Personenwagen, das krächzende Hupen der Mini-
taxis, das dumpfe Hupen der Lastwagen und dazwischen die schrillen
Trillerpfeifen der Polizisten.

Robert atmete auf. Ihm war, als sei er nie von hier weggewesen.

Und vorn an der Tankstelle, keine zwanzig Schritte von ihm entfernt, war das nicht...? Natürlich, er war es! Etwas grau geworden
zwar, aber er war es! Die gedrungene, massige Figur! Das von Falten
durchzogene Gesicht!

Robert drängte sich an den Menschen vorbei, die ihm im Weg standen. Dann zwei Aufschreie: »Robert!« – »Fabrizio!« Und sie lagen
sich in den Armen.

Als die erste stürmische Begrüßung abgeklungen war, verstanden
sie ihre eigenen Worte wieder. »Du hast mir gefehlt, Robert!«

»Fabrizio, du bist schlanker geworden! Wie geht es Carla? Den
Kindern?«

»Danke, gut. Sie ist mit den Kindern heute bei ihrer Mutter. Bleibst
du länger?«

»Wenn es sein muß für ewig!« Und Robert erzählte dem Freund in
kurzen Worten von sich und Vera.

»Und sie wartet in San Angelo auf dich, sagst du?« Aus Fabrizios
Worten sprach ehrliche Begeisterung.

»Und wir werden heiraten, was sagst du dazu!« rief Robert voller
Übermut.

»Robert, das muß gefeiert werden!« Fabrizio war außer sich vor
Freude. »Und ich habe auch eine Überraschung für dich bereit! Seit
genau fünf Tagen!«

»Ein Baby!«

»Nein!«

»Zwillinge!«

»Falsch!«

»Ein Sportwagen!«

»Bravissimo, Robert, bravissimo! Komm mit, ich zeig ihn dir! Dort
drüben, der gelbe!« Fabrizio packte den Freund aufgeregt am Arm
und zog ihn mit sich durch den Verkehr, auf die andere Seite der
Straße, wo genau vor dem Eingang der Panetteria ein zitronengelber
Ferrari mit offenem Verdeck parkte. »Ein Ferrari GTB vier! Ein Ca-
briolet!« Fabrizios Augen leuchteten vor Glück. Und überschwenglich setzte er hinzu: »In bestem Zustand! Und verdammt preiswert!«
Wie um seinen Worten Nachdruck zu verleihen, strich er mit der
Hand liebevoll über die Motorhaube.

»Los, komm! Wir feiern!« rief Robert glücklich. »Vera glaubt sowieso, ich komme erst mit dem Boot um halb sieben! Außerdem habe auch ich eine Überraschung bereit!«

»Noch eine?«

»Ja? Du erinnerst dich an Farland?«

»Farland? Farland?«

»Ja, Farland! Der Kosmetikkönig!«

»Richtig! Und?«

»Er hat mich über Gran Canaria in Hamburg erreicht! Ich habe es Vera noch gar nicht gesagt! Sie wird Augen machen! Er bringt eine neue Serie auf den Markt! Eine Serie für Kinder! Und ich...!«

»Du schmeißt den Laden?«

»Richtig! Und das feiern wir gleich mit!«

»Na, das wird ein Fest!« Sie waren ausgelassen wie Kinder und zogen sich gegenseitig durch den dichten Fußgängerstrom in die Via Roma hinein: »Champagner, Fabrizio! Wir trinken nur den besten Champagner!«

Bei ›Umberto‹ war es noch leer. Sie tranken im Laufe einer halben Stunde zwei Flaschen Dom Perignon, erzählten sich immer wieder die letzten Neuigkeiten, Fabrizio von seinem Sportwagen, Robert von Veras unverhofftem Anruf in Lugano und von Farland.

Robert nahm noch vier Flaschen mit: »Für später!«, und sie liefen lebhaft zum Ferrari vor.

»Wir fahren nach Casamicciola die alte Straße«, rief Fabrizio im Laufen, »da umgehn wir den Stau. Und ab Casamicciola ist die Straße frei.«

Er ließ den Motor aufbrummen, und sie sangen und lachten, als gehöre die Welt ihnen allein.

Es war die Kurve hinter Succhivo. Eine Linkskurve. Nur wenige hundert Meter vor San Angelo. Fabrizio drosselte die Geschwindigkeit auf 80 Stundenkilometer.

Plötzlich war er abgelenkt. Eine winzige, kaum wahrnehmbare, falsche Reaktion. Ein Fehler, der ihm noch nie unterlaufen war. Er hatte den Wagen nicht mehr unter Kontrolle.

Der Wagen raste über die Straße hinaus, über den spärlichen Schotter hinweg, genau auf den Felsen zu.

Die kleine Wanduhr in der Diele der Pension zeigte zwei Minuten vor 18 Uhr. Vera war schon an der Tür, da rief Maria ihr aus der offenen Küche nach: »Du brauchst dich nicht zu beeilen. Das Boot ist nicht vor halb sieben da. Sag ihm, er soll sich schon darauf einstellen, daß heute gefeiert wird! Und sag ihm einen Gruß von mir!«

»Ich werde es ihm ausrichten!« rief Vera zurück, dann war sie draußen und lief die enge Gasse hinunter.

Sie wurde von einer seltsamen Unruhe getrieben. Die Vertrautheit der Insel. Robert. Das Wissen, daß sie nun für alle Zeiten zu ihm gehören würde. Ein Glücksgefühl, das sie innerlich zittern ließ.

Ihr war, als beginne ihr Leben noch einmal von vorn. Als beginne es jetzt erst wirklich. Jetzt, in einer halben Stunde, wenn Robert sie am Hafen in seine Arme schließen würde.

Und sie hörte ihn sagen: »Wir feiern jetzt Geburtstag. Die Geburt unseres neuen Lebens.«

Und sie hörte sich antworten: »O Robert, ich habe nie geahnt, daß Glück einen zittern läßt.«

»Natürlich läßt Glück einen zittern. Genauso, wie auch vor Glück ein Herz stillstehn kann.«

»Ich möchte aber nicht, daß mein Herz vor Glück stillsteht. Und wenn, dann nur wenn unsere Herzen es gleichzeitig tun.«

Sie erreichte den Taxistand außer Atem: »Schaffen Sie es nach Ischia Porto bis halb sieben?«

»Aber ja«, sagte der Fahrer beruhigend, »und wenn es knapp wird, nehmen wir hinter Casamicciola die alte Straße.«

22

In der ersten Zehntelsekunde prallten die Stoßstange, der vorgebaute Untersatz der Karosserie und die breite Scheinwerferverkleidung gegen den Felsen und zerbarsten. Glas- und Stahlsplitter flogen durch die Luft.

In der zweiten Zehntelsekunde schnellten die Körper der beiden Männer mit unbändiger Gewalt nach vorn, krümmten sich zusammen, und die Beine, die ausgestreckt waren, brachen zum Teil am Kniegelenk.

Die Körper wurden von den Sitzen geschleudert, die Oberkörper hochgerissen und die Knie gegen das Armaturenbrett gequetscht.

Das Lenkrad bog sich zusammen. Die Köpfe der Männer jagten, mit der Stirn voraus, auf die aufgestellten Sonnenblenden zu, der Oberkörper des Fahrers raste dem Lenkrad entgegen.

Die Motorhaube, die Achse, die Reifen, die Räder wurden zum Teil ineinandergeschoben, verdreht, zertrümmert. Der fast eine Tonne schwere Motor zermalmte am Felsen.

Blech-, Stahl- und Glassplitter jagten durch die Luft.

Die Füße der beiden wurden aus den Schuhen katapultiert. Das Bremspedal zerbrach. Das Fahrgestell barst in der Mitte auseinander.

Der Rumpf des Wagens wurde ineinandergedrückt, die Sitze nach vorn getrieben.

Die Köpfe der Männer knallten gnadenlos gegen die Windschutzscheibe.

Nach dem Aufprall der vorderen Stoßstange, des vorgebauten Untersatzes der Karosserie und der breiten Scheinwerferverkleidung gegen den Felsen war noch keine Sekunde verstrichen.

23

Der kleine Friedhof der Parrocchia di S. Michele Arc. lag in der Sonne. Inmitten der Trauergemeinde, die dichtgedrängt zwischen den Gräbern stand, war Vera die einzige Frau.

Einem alten Brauch zufolge blieben die Frauen daheim in ihren Häusern und hatten zum Teil sogar die Haustüren verschlossen, um in ihrer Trauer allein zu sein. Der Schmerz um einen Toten ist bei dessen Beerdigung noch zu frisch, als daß eine Frau ihn am Grab ertragen könnte.

Vera hatte sich über den Brauch hinweggesetzt. Sie gehörte hierher. Und die Männer hatten sie in ihre Mitte genommen.

Sie hatte sich ein schwarzes einfaches Kleid erstanden, schwarze Strümpfe und schwarze Schuhe.

Ihr Gesicht war kalkweiß und steinern. Sie war wie abwesend. Je länger die Zeremonie dauerte, desto mehr füllten sich ihre Augen mit Tränen.

»Passano le cose, o dio, passero anch'io.« Die sanfte Stimme des Pfarrers.

Die Dinge vergehen, o Gott, auch ich vergehe. Der Spruch, den sie, zusammen mit Robert, vor vierzehn Jahren auf der Kachel draußen an der Friedhofsmauer gelesen hatte.

Die Dinge vergehen, o Gott, auch ich vergehe! Und die Dinge vergehen von einer Stunde auf die andere, schoß es ihr durch den Kopf, von einer Stunde des Glücks zu einer Stunde der Trauer ist es oft nur ein Augenblick.

Wie hatte Robert damals gesagt, als sie zum erstenmal hier oben gestanden hatten, hier über den Dächern des kleinen Ortes? Kann sich ein Bürger von San Angelo einen besseren Ruheplatz wünschen, hatte er gesagt, ein schöneres Fleckchen für das ewige Leben?

Plötzlich drohten ihre Kräfte sie zu verlassen. Die Trauerklage im Haus, der schweigsame Zug der schwarzgekleideten Menschen durch die sonnenüberfluteten Gassen, die Blumen, die von den Frauen aus den Fenstern geworfen worden waren, Blumen gemischt mit Geldmünzen und gezuckerten Mandeln, wie man auch ein Brautpaar bewarf, wenn es zur Trauung ging, das große schwarze Kreuz, das dem Zug vorangetragen worden war und das dunkel und drohend gegen den hellblauen Himmel gestanden hatte, das alles war für sie zuviel gewesen.

Sie stützte sich auf Giuseppe, der neben ihr stand. Er umschloß teilnahmsvoll ihre Hand. Die Beerdigung war zu Ende.

Vera fand sich auf dem schmalen asphaltierten Weg mit der kniehohen Brüstung wieder. Paolo ging an ihr vorbei und grüßte sie stumm und ehrerbietig, Carlo vom Obstladen an der Piazza, Peppino, der das kleine Restaurant in der Schlucht der Cavascura hatte, Luigi, der Briefträger, und der junge Giulio vom ›Pescatore‹.

Vera wartete, bis alle gegangen waren. Ihr Blick ging über die Weinberge und Dächer hinweg aufs Meer hinunter. Es lag ihr spiegelglatt zu Füßen. Am Horizont zog das tägliche große Passagierschiff gemächlich seine Bahn.

Als letzter trat der Pfarrer durch das schmiedeeiserne Tor des kleinen Vorplatzes, der die Kirche mit dem Friedhof verband. Er nickte Vera schweigend zu. Er ging den Weg zur Treppe vor, die steil in eine der engen Gassen hinunterführte, und sein langer, schwarzer Talar flatterte ihm um die Beine.

Nachdem er außer Sichtweite war, begab sich auch Vera auf den Heimweg. Sie war froh, die paar Schritte hinunter zur Pension allein gehen zu können. Allein mit ihren Gedanken an Gott und das sogenannte ewige Leben.

Als Vera die Pension betrat, kam ihr Maria aus der Küche entgegen. Wie Vera trug auch Maria ein schwarzes Kleid, nur hatte sie darüber eine schwarze Schürze angezogen, für die Arbeit. Mit einem Zipfel der Schürze wischte sie sich verstohlen über die tränennassen Augen, als schäme sie sich vor Vera ihres Mitgefühls.

Die beiden umarmten sich wortlos und drückten einander tröstend an sich. Dann sah Vera die andere fragend an: »Ist er schon da?«

Und Maria antwortete mit gedämpfter Stimme: »Ja, er ist schon da.«

»Und wo ist er?«

»Er ist oben.« Mit einer Kopfbewegung zur Treppe. Und als Vera sich von ihr lösen wollte, drückte Maria sie ein weiteres Mal teilnahmsvoll an sich und sagte kaum vernehmlich: »Viel Glück, Vera! Viel, viel Glück!«

Mit müden Beinen stieg Vera die Treppe hinauf, die in den ersten Stock führte. Glück! hämmerten ihre Gedanken: Glück! Glück! Glück! Ihr war, als sei es nicht sie selbst, die hier nach oben ging, dem großen Eckzimmer entgegen, sondern eine ihr fremde Person.

Vor der Tür hielt sie an, als müsse sie sich sammeln. Dann trat sie entschlossen ein.

Er saß im Lehnstuhl am Fenster. Das Licht, das durchs Fenster hereinfiel, erhellte sein Gesicht.

Sie sah nur seine Augen. Die graubraunen Augen mit dem grünen Stich in der Iris. Einen Augenblick lang stand sie unbeweglich, die Hand auf der Türklinke. Doch dann schloß sie die Tür hinter sich, lief auf ihn zu, kniete sich neben ihn und vergrub ihr Gesicht unter Schluchzen in seinem Schoß: »O Robert! Robert! Robert!«

Ihr Körper wurde von einem Weinkrampf geschüttelt. Robert strich ihr mit den Fingerkuppen, die sein Verband freigab, beruhigend übers Haar. »Wir müssen uns ausweinen, Mädchen. Vollkommen ausweinen. Wir haben allen Grund dazu.«

Seine Stimme klang unwirklich. Nicht mehr nach Rauch und Alkohol, sondern mehr nach dem Geräusch eines mit falscher Geschwindigkeit abgespielten Tonbandes, tief und krächzend. Der weiße Gesichtsverband ließ nur eine kaum wahrnehmbare Bewegung der Lippen zu.

Sie hob den Kopf: »Der arme Fabrizio!«

»Ja«, sagte er, »der arme Fabrizio. Er war ein guter Mensch. Und ein prima Kumpel.« Und dann: »Hast du Carla gesehen?«

»Ja. Im Haus seiner Eltern. Hier in San Angelo. Dort war er auch aufgebahrt.«

»Und? Wie erträgt sie es?«

»Wie kann man so etwas schon ertragen! Ach, Robert, ich möchte dich jetzt an mich drücken!«

»Das geht leider nicht. Noch nicht.«

»Und sie haben dich gehen lassen?«

»Ich habe ihnen die Hölle heiß gemacht. Bis sie mich endlich hergefahren haben. Drei Mann haben mich zu Maria getragen. Wenn es nicht schon zu spät gewesen wäre, hätte ich mich auch zur Beerdigung tragen lassen.«

»Und was sagt der Dottore?«

»Daß ich Glück gehabt habe. Unwahrscheinliches Glück. Und er hat mir gratuliert, daß ich bald wieder der alte sein werde. In sechs Wochen werde ich wieder laufen können. Oder in acht. Das mit dem Kopf ist nicht so schlimm. Nur der Verband sieht sehr verwegen aus. Und die Schulter und die Brust und die Arme und die Hände, das wird alles schnell wieder gut. Schnell – das heißt natürlich, in ein paar Wochen. Aber das alles ist gar nicht wichtig. Wichtig ist nur, daß wir zusammen sind. Endlich.«

Er versuchte ein Lächeln, doch der Verband ließ es nicht zu.

Sie erhob sich, zog sich einen Stuhl heran und setzte sich zu ihm. So saßen sie eine Weile, und jeder hing seinen Gedanken nach. Ihr kam auf einmal ihr Spaziergang mit ihrem Vater in den Sinn, auf dem er ihr das Sträußchen künstlicher Margeriten geschenkt hatte. Und er war in seiner Kindheit und bei Jimmy und dachte: Mein Gott, wenn er das noch erlebt hätte, daß sich nun doch noch für einen von uns beiden der Traum von der Park Avenue erfüllen könnte!

Von der Gasse klang Lachen herauf. Nachdenklich sagte er: »Vera, glaubst du an ein Weiterleben nach dem Tod?«

»Diese Frage wird nie schlüssig beantwortet werden.«

»Jeder beantwortet sie eben auf seine Weise. Die Wissenschaft exakt und nüchtern. Die Kirche umgibt sie mit Geheimnissen und Wundern. Aber ich habe dich gefragt, ob du daran glaubst. Die Wissenschaft zum Beispiel kennt keinen Glauben. Nicht einmal den Glauben an den Zufall.«

»Ein Weiterleben nach dem Tod! Wie oft denke ich darüber nach! Einmal sehe ich mich in meinem zweiten Leben als Baum oder als Tier.

Dann wieder als gegenstandsloses Wesen. Als meine Seele, meinen Geist.«

»Also bist du ein gläubiger Mensch?«

»Ja. Ohne Glauben kann man wohl nicht wirklich leben.« Und dann leise: »Vor allem nicht lieben.«

Sie trat ans Fenster und schaute über die Dächer hinüber zum Marontistrand, wo die Menschen in der Sonne lagen. Und wie zu sich selbst führte sie den Gedanken weiter: »Und was wäre das Leben schon ohne Liebe...«

Dann ging sie zurück ins Zimmer, öffnete die Schranktür weit und zog sich das schwarze Kleid aus und das hellblaue mit dem weißen Kragen an.